자기공명영상학

Magnetic Resonance Imaging

자기공명영상학

대한자기공명의과학회 엮음

일조각

집필진

강현수
교수, 을지대학교 보건과학대학 방사선학과

강형근
교수, 전남대학교 의과대학 영상의학교실

김대진
연구원, 연세대학교 의과대학 방사선의과학 연구소

김대호
교수, 순천향대학교 의과대학 영상의학교실

김대홍
선임연구원, 국립암센터 분자영상치료연구과

김동현
부교수, 연세대학교 전기전자공학부

김명진
교수, 연세대학교 의과대학 영상의학교실

김범수
부교수, 가톨릭대학교 의과대학 방사선과학교실

김용선
부교수, 경북대학교 의과대학 영상의학교실

김윤현
부교수, 전남대학교 의과대학 영상의학교실

김재형
부교수, 서울대학교 의과대학 영상의학교실

김종기
교수, 대구가톨릭대학교 의과대학 의공학교실

나동규
원장, 휴먼영상의학센터

문치웅
교수, 인제대학교 의용공학과

박철민
교수, 고려대학교 의과대학 영상의학교실

박해정
조교수, 연세대학교 의과대학 영상의학교실

박현욱
교수, 한국과학기술원 전기 및 전자공학과

서경진
교수, 동국대학교 의과대학 영상의학교실

서진석
교수, 연세대학교 의과대학 영상의학교실

송인찬
조교수, 서울대학교병원 영상의학과

송호택
조교수, 연세대학교 의과대학 영상의학교실

안국진
부교수, 가톨릭대학교 의과대학 방사선과학교실

안창범
교수, 광운대학교 전기공학과

염헌규
부교수, 경북대학교 의과대학 영상의학교실

오창현
교수, 고려대학교 전자 및 정보공학과

유돈식
선임연구원, 한국전자통신연구원

이상용
교수, 전북대학교 의학전문대학원 영상의학교실

이수열
교수, 경희대학교 동서의료공학과

이승구
부교수, 연세대학교 의과대학 영상의학교실

이영환
교수, 대구가톨릭대학교 의과대학 영상의학교실

이윤
교수, 고려대학교 전자 및 정보공학과

이재문
교수, 가톨릭대학교 의과대학 방사선과학교실

이정한
교수, 건국대학교 의료생명대학 의학공학부

이정휘
조교수, 가톨릭대학교 의과대학 방사선과학교실

이정희
교수, 성균관대학교 의과대학 영상의학교실

이종민
부교수, 경북대학교 의과대학 영상의학교실

이활
부교수, 서울대학교 의과대학 영상의학교실

장건호
부교수, 경희대학교 의과대학 영상의학교실

장용민
교수, 경북대학교 의과대학 분자의학교실

정경호
교수, 전북대학교 의학전문대학원 영상의학교실

정광우
교수, 전남대학교 의과대학 영상의학교실

정성택
부교수, 한국산업기술대학교 컴퓨터공학과

정순철
부교수, 건국대학교 의료생명대학 의학공학부

정태섭
교수, 연세대학교 의과대학 영상의학교실

최득린
교수, 순천향대학교 의과대학 영상의학교실

최보영
교수, 가톨릭대학교 의과대학 의공학교실

최순섭
교수, 동아대학교 의과대학 영상의학교실

최연현
교수, 성균관대학교 의과대학 영상의학교실

최우석
교수, 경희대학교 의과대학 영상의학교실

최충곤
교수, 울산대학교 의과대학 영상의학교실

한봉수
부교수, 연세대학교 보건과학대학 방사선학과

허용민
조교수, 연세대학교 의과대학 영상의학교실

홍관수
책임연구원, 한국기초과학지원연구원

발간사

우리나라에 자기공명영상이 도입된 지도 20년 그리고 대한자기공명의과학회가 창립된 지도 어느덧 10년이 훌쩍 넘었습니다. 영상의학, 물리학, 공학 등 국내의 자기공명영상 관련 전문가들이 힘을 모아 창립한 대한자기공명의과학회에서 그동안 자기공명영상 물리학에 대한 체계적인 입문서를 발간하기 위해 많은 노력을 경주해오다 마침내 우리말로 된 입문서를 이렇게 발간하게 되니 감회가 새롭습니다.

집필진은 자기공명영상에 익숙한 전문가들뿐만 아니라 이제 막 발을 디딘 젊은 의학도나 자기공명영상 관련 연구를 수행하는 과학도들도 쉽게 이해할 수 있도록 자기공명영상의 핵심내용을 쉽게 풀어 설명하고자 노력하였습니다. 그리고 과학도들을 위해 자기공명영상의 여러 물리적인 현상이 어떻게 임상에서 중요하게 응용되는지에 대해서도 가능한 한 많은 예를 들어 설명하고자 노력하였습니다. 그러나 몇몇 장에서는 임상응용에 대한 부분이 부족하기도 하고 또한 대상 독자층이 다양하다 보니 읽는 분들에 따라 너무 어렵게 느끼거나 너무 기초적인 내용만을 포함하고 있다고 느끼지 않을까 걱정이 앞섭니다.

하지만 "모든 것이 합력하여 선을 이룬다"라는 성경말씀처럼 이 교재 발간을 발판으로 국내 자기공명영상의 저변이 확대되고 더욱 활발한 연구가 진행되기를 간절히 소망해봅니다. 마지막으로 집필에 참여해주신 모든 저자 분들께 다시 한번 깊은 감사를 드리며 유난히 무더웠던 2008년 여름 이 교재의 발간을 위해 사무실에서 구슬땀을 흘린 일조각 여러분께도 감사의 마음을 전합니다.

2008년 10월

간행위원 일동

머리말

컴퓨터와 전자산업의 눈부신 발전으로 의학은 모든 분야에서 많은 발전을 이룩해왔습니다. 그중에서도 초음파, CT, MRI 등 더욱 첨단화된 영상장비들이 소개되면서 영상진단의 역할이 커짐에 따라 영상의학의 중요성이 그 어느 때보다 더욱 강조되고 있습니다. 이 중 자기공명영상은 세부적인 해부학적 구조를 다른 장비들보다 더 명확하게 보여줌으로써 환자에 대한 많은 정보를 제공할 수 있어 임상에서 없어서는 안 되는 아주 유용한 영상진단 방법으로 자리 잡고 있습니다.

자기공명영상의 원리는 복잡하고 어렵기는 하지만 자기공명영상의 기본원리, 영상의 구성, 펄스열, 경사에코 영상기법, 고속자기공명 영상기법 등을 이해한다면 영상분석과 진단에 큰 도움이 되리라 생각합니다.

『자기공명영상학』은 그동안 대한자기공명의과학회에서 주최한 연수강좌에서 강의를 해주신 여러 교수님들의 노력을 집대성한 것으로 기초물리부터 확산강조영상, 관류영상, 텐서영상, 병렬영상 기법, 분자 및 세포영상, 자기공명분광법 및 고자기장 자기공명영상 등을 포함한 상급물리까지 독자의 눈높이에서 쉽게 이해할 수 있도록 기술되어 있습니다. 이 책이 그동안 우리글로 된 교과서를 절실하게 요망하던 영상의학을 전공하는 전공의, 전문의, 방사선사, 자기공명영상학을 전공하는 연구생, 자기공명영상을 늘 접하는 의료인, 의학도 등 자기공명영상학과 관련한 모든 사람들에게 훌륭한 교과서가 될 것임을 확신합니다. 대한자기공명의과학회가 창설된 지 12년이 되는 해에 귀중한 우리글 교과서를 출간하게 된 것을 기쁘게 생각하며 지금 부족한 부분은 앞으로도 계속 수정·보완함으로써 더욱 완벽한 교과서가 되도록 노력할 것을 다짐합니다.

다시 한번 이번 집필에 참여한 모든 교수님들의 노고에 감사드리며 이 책이 나오기까지 일관성 있게 교열 과정을 맡아준 경북대학교병원 장용민 교수와 편집 및 조판 과정에서 여러 궂은일을 마다하지 않고 사진과 그림을 꼼꼼히 정리하여 훌륭한 책이 나올 수 있도록 협조를 아끼지 않은 일조각 한분 한분께 진심으로 감사를 드립니다.

2008년 10월

대한자기공명의과학회 6대 회장 최득린

차례

제1장

자기공명영상의 역사와 기초물리학

서경진

영상진단 분야에서 자기공명영상*magnetic resonance imaging; MRI*은 일반적인 검사가 되었다. 과학자들이 연구한 물질의 성상을 이용하여 인간의 질병을 진단하고 치료방침을 결정하고 있는 것이다. 이 장에서는 자기공명영상에 관여한 과학자들의 업적을 돌아보고 영상기기의 기본인 자석과 전자기파에 대해 상식적인 면에서 알아보고자 한다.

I 자기공명의 역사

자기공명영상은 오스트리아-헝가리제국에서 태어난 미국 과학자 라비*Isidor Isaac Rabi* 교수가 1937년 원자핵에서 공명신호가 존재한다는 사실을 처음으로 규명하였다. 그 후 1946년 미국 MIT대학 물리학과의 퍼셀*Edward M. Purcell* 교수와 스탠포드대학 물리학과 블록*Felix Bloch* 교수가 처음으로 실제적인 핵자기공명*nuclear magnetic resonance; NMR* 신호를 검출하는 데 성공하였다. 두 사람은 이후 이러한 업적으로 노벨 물리학상을 수상하였다. 블록 교수는 또한 핵자기공명 신호를 수학적으로 분석하여 이른바 블록 방정식을 만들고 핵자기공명 현상과 연관된 감쇠 상수인 스핀 격자 이완시간(T1)과 스핀 스핀 이완시간(T2)을 정의하였다. 이 식은 오늘날 핵자기공명을 이해하는 중요한 수단이 되고 있다.

1973년에 뉴욕주립대학교의 로터버*Paul C. Lauterbur* 교수는 이러한 핵자기공명 현상을 이용하여 핵자기공명영상을 만드는 데 성공하고 영국 노팅엄대학의 맨스필드*Sir Peter Mansfield* 교수는 수학적인 방법을 이용해 사람의 몸에서 나오는 핵자기공명 신호를 분석하여 이차원적인 단면영상으로 나타냄으로써 오늘날 가장 첨단 의료영상인 자기공명영상이 태동하게 되었다. 두 사람 역시 자기공명영상이 인류 복지에 기여한 공로로 2003년 노벨 의학상을 수상하였다. 초기의 자기공명영상은 경사자기장*gradient field*과 당시 CT에 사용되던 역투사*back* *projection*를 이용하여 영상을 구현하였는데, 이후 오늘날에는 위상부호화 방식 *phase encoding*과 푸리에 변환*Fourier transform*을 이용해 자기공명영상을 구현하고 있다. 1960년대 후반에 의사이며 공학자인 다마디안*Raymond Damadian*은 핵자기공명 분광학*NMR spectroscopy* 연구에서 악성 조직과 정상 조직은 핵자기공명 스펙트럼이 다르다는 것을 발견하였다. 그리고 1974년에 다마디안은 과학잡지 『사이언스*Science*』의 표지에 실린 쥐 종양의 자기공명영상을 만들었다. 이후 1976년에 최초로 인체영상을 만들어 냈는데, 이 영상은 경사자기장을 전자식으로 회전시켜 CT처럼 투영재구성법을 써서 만들었으며 4시간이 소요되었다. 그 후 1970년대 후반에 영국의 노팅엄대학을 비롯한 연구기관에서 임상적으로 사용이 가능한 인체 자기공명영상을 얻기 시작하였으며, 1980년대 중반부터는 미국의 제너럴 일렉트릭*General Electric; GE*, 유럽의 지멘스*Siemens*, 필립스*Philips* 사 등의 기업을 중심으로 상업화되어 급속히 임상에 이용되면서 여러 가지 자기공명영상 기술이 개발되었다. 국내에서는 1980년 KAIST의 조장희 교수팀이 자기공명영상 연구를 시작하여 1985년에는 금성통신과 함께 상용 시스템 개발에 성공하여 한국은 자기공명영상이 상용되는 세계적으로 몇 되지 않는 나라 중 하나가 되었다.

Ⅱ 전기

자기공명영상을 얻는 데는 '자석'과 '영상을 얻을 환자'가 필요하다. 그리고 에너지를 주는 전자기파*electromagnetic wave*가 필요하다. '자기공명영상'의 '공명'에 필요한 에너지 공급에 전자기파를 이용하는데, 전자기파는 흔히 전자파라고 하고, 전자기파와 비슷한 말로 전파가 있다. 이들은 보통 별 차이 없이 사용되지만 엄밀히 말하면 차이가 있다.

전자기파를 명확하게 표현하면 전자기장의 주기적인 변화가 진공 중이나 물질 속을 전파해가는 횡파이며, 진동수 혹은 파장의 차이에 따라 X-선, 자외선, 가시광선, 적외선 등으로 불린다(그림 1-1).

다시 말하면 전자기파는 전기장과 자기장의 두 가지 성분으로 구성된 파동으로, 공간을 광속으로 전파한다. 전자기파는 가시광선을 포함하는, 넓은 의미에서의 빛이다. 일반적인 파동과는 달리 전자기파는 매질 없이 진행할 수 있다. 상대적으로 종파인 음파는 전달되기 위해 매질이 필요하다. 다시 말해 우리가 서로 대화할 때 공기가 없다면 서로의 소리가 전달되지 못한다. 하지만 횡파인 전자기파는 공기 없이도 전달이 가능하고 따라서 화성 탐사선이 수집한 정보를 횡파인 전자기파의 형태로 지구에 송신하면 공기가 없는 우주공간을 통과하여 지구에 도달할 수 있고 이로써 우리는 화성 표면 사진 등을 받아볼 수 있는 것이다.

전파는 눈으로 볼 수도, 귀로 들을 수도, 손으로 만져 보고 확인할 수도 없는,

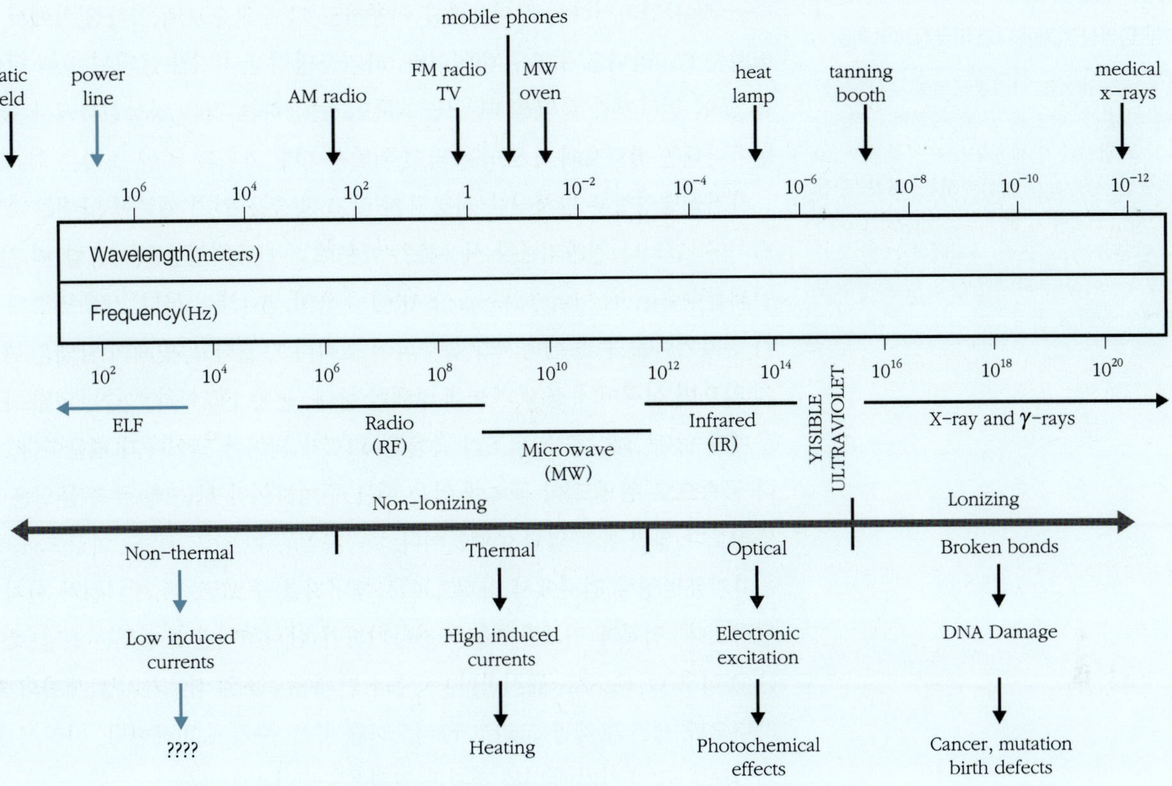

그림 1-1
전자기파의 개요

인간의 오감으로 감지할 수 없는 존재이다. 그러나 그와 같이 실체를 잡을 수 없는 전하이지만 현대사회에서는 없어서는 안 되는 것으로서 단 하루라도 떼어 놓을 수 없다. 전파는 라디오나 텔레비전을 비롯하여 택시 무선, 방재 무선, 선박, 항공기, 열차 무선, 휴대 전화 등에 사용되고 있다. 전파는 서로 떨어진 지점에서 연락하기 위해 쓰이거나 안전 주행의 수단으로 사용되며, 또는 전선을 매설하지 않은 먼 지점에 정보를 전달하는 수단 등으로도 사용되고 있다. 그렇다면 전파란 도대체 무엇인가? 그것은 단어가 뜻하는 바와 같이 전기의 파*wave*를 말한다. 국어 대사전에 따르면 전파란, '전자기파 중 적외선 이상의 파장을 갖는 것'으로 정의하고 있다. 또 공업용어 사전에는 '전자파 중 3,000GHz 이하의 주파수 부분'이라고 되어 있다. 즉 전파는 전자파의 일부이며 그 진동수가 적외선보다 아래쪽인 부분을 이야기한다.

자기공명영상에서 영상을 얻기 위해서는 기본적으로 공명을 일으키기 위해 외부에서 에너지가 제공되어야 하는데 이때 에너지 공급을 위해 전자기파인 라디오파를 이용한다.

강한 외부 자기장으로써 배열되어 있는 수소는 팽이가 중력을 축으로 하여 돌듯이 외부 자기장을 축으로 하여 돌고 있는데, 에너지를 주기 위해 사용되는 라디오파는 외부 자기장을 축으로 하여 돌고 있는 수소와 같은 주파수로 주어야 공명이 일어난다. 이 주파수는 라모*Larmor* 방정식(〈표 1-1〉)으로 알아낼 수 있고 1.0테슬라*Tesla; T*에서는 42.57MHz이고, 진단용으로 가장 많이 사용되고 있는 1.5T 영상 기기에서는 약 64MHz이다. 자기공명영상에서 물체에 에너지를

표 1-1
라모 방정식

$\omega_0 = B_0 \times \gamma$에서 ω는 세차주파수이고, B_0는 외부 자기장의 세기이다. γ는 회전자기비율*gyromagnetic ratio*을 나타내고, 이 비율은 특정한 세기의 자기장에서는 모든 원자에서 일정하다.

표 1-2
자기공명영상 기기에 대한 미국 FDA의 기준

미국 FDA에서는 자기공명영상 검사 중 몸 중심의 온도 증가를 1°로 제한하고 있다. 그리고 전자파 인체흡수율이 두부에서 10분 동안 3W/kg, 전신에서는 15분 동안 4W/kg, 두부나 몸통에서는 5분 동안 조직 1그램당 8W/kg 또는 사지에서 15분 동안 12W/kg 이상이 되면 손상을 입을 위험성이 매우 높다고 한다.

주는 것은 전자기파인 라디오파를 이용하고 그 주파수는 우리가 일상에서 흔히 접하는 FM 라디오 주파수 대역이다. 자기공명영상 기기가 설치된 방에 비싼 돈을 들여 전자기파를 막을 수 있는 재질로 단장하는 것은 영상검사에서 공간을 날아다니는 라디오파의 오염을 막기 위해서이다.

자기공명영상은 방사선을 사용하지 않고 영상을 얻기 때문에 안전한 검사방법이다. 그러나 전자기파를 사용하기 때문에 자기공명영상을 이용할 때 전자파 인체흡수율*specific absorption rate; SAR*에 대하여 생각해야 한다. 생체조직에 장기간 전자기파를 주면 에너지가 흡수되어 조직이 가열되고, 인체의 발열은 관리하지 않으면 신경이나 심장 기능에 장애를 준다. 물론 1℃ 이하로 증가되면 아무런 문제가 없다. 왜냐하면 세포의 죽음은 42℃가 되어야 일어나기 때문이다. 그러나 금속으로 된 물질이 몸속에 있을 때는 주의하여야 하는데, 금속 물질은 보통 조직보다 훨씬 잘 가열되기 때문이다.

자기공명영상 검사에서 라디오파로 에너지를 주므로, 이 에너지가 환자에게 침착된다. 전자파 인체흡수율은 전자기파가 단위조직당 소실되는 율을 측정하는 것이고 W/Kg으로 표시한다. 전자파 인체흡수율은 외부자기장 세기의 제곱, 라디오파 세기의 제곱 그리고 라디오파를 주는 주기에 비례한다. 따라서 3T의 기기는 1.5T의 기기에 비해 전자파 인체흡수율이 4배이다.

그러나 임상에서 사용되는 자기공명영상 기기는 미국 식품의약국*FDA*의 기준(〈표 1-2〉)인 인체에 허용되는 전자파 인체흡수율의 안전한 범위에서 이용하도록 만들어져 있으므로 걱정할 필요가 없다.

Ⅲ 자성

자기공명영상*MRI*의 원리를 전체적으로 본다면 'M'의 자석*magnet*과 'R'의 공명*resonance*으로 신호를 만들어 'I' 영상*imaging*을 구성하는 것이다. 즉 물 분자의 수소원자 핵은 양전하를 띠고 있고 이것이 회전하여 전자기력을 갖게 되면 핵이 작은 막대자석처럼 된다. 이것이 강한 자기장 속에 들어가면 자력의 크기가 커지면서 정렬하고, 축이 흔들리는 세차운동을 계속한다. 이것의 주파수와 같은 전자기파인 고주파*radio frequency; RF*를 주면 공명하게 되어 회전이 커진다. 그 후 고주파를 끊은 상태에서 원래의 방향으로 서서히 회전하면서 재정렬하는 동안 전자기파를 발생하게 되고(자유유도붕괴*free induction decay; FID*), 이 신호는 너무 약해 강한 신호*signal*를 얻기 위해 에코방식을 택한다. x, y, z 세 방향의 경사자기장을 걸어 위치별로 다른 공명 주파수를 갖게 하여 각 위치에서 각각 다른 주파수의 에코가 발생하고, 이것을 주파수별로 분리하여 영상을 얻는다.

자성*magnetism*은 원자 궤도를 선회하는 전자 때문에 생긴 물질의 성질이다. 궤도를 선회하는 전자는 원자가 '자전*spin*'과 관련된 자성운동을 만든다. 자기장의 세기는 가우스(G)와 테슬라(T)로 측정되고, 1T는 10,000G이다. 아직까지 때로는 자기장력 단위로 가우스를 쓰지만 테슬라로 사용하여야 한다. 지구의 자기장은 약 0.5G이고, 폐차장에서 자동차를 들어올리는 데 쓰이는 전자석의 힘은 1.5～2.0T로 자기공명영상 기기의 자기장력과 비슷하다. 자성은 강자성, 상자성, 초상자성, 반자성 4가지로 분류한다. 자기공명영상 검사에서 우리 몸의 여러 가지 성분들과 조영제 그리고 수술 후의 기구들의 자성체의 성질에 의해 영상에 영향을 준다.

1. 강자성

강자성*ferromagnetism* 물질에는 일반적으로 철, 니켈, 코발트 등이 있다. 이들 물질은 자석을 포함하고, 환자에게서 동맥류 클립, 심박동 조율기, 유탄 등의 여러 형태로 발견된다. 이들 물질은 강양성의 자화율을 갖는다. 즉 자기장 안에 놓여졌을 때, 자기장 세기는 그 물질의 밖보다 안에서 더 크다. 또한 강자성 물질은 자기영역*magnetic domain*으로 불리는 10^{17}～10^{21} 원자의 군집으로 이루어진 것이 특징으로, 모두는 같은 방향으로 향하는 자기모멘트를 갖는다. 그 영역의 모멘트는 비자성 물질에서는 무작위이지만, 자성 물질에서는 같은 방향이다. 자기장 유동라인*flux lines*은 강자성 물질에 의해 심한 굴곡현상을 보인다. 외부의 자기장이 제거되었을 때 자화를 유지하는 힘을 갖는데 이것은 상자성, 초상자성, 반자성 물질과 구별되는 성질이다. 자기공명영상에서 이들 물질은 신호의 소실과 공간왜곡을 보이는 자화율 인공물*susceptibility artifacts*을 만든다(그림 1-2).

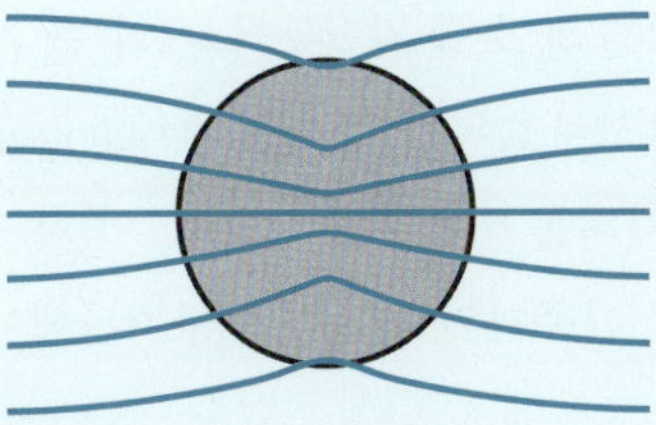

그림 1-2
강자성 물질

2. 상자성

상자성*paramagnetism* 물질에는 산소와 철(Fe), 망간(Mg), 가돌리늄(Gd) 등과 같은 다양한 금속 이온이 있다. 이들 이온은 짝이 없는 전자를 가지고 있고, 양성 자화율을 일으킨다. 이 자화율의 크기는 강자성 물질의 1/1000 이하이다. 자기공명영상에서 나타내는 효과는 T1과 T2 시간의 감소로 스핀 격자 이완율과 스핀스핀 이완율의 증가이다. 자기장유동라인은 상자성 물질에 의해 약한 굴곡현상을 보인다. 가돌리늄은 자기공명 조영제로 쓰이며, 적절한 농도에서 가돌리늄 조영제는 선택적인 스핀 격자 이완 증강을 유발하여 T1 강조영상에서 신호 증가를 일으킨다(그림 1-3).

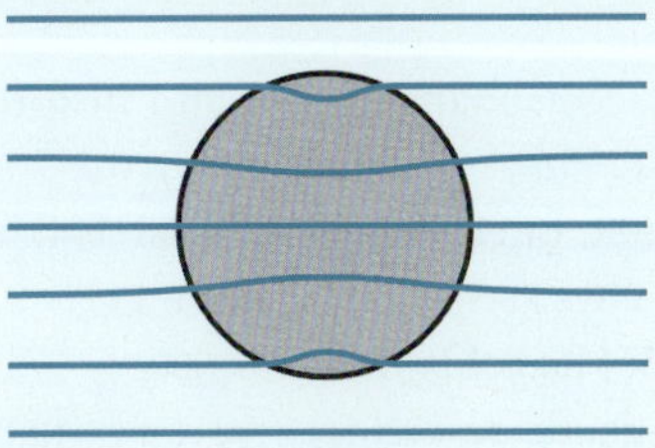

그림 1-3
상자성 물질

3. 초상자성

초상자성*superparamanetsm* 물질은 강자성을 띠는 요소의 개개 영역으로 구성된다. 이 물질의 자화율은 강자성과 상자성 물질의 중간 정도이다. 초상자성 물질에는 장, 간 그리고 림프절 영상을 위한 조영제를 포함하는 철이 있다(그림 1-4).

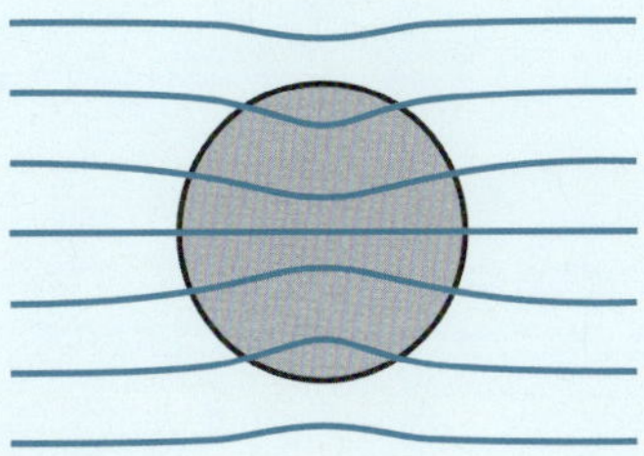

그림 1-4
초상자성 물질

4. 반자성

반자성*diamagnetism* 물질은 내재성 원자의 자기모멘트를 갖지 않는다. 그러나 자기장에 놓이게 될 때 약음성 자기율을 일으키며, 약하게 그 영역에 반발한다.

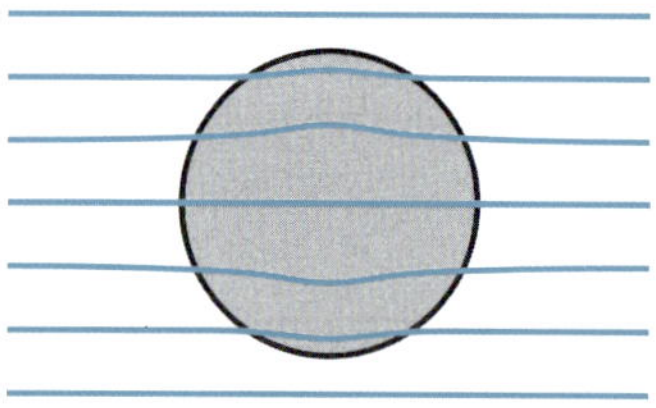

그림 1-5
반자성 물질

물, 구리, 질소, 바륨 외에도 대부분의 조직은 반자성 물질이다. 반자성의 예로 바륨 현탁액 투여 후 약음성 자기율은 자기공명영상의 장관에서 신호 소실을 만든다(그림 1-5).

Ⅳ 자기공명영상 기기

자석의 종류에는 영구자석*permanent magnet*, 저항자석*resistive magnet*, 초전도자석*superconducting magnet*의 형태가 있다.

자기공명 기기는 일반적으로 자기장의 세기에 따라 초소형, 소형, 중형, 대형, 초대형으로 나누고, 자기공명 기기는 다시 ultralow, low, medium, high, ultrahigh 자기장 기기로 나뉜다. Ultralow 자기장 기기는 0.1T 이하의 자기장력이며, low는 0.1~0.5T, medium은 0.5~1T, high는 1~2T, ultrahigh는 2T 이상을 말한다.

영상의학에 이용되는 자기공명 장비는 0.06T의 소형 기기부터 9T의 큰 기기까지 다양하다. 임상 이용은 영국국립방사선보호위원회*national radiological protection board; NRPB*에서 2.0~3T 정도의 기계를 허용하고 있으며, 이 자기장보다 높은 기기는 잠재적으로 위험한 것으로 간주하기 때문에 연구기관에서만 사용한다.

참고문헌

Boesch C. Nobel Prizes for nuclear Magnetic resonance: 2003 and historical perspectives. J Magn Reson Imaging 2004;19:517-519.

Mansfield P, Maudsley AA. Medical imaging by NMR. Br J Radiol 1977;50:188-194.

Ramsey NF. Early history of magnetic resonance. Phys Perspect 1999;1:123-135.

Redpath TW. MRI developments in perspective. Br J Radiol 1997;70:S70-S80.

Vaughan B. A short illustrated history of magnetic resonance. Australas Radiol 1989;33(4):390-398.

Nobel Prize website. http://nobelprize.org

제2장

자기공명영상의 기본원리

정광우, 김용선, 강형근

I 수소원자핵 자기장

인체를 구성하는 성분 중 약 3/4은 물이며 이 물 분자(H_2O)는 1개의 산소원자(O)와 2개의 수소원자(H)로 구성되어 있다. 이 수소원자는 원자핵*nucleus*을 중심으로 1개의 전자*electron*를 가지고 있다(그림 2-1). 이 수소원자의 핵 속에는 중성자*neutron*는 없고 단지 1개의 양성자*proton*만 존재하기 때문에 '수소원자핵*hydrogen nucleus*'을 단순히 '양성자'라고도 하며, '^1H'라는 기호를 사용하여 표기한다. 또한 이 수소원자핵은 (+)전하를 가지고 있는 입자로서 스스로 자전*spin*을 하기 때문에 '스핀*spin*'이라고도 부른다.

지구가 지축을 중심으로 자전함으로써 '지구 자기장'이 생기듯이 수소원자핵 또한 자전운동의 결과로 '핵자기장*nuclear magnetic field*'을 형성한다. 핵자기장의 자력선 방향과 크기를 단순하게 표현하기 위하여 화살표(↑)를 사용하여 벡터*vector*로 표기한다. 여기에서 '벡터'란 핵자기장의 특정한 방향성*direction*과 크기*magnitude*를 나타내는 단위라고 할 수 있다. 한편 수소원자핵을 방향성과 자기력 또는 에너지 크기와 결부하여 사용할 때에는 '스핀'이라는 용어를 자주 사용한다. 이상에서 설명한 것과 같이 수소원자핵이 핵자기장을 가지고 있다는 사실은 곧 핵자기공명*nuclear magnetic resonance; NMR*의 이론적인 배경이 된다(그림

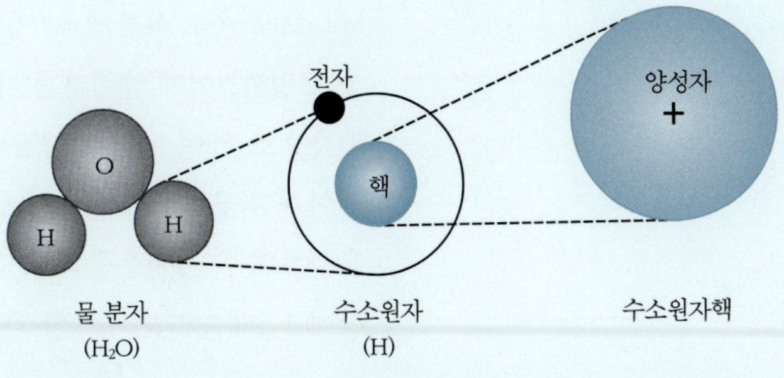

그림 2-1
수소원자핵
양성자(^1H) 또는 스핀이라고도 한다.

그림 2-2
지구 자기장과 수소원자핵 자기장

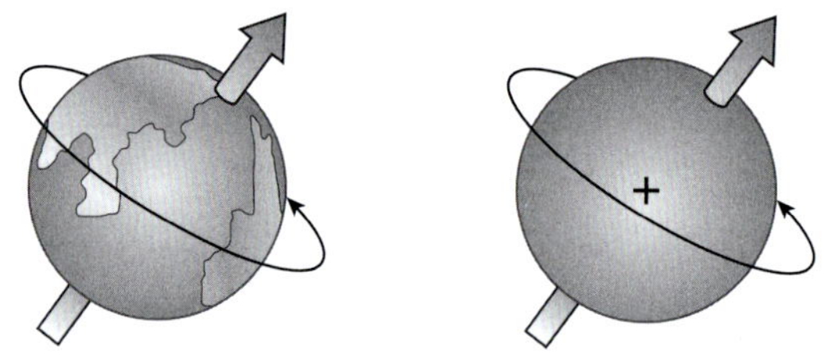

2-2). 의학분야에서는 핵자기공명을 간단히 줄여서 자기공명*magnetic resonance; MR*이라고 부른다. 이러한 자기공명 현상을 이용하여 자기공명영상법*magnetic resonance imaging; MRI*과 자기공명분광법*magnetic resonance spectroscopy; MRS*이 개발되었으며 이는 오늘날 영상의학의 진단분야에서 중요한 역할을 차지하고 있다.

인체의 주요 구성성분인 물 분자(H_2O)에는 수소원자핵(^1H), 즉 양성자가 가장 풍부하게 존재하므로 의학 관련 임상응용에서는 일반적으로 양성자 자기공명영상법*^{1}H-magnetic resonance imaging; ^{1}H-MRI*과 양성자 자기공명분광법*^{1}H-magnetic resonance spectroscopy; ^{1}H-MRS*이 가장 많이 이용되고 있다. 그러나 최근 들어 ^{23}Na-MRI, ^{19}F-MRI 등의 영상기법이 새롭게 개발되어 특정 질병에 특이성을 갖는 화학물질의 영상을 통하여 질병을 진단하는 데 도움을 줄 수 있는 연구들이 진행 중에 있다. 또한 생체 내 ^{31}P-MRS, ^{13}C-MRS을 비롯하여 ^{87}Rb-MRS 등의 다양한 분광기법들을 이용하여 질병 원인과 치료 과정 등을 세포단위의 생화학적인 측면에서 이해하려는 연구도 활발하게 수행되고 있다.

그러면 자기공명이란 무엇이며, 인체조직과 어떠한 반응을 함으로써 자기공명 신호를 만들어내는지 알아보자.

Ⅱ 양성자의 세차운동

만일, 그림 2-3에서와 같이 인체 내의 수소원자핵, 즉 양성자가 자기공명 스캐너*MR scanner*(즉, 외부 정자기장) 속에 위치하면 이 양성자들은 어떠한 물리적 반응을 보일까? 이때 양성자는 자전하면서 외부 정자기장(B_0)의 방향, 즉 *z*축 방향을 기준으로 하여 원뿔 모양을 그리면서 세차운동*precession*을 한다. 세차운동이란 팽이가 지구 중력장을 축으로 하여 원뿔 모양을 그리면서 빙글빙글 도는 운동과 흡사하며 이 세차운동의 속도는 외부 정자기장의 크기에 비례한다. 외부 정자기장이 1.5테슬라*Tesla; T*인 자기공명 스캐너 내에 환자가 있다면 인체 내의 양성

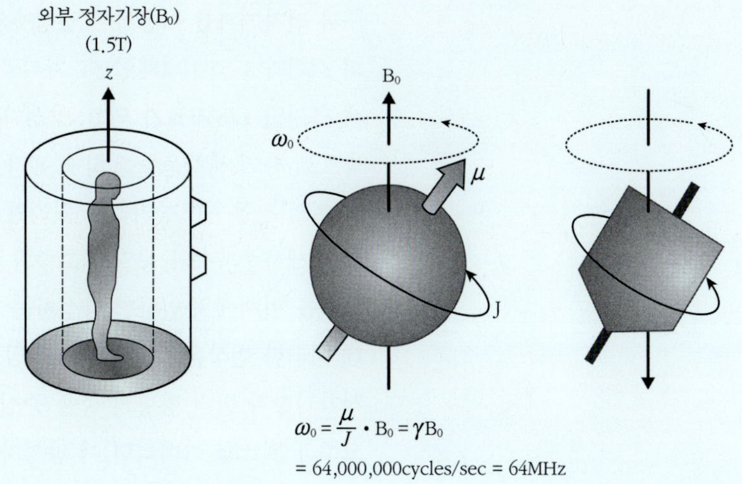

그림 2-3
세차운동
외부 정자기장(B_0) 아래에서의 양성자(^1H)의 세차운동은 지구 중력장의 축을 중심으로 회전하는 팽이운동과 비교할 수 있다. J는 각운동량 *angular momentum*, μ는 핵자기모멘트 *nuclear magnetic moment*, γ는 자기회전비 *magnetogyric ratio*, $\omega_0(=2\pi\nu)$는 라모주파수를 나타낸다.

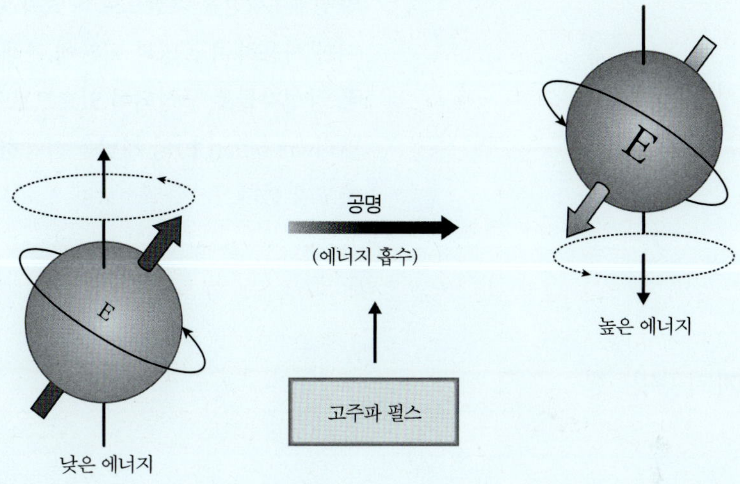

그림 2-4
자기공명
인체조직의 양성자는 동일한 주파수를 갖는 고주파 펄스가 주입되면 더 높은 에너지 상태로 여기*excitation*된다.

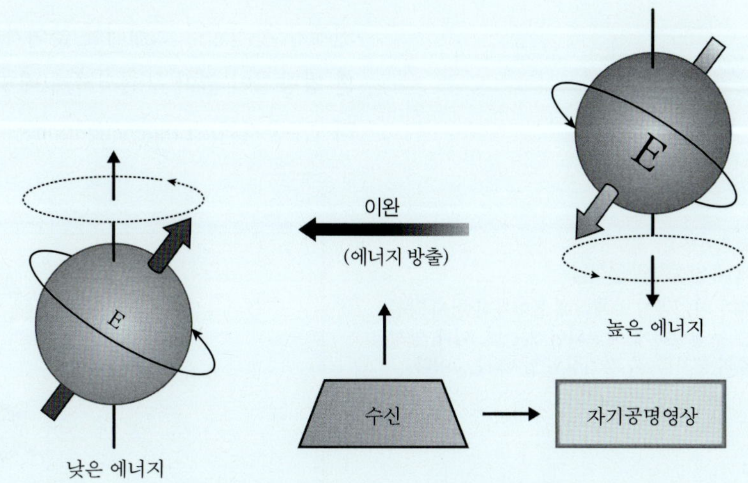

그림 2-5
이완
공명현상을 일으켰던 양성자가 다시 에너지 준위가 낮은 원래의 기저 상태로 되돌아가는 현상을 이완*relaxation*이라고 하며, 이때 해당 인체조직에서 자기공명 신호가 발생한다.

자는 1초에 약 6천 4백만 번의 세차운동을 하게 되는데, 이것을 주파수로 환산하면 64MHz($=6.4\times10^7$/sec)가 된다. 이 주파수를 양성자의 '세차주파수' 라고 하며, 발견자의 이름을 따서 '라모주파수*Larmor frequency*' 라고도 부른다. 세차주파수의 크기는 FM 라디오주파수*radio frequency; RF* 영역의 범주에 해당하며, 고주파 전자기파를 이용하여 양성자의 공명을 일으킬 수 있다. 만일 외부 자기장의 크기가 1.5T의 2배인 3T 자기공명 스캐너를 사용할 경우에 세차주파수는 2배 크기인 128MHz가 되고, 양성자 역시 2배 빠른 속도로 외부 정자기장(B_0)을 축으로 하여 세차운동을 하게 된다. 즉, 현악기에서 현에 가해지는 힘이 강할수록 현의 진동수가 증가하는 원리와 비슷한 현상이라고 할 수 있다. 따라서 양성자의 세차주파수와 동일한 고주파 펄스, 즉 고주파 영역의 전자파가 집속된 에너지를 인체에 주입하면 양성자는 더 높은 에너지 상태로 여기하게*excited* 되는데 이러한 현상을 양성자의 자기공명 현상이라고 한다. 그 결과 양성자는 외부 정자기장과 반대 방향의 축을 중심으로 세차운동을 하게 된다(그림 2-4). 만일 고주파 펄스를 꺼버리면 이 양성자는 다시 원래의 에너지가 낮은 기저 상태로 되돌아가는데 이러한 현상을 이완*relaxation*이라고 한다(그림 2-5). 지금까지는 양성자 1개만을 대상으로 하였기 때문에 단위벡터(↑) 또는 스핀(↑) 이라는 용어를 사용하여 공명과 이완에 관해 설명하였으나, 이제부터는 인체조직은 수많은 양성자들로 구성되어 있으므로 각 양성자의 단위벡터를 수학적으로 합한 합벡터*sum vector*(**↑**)의 개념을 사용하여 자기공명과 관련되는 물리적 현상을 설명하고자 한다.

Ⅲ 자기공명

1. 양성자의 순자화

인체가 자기공명 스캐너에 들어가기 전에 양성자는 그림 2-6에서와 같이 일정한 방향성이 없이 무질서하게 배열되어 있다. 따라서 각 양성자 자기장의 합벡터 즉, 순자화*net magnetization*는 0이 된다. 그러나 그림 2-7과 같이 인체가 자

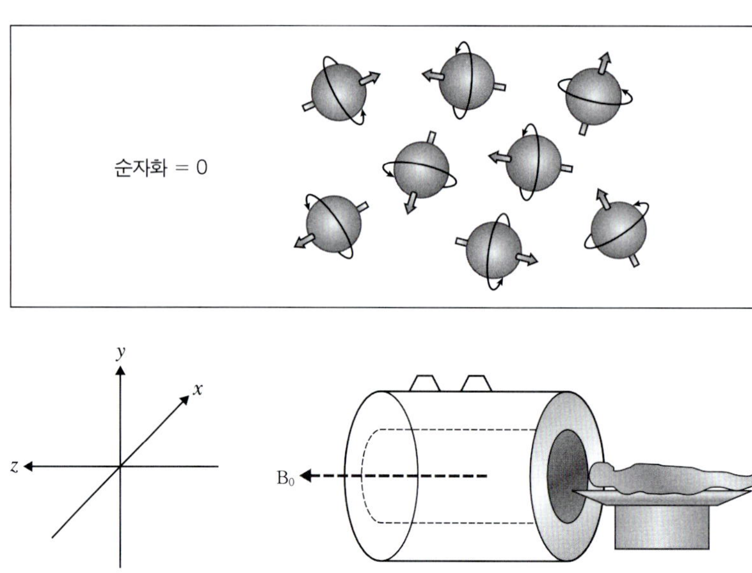

그림 2-6
인체 내 양성자의 움직임
인체가 자기공명 스캐너에 들어가기 전에 양성자는 무질서하게 배열되어 있는데, 이때 양성자들의 순자화, 즉 자기장의 합벡터는 0이다.

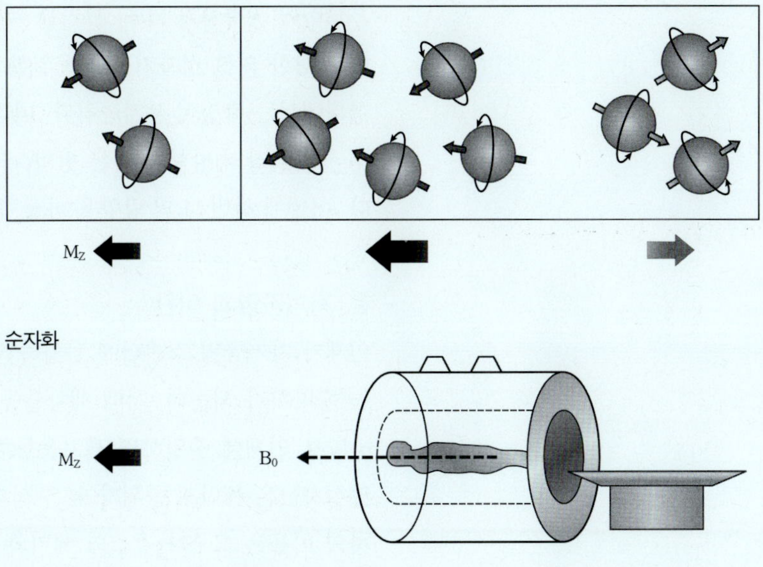

그림 2-7
양성자와 외부 정자기장과의 반응
인체가 자기공명 스캐너에 들어가면 외부 정자기장의 영향을 받아 인체 내의 양성자들은 세차운동을 하면서 동시에 외부 정자기장의 자기력 방향(+*z*축)과 동일한 방향 또는 반대 방향으로 배열하게 된다. 이때 동일 방향(+*z*축)으로 배열된 양성자의 수가 많아 최종적으로 순자화가 형성된다.

기공명 스캐너에 들어가면 인체 내의 수많은 양성자들은 세차운동을 하면서 동시에 각각 외부 정자기장의 자력선 방향인 +*z*축과 동일 방향*parallel* 또는 반대 방향*anti-parallel*으로 배열하게 된다. 즉, 인체 자체가 하나의 자석처럼 행동하게 된다. 이때 서로 대립된 방향으로 배열된 양성자들의 자기력은 수학적인 가감에 따라 서로 상쇄되어 결국 0이 된다. 그러나 외부 자기장과 같은 방향(+z축)으로 배열된 양성자의 수는 반대방향(−*z*축)으로 배열되는 양성자의 수보다 항상 많게 되는데 이러한 현상은 외부 자기장 방향의 에너지 준위가 반대 방향에 비하여 더 낮기 때문이다. 이러한 현상이 나타나는 이유는 학술적으로 표현하면 열적 평형 상태*thermal equilibrium*에서는 에너지가 낮은 기저 상태(+*z*축과 동일 방향)와 에너지가 높은 여기 상태(+*z*축과 반대 방향)에 존재하는 양성자의 상대적인 숫자가 볼츠만*Boltzmann* 분포식에 따르기 때문이다. 예를 들어 25℃ 실온에서 1.5T 자기공명 스캐너를 사용할 경우 대부분의 양성자들은 *z*축을 기준으로 서로 대립된 방향으로 배열되기 때문에 자기력은 서로 상쇄하여 합백터가 0이 되고, 외부 정자기장과 동일한 방향인 +*z*축으로 배열하게 되는, 약 0.001% 양성자들만이 최종적으로 남게 된다. 이때 자화된 양의 총합을 순자화*net magnetization*라고 하며 외부 자기장 방향인 *z*축을 향하고 있기 때문에 종축자화*longitudinal magnetization*, 또는 간단히 M_z라고 표기한다. 이와 같이 약 0.001% 양성자들의 자기장 합벡터인 M_z의 크기가 자기공명 신호의 크기를 결정하는 중요한 요소로서 작용하는데, 이러한 이유 때문에 자기공명영상 기법들에서 얻을 수 있는 기본적인 신호강도*signal in tensity*는 다른 영상기법과 비교하여 낮다. 그리고 이러한 단점을 보완하기 위하여 동일한 신호를 여러 번 얻어 중첩시키는 기법을 사용하기 때문에 영상의 촬영시간이 상대적으로 길다. 일반적으로 자기공명 스캐너의 자기장 세기가 클수록 M_z의 크기가 선형적으로 비례하여 증가하고, 따라서 자기공명 신호의 강도 역시 증가하게 된다. 자기공명 스캐너의 자기장 세기가 2배 높아지면 자기공명의 신호강도 역시 2배 증가하는 것은 바로 이러한 이유 때문이다.

그런데 종축자화 M_z의 크기를 측정하려면 어떻게 해야 할까? 이 종축자화는 매우 강한 외부 정자기장과 동일한 방향(+*z*축)으로 배열되어 있기 때문에 원래 상태에서는 측정이 불가능하다. 따라서 측정하고자 하는 종축자화의 방향을 외부 정자기장의 방향과 다른 방향(예를 들면 90° 방향)으로 회전시켜 측정하면 된다. 어떻게 하면 M_z의 방향을 바꿀 수 있을까?

2. 자기공명과 이완

인체가 자기공명 스캐너에 위치하면 양성자는 세차운동을 하면서 M_z로 표기되는 순자화가 되는데, 이때 세차운동과 동일한 주파수 영역대의 고주파 펄스*RF pulse*를 인체에 주입하면 세차운동하는 양성자들의 배열이 교란되면서 일부의 양성자들은 에너지 준위가 높은 상태로 여기*excitation*하게 된다. 여기되는 양성자의 비율은 고주파 펄스의 세기와 주입시간에 따라 달라진다. 고주파 펄스란 극히 짧은 시간에 주입되는 고주파 영역의 전자파 에너지로서, 인체의 특정 부위에 주입하면 해당 부위의 양성자들이 높은 에너지 상태(외부 자기장의 반대방향)로 여기되어 공명*resonance*을 일으킨다.

그림 2-8에서와 같이 외부 정자기장(B_0)과 직각 방향에서 라모주파수(ω_0)로 진동하는 자기장(B_1), 즉 고주파 펄스를 걸어주면 낮은 에너지 준위에 있는 양성자들은 높은 에너지 준위로 여기하게 된다. 이와 같이 원자핵이 '여기하게' 되는 현상을 핵자기공명*nuclear magnetic resonance; NMR* 또는 줄여서 자기공명*magnetic resonance; MR*이라고 한다. 이때 양성자의 합벡터인 종축자화 M_z는 x-y 평면으로 이동하여 결국에는 횡축자화*transverse magnetixation*, 즉 M_{xy}로 변한다. 이때 모든 양성자들은 동일한 위상*in phase*을 갖게 되어 자기장 합벡터는 90° 옆으로 기울어진 형태가 된다. 이러한 자기공명 현상은 마치 소리굽쇠*tuning forks*가 자신이 가지고 있는 고유 주파수의 소리에만 진동하여 소리를 내는 공명현상과 같다.

공명현상이 일어난 다음, 그림 2-9에서와 같이 고주파 펄스 주입을 중단하면 x-y 평면상에서 세차운동을 하던 양성자들이 원래의 평형상태, 즉 에너지 준위

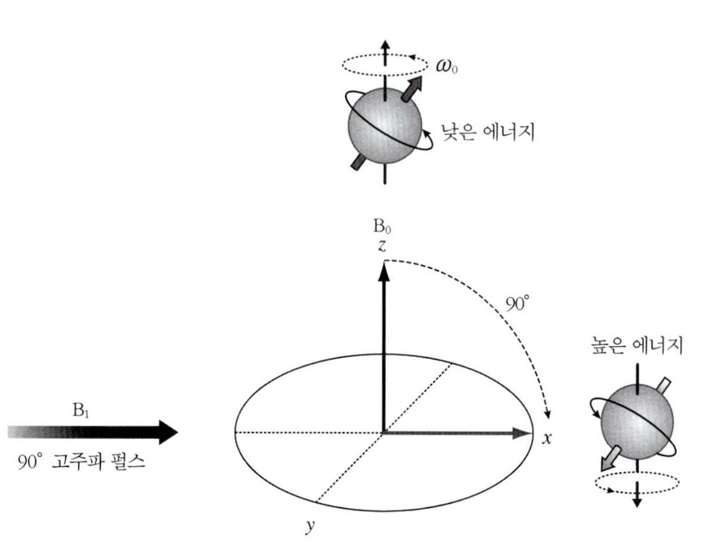

그림 2-8
자기공명
외부 정자기장(B_0)과 직각 방향에서 라모주파수(ω_0)로 진동하는 자기장(B_1), 즉 고주파 펄스를 걸어주면 양성자들은 공명을 일으킨다. 이때 양성자의 합벡터인 종축자화 M_z는 x-y 평면으로 이동하여 횡축자화 M_{xy}로 변한다.

그림 2-9
이완
공명 현상이 일어난 다음, 고주파 펄스 주입을 중단하면 이완이 일어나는데, 이때 횡축자화 M_{xy}는 점점 소멸되고 종축자화 M_z는 원상태로 회복된다.

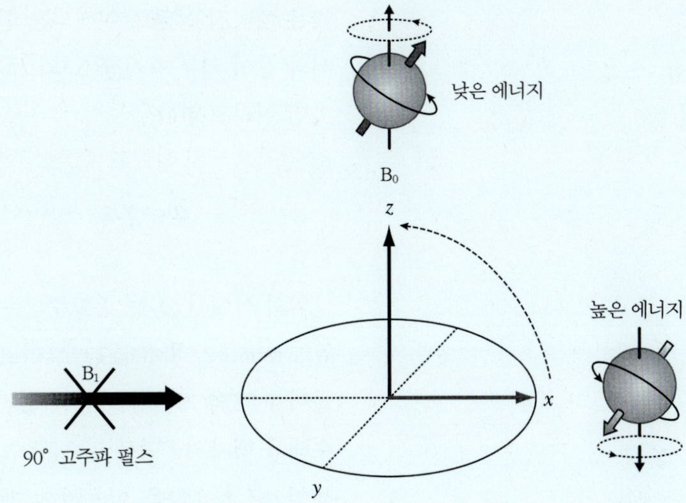

그림 2-10
스핀 격자 이완과 스핀 스핀 이완
이완은 고주파 펄스로부터 받았던 에너지를 주변의 분자 격자(스핀 격자 이완) 또는 다른 양성자(스핀 스핀 이완)에게 전달하는 두 과정이 동시에 일어나지만 각각 독립적인 기전에 따라 진행된다.

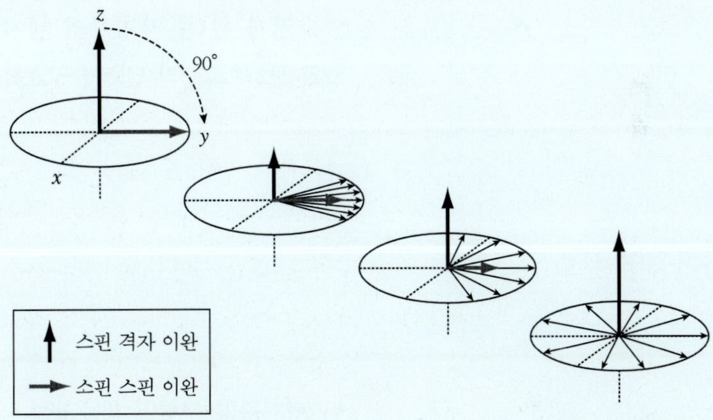

가 낮은 외부 정자기장의 방향으로 되돌아간다. 이러한 현상을 양성자의 이완 *relaxation*이라고 하며, 결국 횡축자화 M_{xy}는 종축자화 M_z로 되돌아간다. 이와 같이 이완하는 과정을 두 가지로 구분하여 설명할 수 있는데, 첫째는 고주파 펄스로부터 받았던 에너지를 주변의 분자 격자*lattice*로 전달하는 것이고, 둘째는 다른 원자핵*spin*에 전달하는 것이다. 전자를 '스핀 격자 이완*T1 relaxation*'(또는 spin-lattice relaxation, longitudinal relaxation), 후자를 '스핀 스핀 이완*T2 relaxation*'(또는 spin-spin relaxation, transverse relaxation)이라고 일컫는다. 스핀 격자 이완과 스핀 스핀 이완의 두 과정은 동시에 일어나지만 각각 독립적인 기전으로 진행된다. 90° 고주파 펄스로써 형성된 횡축자화 M_{xy}는 각 스핀의 고유한 스핀 스핀 이완 속도에 따라 *x*-*y* 평면상으로 흩어지면서*dephased* 결국에는 사라지고, 한편 종축자화 M_y는 스핀 격자 이완에 따라 원래의 평형상태로 회복되어간다. 그러나 스핀 스핀 이완속도에 비해서는 훨씬 느리게 진행된다(그림 2-10). 이완 현상에 대한 세부적인 내용은 다음 장에서 설명하기로 한다.

3. 자기공명의 조건

'자기공명'이란 자기공명 스캐너와 같은 외부 자기장에서 세차운동을 하고 있는 인체조직의 양성자가 동일한 주파수를 갖는 고주파 펄스의 영향에 따라 더 높은 에너지 상태로 여기되는 현상을 말한다. 이러한 공명현상은 다음 식 (1)에서와 같이 외부 자기장(B_0)의 세기에 따라 변하므로 다음의 식을 '핵자기공명의 조건' 이라고 한다.

$$\omega_0 = \gamma B_0 \quad \cdots\cdots (1)$$

위의 식에서 ω_0는 라모주파수(MHz), γ는 수소원자핵의 자기회전비*magnetogyric ratio*(42.58MHz/T), 그리고 B_0는 외부 자기장의 세기(T)를 가리킨다. 예를 들어 1.5T의 자기장 아래에 있는 양성자는 얼마나 큰 고주파 주파수(ω_0)를 흡수해야 핵자기공명을 일으킬 수 있을까? 다시 말해서, 라모주파수는 얼마가 될 것인가? 식 (1)을 이용하여 계산하면 어림잡아 ω_0는 64MHz가 된다. 즉, 64MHz의 라디오주파수 크기의 에너지를 걸어주면 양성자는 자기공명 현상을 일으키게 된다. 자기장의 세기가 2배인 3T에서는 공명을 유도하기 위해 128MHz의 고주파 펄스가 필요하다.

Ⅳ 자기공명 신호

1. 자기공명 신호의 획득과정

앞에서 설명한 것과 같이 인체 내의 양성자와 자기공명 스캐너의 정자기장, 그리고 고주파 에너지와의 상호 물리적인 작용에 따라 양성자의 자기공명 현상이 일어난다. 그 후 스핀 격자 이완과 스핀 스핀 이완 현상을 통하여 인체의 해당 부위에서 시간 함수의 전기적 신호, 즉 자기공명 신호가 발생하는데 자유유도붕괴*free induction decay; FID*, 스핀에코*spin echo; SE*, 또는 경사에코*gradient echo; GRE* 신호 등이 여기에 해당한다. 푸리에 변환*Fourier transformation; FT*이라는 수학적 변환공식을 사용하여 이 신호들에서 자기공명 스펙트럼 또는 자기공명영상을 얻는다. 이러한 자기공명 신호의 획득과 관련하여 전반적인 과정을 요약하여 설명하면 다음과 같다.

① 자기공명 스캐너의 내부는 초전도 전자석*superconducting magnet*으로 둘러싸여 있으며, 자기장의 방향은 *z*축을 향한다. 현재 대부분의 병원에서 가동 중인 자기공명 스캐너의 자기장 세기는 1.5T(B_0)로서 지구 자기장의 약 30,000 ~ 40,000배에 해당한다. 참고로, '테슬라(T)' 는 자기장의 세기를 나타내는 단위로서 1T는 10,000Gauss에 해당한다. 우리가 살고 있는 지구 역시 동쪽에서 서쪽으로 자전하고 있으므로 지구 자기장이 형성되고, 그 크기는 약 0.3 ~0.5Gauss 범위에 속한다.

② 환자가 1.5T의 자기공명 스캐너 안에 들어가면 신체 내부의 양성자는 자신의 축을 중심으로 초당 64,000,000번(64MHz) 세차운동을 하면서 *z*축과 동일 방

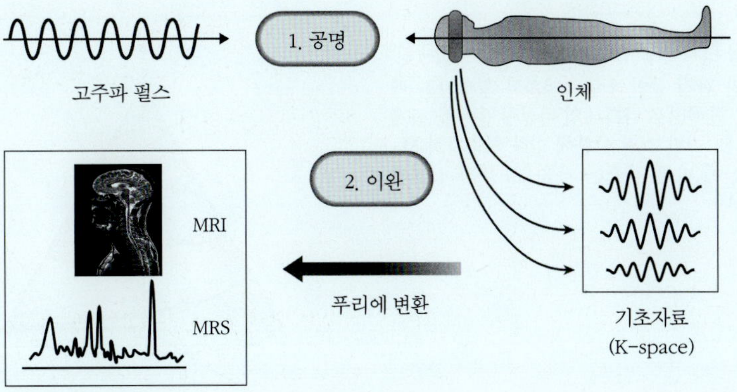

그림 2-11
자기공명 신호의 획득과정
고주파 펄스를 인체에 주입하면 인체 내의 양성자들이 공명현상을 일으키면서 더 높은 에너지 준위로 여기된다. 펄스의 인가가 끝나면 양성자들은 낮은 에너지 준위의 초기 상태로 이완한다. 이때 전기 신호, 즉 기초자료*raw data*라고 불리는 스핀에코, 경사에코, 자유유도붕괴 등의 신호가 발생한다. 발생된 자기공명 신호를 규칙에 따라 일정한 공간, 즉 k-공간에 모은 후 푸리에 변환이라는 수학적 변환을 통하여 자기공명영상과 자기공명 스펙트럼을 얻는다.

향 또는 반대 방향으로 배열하게 되는데, 이러한 현상을 양성자의 자화*magnetization*라고 한다. 이때 자화된 양의 총합을 순자화*net magnetization*라고 하며 이는 자기공명영상과 자기공명 스펙트럼의 신호크기를 결정하는 중요한 요소가 된다.

③ 자화된 환자의 신체에 고주파 펄스를 주입하면 신체 내부의 양성자는 더 높은 에너지 상태로 여기하게 되는데 이러한 과정을 '자기공명' 현상이라고 하며, 이때 에너지 주입을 중단하면 양성자는 다시 원래의 낮은 에너지 준위로 되돌아가는데 이러한 과정을 '이완'이라고 부른다. 이완하는 동안 신체로부터 시간에 따르는 전기 신호를 얻은 후 이 신호를 수학적으로 처리하여 자기공명영상 또는 자기공명 스펙트럼을 얻을 수 있다(그림 2-11).

④ 자기공명영상의 음영도는 주로 자화된 양성자의 밀도*proton density; PD, spin density; SD*와 함께 스핀 격자 이완, 스핀 스핀 이완의 특성에 따라 결정되므로 양성자 밀도와 스핀 격자 이완, 스핀 스핀 이완을 영상변수*imaging parameter*라고 부른다. 한편 자기공명 스펙트럼의 신호는 수소원자핵이 처해 있는 분자의 환경에 따라 달라지는 공명주파수별로 표시되며, 신호강도의 크기는 수소원자핵의 밀도에 비례한다.

2. 자유유도붕괴와 에코신호

이상에서 설명한 것과 같이 양성자의 공명현상이 일어난 다음 이완하는 과정은 스핀 격자 이완과 스핀 스핀 이완을 통해서 이루어진다. 즉, 90° 고주파 펄스가 중단되면 스핀 격자 이완과 관련되는 종축자화는 증가하여 원래의 평형상태로 회복하게 되고, 반면 스핀 스핀 이완과 관련되는 횡축자화는 세차운동하는 양성자의 탈위상*dephasing* 때문에 감소하면서 사라진다. 이와 같이 스핀 격자 이완과 스핀 스핀 이완은 동시에 이루어지지만 각각 독립적인 과정에 따라 이완하게 된다. 그림 2-12에서는 이완하는 동안의 종축자화 벡터(↑)와 횡축자화 벡터(→)를 각각 따로 표시하고 있다. 이 벡터들을 합벡터로 나타내면 그림 2-12A과 같이 합벡터는 나선형 운동을 하게 되는데 먼저 x-y 평면상의 횡축자화가 사라지고 나서 시간의 흐름에 따라 z축의 종축자화가 원래의 상태로 회복된다는 사실을 알 수 있다. 이와 같이 합벡터가 나선형 운동을 하는 이유는 자기 벡터들이 모

그림 2-12
횡축 및 종축자화의 합벡터로 표현한 이완과정
A: 이완 과정 동안의 종축자화와 횡축자화 벡터들을 합벡터로 나타내면 나선형 운동을 하게 된다. B: 스핀 스핀 이완에 의한 횡축자화 M_{xy}의 시간에 따른 감소는 자유유도붕괴 신호를 생성한다.

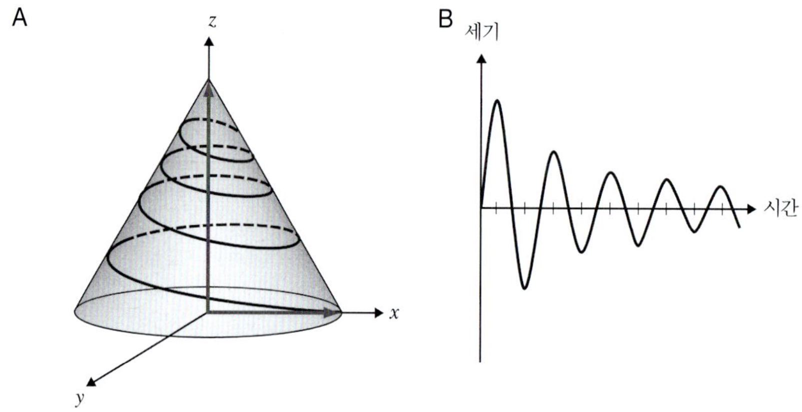

그림 2-13
스핀에코 펄스열

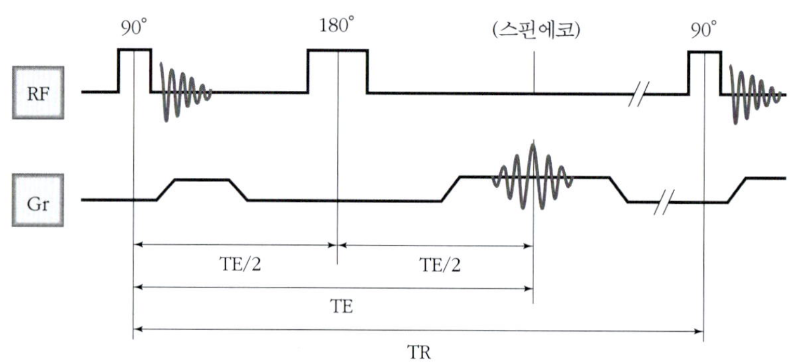

두 세차운동을 하고 있기 때문이다. 합벡터는 나선형 운동을 하는 동안 크기가 계속 줄어드는데 이러한 변화를 시간의 흐름에 따라 수신기로 받아보면 그림 2-12B와 같은 자유유도붕괴 신호를 얻을 수 있다. 이 자유유도붕괴 신호는 시간이 지남에 따라 차츰 감소하지만 일정한 주파수를 유지한다. 이 자유유도붕괴 신호는 매우 빨리 소멸되므로 획득시간이 짧은 자기공명 스펙트럼을 얻을 경우에 많이 사용되며, 양성자의 농도가 낮은 인체조직에서 자기공명영상을 얻을 경우에는 90° 고주파 펄스와 함께 일련의 180° 고주파 펄스들을 사용하여 스핀에코 신호들을 획득하여 사용한다. 스핀에코 신호에 대해서는 다음에 소개하는 펄스열 *pulse sequence*에서 더 자세히 알아보기로 하자.

펄스열이란 자기공명영상을 획득하기 위하여 설계된 일련의 고주파 펄스*radio frequency: RF*, 경사자기장 펄스*magnetic field gradient pulse*, 펄스 사이의 시간 간격 *time spacing* 들의 조합을 일컫는다.

그림 2-13은 대표적인 스핀에코 펄스열을 보여주는데, 기본적으로 2종의 고주파 펄스, 즉 90°와 180°로 구성되어 있다. 한편 그림 2-14는 Hahn's 스핀에코라고 하는 펄스열을 이용하여 스핀에코 신호를 얻는 과정을 양성자의 벡터 개념을 사용하여 설명하고 있는 모식도이다. 먼저, 90° 고주파 펄스에 의해서 형성된 x-y 평면상의 횡축자화 M_{xy}가 각 양성자의 고유한 이완 시간에 비례하여 x-y 평면상으로 흩어지다가*out of phase* 180° 고주파 펄스에 의하여 반향되면서 다시 한곳으로 모여*refocusing* 동일한 위상을 갖게 되는데, 이 과정에서 얻을 수

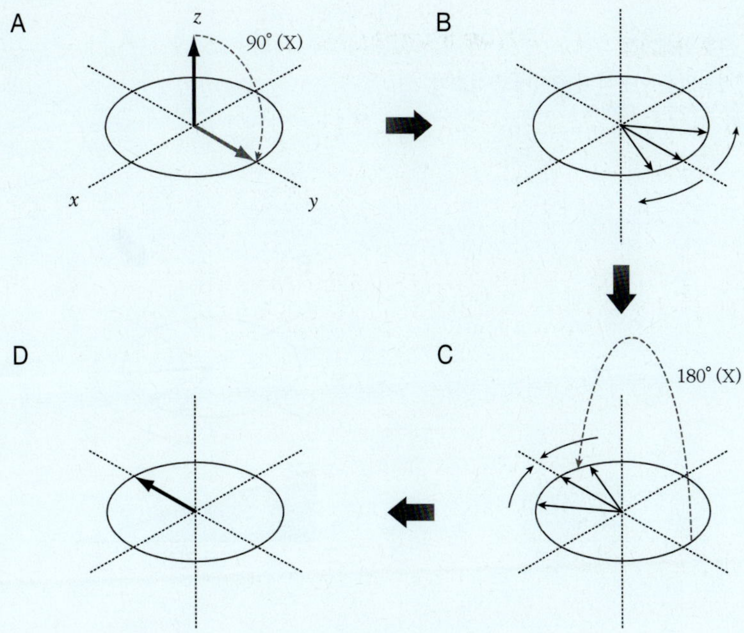

그림 2-14
스핀에코 신호 형성과정
Hahn's 스핀에코를 이용하여 에코신호를 얻는 과정을 벡터 개념을 사용하여 나타낸 것이다.

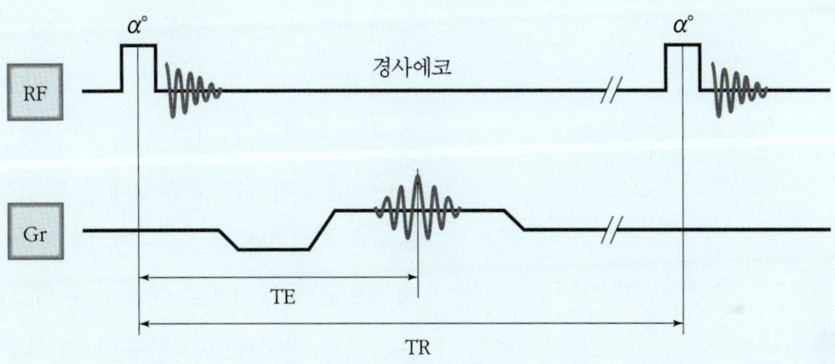

그림 2-15
경사에코 펄스열

있는 자기공명 신호를 스핀에코라고 한다. 한편 그림 2-15는 경사에코*gradient echo* 펄스열을 보여준다. 경사에코와 스핀에코 펄스열의 다른 점은 에코신호를 형성하기 위하여 스핀에코 펄스열은 180° 에코를 사용하는 반면, 경사에코는 경사자기장*gradient field*을 사용한다는 점이다. 스핀에코 펄스열은 2개의 고주파 펄스(90° 와 180°)를 사용하고, 경사에코에는 1개의 고주파 펄스($\alpha°$: 일반적으로 90° 이하의 펄스)와 경사자기장을 사용하여 에코신호를 얻는다. 그림 2-16은 경사에코 펄스열을 이용하여 경사에코 신호획득 과정을 간략하게 보여준다. 경사에코에서도 먼저 90° 고주파 펄스에 의해서 x-y 평면상에 횡축자화 M_{xy}를 형성하고(그림 2-16A), 그 후 (−)경사를 가하여 강제적으로 x-y 평면상의 스핀들을 탈위상시키고 나서(그림 2-16B), 다시 (+)경사를 가하여 스핀들을 재초점화(그림 2-16C)하여 경사에코를 발생시킨다. 경사에코에서는 경사자기장을 사용하므로 90° 보다 작은 숙임각*flip angle*을 사용하더라도 에코신호를 얻을 수 있으므로 에코시간*echo time; TE*과 반복시간*repetition time; TR*을 단축할 수 있고, 따라서 스핀에코보다 영상획득시간을 줄일 수 있다. 시간 측면에서 볼 때 경사에코는 이와 같은 큰 장점이 있는 반면, 숙임각이 90° 보다 작으므로 M_{xy} 성분이 줄어들기 때

그림 2-16
경사에코 신호 형성과정
경사에코 펄스열을 이용하여 경사에코 신호의 형성과정을 보여주는 모식도

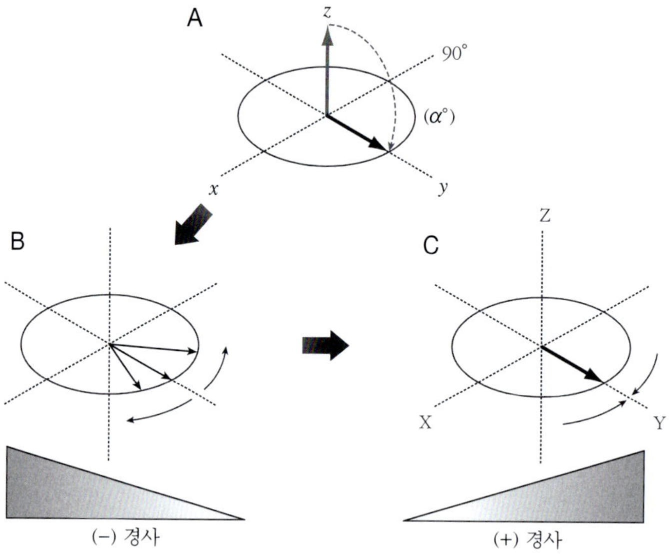

문에 스핀에코에 비해 신호강도가 감소하게 된다는 단점도 있다. 한편, 스핀에코에서는 180° 고주파 펄스에 의하여 $x-y$ 평면상에 존재하는 모든 스핀들이 각 스핀 고유의 이완시간과 아울러 외부 정자기장(B_0)의 비균일성을 보상할 수 있으나, 경사에코는 공간상에서 일정하게 변하는 선형 경사자기장*linear field gradient*을 사용하므로 외부 정자기장(B_0)이 불균일할 때는 경사자기장의 선형성이 깨지므로 국부적으로 어둡거나 찌그러진 영상을 얻을 수도 있다는 단점이 있다. 그러므로 경사에코를 사용할 때 외부 자기장의 분포가 균일하지 못할 경우 스핀에코에 비하여 영상의 감도가 떨어지게 된다. 일반적으로 스핀에코 펄스열에서는 대조도*contrast*가 반복시간과 에코시간에 좌우되는 반면, 경사에코에서는 주로 숙임각에 의해 결정된다. 숙임각이 30°~90°인 범위에서는 스핀 격자 이완에 의한 대조도가 커지는 반면, 그 이하일 때는 스핀 스핀 이완에 의한 대조도가 커진다.

참고문헌

Abragam A. The Principles of Nuclear Magnetism. London: Oxford University Press, 1961.

Andrew ER. Nuclear Magnetic Resonance. London: Cambridge University Press, 1955.

Bottomley PA, Foster TH, Argersinger RE, et al. A review of normal tissue hydrogen NMR relaxation times and relaxation mechanisms from 1-100MHz: Dependence on tissue type, NMR frequency, temperature, species, excision, and age. Med Phys 1984;11:425-448.

Bottomley PA, Hardy CJ, Argersinger RE, et al. A review of 1H nuclear magnetic resonance relaxation in pathology: Are T1 and T2 diagnostic? Med Phys 1987;14:1-37.

Bushong SC. Magnetic Resonance Imaging: physical and biological principles, 2nd ed.

St. Louis: Mosby-Year Book, 1996;1-117.

Bydder GM, Pennock JM, Steiner RE, et al. The short TI inversion recovery sequence-an approach to MR imaging of the abdomen. Magn Reson Imaging 1985;3:251-254.

Bydder GM, Young IR. MR imaging: clinical use of the inversion recovery sequence. J Comput Assiist Tomogr 1985;9:659-675.

Farrar TC, Becker ED. Pulse and Fourier Transform NMR: introductino to Theory and Methods. New York: Academic Press, 1971.

Hajanl JV, Bryant DJ, Kasuboski L, et al. Use of fluid attenuated inversion recovery(FLAIR) pulse sequences in MRI of the brain. J Comput assist Tomogr 1992;16:841-844.

Jeong GW. An understand of MR pulse sequence. J Korean Soc Magn Reson 1998;2:1-13.

Jeong GW. Biomedical Engineering: state-of-the-art magnetic resonance imaging. Chonnam University Press, 2005.

Kang HK, Jeong GW, Chung TW. Interactive Sectional Images: CT, MRI, US, Schema, 2nd ed. Seoul: Jung-Dam publishing, 2006.

Lide DR, ed. CRC Handbook of Chemistry and Physics, 84th ed. Boca Raton, Fla: CRC Press, 2003.

Rinck PA. Magnetic Resonance in Medicine, 5th ed. Berlin: ABW Wissenshaftsverlag GmbH, 2003;5-48.

Slichter CP. Principles of Magnetic Resonance, 2nd ed. Berlin: Springer-Verlag, 1980.

Stark DD, Bradely WG. Magnetic Resonance Imaging, 2nd ed. St. Louis: Mosby-Year Book, 1992;88-144.

Westbrook C, Roth CK, Talbot J. MRI in Practice, 3rd ed. Oxford: Blackwell Publishing Ltd, 2005;1-20.

제3장

자기공명영상 대조도

문치웅, 김재형, 유돈식

일반적으로 영상의 대조도*contrast*란 인접한 다른 두 조직 간의 상대적인 영상 신호를 밝기*brightness*로써 구별할 수 있는 정도를 말한다. 대조도가 높다는 것은 인접한 두 물체를 뚜렷하게 구별할 수 있다는 의미이며 대조도가 낮다는 것은 인접한 두 물체를 상대적으로 구별하기 어렵다는 의미이다. 자기공명 신호의 크기는 기본적으로 영상영역 내 조직이 포함하고 있는 수소원자(proton ^{1}H)의 상대적 밀도*spin density*로 결정된다. 실제 자기공명영상 신호는 한두 개의 스핀이 아니라 영상의 화소*pixel element(pixel)* 또는 화적소*pixel volume element(voxel)* 안에 들어 있는 수많은 스핀들이 모여서 한 화소 또는 화적소의 영상 신호를 만들어낸다. 여기에 고주파 펄스*RF pulse*가 가해진 후 수소원자 상호 간 또는 주변 격자와의 에너지 전달 메커니즘에 의한 T1 이완*spin lattice relaxations*, T2 이완*spin spin relaxations*, 혈류나 수액의 스핀운동(flow, perfusion, diffusion 등), 주변의 화학적 환경 차이에 따라 달라지는 화학적 이동*chemical shift*, 조직의 자기적 성질(자성)에 의존하는 자화율*susceptibility*, 온도 등의 영향이 더해져 자기공명 영상의 대조도에 영향을 주는데, 이러한 것들을 자기공명 영상변수*imaging parameter*라 한다. 자기공명영상의 영상변수가 다른 영상장비에 비해서 다양한 것은 자기공명영상의 큰 특징이다. 이 외에도 조영제를 이용하면 특정 조직의 T1 이완과 T2 이완을 촉진해 영상의 상대적인 대조도를 더욱 증가시킬 수 있다. 자기공명영상의 대조도에 영향을 미치는 변수를 크게 내재적 요소*intrinsic factor*와 이차 요소*secondary factor*로 나누기도 한다. 조직의 상대적인 수소원자핵 밀도*proton density*(또는 스핀 밀도)와 조직의 이완과정에 의한 T1 이완과 T2 이완을 내재적 요소라 하고, 혈류 · 화학적 이동 · 자화율 · 조영제 등은 이차 요소라 한다.

이 장에서는 수소원자핵 밀도, 이완 등의 내재적 요소들이 대조도에 어떻게 영향을 미치는지에 대한 기본원리를 설명하고자 한다.

I T2 이완

세차운동*precession motion*하는 인체 내의 스핀에 ω_0의 세차운동주파수와 같은 주파수를 갖는 전자기 고주파*radio frequency wave, RF wave* 펄스를 가하면 스핀들이 공명*resonance*을 일으켜 여기*excitation*된다. 고주파 펄스(B_1)는 그림 3-1A의 외부 자기장(B_0)과 나란하게 횡축(z축)으로 배열되어 있는 평형자화*equilibrium magnetization* M_0를 그림 3-1B처럼 가로축(x-y) 평면 방향으로 눕힌다. 스핀이 가로평면*transverse plane*(x-y 평면)에 왔을 때 고주파 펄스 주입을 멈추면 스핀은 z방향에서 90° 누운 결과가 된다. 이때의 고주파 펄스를 90° 고주파 펄스라고 한다. 만약 그림 3-1B처럼 M이 z축으로부터 α 만큼 누웠다면 고주파의 숙임각*flip angle*을 α 라고 한다. 고주파 펄스에 의해 가로평면 쪽으로 누운 자화는 크기가 $M \cdot cos(\alpha)$인 종축 성분*longitudinal component*(M_z)과 크기가 $M \cdot sin(\alpha)$ 인 횡축 또는 가로축 성분*transverse component*(M_{xy})으로 나눌 수 있고, M_{xy}는 자기장 방향인 z축을 중심으로 ω_0의 주파수로 시계 방향의 세차(팽이)운동을 한다. 여기에 안테나 수신코일을 가까이 두면 횡축자화(또는 횡자화) M_{xy}가 수신코일 주변을 회전하는 것처럼 된다. 자화 M은 막대자석 같은 성질이 있으므로 수신코일은 자기장의 변화를 느끼게 되어 유도전류가 발생하는데 이것을 전기 신호로 검출하면 자기공명 신호가 된다(발전기 원리, Faraday's Law).

만약 90° 고주파 펄스 B_1을 그림 3-1B나 그림 3-2A에 나타낸 것처럼 x축 방향으로 가했다고 하면 z성분만을 가지고 있던 순자화 M(= M_z)은 y성분(M_y)으로 바뀌고 z성분 M_z는 0이 된다. 새로 생겨난 횡축자화 M_y도 주자기장 B_0(z축)를 중심으로 세차운동을 계속하므로 x, y 성분을 모두 갖는 M_{xy}성분이 되고 고주파 수신코일에 의해 자기공명 신호 S(t)로 검출된다. 여기서 자기공명 신호 $S(t)$의 크기는 횡축자화 M_{xy} 성분의 크기에 비례한다($S(t) \propto M_{xy}(t)$). 고주파 파형 직후 횡축자화 M_y를 이루는 스핀들은 그림 3-2A처럼 모두 같은 방향(동위상*inphase*)이므로 그 벡터합이 최대가 되고 자기공명 신호도 이때가 최대 크기가 된다. 즉,

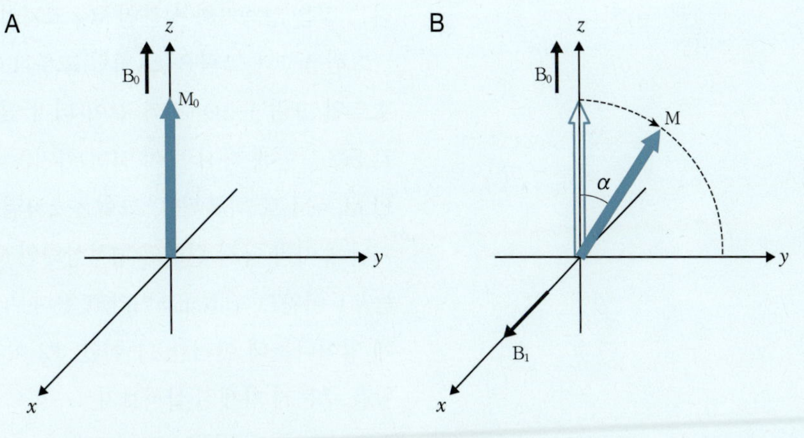

그림 3-1
고주파 펄스를 가했을 때와 가하지 않았을 때의 스핀
A: 고주파 펄스(B_1)를 가하지 않았을 때의 자화. B: 고주파 펄스(B_1)를 가했을 때의 자화 M.

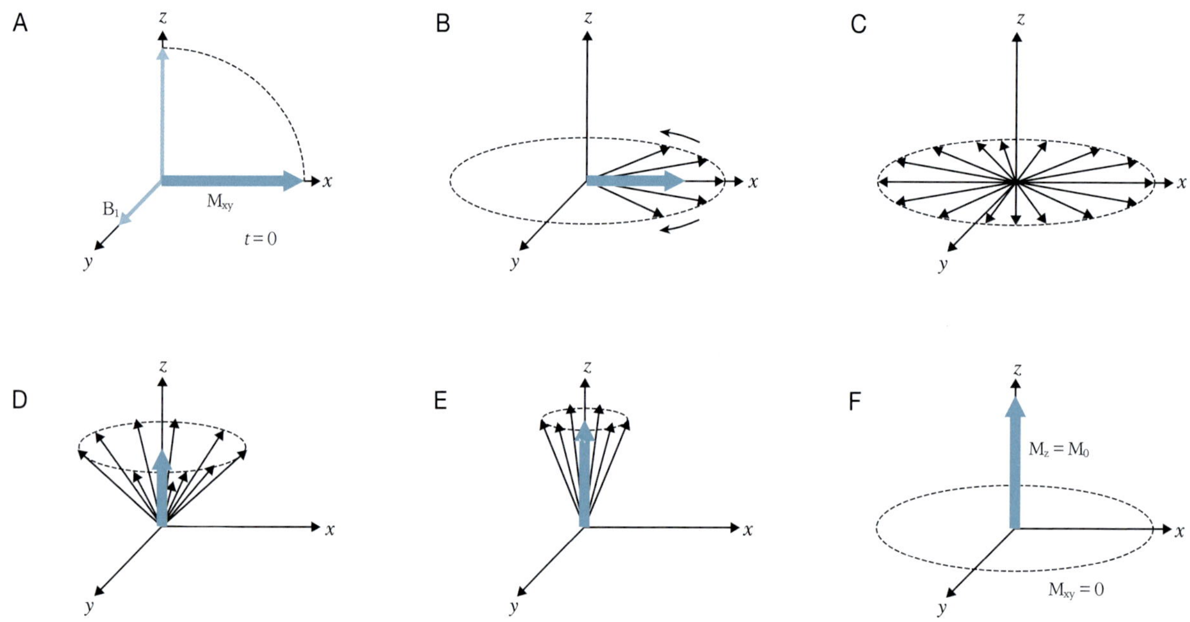

그림 3-2
90° 고주파 펄스를 가한 후의 연속적인 스핀 이완 과정

$t > 0$일 때 $M_{xy}(0) > M_{xy}(t)$ 또는 $S_{xy}(0) > S_{xy}(t)$이다.

여기서 자기공명 신호의 크기는 횡축자화 M_y의 크기에 비례하며 횡축자화 크기 $|M_y|$는 고주파 펄스가 가해지기 직전의 종축자화 크기 $|M_z|$와 같다. 즉, 자기공명 신호의 크기는 고주파 펄스가 가해지기 직전의 종축자화 크기 $|M_z|$에 비례한다. 시간이 지나면서 M_y를 이루고 있던 스핀(μ)들 각각은 그림 3-2B처럼 점점 가로평면(x-y평면) 위에서 흩어지면서(탈위상*dephasing*) 자화 M이 감소하고 시간이 더 지나면 그림 3-2C처럼 완전히 탈위상 상태가 되어 자기공명 신호가 사라진다. 그림 3-2C는 시간이 흘러서 M_y의 핵스핀들이 가로평면에서 완전히 퍼진 상태로 신호가 거의 감소한 상태이다. 이때 자기공명 신호 $S(t)$를 관찰하면 그림 3-2A처럼 고주파 펄스를 가한 직후에 가장 큰 자기공명 신호를 보이다가 M_y가 가로평면에서 점점 퍼지면서 자기공명 신호도 점점 작아져 나중에는 완전히 사라져서 0이 되어버린다. 이와 같은 자기공명 신호를 자유유도붕괴*free induction decay; FID* 신호라고 부르고 자기공명 신호가 점점 줄어드는 현상을 T2 감쇠*T2 decay* 또는 T2 이완*T2 relaxation*이라고 부른다. 자기공명 신호가 감소한다는 것은 횡축자화 성분인 M_{xy} 크기가 감소함을 뜻한다.

그림 3-1과 그림 3-2A처럼 고주파 펄스를 경험한 후 자화 M_z은 계속 시간이 흐르면 그림 3-2D~E와 같이 퍼져 있던 스핀들이 우산을 접는 것과 같은 형태로 z축을 향해 다시 모여 점점 커지는데 최종적으로는 그림 3-2F처럼 평형상태인 $M_z = M_0$로 회복된다. 그림 3-2처럼 고주파 펄스를 경험한 자화 M_z이 시간이 지남에 따라 다시 원래의 평형상태인 M_0로 돌아가는 것을 T1 회복*T1 recovery* 또는 T1 이완*T1 relaxation*이라고 한다. T1 이완, T2 이완의 정도는 조직마다 다르게 일어나는데 이러한 T1 이완, T2 이완이 자기공명영상의 대조도에 어떻게 영향을 주는지 자세히 살펴보자.

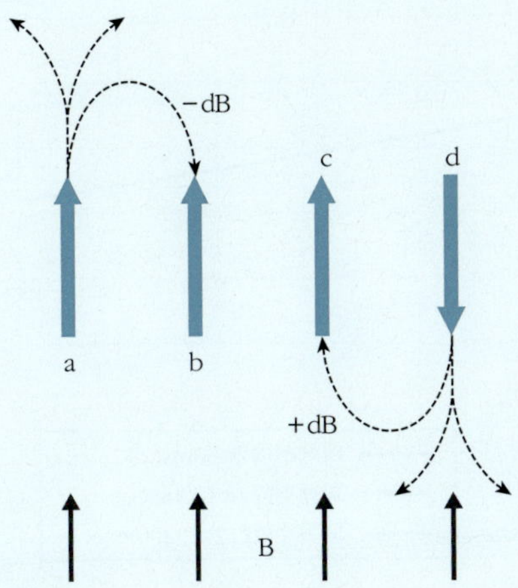

그림 3-3
스핀-스핀 간섭 원리

양(+)의 전하를 가지고 있는 수소원자핵은 스핀운동을 하여 주변에 자기장을 형성하기 때문에 미세 막대자석처럼 모델링할 수 있는데 이를 핵자기모멘트*nulcear magnetic moment*라 한다. T2 이완이 일어나는 이유는 이러한 수소원자핵 스핀과 스핀 사이에 서로 간섭이 일어나기 때문인 것으로 알려져 있다. 그림 3-3의 각 스핀 a, b, c, d가 균일한 자기장에 위치한다고 가정하자. 스핀은 원자 크기의 미세한 막대자석과 같은 성질을 가지고 있으므로 인접한 스핀끼리 서로 간섭하게 된다(점선 화살표). 자기공명 주자석의 균일한 자기장 B를 그림 아래 쪽 화살표들로 나타내고 스핀 a가 같은 방향으로 배열해 있는 스핀 b에 점선 화살표 방향으로 −dB 세기의 자기장으로 영향을 준다고 하면 스핀 b는 실제로 주자기장 B−dB의 자기장을 경험하게 된다. 여기서 −dB의 (−) 부호는 주자기장 B와 반대 방향을 나타낸다. 스핀 d와 반대 방향으로 배열되어 있는 스핀 c에 스핀 d가 점선 화살표와 같이 +dB의 자기장으로 영향을 주면 스핀 c는 실제로는 B+dB의 자기장을 경험하게 된다. +dB의 (+) 부호는 주자기장 B와 같은 방향을 나타낸다. 따라서 서로 같은 방향의 스핀들은 주자기장과 반대 방향의 자기장을 가하는 영향을 주며 서로 반대로 배열된 스핀끼리는 주자기장과 같은 방향의 자기장으로 간섭하게 된다. 스핀 간의 거리와 상대적인 배열 방향에 따라 간섭의 정도가 다르므로 자기공명영상의 대상조직 내 스핀들의 물리적 화학적 환경에 따라 간섭이 달라짐을 알 수 있다. 라모 방정식*Larmor equation*에 따르면 스핀의 세차주파수는 스핀이 느끼는 자기장의 세기로 결정되므로 그림의 스핀 a와 b 그리고 스핀 c와 d는 서로 세차주파수가 같고 스핀 a, b 그리고 c, d 두 그룹 사이에는 세차주파수가 서로 다름을 알 수 있다. 이와 같은 각 스핀의 세차주파수 차이 때문에 그림 3-2A에서 고주파 펄스 직후의 동위상 스핀들은 시간이 갈수록 그림 3-2B와 3-2C처럼 서로 위상이 달라지는 탈위상 또는 위상분산*phase dispersion* 상태가 되어 자기공명 신호 $S(t)$가 자연지수(e) 함수로 줄어드는 현상을 나타내며 이를 스핀 스핀 이완*spin spin relaxation* 또는 T2 이완*T2 relaxation*이라고 한다. 자기공명 신호의 T2 감쇠를 수식으로 나타내면 다음과 같다.

$$S(t) = S_0 e^{-t/T2} \quad \cdots\cdots (1)$$

여기서 S_0는 고주파 펄스 직후($t = 0$)의 최대 자유유도붕괴 신호 크기이다. T2 이완곡선에서 실제 영상 신호를 획득하는 시간은 수 msec~수십 msec 정도의 짧은 순간으로 고주파 펄스를 가해준 시간(t)을 0으로 하면 이때부터 신호획득 시까지의 시간 간격을 에코시간*echo time; TE*이라고 부르며 T2 감쇠에 따라 획득된 영상신호 크기는 TE에서의 신호 크기가 된다. 신호의 감쇠는 조직의 T2 이완시간값에 따라 다르다. 이 때문에 발생하는 대조도를 T2 대조도*T2 contrast*라고 하며 이는 TE에 따라 조절될 수 있음을 알 수 있다. 식 (1)에서 t = T2, 즉 TE를 T2 이완시간과 같게 하면 그림 3-4에서처럼 자유유도붕괴 신호에서 최대신호의 약 37%($S(TE)/S_0 = e^{-1}$=0.368)까지 감쇠되는 시간이 T2 이완시간*T2-relaxation time* 또는 스핀 스핀 이완시간*spin-spin relaxation time*이다. T2 이완시간을 T2 또

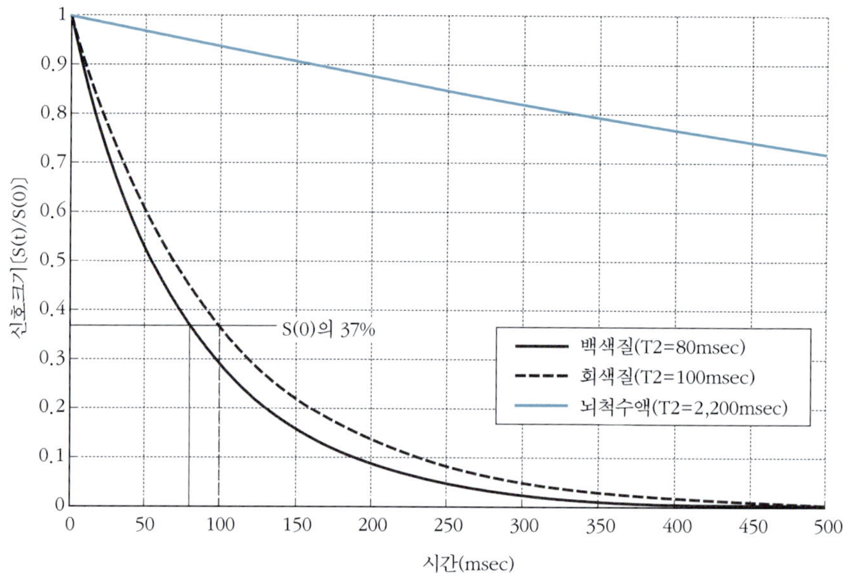

그림 3-4
인체 두뇌의 백색질, 회색질, 뇌척수액의 T2 이완시간 감쇠곡선(1.5T, 37.5℃)

는 T2값으로 나타내기도 한다. T2값은 자기공명 신호가 얼마나 빨리 감쇠하는지를 정량적으로 나타내며 조직마다 다른 값을 갖는 자기공명 영상변수 중의 하나이다.

거대분자 또는 얼음과 같은 고형 성분의 수소원자핵은 이동, 진동 및 회전이 주변의 격자구조 때문에 제한을 받아 T2가 수10～수100μs 정도로 짧다. 그리고 수용액 속에서 용해된 용질 분자나 이온을 둘러싸고 있는 물*hydration water* 분자의 수소원자핵은 주변 분자나 이온의 구조 및 환경에 구속을 받고 회전 및 이동도 방향성을 지니며 T2값은 약 5～수십 msec 정도이다. 반면에 자유수*free water*는 수소원자핵의 이동, 진동 및 회전이 자유롭고 T2값도 1～2sec 정도로 비교적 긴 특성을 나타낸다.

〈표 3-1〉에 인체의 조직에 대한 T2값들을 예로 나타내었다. 그림 3-4의 그래프는 대뇌의 백색질, 회색질, 뇌척수액 조직에 대한 T2 감쇠곡선을 컴퓨터로 계산해 그린 것이다. 각 조직의 스핀 밀도는 동일하며 그래프에서는 신호의 크기를 최대 크기의 신호로 나누어 정규화하였다. 그래프에서 각 조직의 T2값(〈표 3-1〉 참조)과 같은 시간에 신호 최대값의 37%로 감쇠함을 볼 수 있다. T2값은

표 3-1
인체조직의 T2 이완시간값(1.5T, 37.5℃)

조직	T2 이완시간값 (msec)
백색질*white matter*	80
회색질*gray matter*	100
뇌척수액*cerebrospinal fluid; CSF*	2,200
지방*fat*	60
근육*muscle*	50
간*liver*	40
비장*spleen*	20

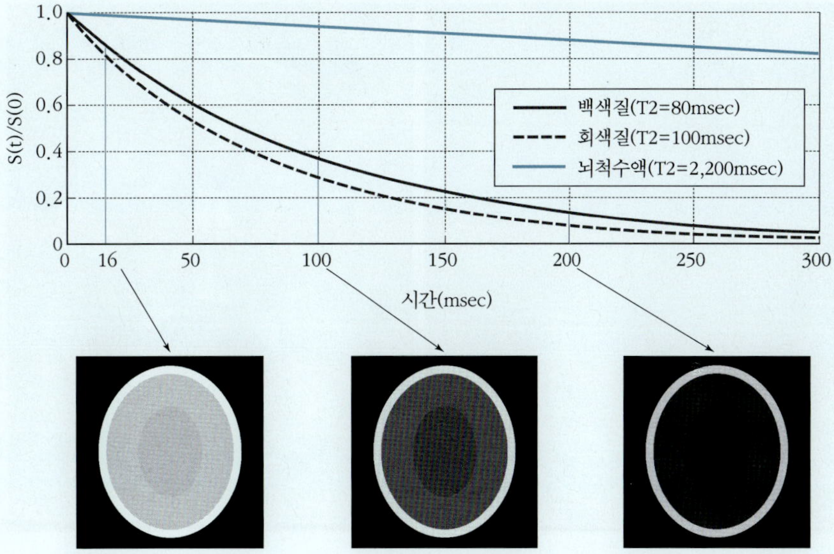

그림 3-5
TE에 따른 T2 이완 대조도 변화
T2 이완시간값이 다른 인체 두뇌의 세 조직에 대하여 TE가 각각 16, 100, 200msec일 때 컴퓨터로 계산된 영상의 대조도이다.

뇌척수액처럼 조직의 스핀들이 상대적으로 움직임이 자유로울수록(예 : 자유수 *unbounded* water) 큰 값을, 주변환경 때문에 움직임이 자유롭지 못할수록(예 : 결합수*bounded water*) 작은 값을 나타내는 경향이 있다.

잘못된 영상변수를 선택하면 T2값이 크게 차이가 나지 않는 인접한 두 조직은 서로 구별하지 못할 정도로 대조도가 낮은 영상을 얻을 수 있다. T2값이 80msec, 100msec로 크게 차이가 나지 않는 두 조직이 인접해 있을 때 TE에 따른 대조도 변화를 그림 3-5에 컴퓨터 계산으로 구하였다. 가운데 타원형 모양이 T2가 짧은 백색질(80msec) 조직이고 중간의 타원형 지역이 T2가 긴 회색질(100msec) 조직이며 맨 바깥쪽 타원형이 T2가 긴 뇌척수핵(2,200msec)이다. 먼저 TE값이 16msec으로 TE ≪ T2의 조건일 때 두 조직의 신호 크기는 TE = 16msec에서 수직선을 그었을 때 T2 이완곡선과 만나는 점이 각 조직의 신호 크기이므로 두 조직 모두 T2 감쇠가 적어 큰 신호를 얻을 수 있다. 하지만 두 조직의 신호 차이가 얼마 나지 않기 때문에 그림의 아래 왼쪽 영상처럼 두 조직 간의 구별이 뚜렷하지 않다. TE가 두 조직의 T2 이완시간과 비슷한 100msec일 때는 TE가 짧을 때보다 상대적으로 신호 크기는 감소하지만 두 조직 신호의 차이는 커진 것을 그림 3-5에서 알 수 있다. 아래의 가운데 영상을 보면 TE = 16msec일 때보다 두 조직 간의 구별이 뚜렷해진 것을 알 수 있다.

한편, TE를 길게 하여 TE ≫ T2인 경우, 예를 들어 TE = 200msec이면 그림 3-5에서 TE = 200msec 위치의 수직선과 각 조직의 T2 감쇠곡선이 만나는 점에서 신호의 크기가 매우 작을 뿐만 아니라 신호의 차이도 거의 나지 않는다. 따라서 그림 3-5의 아래 오른쪽에 있는 TE = 200msec 영상에서 두 조직의 밝기는 매우 어둡고 대조도도 낮아 구별이 뚜렷하지 않은 것을 알 수 있다. 이에 대한 실제 인체두뇌영상의 예를 사진 3-6에서 보여주고 있다. TR을 T1보다 긴 3,000msec로 고정하여 T1 이완에 따른 영향을 줄였고 TE를 각각 16msec, 100msec,

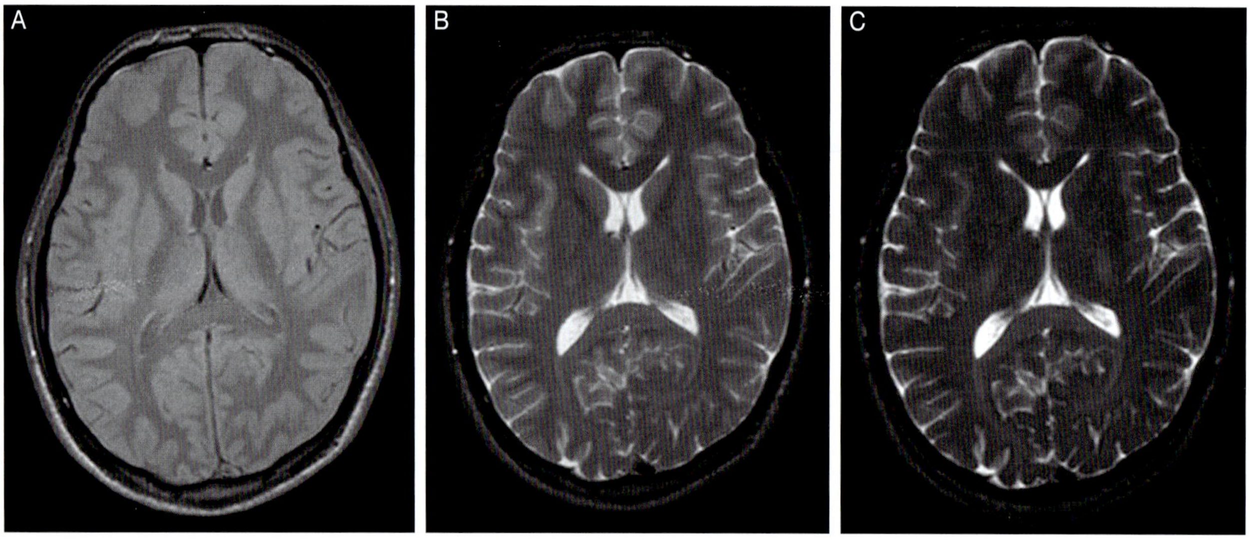

그림 3-6
TR = 3,000msec(≫T1) 조건에서 TE에 따른 인체두뇌영상의 T2 대조도 변화
A: TE = 16msec. B: TE = 100msec. C: TE = 200msec.

200msec로 하여 T2 이완에 따른 대조도 변화를 보았다. TE가 가장 짧은 그림 3-6A는 양성자 밀도에 의한 대조도를 보이고 그림 3-6B는 TE가 대뇌의 백색질과 회색질의 TE와 비슷하여 T2 이완에 의한 대조도가 강조된 T2 강조영상*T2-weighted image; T2WI*을 나타내고 있다. 그림 3-6C에서 TE가 각 조직의 T2값에 비해 너무 길어 T2 이완에 의한 대조도가 감소했을 뿐만 아니라 신호의 감쇠도 커져 전체적으로 어두운 영상이 얻어졌다.

Ⅱ T1 이완

자기공명영상은 그림 3-2와 같은 한 번의 고주파 펄스의 여기*excitation*로는 얻을 수 없고 일정한 간격으로 반복된 고주파 펄스의 여기에 의해 수집된 충분한 위치정보를 포함하는 신호로써 만들어진다. 이때 고주파 펄스의 일정한 간격을 반복시간*repetition time*이라고 하고 기호 TR으로 나타낸다. 그림 3-2처럼 고주파 펄스에 의해 여기된 스핀이 원래의 평형상태 M_0가 되는 충분히 긴 TR 후에 얻는 두 번째 자기공명 신호는 첫 번째 평형상태의 신호와 크기가 같다. 그러나 여기된 스핀이 평형상태가 되는 시간보다 TR이 짧으면 종축자화 성분 $M_z(TR)$이 이전의 종축자화 $M_z(0) = M_0$보다 작기 때문에 두 번째 자기공명 신호는 첫 번째 신호보다 작아진다. 이렇게 여기된 스핀의 종축자화 M_z가 원래의 평형상태 M_0로 회복하는 것을 T1 이완, T1 회복, 스핀 격자 이완*spin-lattice relaxation*, 종축 이완*longitudinal relaxation* 또는 열 이완*thermal relaxation*이라고 한다. 90° 고주파 펄스 이후 T1 이완되는 종축자화 $M_z(t)$의 크기를 수식으로 나타내면 다음과 같다.

표 3-2
인체조직별 T1값(1.5T, 37.5℃)

조직	T1값(msec)
백색질	600
회색질	950
뇌척수액	4,500
근육	900
지방	250
혈액	1,200

그림 3-7
인체 두뇌조직에 대한 T1 이완시간곡선

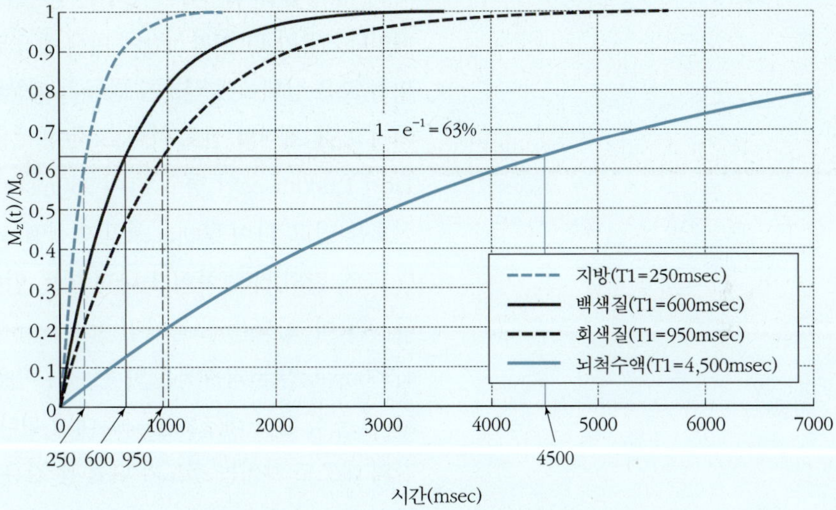

$$M_z(t) = M_0(1-e^{-t/T1}) \cdots\cdots\cdots\cdots \quad (2)$$

T1 이완은 고주파 펄스에 의해 여기된 종축자화 M_z가 평형상태 M_0로 회복될 때 수소원자핵 스핀의 에너지를 주변의 격자*lattice*를 통해 외부로 방출하는 과정이다. T1 이완 속도도 T2 이완과 마찬가지로 스핀이 속한 조직에 따라 다르다(〈표 3-2〉). 그림 3-7은 〈표 3-2〉의 조직에 대한 T1 회복곡선을 컴퓨터로 계산하여 그래프로 나타낸 것이다. 각 조직의 스핀밀도는 동일하다고 가정하였으며 그래프에서는 평형자화 M_0와 T1 회복하는 종축자화의 비로 정규화하여 나타내었다. T1 이완곡선에서 평형상태($S(t)/S_0 = 1.0$)의 약 63%에 이르는 시간을 T1 이완시간(또는 T1값, T1)으로 정의한다. 따라서 그림 3-7에서 두 곡선 모두 시간이 T1일 때 수평점선으로 보인 것처럼 0.63($=1-e^{-1}$)의 값을 가지고 있음을 알 수 있다. 주자기장 B_0의 세기가 강하면 T1값은 길어지는 경향이 있다.

전술한 것처럼 자기공명영상은 일정한 시간 간격(TR)으로 반복된 고주파 펄스로 얻은 신호들을 수집하여 영상으로 재구성한 것이다. TR에 따른 신호의 변화를 살펴 자기공명영상의 대조도에 어떻게 영향을 주는지 알아보자. 그림 3-7에서 TR이 T1에 비해 충분이 길면 종축자화 M_z은 충분히 T1 회복한 후에 다시 다음 고주파 펄스에 의해 여기되므로 처음의 평형자화 M_0의 크기에 거의 근접한다. 예를 들어 TR이 T1의 5배이면 M_z은 M_0의 99.3%로 회복된다. TR을 T1과 같

게 줄이면 M_z는 63.2%로 회복되는 정도가 줄어든다. TR 동안 회복된 종축자화 M_z는 다음 고주파 펄스에 의해 발생하는 신호의 크기에 영향을 주므로 큰 영상 신호를 얻기 위해서는 TR을 길게 해야 함을 알 수 있다. 반면에 TR이 길면 거의 모든 조직에서 T1 회복된 후 다음 신호를 만들기 때문에 T1 회복에 의한 신호 크기의 차이로 얻을 수 있는 대조도의 효과를 얻을 수 없다. 또 TR이 길면 영상획득시간*scan time*이 길어져 피검자의 동작 또는 호흡이나 장기 등의 움직임으로 영상의 질이 떨어질 가능성이 커져서 무작정 TR을 길게 할 수는 없다. TR을 길게 해서 영상을 획득하는 경우는 T1 이완 효과를 감소시키거나 제거하고자 할 때이다. TR이 T1 이완시간에 비해 짧으면 종축자화 M_z(TR)가 T1 회복이 충분히 되지 않은 상태에서 신호를 만들기 때문에 TR이 길 때보다 작은 영상 신호가 얻어지고 각 조직의 신호 차이도 작아 낮은 대조도 영상을 얻는다. 그림 3-8에서 TR이 1,000msec인 경우 T1이 950msec인 회색질 조직에서는 평형자화의 65% 신호를 얻고 T1이 600msec인 백색질 조직에서는 약 80%의 신호를 얻게 되어 두 조직 간의 밝기 차이가 나며 이로 인해서 영상에서 대조도의 차이로 나타난다. TR이 2,500msec이면 T1이 950msec인 회색질 조직은 95%, T1이 4,500msec인 뇌척수액은 약 45%의 비율로 영상 신호 크기가 정해져서 이 차이로 두 조직 간의 대조도를 나타내게 된다. TR이 짧은 경우도 T1이 다른 두 조직 간의 대조도 차이는 정도가 다를 뿐 같은 경향을 보인다. TR 이후(t = TR) T1 회복된 종축자화의 크기는 식 (2)로부터 $M_z(TR) = M_o(1-e^{-TR/T1})$가 된다. 이때 다시 이전과 같은 90° 고주파 펄스를 가해주면 발생하는 횡축자화는 $|M_y(TR)| = |M_z(TR)|$에 비례하는 크기의 자기공명 신호를 획득할 수 있다. 이후 종축자화는 다시 평형상태 M_0를 향해 T1 회복하며 TR 이후 또 다시 반복해서 가해지는 고주파 펄스에 의해 같은 과정을 거쳐 신호를 계속 얻는다.

그림 3-8은 인체 두뇌의 지방, 회색질, 백색질, 뇌척수액의 T1 회복곡선들을

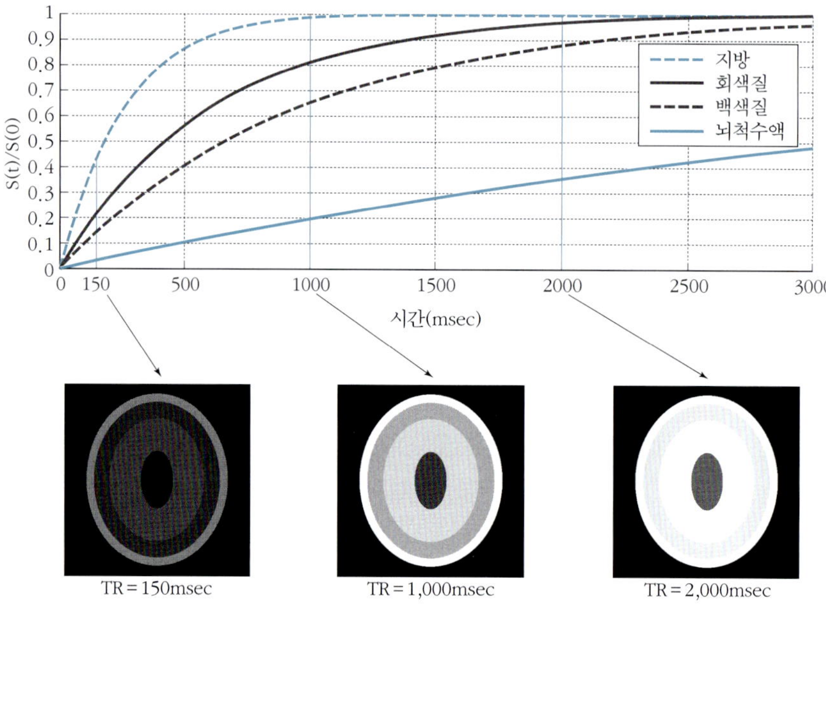

그림 3-8
TR에 따른 T1 대조도 변화
인체 두뇌에서 지방(T1=250msec), 회색질(T1=950msec), 백색질(T1=600msec), 뇌척수액(T1=4,500msec) 조직에서의 T1 이완과 TR이 각각 150, 750, 2,000msec일 때의 대조도 변화

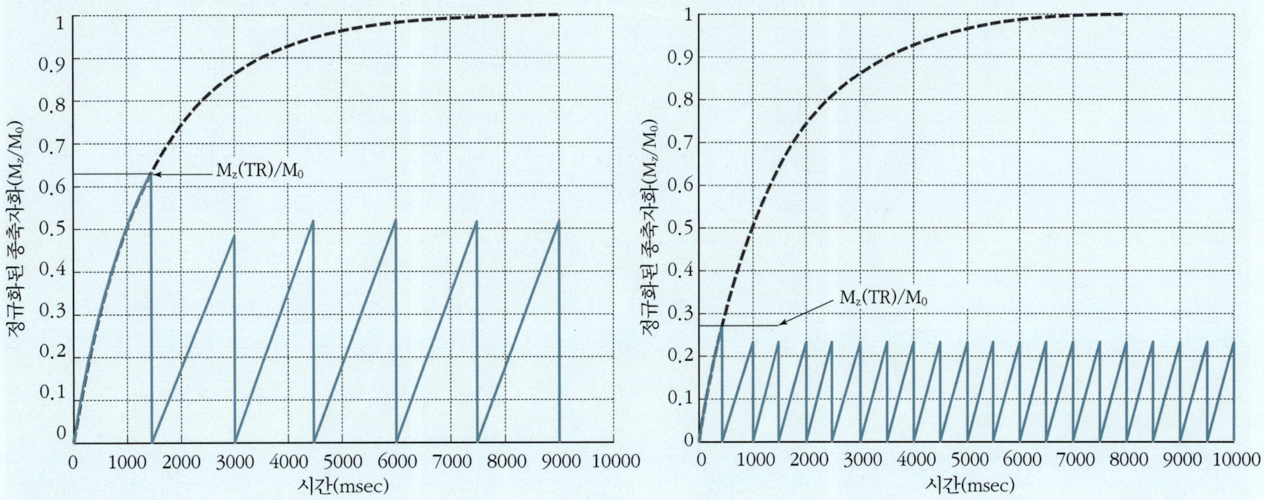

그림 3-9
일정한 TR ≪ T1일 때 연속적 고주파 펄스에 의한 T1 회복곡선

A: T1 = 1,500msec, TR = 1,500msec. B: T1 = 1,500msec, TR = 500msec.

그래프로 나타내고 TR을 각각 150msec, 1,000msec, 2,000msec으로 변경하면서 이들 조직의 신호 변화가 영상에서 어떻게 변하는지를 나타낸 것이다. 아래의 3영상은 지방, 회색질, 백색질, 뇌척수액을 타원으로 모델화하고 이들을 바깥 타원부터 차례로 나타낸 것이다. TR이 150msec으로 T1에 비해 짧은 경우에는 모든 조직들이 TR 동안 T1 회복을 조금밖에 못했기 때문에 그림의 아래 왼쪽 영상처럼 전체적으로 어둡고 각 조직 간의 대조도도 낮은 영상을 얻게 된다. 그림 아래의 가운데 영상은 TR이 1,000msec일 때 얻은 영상이다. 각 조직의 스핀들이 완전하게 T1 회복을 못하였지만 조직의 신호 차이가 커져서 TR이 150msec 일 때보다 영상도 밝아지고 조직 사이의 대조도도 커졌다. 오른쪽 영상은 TR을 2,000msec으로 하여 얻은 영상으로 뇌척수액을 제외하면 조직들의 T1 회복이 상당히 이루어진 상태이므로 전체적으로 영상이 밝다. 하지만 조직 사이의 신호 차이가 TR이 1,000msec일 때보다 작아져서 대조도는 다른 두 영상에 비해 떨어지는 편이다. 따라서 가운데 영상이 T1 회복에 의한 대조도가 가장 높은 T1 강조영상*T1 weighted image; T1WI*이다.

그림 3-9는 T1이 1,500msec인 조직에 대해서 90° 고주파 펄스를 TR=1,500msec (3-9A), 500msec(3-9B) 간격으로 반복해서 가했을 때 종축자화 M_z가 T1 회복하는 $M_z(t)$ 곡선을 컴퓨터 모의실험으로 계산하여 그래프로 나타낸 것이다. 그래프의 수평축은 첫 고주파 펄스가 가해진 이후의 시간이고 수직축은 평형자화 M_0로 정규화된 종축자화 ($M_z(t)/M_0$)이다. $M_z(t)$ 변화를 나타내는 T1 회복곡선이 갑자기 0으로 떨어지는 시점이 90° 고주파 펄스가 가해진 시간이며 TR마다 반복됨을 알 수 있다. 점선곡선은 고주파 펄스가 한 번만 가해졌을 때의 T1 회복곡선이다. 두 번째 고주파 펄스가 가해질 때 T1 회복하던 $M_z(TR)$의 값은 조직의 T1값과 TR에 의해 정해진다.

그림 3-9에서 TR에 크게 관계없이 두세 번의 고주파 펄스가 가해진 이후에는 자기공명 신호의 크기가 일정하게 되는 안정상태에 이르는 것을 알 수 있다. 이 때문에 실제 자기공명영상 데이터를 얻을 때는 몇 번의 고주파 펄스 이후부터

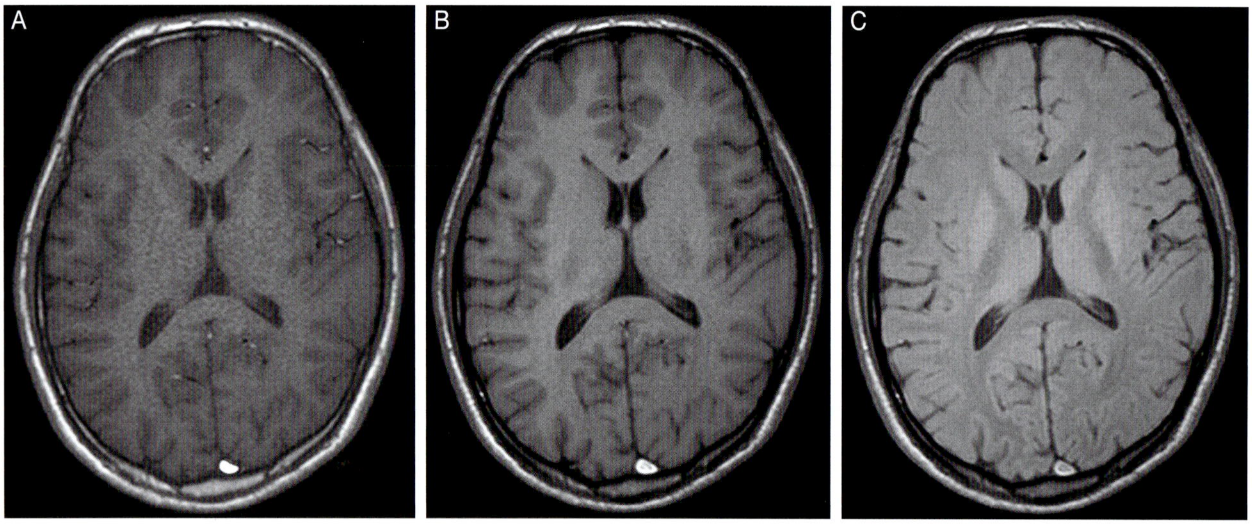

그림 3-10
TE를 10msec으로 고정시키고($TE \ll T2$) TR을 변화시켰을 때 인체 대뇌영상의 대조도 변화
A: TR=150msec. B: TR=1,000msec. C: TR=2,000msec.

자기공명 신호를 얻는다. 그림 3-9처럼 몇 차례의 고주파 펄스에 의해 평형상태에 들어간 종축자화 크기는 이후 일정한 크기로 T1 회복한다. 이는 다시 고주파 펄스를 받아 일정한 크기의 횡축자화 M_{xy}를 발생시키므로 일정한 크기의 신호를 얻을 수 있음을 의미한다. 신호를 획득하지 않고 안정상태를 만들어주기 위해 가하는 처음 몇 번의 펄스를 dummy 펄스라고 한다.

그림 3-10은 T2 이완 영향을 받지 않도록 TE를 짧게 10msec로 고정시킨 후 TR을 150msec, 1,000msec, 2,000msec로 바꾸어가면서 영상 신호와 대조도 변화를 살펴본 것이다. 그림 3-10A는 TR을 150msec로 T1에 비해 아주 짧기 때문에 신호가 작아 신호대잡음비*signal-to-noise ratio; SNR*가 낮다. TR을 조직의 T1과 비슷하게 1,000msec로 하면 TR이 150msec일 때보다 영상도 밝아지고 백색질과 회색질 조직 사이의 대조도가 높아졌음을 사진 3-10B에서 확인할 수 있다. TR을 조직의 T1값보다 훨씬 긴 2,000msec로 하면 TR 동안 모든 조직에서의 T1 회복이 거의 완성되므로 큰 신호를 검출할 수 있다. 그러나 조직 간의 신호 차이가 없어 낮은 대조도를 얻게 된다. 따라서 T1값이 비슷한 두 조직에 대해 TR이 T1과 비슷할 때 대조도가 높고 TR이 T1에 비해 많이 작거나 큰 경우에는 상대적으로 대조도가 낮아진다.

그림 3-11의 그래프는 90° 고주파 펄스에 의해 x축으로 여기된 순자화 $M(t)$가 다음 고주파 펄스가 가해지기 직전까지 T1과 T2 이완에 의해 열평형*thermal equilibrium* 상태로 회복하는 과정을 나타낸 컴퓨터 모의실험이다. 순자화 $M(t)$를 횡축자화 성분 $M_{xy}(t)$과 종축자화 성분 $M_z(t)$으로 나누면 횡축자화 성분 $M_{xy}(t)$은 T2 감쇠로 점점 줄어들고 종축자화 성분도 동시에 T1 회복하여 점점 커진다. 대개의 경우 T2값이 T1값보다 작기 때문에 시간적으로는 횡축자화 성분이 먼저 감쇠하여 사라지고 이후에도 종축자화 성분은 계속 T1 회복하여 충분한 시간 후($t > 5 \times T1$)에는 열평형상태 ($M_z(t)/M_0 = 1$)로 접근하게 된다.

Ⅲ 숙임각의 대조도 영향

그림 3-9와 그림 3-11은 숙임각이 $\alpha = 90^\circ$ 일 때를 가정하여 T1 이완을 설명하였다. 지금부터 그림 3-1B처럼 $\alpha \ll 90^\circ$ 인 낮은 숙임각의 고주파 펄스를 가했을 때의 T1 , T2 이완 과정에 대하여 알아보자. 먼저 시간에 대하여 $0 < t_a < t_b < t_c < t_d$라고 하고 그림 3-12에 보인 것처럼 $\mu_1, \mu_2, \cdots\cdots \mu_5$ 의 5개 스핀을 가정한다. 숙임각 α 의 고주파를 맞은 직후를 $t = 0$이라고 하면 이때 스핀들은 그림 3-1A처럼 z축(주자기장 방향)과 α 각도로 숙여지면서 각 스핀들은 한 곳으로 모아져 동위상 상태가 된다. 따라서 이들은 횡축자화 성분 M_{xy}를 형성하며 자기공명 신호로 검출된다. 숙임각 α 가 90° 일 때는 초기($t = 0$)의 고주파 펄스 직 후에 종축자화 $M_z(0)$는 0이고 횡축자화 크기 $|M_{xy}(0)|$는 평형자화 M_0의 크기와 같았지만 낮은 숙임각($\alpha \ll 90^\circ$)에서는 $t = 0$에서 숙임각에 의해 종축자화 $M_z(0)$와 횡축자화 $M_{xy}(0)$ 크기가 각각 $M_z \cdot \cos(\alpha)$, $M_z \cdot \sin(\alpha)$로 달라진다. 즉, 자기공명 신호의 크기는 숙임각에 따라 달라지며 TR≫T1의 조건에서는 α 가 90° 일 때 횡축자화 크기 $|M_{xy}|$가 최대이므로 자기공명영상 신호 크기가 가장 크다. 시간 t_a가 지난 후에는 그림 3-12A처럼 각 스핀들 $\mu_1, \mu_2, \cdots\cdots \mu_5$는 T2 이완으로 위상이 분산된다. 따라서 x-y 평면에 투영projection된 횡축 성분 $\mu_{1xy}, \mu_{2xy}, \cdots\cdots \mu_{5xy}$의 위상도 분산되어 이들의 벡터 합으로 나타나는 횡축자화 M_{xy}는 T2 감쇠를 하게 된다. 시간이 점점 흘러 t_b에서는 그림 3-12B처럼 스핀들 위상이 완전히 분산되므로 자기공명 신호도 완전히 사라지게 된다. 횡축자화 M_{xy}의 시간 변화를

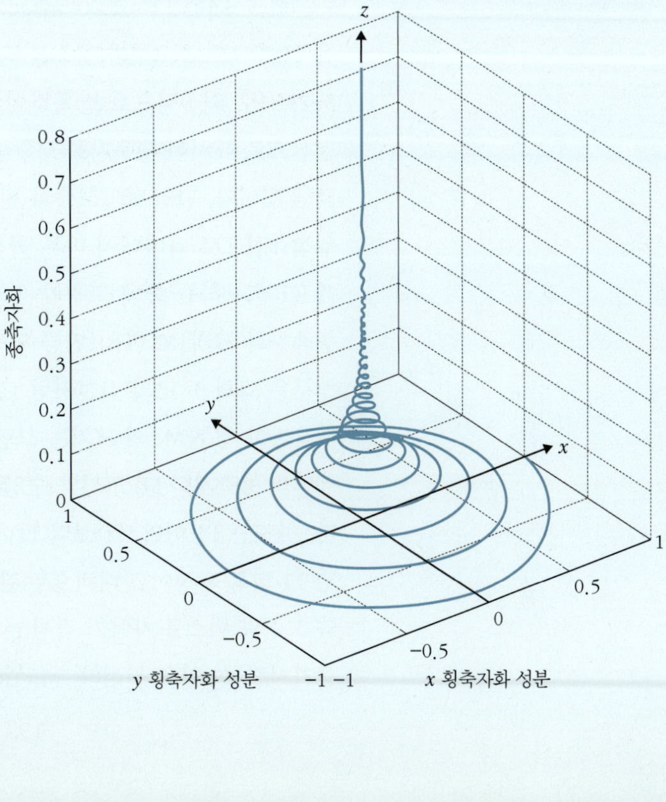

그림 3-11
90° 고주파 펄스가 가해진 이후 자기화가 열평형상태로 갈 때의 T1과 T2 이완 관계

T1값이 800msec이고 T2값은 80msec인 순자화 M에 대하여 90° 고주파 펄스에 의해 x축으로 숙여진 후의 T2 이완 과정에 대한 컴퓨터 모의실험이다. 먼저 횡축자화 성분 $M_{xy}(t)$이 T2 감쇠로 줄어들고 이후에도 종축자화 성분 $M_z(t)$은 T1 회복을 계속하여 최종에는 열평형상태 ($M_z(t)/M_0=1$)로 접근한다.

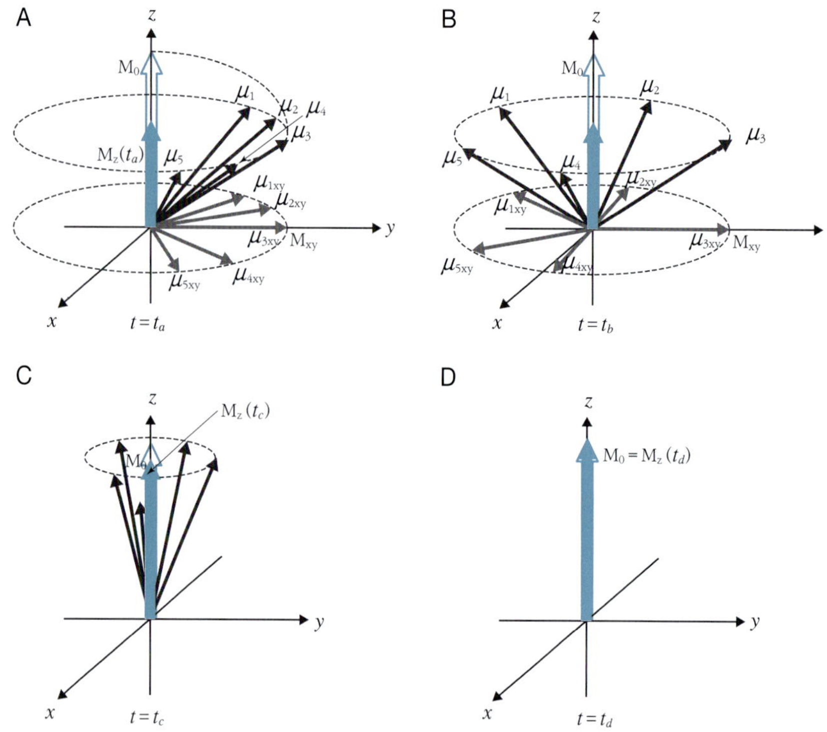

그림 3-12
낮은 숙임각($\alpha \ll 90^\circ$)에서의 T1, T2 이완과정
$0 < t_a < t_b < t_c < t_d$

보면 $t = 0$에서 $M_{xy}(0)$의 크기는 숙임각에 의해 $M_0 \cdot sin(\alpha)$로 정해지며 그 이후 $t > 0$에서는 T2 감쇠하여 $M_{xy}(t) = M_0 \cdot cos\alpha\ e^{-t/T2}$로 나타내진다. 종축자화 M_z는 숙임각 α가 90°이면 $M_z(0) = M_0 \cdot cos(90^\circ) = 0$이지만 α가 90° 보다 작으면 $M_z(0) = M_0 \cdot cos(\alpha)$가 된다. 시간 $t_c \gg$T2이면 그림 3-12C처럼 종축자화 $M_z(t_c)$ 크기는 T1 회복으로 점점 커진다. 이후 충분한 시간이 지난 시간 t_d에서는 그림 3-12D처럼 평형상태의 크기인 $M_z(t_d) = M_0$가 된다.

그림 3-13은 T1 = 1,000msec, T2 = 70msec인 조직에 대하여 300msec의 짧은 TR≪T1으로 고주파 펄스를 숙임각 $\alpha = 90^\circ$ (그림 3-13A)와 숙임각 30° (그림 3-13B)로 연속적으로 반복하여 가했을 때 실선으로 표시된 종축자화 $M_z(t)$와 점선으로 표시된 횡축자화 $M_{xy}(t)$의 T1과 T2 이완곡선을 컴퓨터로 계산하여 나타낸 것이다. 단일 90° 고주파 펄스를 가했을 때 T1 이완에 의한 T1 회복곡선도 일점쇄선으로 나타내어 다른 곡선과 비교하고 있다. 짧은 TR에 의해 종축자화가 T1 회복하는 중에 고주파 펄스가 가해지면 고주파 펄스가 가해지기 직전의 종축자화 크기 $|M_z(\text{TR})|$만큼 횡축 성분이 만들어진다. 이렇게 생성된 횡축자화 성분은 그림 3-13의 점선처럼 T2 감쇠를 하며 자기공명 신호로 획득된다. 이때 횡축자화 성분 M_{xy}의 크기는 그림 3-1B에 보인 것처럼 고주파 펄스가 가해지기 직전의 종축자화 M_z 크기와 숙임각에 의해 정해지며 숙임각이 90°일 때 가장 크다. 하지만 T1 이완시간보다 많이 짧은 TR로 고주파 펄스가 연속적으로 가해지면 T1 회복 과정이 상대적으로 짧아 작은 크기의 자기공명 신호를 내게 된다. 만약 고주파 펄스를 가하기 직전(t = TR)의 종축자화 $M_z(\text{TR})$를 크게 만들면 신호를 증가시킬 수 있을 것이다. $M_z(\text{TR})$을 증가시키는 방법은 고주파 펄스의 숙임각

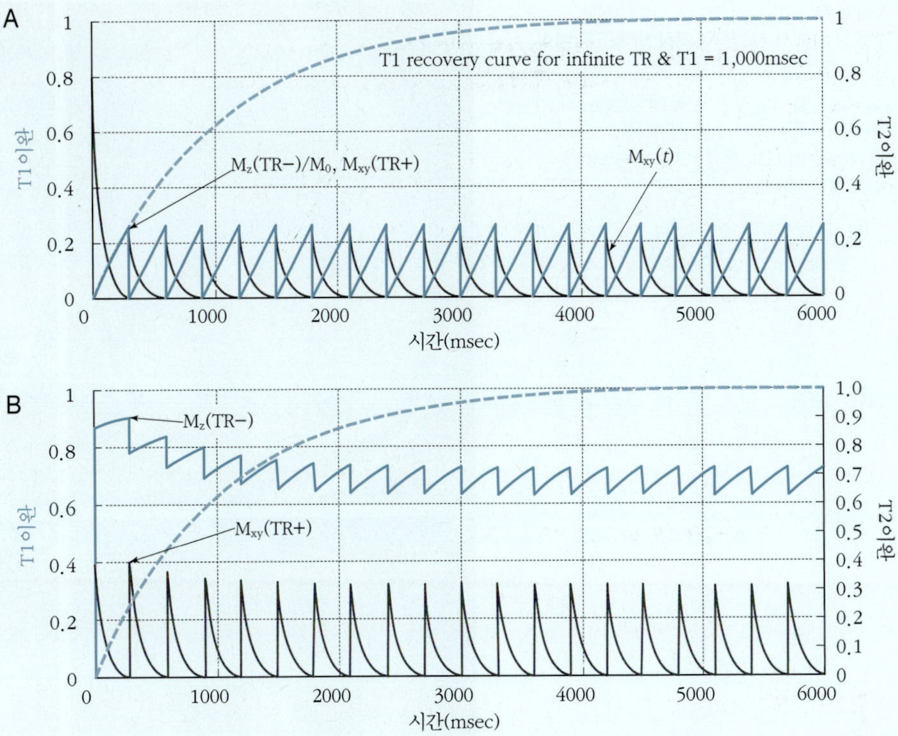

그림 3-13
T1 이완시간보다 짧은 TR의 고주파 펄스를 가했을 때 숙임각의 T1과 T2 이완에 미치는 영향(T1 이완〔$M_z(t)/M_0$〕: 실선, T2 이완〔$M_{xy}(t)/D$〕: 점선).
T1/T2=1,000/70msec, TR=300msec, 숙임각 α=90° (A), α=30° (B).

α를 90° 보다 작게 하는 것이다. 숙임각이 α일 때 고주파 펄스 직후 종축자화 $M_z(0) = M_0 \cdot cos\alpha$, 횡축자화 $M_z(0) = M_0 \cdot sin\alpha$로 처음부터 0보다 큰 상태에서 T1 회복을 시작한다.

즉, 그림 3-13A는 T1/T2/TR=1000/70/300msec 조건에서 숙임각 α가 90° 인 고주파 펄스를 TR 간격으로 연속적으로 가할 때 T1 회복하는 종축자화 $M_z(t)$ 변화곡선(실선)과 T2 감쇠하는 횡축자화 $M_{xy}(t)$ 변화곡선(점선)을 나타내고 있다. 이 경우 고주파 펄스를 가하기 직전의 종축자화 신호 M_z(TR)는 최대값(평형자화의 크기)의 약 25% 정도를 나타내고 있다. 그림 3-13B는 $\alpha = 30°$ 일 때 종축자화 $M_z(t)$와 횡축자화 $M_{xy}(t)$를 나타낸다. 고주파 펄스를 가하기 직전 종축자화는 그림 3-13B의 숙임각 90° 일 때보다 큰 값을 갖게 되고 T2 이완하는 횡축자화 $M_{xy}(t)$의 신호는 최대값의 30% 이상됨을 보인다. T1/T2/TR = 1,000/70/300msec인 조건에서는 숙임각이 90° 일 때보다 30° 일 때 신호가 더 큰 것을 알 수 있다. 따라서 TR≪T1의 조건에서는 숙임각이 90° 보다 적을 때 더 큰 신호를 얻을 수 있다. TR≪T1일 때 최대 신호를 낼 수 있는 숙임각을 Ernst 각이라고 하고 다음의 식으로 주어진다.

$$\alpha_E = cos^{-(e^{-\frac{TR}{T1}})} \qquad (3)$$

그림 3-12B처럼 고주파 펄스의 숙임각을 적게 하면 고주파 펄스가 가해지기 직전의 M_z가 커서 숙임각이 클 때보다 큰 신호를 낼 수 있다. 그림에서 연속적인 고주파 펄스가 가해질 때 어느 정도의 시간이 지나면 매번 일정한 크기의 신호

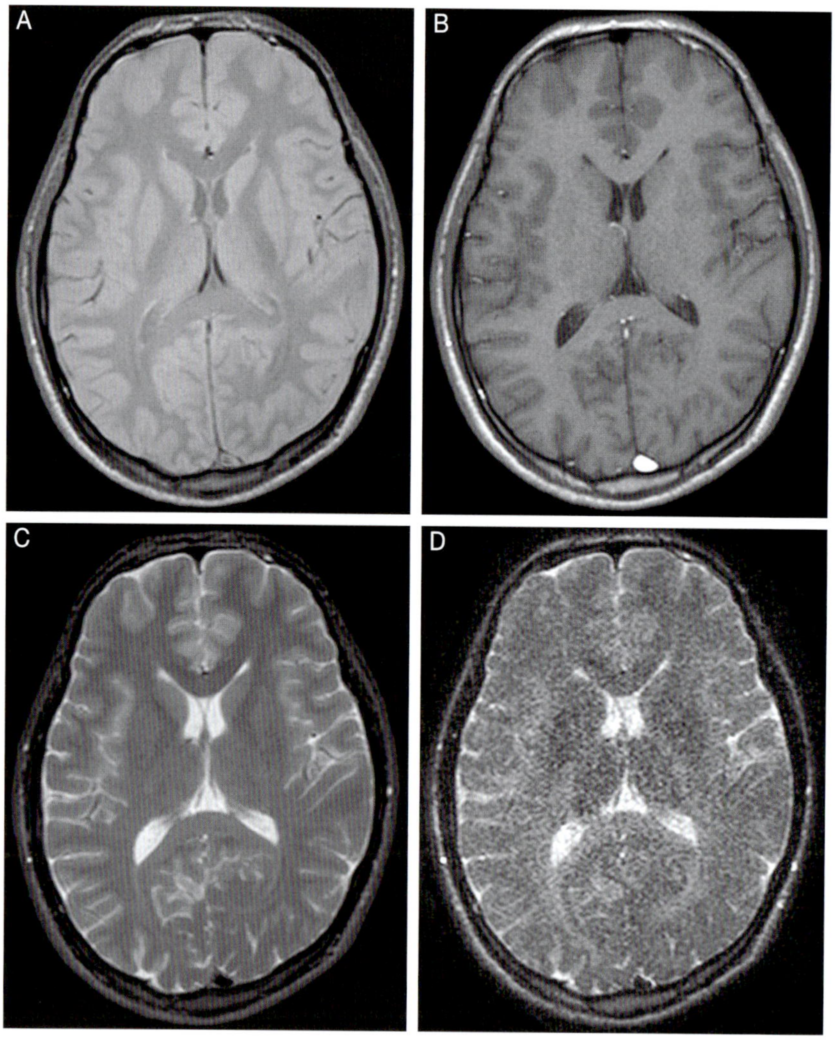

그림 3-14
인체 두뇌에서 자기공명영상의 대조도 변화
A: 양성자 밀도영상(TR = 3,000msec, TE = 16msec). B: T1 강조영상(TR = 500msec, TE = 10msec). C: T2 강조영상(TR = 3,000msec, TE = 100msec). D: 적절치 못한 영상(TR = 500 msec, TE = 150msec).

를 얻을 수 있음을 알 수 있다.

일반적으로 자기공명영상에는 스핀 밀도, T1 이완, T2 이완 등에 의한 대조도가 섞여 있다. 다만 TR, TE 등의 영상변수 선택에 따라 어느 대조도가 더 강조되는지에 따라서 양성자 밀도영상*proton density image; PDI*, T1 강조영상*T1-weighted image; T1WI*, T2 강조영상*T2-weighted image; T2WI* 등으로 나뉜다. 그림 3-4에서 보듯 TE이 짧으면 짧을수록(예 : TE ≦ 10msec) 조직들의 T2 감쇠에 따른 신호차가 작아지므로 대조도가 낮아진다. 반면 TE이 너무 길면(예 : TE ≧ 200msec) 모든 조직의 신호가 거의 감소하므로 대조도가 낮아질 뿐 아니라 영상 신호 자체가 작아 상대적으로 잡음이 많은 영상이 얻어진다. 따라서 T2 이완에 의한 영상의 대조도를 강조하기 위해서는 TE가 적당히 길어야 하며 최적의 TE값은 비교하고자 하는 조직의 T2값들에 따라 달라진다. 여기서 TR은 조직의 T1값에 비해 충분히 크다고 가정하였다.

그림 3-7 또는 그림 3-8의 T1 이완에 의한 조직의 대조도는 그림 3-9와 그림 3-13에 나타난 것처럼 연속적으로 가해지는 고주파 펄스의 시간 간격, 즉 TR에 의해 결정된다.

TR이 조직들의 최대 T1 이완시간에 비해 충분히 크면 모든 조직들의 종축자화 T1 회복이 거의 완성되므로 조직들의 신호 크기 차이는 크지 않다. 예를 들면 그림 3-7에서 TR이 4,000msec이면 백색질과 회색질의 신호 차가 거의 나지 않는다. 또 TR이 수십 msec 이하로 매우 작아도 조직 간의 신호 차가 나지 않는다. 따라서 조직의 T1 강조영상에서 최적의 대조도를 얻기 위해서는 그림 3-7, 그림 3-8의 T1 회복곡선들의 차이가 최대가 되도록 적당한 TR값을 취해야 한다.

자기공명영상에서 T1 이완만을 가지고 조직의 대조도를 얻고자 할 경우에는 T2 이완에 의한 영향을 줄이기 위해서 최소의 TE값으로 신호를 획득한다. 반대로 T2 이완만으로 조직의 대조도를 얻고자 할 경우에는 T1 이완에 의한 영향을 줄이기 위해서 TR을 길게 한다(TR ≫ T1). 따라서 TR은 길게 하고 TE를 짧게 하여 얻은 영상은 T1 이완과 T2 이완 모두에 의한 영향을 줄인 상태이며 영상의 대조도는 주로 양성자 밀도에 따르게 된다.

그림 3-14는 인체 대뇌의 같은 위치에서 양성자 밀도, T1 강조, T2 강조 대조도로 얻은 각각의 자기공명영상이다. 그림 3-14A의 양성자 밀도영상은 TR을 길게 하고, TE를 아주 짧게 하여 얻은 영상이고, 그림 3-14B는 T1 회복에 따른 영상 신호의 차이가 최대가 되도록 TR을 선택하고 TE를 최소화하여 얻은 T1 강조 영상이다. 그림 3-14C의 T2 강조영상은 T2 이완에 따른 조직 간의 신호 차가 최대가 되도록 TE를 선택하고 TR을 충분히 길게 하여 얻은 영상이다. 그림 3-14D는 TR을 짧게, TE를 길게 한 영상이며, 그림 3-5와 3-8에서 알 수 있듯이 획득되는 영상 신호가 매우 작고 잡음이 많아 실제로 거의 이용하지 않는 영상이다.

Ⅳ 조직 내 분자구조와 T1 이완, T2 이완 관계

T1 이완과 T2 이완은 대부분 물 주성분 중의 하나인 수소원자핵과 주변의 다른 분자 사이에 일어나는 자기장 간섭*magnetic interaction* 현상과 이들이 이동해 생긴 충돌에 기인한다. 크고 작은 분자들 각각은 수소원자핵처럼 미약한 자기장을 주변에 형성하며 직선, 회전 및 진동 운동을 한다. 이러한 분자들의 운동으로 가까이 있는 수소원자핵은 자기장의 변동*fluctuation*을 경험하고 이동하는 분자끼리 서로 부딪히기도 한다. T1 이완은 에너지를 교환하는 과정으로 수소원자핵이 세차주파수 근처의 주파수를 갖는 자기장의 변동에 노출될 때만 일어난다. 이러한 자기장 변동은 주로 주변의 또 다른 수소원자핵이나 전자에 의해 발생하며 이러한 상호작용을 쌍극자-쌍극자 상호작용*dipole-dipole interaction*이라 한다. 같은 분자끼리 일어나는 상호작용을 동일분자 간 상호작용*intramolecular dipole-dipole interaction*이라 하고 다른 분자끼리의 상호작용을 이종분자 간 상호작용*intermolecular dipole-dipole interaction*이라 한다. 반면에 T2 이완은 에너지 소모와 상관없이 일어난다. T1 이완의 원인이 T2 이완의 원인이 되기도 하고 T1

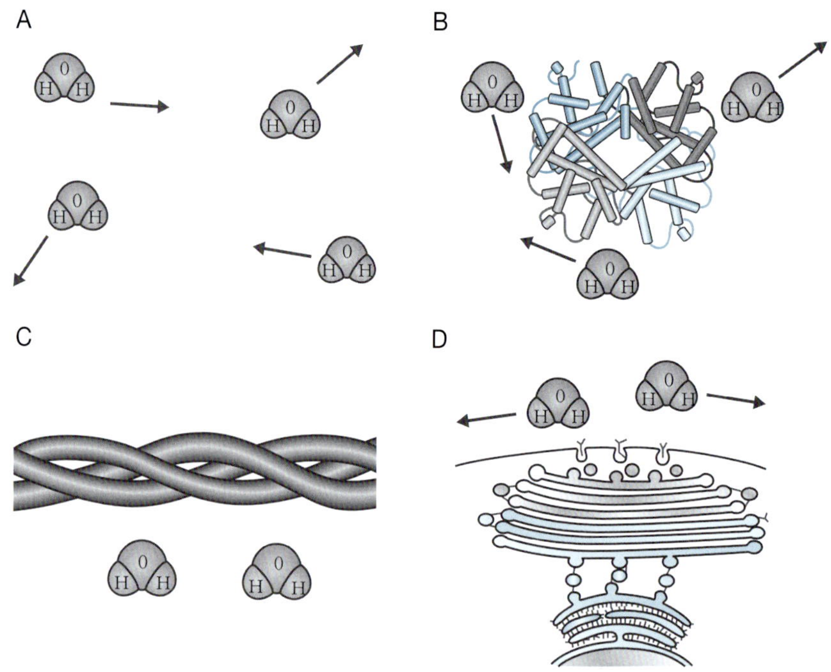

그림 3-15
T1, T2 이완에서 분자운동의 효과
A: 자유수에서 물 분자운동. B: 단백질 주변의 물 분자운동. C: 콜라겐 주변의 물 분자운동. D: 세포막 근처의 물 분자운동.

이완시간과는 상관없는 요인에 의해 T2 이완이 일어나기도 하기 때문에 T1 이완시간값은 항상 T2 이완시간값보다 같거나 크다. 대개 T2 이완은 스핀이 놓여 있는 조직의 위치에서 자기장의 변동이 있을 때 스핀들의 횡축 성분 위상이 흩어져 일어난다. 그림 3-15에는 물 분자가 주변 환경의 물, 단백질, 콜라겐, 세포막 등의 주변에 있는 상황을 나타낸 것이다.

물처럼 작은 분자는 이동하는 속도가 빨라 높은 주파수의 자기장 변동을, 단백질처럼 큰 분자는 움직이는 속도가 상대적으로 느려 낮은 주파수의 자기장 변동을 일으킨다. 분자의 충돌 현상은 두 분자가 서로 가까운 거리에서 머무는 평균 시간을 나타내는 상관시간*correlation time*(τ_c) 변수로 나타내며 이는 T1 이완, T2 이완에 영향을 미치는 것으로 알려져 있다. 분자의 움직임이 빠르면 상관시간 τ_c가 짧게 나타나고 분자의 움직임이 느리면 상관시간 τ_c가 길게 나타난다. 상관시간의 역수 $1/\tau_c$을 변동률*rate of fluctuation or tumbling rate*이라 하는데, 이 값이 크면 분자의 운동이 빨라 자기장의 변동주파수가 높고 반대로 이 값이 작으면 분자의 운동이 느려 자기장의 변동주파수가 낮다. 순수한 물을 예로 들어보자. 그림 3-15A의 물 분자들은 서로 매우 빠른 속도로 움직이기 때문에 분자 간의 변동률 $1/\tau_c$가 물 수소원자의 공명주파수보다 훨씬 높고 T1, T2에는 거의 영향을 미치지 못해 T1과 T2 모두 다른 조직들보다 긴 특성을 갖는다. 다음으로 물 분자가 단백질이나 거대분자에 부분적으로 구속되거나 이동이 제한되어 있는 상태를 가정해보자(그림 3-15B). 물 분자보다 상대적으로 크기가 큰 단백질 분자는 이동 속도가 물 분자보다 느릴 뿐만 아니라 근처 물 분자의 운동도 방해하므로 변동률 $1/\tau_c$이 낮아져 물 수소원자의 공명주파수(f_R)와 비슷한 범위에 오게 된다. 즉, 부분적으로 구속되거나 조직화된 물*bounded or structured water* 분

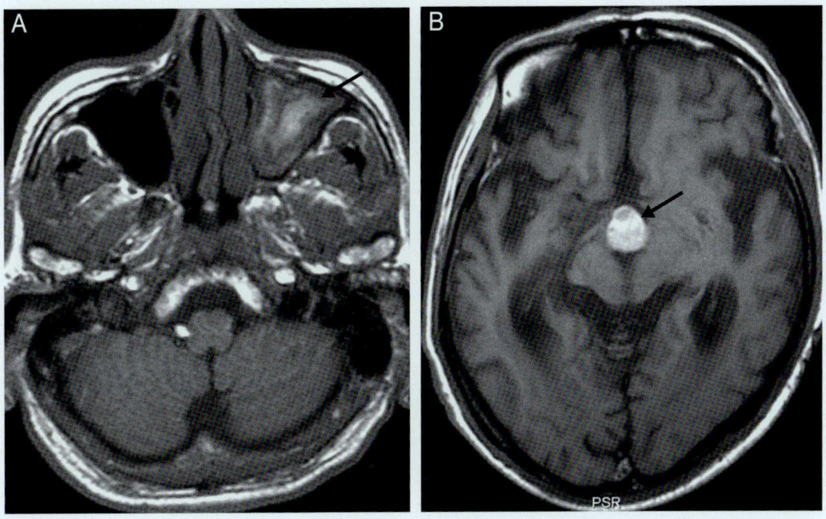

그림 3-16
인체에서 단백질과 같은 거대분자에 의한 T1 신호 증가
A: 상악동 점액의 T1 고강도 신호. B: 콜로이드 낭종의 T1 고강도 신호.

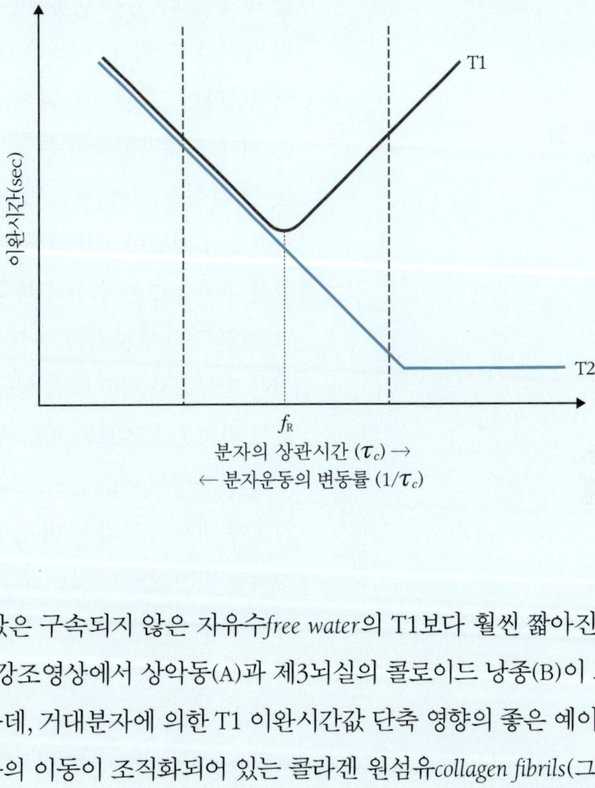

그림 3-17
분자의 상관시간(τ_c) 또는 변동률($1/\tau_c$)과 T1 이완시간, T2 이완시간과의 관계

자의 T1값은 구속되지 않은 자유수*free water*의 T1보다 훨씬 짧아진다. 그림 3-16의 T1 강조영상에서 상악동(A)과 제3뇌실의 콜로이드 낭종(B)이 고신호 강도로 보이는데, 거대분자에 의한 T1 이완시간값 단축 영향의 좋은 예이다.

물 분자의 이동이 조직화되어 있는 콜라겐 원섬유*collagen fibrils*(그림 3-15C)나 세포막(그림 3-15D) 같은 다른 기질에 의해 제약을 많이 받으면 분자들의 이동은 상대적으로 느려지고 낮은 변동률 $1/\tau_c$의 특성을 보인다. 이 경우에는 T1은 다시 길어지고 T2는 짧아진다. 대부분의 조직에서는 단백질뿐만 아니라 물 분자의 이동을 방해하는 다른 성분들도 있어 수십 msec 범위의 T2는 수백 msec의 T1에 비해 많이 짧은 경향을 나타낸다. 극단적인 경우로 얼음을 생각하여 보자. 얼음에서 물 분자는 결정 상태이므로 분자 운동이 주변 격자를 구속해 제한되어 있으므로 이동 속도가 공명주파수에 비하여 훨씬 느려 변동률이 낮고 긴 T1값과 짧은 T2값을 갖는다(그림 3-17).

V T2* 이완

앞에서 T2 이완은 스핀과 스핀 사이의 간섭에 의해 수소원자핵마다 느끼는 자기장의 세기가 달라지므로 스핀마다 세차주파수에 차이가 발생해 생기는 현상이라고 하였다. 이 외에도 스핀이 분포해 있는 공간상의 자기장이 균일하지 못하면 스핀의 위치에 따라서 세차주파수가 달라져 스핀 간의 위상 흐트러짐이 빨라진다. 이 때문에 자기공명 신호의 감쇠 속도가 빨라지는 현상을 T2* 이완이라고 하고 이렇게 신호가 줄어드는 것을 T2* 감쇠*T2* decay*라고 한다. 공간상의 자기장이 비균일한 원인은 여러 가지가 있다. 첫째는 주자기장 자체의 비균일성*inhomogeneity*을 들 수 있고, 둘째는 영상 대상조직들 간에 자성, 즉 자화율 차이를 들 수 있다. 수소원자핵은 핵자기모멘트를 가지고 있어서 미세한 막대자석처럼 생각할 수 있다. 이러한 미세 막대자석이 구성하고 있는 조직 내에서 일렬로 배열한다면 그 조직은 자석의 성질을 지니게 될 것이다. 그러나 대부분의 조직은 미세 막대자석들이 불규칙적으로 배열해 있으므로 서로 상쇄되어 외부에서는 이 자성을 거의 못 느낄 정도로 자성이 작거나 없다. 물질에 따라서 이 미세자석들의 배열이 조금씩 달라 서로 다른 자성의 특성을 나타낸다. 예를 들어 영구자석(지남철)은 구성 성분인 미세 막대자석들 대부분이 일렬로 배열해 있으며 그 배열 정도에 따라서 자석의 자기장 세기가 달라진다. 또 금속못은 자석을 일정한 방향으로 문지르면 불규칙한 방향으로 배열해 있던 금속못 속의 미세자석들이 자석을 문지르는 방향과 같은 방향으로 배열하여 자성을 띠는데 이러한 물질을 강자성체*paramagnetic material*라고 한다. 반면에 물은 외부에서 걸어준 자기장에 대하여 약간 반대 방향으로 향하려는 성질이 약하게 존재하며 이와 같은 성질을 반자성체*diamagnetic material*라고 한다. 만약 인체의 일부를 이루고 있는 인접한 두 조직의 자성이 다르면 각 조직 내의 스핀이 느끼는 자기장도 서로 다

그림 3-18
T2 이완곡선과 T2* 이완곡선
T2 = 80msec, T2* = 40msec.

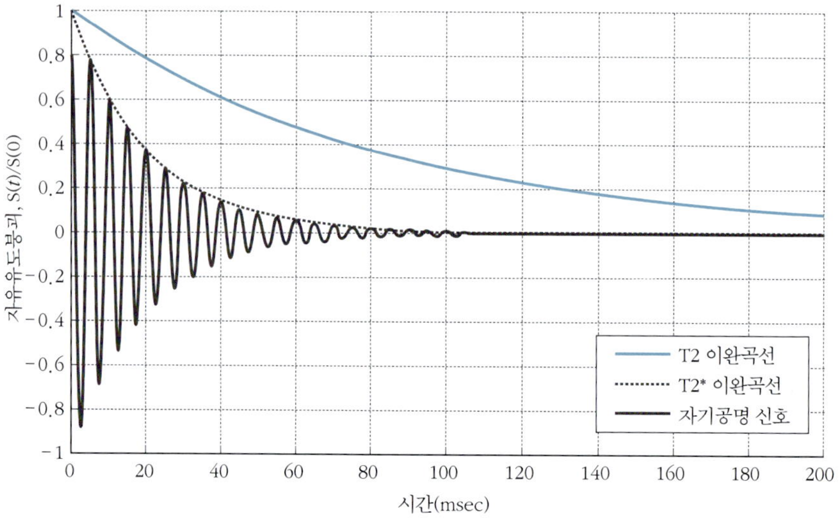

르다. 이 때문에 두 조직의 경계를 이루고 있는 부분에 있는 스핀들이 느끼는 자기장의 세기는 경계면을 사이에 두고 서로 조금씩 달라지는데 이러한 현상을 자화율 효과*susceptibility effect*라고 한다. 자화율 효과 때문에 두 조직의 경계면에서 자기장이 비균일하게 되어 스핀의 탈위상화*dephasing*가 빠르게 진행되면서 신호도 급격히 감쇠한다. T2 간섭이 아닌 다른 원인에 의한 신호 감쇠를 T2′ 이완이라고 하고 T2 간섭뿐만 아니라 비균일한 자기장과 자화율에 의한 이완을 포함하는 측정된 자기공명 신호의 감쇠를 T2* 이완이라고 하면 이때의 T2, T2′, T2*의 상호 관계는 다음의 식으로 주어진다.

$$\frac{1}{T2^*} = \frac{1}{T2} + \frac{1}{T2'} \quad \cdots\cdots\cdots\cdots\cdots\cdots \quad (4)$$

비균일한 자기장에 의한 자기장 세기의 변화를 ΔB라고 하면 위 식에서 $\frac{1}{T2'} = \gamma \Delta B$ 이다.

자기장이 완벽하게 균일한*homogeneous* 경우에 T2′는 무한대의 값을 가지므로 T2*는 T2와 같다. 실제로 자기장이 이상적으로 완벽한 균일도를 가지는 경우는

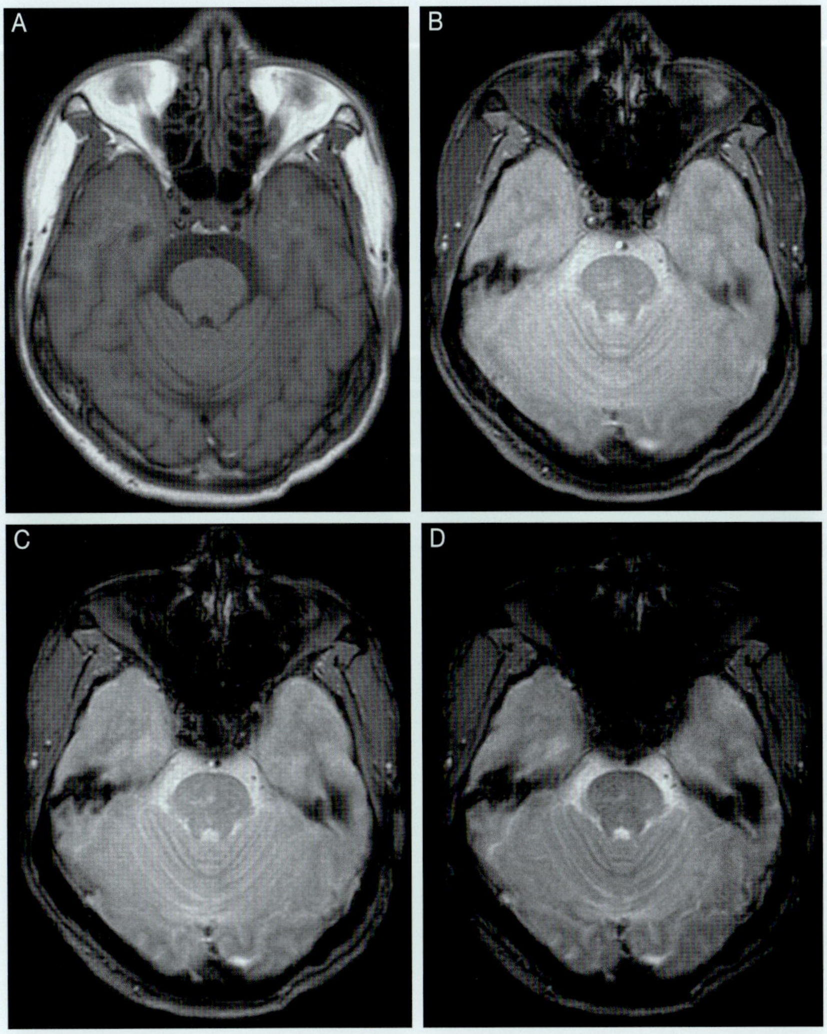

그림 3-19
영상법 차이에 따른 자화율 효과
A: 스핀에코 기법(TR/TE=600/10msec). B: 경사에코 기법(TR/TE=600/10msec). C: 경사에코 기법(TR/TE=600/20msec). D: 경사에코 기법(TR/TE=600/30msec).

거의 없으므로 T2*는 T2보다 훨씬 짧은 것이 보통이다. 이들 각 이완에 대항하는 이완율*relaxation rate or relaxability*을 이완시간*relaxation time*의 역수로 $r2^* = 1/T2^*$, $r2 = 1/T2$, $r2' = 1T2' = \gamma \Delta B$ 와 같이 정의하면 위의 식은 다음과 같은 형태로 변경할 수 있다.

$$r2^* = r2 + r2' \quad \cdots\cdots\cdots \quad (5)$$

그림 3-18은 T2 = 80mese이고 T2* = 40msec인 조직 신호의 T2 이완곡선과 실제 측정된 자유유도붕괴 신호의 T2* 이완곡선의 예이다. 자연지수 함수로 감쇠하는 굵은 실선은 T2 이완곡선을, 실선으로 나타낸 자연지수 감쇠하는 정현파는 측정되는 자기공명 신호를, 포락선을 나타내는 점선은 측정된 자기공명 신호의 T2* 이완곡선을 나타낸다. 그림처럼 T2* 감쇠가 T2 감쇠보다 빠르다. 실제 영상에서 자화율 효과는 TE가 길수록 증가하며 스핀에코 기법보다는 경사에코 기법에서 더 크게 나타난다. 그림 3-19는 2개 기저부에 인접한 뇌조직에서 자화율 효과로 인한 신호감소를 보여준다. 스핀에코 기법(3-19A)보다는 경사에코 기법(3-19B~D)에서 자화율 효과가 강하게 나타나며 TE가 길수록 크게 나타난다.

참고문헌

Bloembergen N. Nuclear magnetic relaxation. New York: WA Benjamin, 1961.

Damadian R. Tumor detection by nuclear magnetic resonance. Science 1971;171:1151-1153.

Edelman RR, Johnson K, Buxton R, et al. MR of hemorrhage: A new approach. Am J Neuroradiol 1986;7:751-756.

Edelman RR, Mattle HP, Atkinson DJ, et al. Cerebral blood flow: Assessment with dynamic contrast-enhanced T2*-weighted MR imaging at 1.5T. Radiology 1990;176:211-220.

Eggleston JC, Saryan LA, Hollis DP. Nuclear magnetic resonance investigations of human neoplastic and abnormal nonneoplastic tissue. Cancer Res 1975;35:1326-1332.

Hahn EL. Spin echoes. Phys Rev 1950;80:580-594.

Malisch TW, Hedlund LW, Suddarth SA, et al. MR microscopy at 7.0 T: Effects of brain iron. J Magn Reson Imaging 1991;1:301-305.

Schenck JF. The role of magnetic susceptibility in magnetic resonance imaging: MRI magnetic compatibility of the first and second kinds. Med Phys 1996;23:815.

Sukstanskii AL, Yablonskiy DA. Gaussian approximation in the theory of MR signal formation in the presence of structure-specific magnetic field inhomogeneities. J Magn Reson 2003;163:236-247.

Yablonskiy DA, Haacke EM. Theory of NMR signal behavior in magnetically inhomogeneous tissues: The static dephasing regime. Magn Reson Med 1994;32:749-763.

제4장

자기공명영상의 구성

김종기, 안국진, 김범수

I 영상 구성을 위한 공간부호화 방법

그림 4-1과 같이 자기장이 B_0인 자기공명영상 장치 내에 위치한 환자에 고주파 *radio-frequency; RF* 신호를 가할 때 환자의 각 조직으로부터 나오는 서로 다른 크기의 자화*magnetization* $M_0(x, y, z)$를 가진 자기공명 신호는 영상화하려는 절편 *slice*의 위치나 각 절편 내의 서로 다른 지점(x, y)에 관계없이 똑같은 세차운동 공명주파수를 가지고 모두 합쳐진 신호의 상태로 수신코일*receive coil*에 검출된다. 따라서 이를 영상화해서 보고자 할 때 어떤 신호가 어디서 나온 것인지를 알 수 없다. 그러나 몸 전체에서 선택적으로 한 절편만을 여기시키고 그 절편 내에서 좌우, 앞뒤로 위치정보를 부여하면 나중에 수신코일을 통해 받아 놓은 정보에서 부여했던 위치정보를 다시 찾아내어 한 절편의 영상을 만들 수 있다.

다시 말하면 공간상의 좌표에 존재하는 자화 크기를 영상대조로 나타내기 위해서는 각 공간 위치에서 나오는 신호에 공간상의 좌표값에 따른 번지수를 지정하여 구별하고 각 번지의 자화 크기를 해당 좌표위치에 표시할 수 있어야 한다. 정자기장인 주자기장과 같은 방향의 z축 번지를 설정하는 것을 영상절편 선택 *slice selection*이라 하고 선택된 영상절편 내에서 자기공명 신호의 x, y축 위의 번지를 지정하는 방법을 각각 주파수부호화*frequency encoding*와 위상부호화*phase encoding*라 한다.

이러한 작업은 자기공명영상 장치 내에 위치하는 3개의 경사코일로써 이루어지는데 각각 절편선택 경사코일*slice selection gradient*, 위상부호화 경사코일*phase encoding gradient*, 주파수부호화 또는 판독 경사코일*frequency encoding or read-out gradient*이 직각으로 x, y, z의 3방향으로 배치되어 각각의 역할을 하게 된다(그림 4-1). 이 코일들을 이용하여 축상면, 시상면, 관상면, 사상면 등의 영상을 얻을 수 있는데 각 코일이 하나의 특정 역할만을 하는 것이 아니라 필요에 따라 절편선택, 주파수부호화, 위상부호화 3가지 기능 중 어느 역할이든지 할 수 있다.

그림 4-1
절편선택, 주파수부호화, 위상부호화 경사코일
x, y, z의 3방향 코일에 대한 모식도로 오른손 법칙을 이용하면 코일 내 전류의 흐름과 직각 방향으로 자기장이 형성된다.

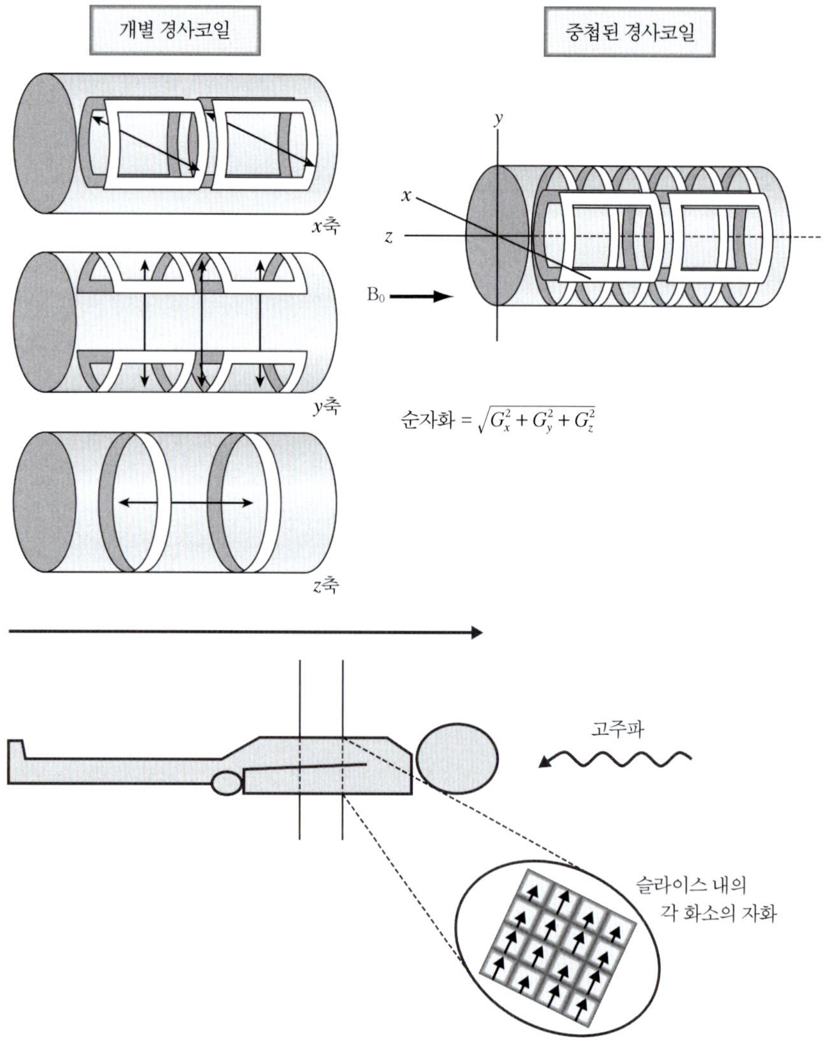

Ⅱ 경사자기장을 이용한 절편선택

외부 정자기장 B_0만 있는 상황에서는 환자의 모든 조직 내 자화신호는 정자기장 B_0를 축으로 하여 $\omega_0 = \gamma B_0$ 주파수로 세차운동을 하며 이때 자기공명 신호를 얻기 위해서는 고주파 펄스*RF pulse*의 주파수를 조직 내 자화의 세차운동주파수와 동일한 라모주파수*Lamor frequency*($\omega_0 = \gamma B_0$)로 맞추어 가해야 한다. 이를 자기공명 조건이라 하고 이때는 환자의 조직 위치에 관계없이 모든 부위의 자화 신호가 동시에 여기되어 이를 수신코일로 받을 경우에는 동일한 주파수를 가진 중첩 신호로 검출된다.

그림 4-2와 같이 경사자기장 $G_z = \dfrac{dB_0}{dz}$를 z축에 가하면, z위치에 따라 B_0가 달라지므로 해당 위치의 조직 내 자화의 세차운동주파수도 다음의 관계식에 따라 달라진다.

그림 4-2
경사자기장의 인가에 따른 공명주파수 변화

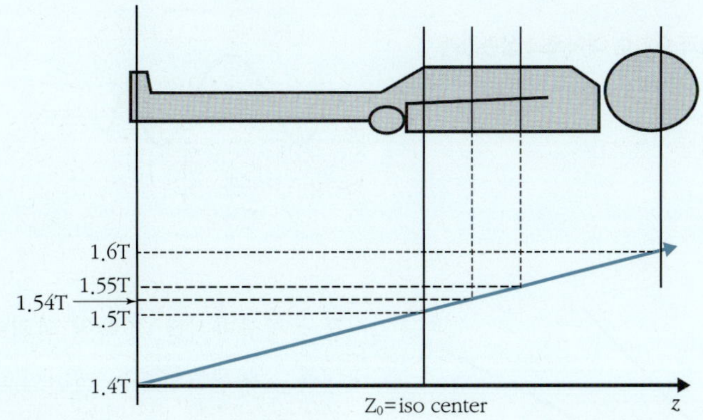

$$\omega_0(z) = \gamma B_0(z) = \gamma(B_0 + zG_z)$$
$$\text{if } B_0 = 1.5\text{T},\ \omega_0 = \gamma B_0 = 63.85\text{MHz} \quad \cdots\cdots\cdots\cdots\cdots (1)$$

이를 실제 예로 설명하면 축상면의 경우 절편선택 경사코일이 가동되면 머리끝부터 발끝까지 자기장의 경사가 걸리게 된다. 이러한 경사자기장은 기존의 주자기장(1.5T 자기공명영상 장치는 15,000gauss)에 더해져 머리끝과 발끝에서 몸 중앙과는 증가, 감소의 차이를 나타내고 이러한 자기장 세기의 차이는 라모 공식(공명주파=회전자기 상수×자기장세기)에 의해 양성자 공명주파수 차이를 나타낸다. 즉, 몸 중앙에서의 양성자의 공명주파수가 64MHz라면 머리끝은 64.5MHz, 발끝은 63.5MHz로 가정할 수 있다.

이때 주파수 $\omega_0 = \gamma B_0$를 가지는 고주파 펄스를 가하면 1.5T가 걸리는 Z_0에 위치한 조직절편의 자화만이 여기되어 자기공명 신호를 방출한다. 그런데 고주파 펄스는 일정한 시간간격만큼만 가해지기 때문에 실질적으로 선택되는 절편은 일정한 두께를 갖는다. 이를 절편 두께*slice thickness*라 부른다.

식 (1)에서 미분을 취하면

$$\Delta\omega_0(z) = \Delta\gamma(B_0 + zG_z) = \gamma G_z \Delta Z \quad \cdots\cdots\cdots\cdots\cdots\cdots (2)$$

$$\Delta Z = \frac{\Delta\omega_0(z)}{\gamma G_z} = \frac{BW}{\gamma G_z} \quad \cdots\cdots\cdots\cdots\cdots\cdots\cdots\cdots\cdots\cdots (3)$$

여기서 ΔZ를 절편 두께라고 하고 $\Delta\omega_0$를 대역폭*band width*이라 부른다.

대역폭은 고주파 펄스의 펄스폭*pulse width*과 다음과 같은 푸리에 변환 관계에 따른다(그림 4-3).

그림 4-3에서 펄스폭을 가진 고주파 펄스는 실질적으로 중심주파수 ω_0를 중심으로 폭만큼의 주파수 영역이 포함된 펄스라고 할 수 있다. 즉 이러한 고주파 펄스를 가하면, ω_0를 중심으로 주파수폭 안에 드는 모든 주파수 $(\omega_0 - \frac{BW}{2}$, $\omega_0 + \frac{BW}{2})$를 가진 조직 내 자화된 절편를 여기시킬 수 있다는 뜻이다. 따라서 대역폭은 절편 두께와 식 (3) 같은 관계를 가지게 되고, 중심주파수 ω_0, $\omega_0(z) = \gamma B_0(z)$는 특정 위치의 자기장 강도에 대응한다.

그림 4-3
고주파 펄스폭과 주파수 대역폭의 상관관계

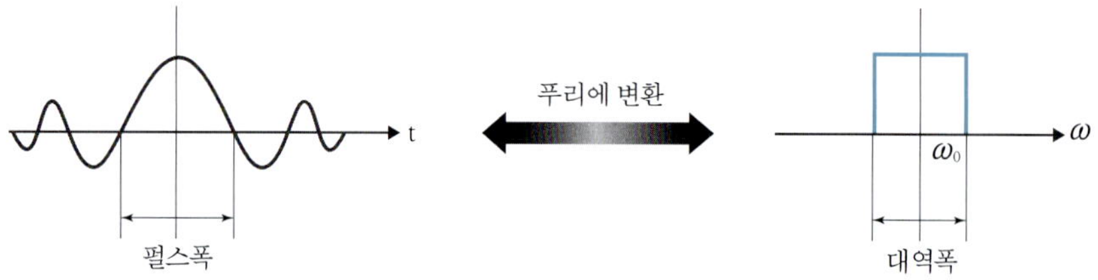

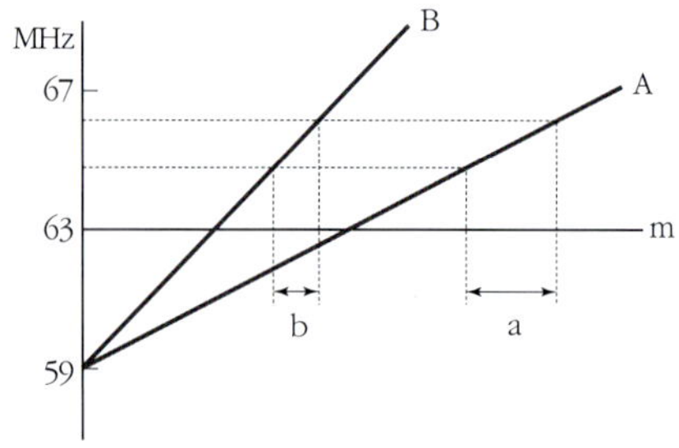

그림 4-4
절편선택 자기장 세기에 따른 절편 두께의 변화
B와 같이 강한 자기장이 걸리면 좀더 얇은 절편(b)이 선택되고 A와 같이 약한 자기장이 걸리면 보다 두꺼운 절편(a)이 선택된다.

결국 경사자기장 내 특정 위치의 자기장 강도와 이에 대응하는 중심주파수 및 대역폭은 영상화하려는 절편의 위치와 두께를 결정한다. 그림 4-4는 영상화하려는 절편의 위치가 $z = Z_c$일 때 대응되는 라모주파수와 선택되는 절편 위치 및 두께에 대한 관계모식도이다.

선택된 절편의 두께는 크게 2가지의 조건으로 결정할 수 있는데 수신코일로 받는 공명주파수의 대역폭을 넓게 하면 더 두꺼운 절편을 얻을 수 있고 공명주파수의 대역폭을 좁게 하면 얇은 절편을 얻게 된다. 또한 절편선택 경사 세기를 강하게 하여 급경사를 주면 공명주파수의 대역폭이 좁아져 얇은 절편을 얻게 되고 약한 완만한 경사를 주면 공명주파수의 대역폭이 넓어져 두꺼운 절편을 얻게 된다(그림 4-4).

Ⅲ *x*축 경사자기장을 이용한 주파수부호화

위의 방법을 통해 정해진 절편영상에서 이제 전후, 좌우를 파악해서 하나의 영상을 만들어야 하는데 이를 위해 위상부호화 및 주파수부호화 작업을 해야 한다. 크게 생각해보면 이 부호화 작업은 한 절편의 격자 크기*matrix size*가 256×256이라고 가정하면 65,536개의 절편 내 화소에 수신코일로 신호를 받기 전에 미리 각각의 주소를 배정해주고 절편 신호를 받은 다음 이를 다시 영상화할 때 배정 받았던 각각의 주소를 찾아내어 신호강도를 갖는 화소로 다시 표현하는 과정으로 이해할 수 있다.

다른 방법으로 이해를 도우면 커다란 오케스트라가 있고 여러 많은 연주자가 각각의 악기를 가지고 연주하는 연주회 장면을 상상할 수 있다. 지휘자는 각각 연주자의 소리를 구별해서 각 연주자의 소리를 파악할 수 있어야 한다. 결국 지휘자 입장에서는 각 악기 고유의 음색 차이와 같은 악기군 내에서는 연주자의 차이에 따른 음색의 차이를 이용하여 구별하게 되는데 이렇게 구별할 수 있게 해주는 음색의 차이를 자기공명영상에서는 위상부호화와 주파수부호화 작업을 통해 하게 되고 지휘자의 귀에 해당하는 수신코일을 통해 하나의 신호가 되어 지휘자의 뇌에 해당하는 분석 시스템에 들어오게 되어 푸리에 변환 등의 여러 과정을 거쳐 절편영상을 다시 구성하게 된다.

여기서 잠깐 푸리에 변환에 대해 설명하면 다음과 같다. 복합적으로 여러 주파수 대역이 합쳐진 신호라 할지라도 결국은 합쳐진 하나의 신호로 발생하고 수신된다. 이러한 여러 주파수 대역이 합쳐져서 하나의 신호로 된 복합신호는 시간의 흐름을 따라*time domain* 진폭*amplitude*을 가지면서 주파수 파형으로 발생하고 수신된다. 이러한 복합신호를 표현할 때 앞서 말한 시간 흐름에 따르는 변화로 표시하지 말고 복합신호를 분리해 원래의 주파수 영역에 따라 표현할 수도 있다*frequency domain*. 이렇게 주파수대에 따라 크기를 갖는, 분리된 각각의 원래 신호로 표현하는 변환을 푸리에 변환이라 한다(그림 4-5).

주파수부호화 자기장코일은 절편선택 자기장코일과 직각의 방향으로 설치되어 있으며 축상면은 x 또는 y방향의 경사코일이 해당된다. 즉, x방향이나 y방향

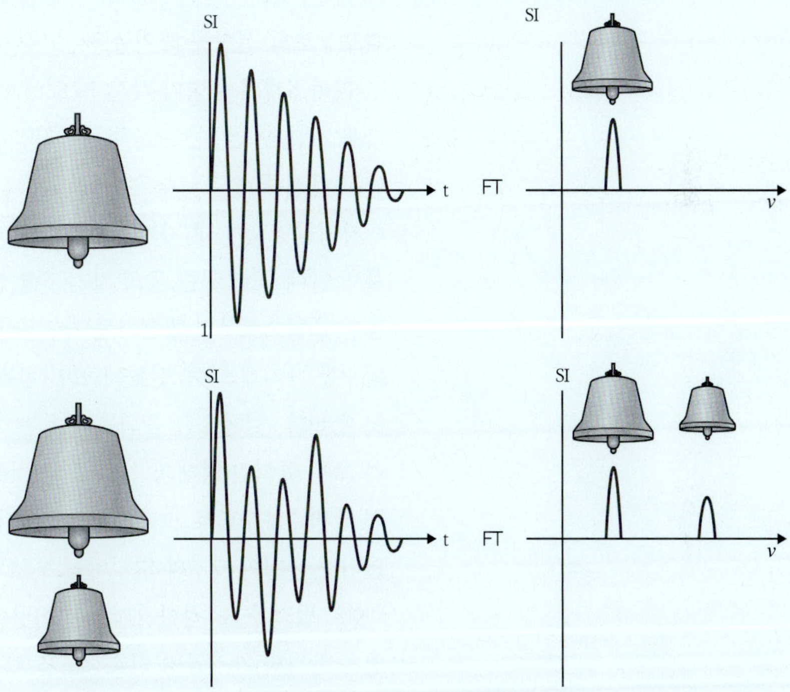

그림 4-5
푸리에 변환
큰 종에서 울리는 종소리는 큰 진폭의 소리이지만 낮은 주파수를 갖고, 작은 종의 소리는 작은 진폭이지만 높은 주파수를 갖는다. 하단의 그림과 같이 큰 종과 작은 종이 함께 울렸을 경우 각각의 종소리를 주파수 범위에 따라 분리할 수 있다. 이와 같이 주파수 범위에 따라(주파수 영역) 신호를 재분류하는 변환을 푸리에 변환이라 한다.

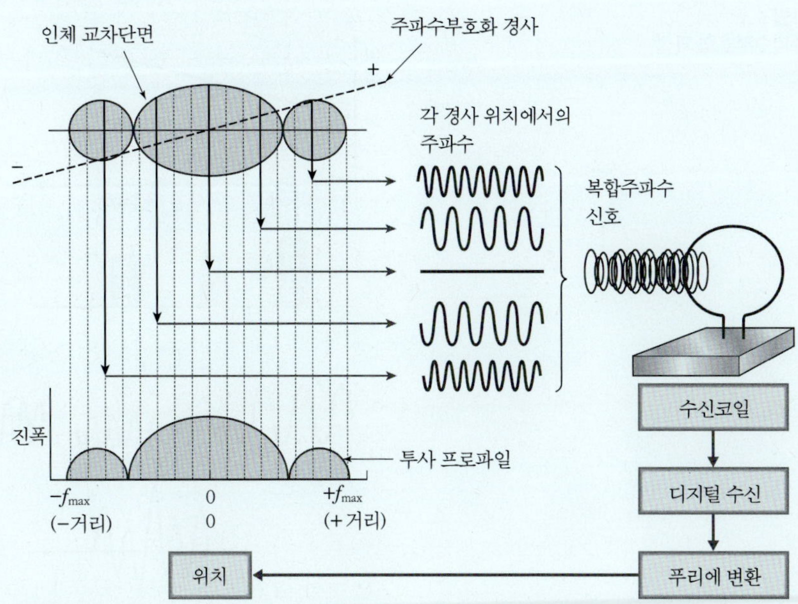

그림 4-6
주파수부호화 경사자기장
몸통과 양팔을 지나가는 한 절편에 대한 주파수부호화 경사자기장의 모식도로, 경사자기장의 세기에 따라 회전주파수가 각 부위별로 달라진다. 이러한 주파수부호화 경사자기장에 의해 발생된 다양한 주파수대의 복합신호가 수신코일에 잡히게 되고 이를 푸리에 변환하면 원래 가지고 있던 각각의 주파수대의 신호 크기를 알 수 있다.

경사코일 모두 위상부호화 혹은 주파수부호화 경사코일이 될 수 있어 실제 자기공명영상에서 위상부호화 경사 방향으로 움직임에 의한 인공물이 있는 경우 이를 피하기 위해 위상부호화 경사와 주파수부호화 경사의 방향을 서로 바꿀 수 있다.

주파수부호화 자기장이 가동되면 선택된 절편의 좌우 혹은 위아래로 라모 공식에 따라 한쪽은 공명주파수가 빨라지고 반대측은 느려진다(그림 4-6).

이러한 주파수부호화 경사코일이 가동되는 시기는 우리 몸의 선택된 절편에서 공명된 주파수의 신호가 방출되는 시기이므로 수신코일에는 여러 다양한 범위의 공명주파수를 가진 신호가 들어오게 된다. 이렇게 해서 선택된 절편에 최소한 한 방향으로는 주소를 배정해줄 수 있다.

이제부터는 주파수부호화 작업을 좀더 상세하게 설명하고자 한다. 간단히 주파수부호화 실험을 하기 위해, 그림 4-7과 같이 자기공명영상 장치 안에서 x축을 따라 3개의 물병이 각각 −25cm, 0, +25cm에 놓여 있다고 가정하자. 90° 펄스를 가한 후 곧 바로 G_x 경사자기장을 x축으로 가하여 자기공명 신호를 검출한다고 가정한다.

자기공명장치 내 자기장은 x축을 따라 다른 값을 가지게 되므로, 0에 위치한 물병 안에 들어 있는 물의 자기공명 신호 주파수가 ω_0라면, −25cm나 +25cm에 놓인 물병으로부터 발생하는 자기공명 신호 주파수는 각각 ω_0보다 작거나 큰 주파수를 가지게 되며, 신호의 크기(진폭)는 그림과 같이 물병 안의 물의 양에 비례하게 된다. 실제로 검출되는 신호는 그림에서와 같이 세 물병에서 발생된 신호가 모두 합쳐진 형태의 신호가 될 것이다. 결국 이 신호를 푸리에 변환하면 3개의 공명주파수별로 크기가 나오며, 각 주파수는 물병이 놓인 x위치와 대응되고 크기는 물병의 크기와 일치하는 투영된 1차원 영상과 같아진다.

90° 펄스와 G_z 경사자기장을 사용하여 원하는 영상절편을 선택하면 해당 절편은 각각의 자기공명 신호강도를 가진 무수한 화소로 구성되어 있다고 생각할

그림 4-7
주파수부호화 과정

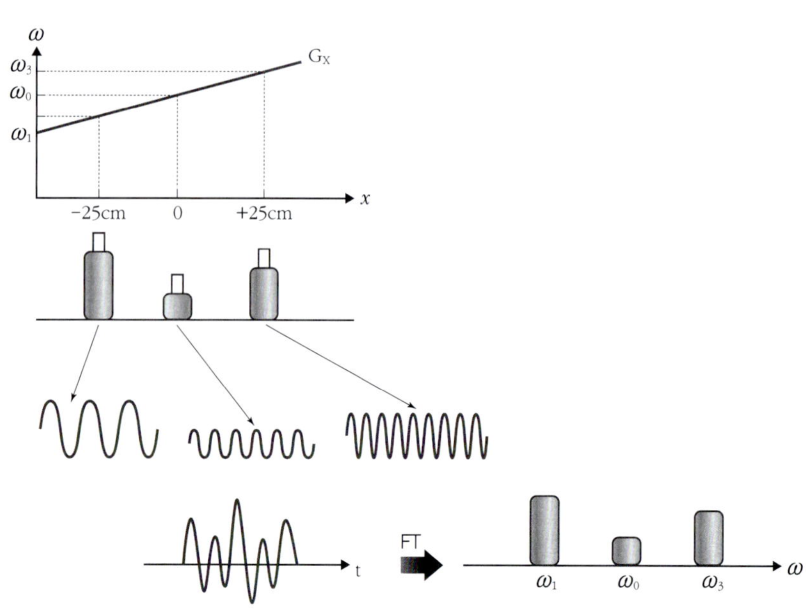

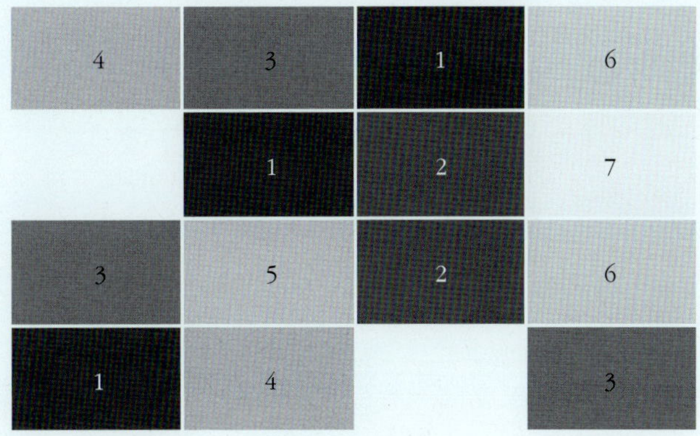

그림 4-8
신호 강도로 표시된 각 영상소의 자기공명 신호
화소의 자기공명 신호강도를 임의의 숫자로 표시하고 편의상 절편 내 화소의 개수를 4×4(16개)로 가정해서 회색조로 표현하였다.

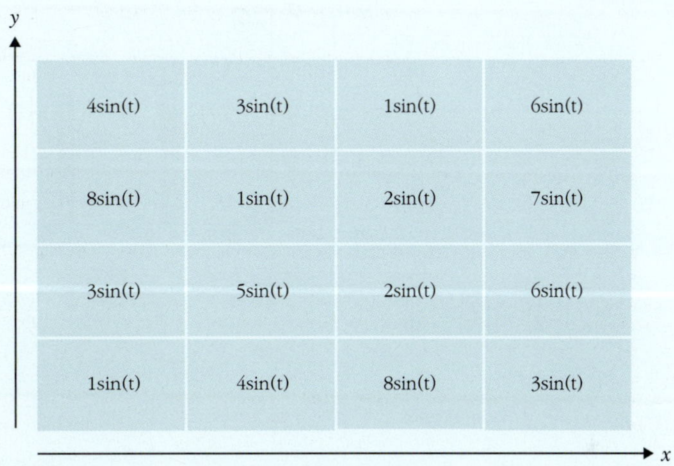

그림 4-9
사인파로 표시된 각 영상소의 정자기장만 걸린 상황에서의 자기공명 신호

수 있다. 따라서 이러한 영상소의 번지수를 x축과 y축에 지정하면 어떤 화소의 공간상의 세 좌표(x, y, z)를 모두 결정하게 됨으로써 각 화소에서 발생하는 자기공명 신호를 모두 분간할 수 있게 된다.

이러한 화소의 자기공명 신호강도를 임의의 숫자로 표시하고 편의상 절편 내 화소의 개수를 4×4(16개)로 가정해서 회색조*gray scale*로 표현하면 그림 4-8과 같다.

정자기장만 걸린 상황에서 각 영상소의 자기공명 신호는 화소의 위치와 관계없이 모두 동일한 주파수 ω_0(그림에서는 임의로 1로 가정)로 진동하는 사인파*sine wave*로 표시할 수 있다(그림 4-9).

이때 x방향으로 경사자기장을 걸면 정자기장은 환자의 오른쪽부터 왼쪽으로 자기장의 세기가 변하게 되므로 자기공명 신호의 공명주파수도 x축을 따라 변하게 된다. 이때 가해준 x축 경사자기장의 크기가 화소의 x위치에 따라 주파수가 1, 2, 3, 4로 변한다고 가정하면 그림 4-10과 같은 자기공명 신호로 나타낼 수 있다. 즉, 각 컬럼의 화소가 x축 경사자기장 때문에 다른 주파수로 표시된다.

이러한 x축 경사자기장을 자기공명 신호를 검출하는 순간에만 흘리면 16개의 화소에서 발생한 자기공명 신호는 각 컬럼별로 더해진 다음과 같은 혼합신호로

그림 4-10
주파수부호화 경사자기장이 걸린 상황에서 사인파로 표시된 각 영상소의 자기공명 신호

4sin(t)	3sin(2t)	1sin(3t)	6sin(4t)
8sin(t)	1sin(2t)	2sin(3t)	7sin(4t)
3sin(t)	5sin(2t)	2sin(3t)	6sin(4t)
1sin(t)	4sin(2t)	8sin(3t)	3sin(4t)

그림 4-11
주파수별 자기공명 신호의 크기

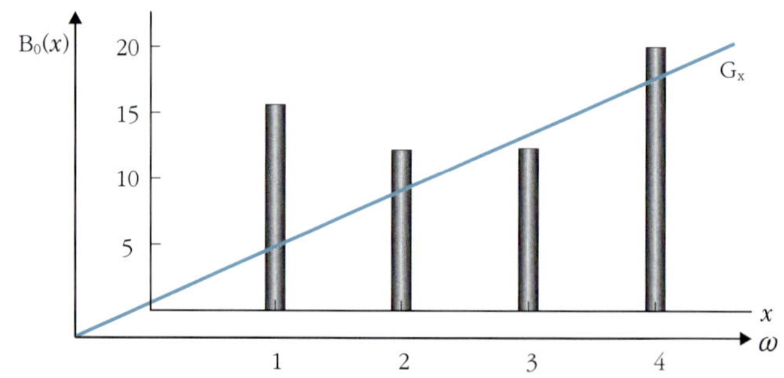

측정된다.

$$S(t) = 16\sin(t) + 13\sin(2t) + 13\sin(3t) + 22\sin(4t) \cdots\cdots\cdots\cdots \quad (4)$$

이 혼합신호를 푸리에 변환하면 그림 4-11과 같다. 그러나 y축의 영상소는 아직까지 번지수가 구분되지 않았기 때문에 각 화소의 신호강도는 x축에 대해 투영한 값의 형태로 나타난다(그림 4-11).

Ⅳ y축 경사자기장을 이용한 위상부호화

마지막 남은 y축 위의 영상소 번지는 위상부호화 경사자기장을 걸어줌으로써 부여할 수 있다. 주파수부호화 경사자기장을 또 사용하면 방출되는 신호의 주파수가 뒤죽박죽되어 선택된 절편 내의 여러 화소에 주소를 정해줄 수가 없다. 대신에 위상부호화 경사자기장 코일은 잠깐 동안만 켜지고 바로 꺼지기 때문에 실제 방출되는 신호의 주파수는 변화가 없지만 위상은 달라진다. 즉, 강한 자기장을 잠깐 받았던 부위는 자기장이 꺼진 후에 위상 변화가 많고 약한 자기장을 받았던 부위는 위상 변화가 적다.

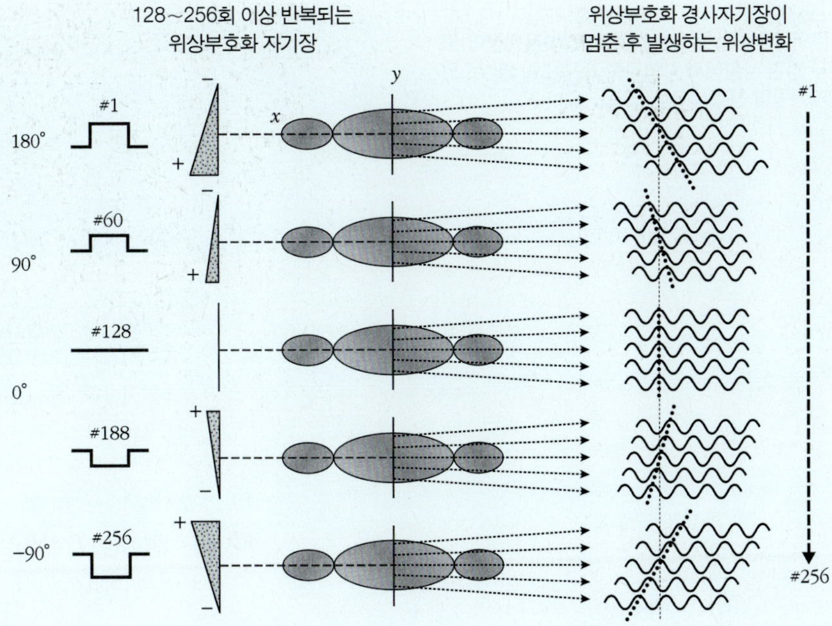

그림 4-12
위상부호화 경사자기장
양팔과 몸통을 지나가는 한 절편에서 위상부호화 경사자기장을 가하는 단계의 모식도로, 이전의 주파수부호화 자기장을 가할 때와는 직각으로 다른 방향이다. 하나의 영상을 얻기 위해서는 다양한 정도의 위상부호화 자기장을 격자 크기에서 위상부호화 단계 수만큼 반복해주어야 한다.

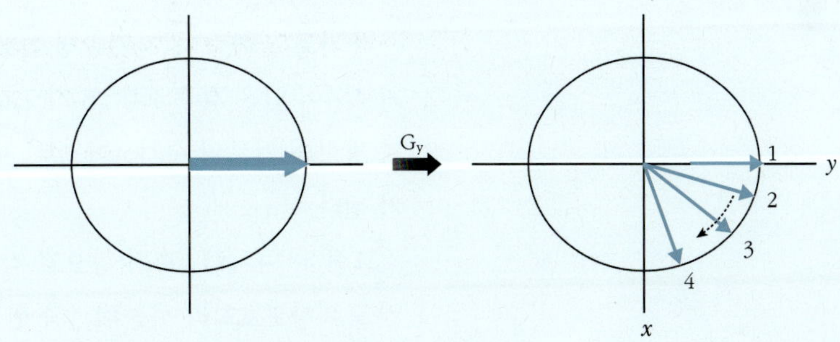

그림 4-13
*y*축 경사자기장을 이용한 위상부호화

실제 자기공명영상에서 위상부호화 경사자기장은 90° 펄스와 절편선택 자기장 직후에 가하므로 위상부호화 경사자기장에 의해 위상이 다양하게 변화된 양성자들이 주파수부호화 경사자기장을 경험하면서 다양한 공명주파수를 갖는 복합신호 형태로 방출되어 수신코일에 잡힌다. 이를 절편선택 자기장에 의해 선택된 절편에서 보면 종축이나 횡축 어느 한 방향으로는 위상만 다양하게 변하고 직각의 다른 방향으로는 공명주파수가 다양하게 변하므로 결국 영상영역*field of view; FOV* 내의 모든 화소는 각각 고유의 주소를 갖게 된다(그림 4-12).

이러한 위상부호화 과정을 좀더 상세히 설명하면, 자기공명 신호를 $S(t) = A\sin(\omega t)$로 나타낼 수 있는데 주파수 변조를 이용하여 *x*축 번지를 부여했으므로 자기공명 신호에 번지를 붙일 수 있는 방법은 신호의 위상에(Φ) 번지 정보를 싣는 것이다. 각 화소의 자화에 90° 펄스와 G_z 경사자기장을 동시에 가하면 선택된 절편 내 모든 화소의 자화는 *x*–*y* 절편상에 눕혀져*flip* 일시적으로 같은 위상에 놓이게 되고, 정자기장 B_0를 중심으로 세차운동을 하게 되어 있다. 이때 *y*축 방향으로 짧은 시간 동안(T) 경사자기장을 걸면 각 화소의 자기공명 신호 위상은 *y*축상의 위치에 따라 다음 식 (5)와 같이 다른 위상을 갖게 된다.

그림 4-14
주파수부호화 및 위상부호화 경사자기장이 모두 걸린 상황에서 사인파로 표시된 각 영상소의 자기공명 신호

4sin(t+180°)	3sin(2t+180°)	1sin(3t+180°)	6sin(4t+180°)
8sin(t+90°)	1sin(2t+90°)	2sin(3t+90°)	7sin(4t+90°)
3sin(t+0°)	5sin(2t+0°)	2sin(3t+0°)	6sin(4t+0°)
1sin(t-90°)	4sin(2t-90°)	8sin(3t-90°)	3sin(4t-90°)

$$\Delta\Phi(y) = \Delta\omega_0(y)T = \gamma G_y T \Delta y \quad \cdots\cdots\cdots\cdots\cdots\cdots\cdots (5)$$

즉, G_y 경사자기장을 가하면 각 가로열 자화들은 서로 다른 위상을 갖게 된다(그림 4-13).

각 가로열 화소 내 자기공명 신호 간의 위상차*phase shifts*는 일반적으로 n개의 가로열이 있을 경우 360°/n 각도가 된다. 위의 예처럼 16개 화소(4×4)에서는 y축 방향의 가로열 수가 4이므로, 360°/4 = 90°가 되어 각 가로열 사이의 위상차가 된다.

그림 4-14처럼 *y*축 방향으로 각 화소의 자기공명 신호의 위상차를 달리하는 것을 위상부호화라 하는데, *y*축 번지를 매길 수 있지만 현실적으로 한 번만 위상부호화를 하여 수신코일을 통해 수집된 신호에서 시간영역에서 위상차를 구별하여 그 위상값을 절대적으로 측정하는 것은 기술적으로 불가능하다. 대신에 y축의 위상이 각 가로열마다 변하는 비율을 다르게 하여 각 가로열마다 고유의 주파수(위상변화 주파수)를 갖게 하면 각 가로열 화소의 *y*축 번지로 지정할 수 있다. 위상변화 주파수를 푸리에 변환하면 각 가로열 고유의 주파수를 다시 찾아낼 수 있게 된다.

이런 이유 때문에 각 가로열마다 위상이 변하는 비율(즉, 위상변화 주파수)을 부여하기 위해 자기공명 신호획득 시 위상부호화 경사자기장 크기를 단계마다(한 번의 90° 펄스마다) 변화시키면서 가로열의 수만큼(위상부호화 단계 수*phase encoding step*와 같다) 반복하여야 된다. 이렇게 매번 반복하는 시간간격을 펄스시간 그래프에서 반복시간*repetition time; TR*이라 한다. 따라서 자기공명 신호는 위상부호화 단계 수만큼 얻어지고 이를 저장장치에 기록한다.

그림 4-14의 4×4 화소의 예에서 위상부호화 단계 수는 *y*축 방향의 가로열 수가 4이므로 4가 된다. 각 위상부호화 단계마다 360°/4=90°를 기본단위로 하여 매번 위상부호화 위상차가 이것의 정수배만큼 증가하도록 한다.

즉, 첫 번째 위상부호화에서는 0°, 두 번째에서는 90°, 세 번째는 180°, 네 번째는 270°만큼 각 가로열 사이에 위상차를 발생시키면서 자기공명 신호를 획득한다(그림 4-15~18).

그림 4-15
첫 번째 위상부호화 경사자기장을 가한 후 신호획득

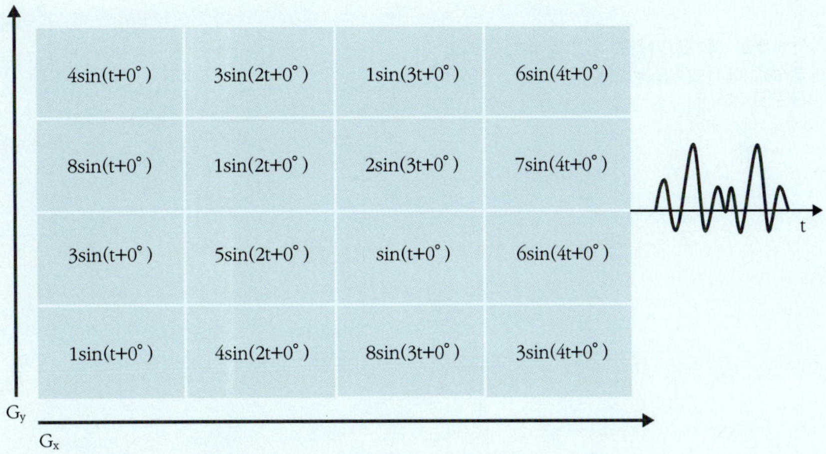

그림 4-16
두 번째 위상부호화 경사자기장을 가한 후 신호획득

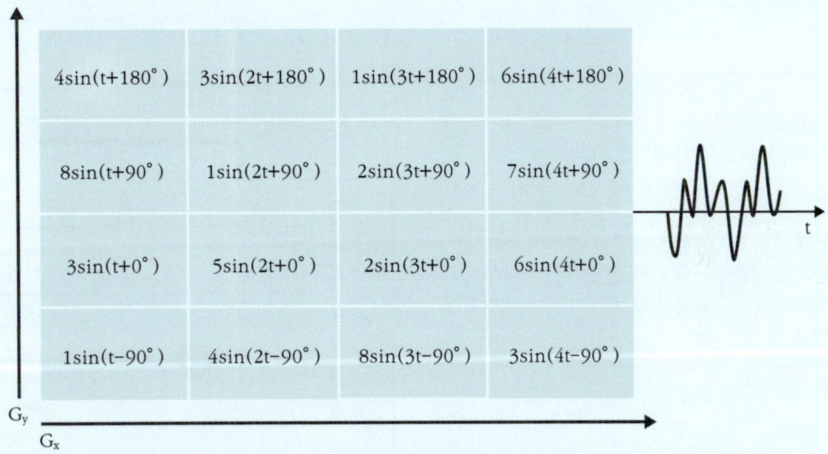

그림 4-17
세 번째 위상부호화 경사자기장을 가한 후 신호획득

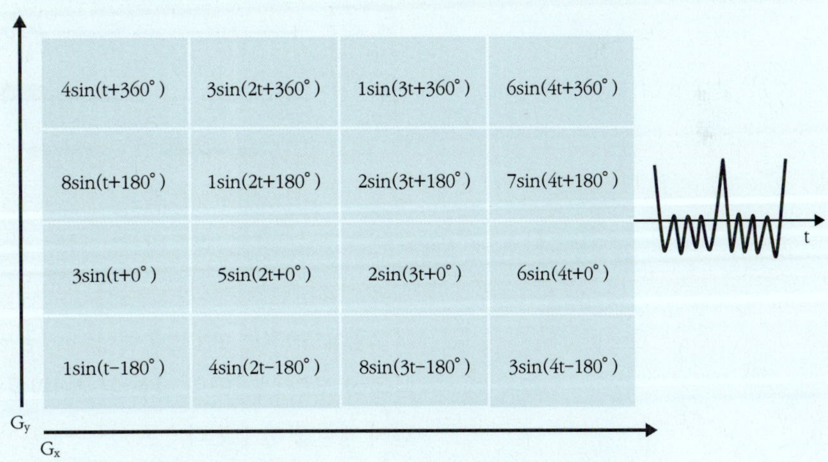

그림 4-18
네 번째 위상부호화 경사자기장을 가한 후 신호획득

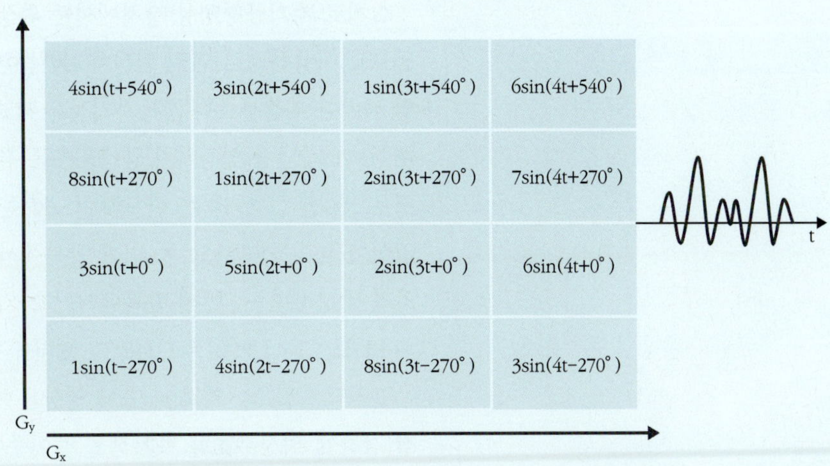

그림 4-19
위상부호화 경사자기장의 세기를 4회 달리할 때 각 화소에서의 위상변화율

	첫 번째 위상부호화	두 번째 위상부호화	세 번째 위상부호화	네 번째 위상부호화	위상변화율 (주파수)
row 4 (y4)	0°	180°	360°	540°	+180°
row 3 (y3)	0°	+90°	+180°	+270°	+90°
row 2 (y2)	0°	0°	0°	0°	0°
row 1 (y1)	0°	-90°	-180°	-270°	-90°

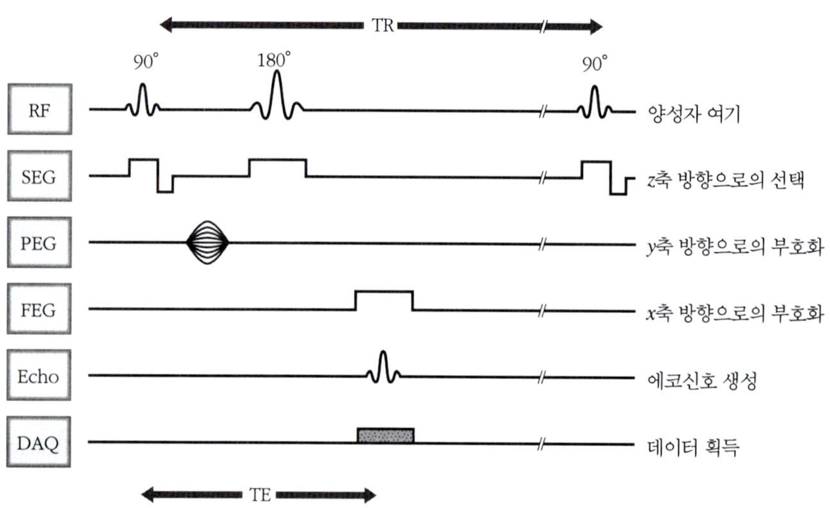

그림 4-20
여러 경사자기장의 활성화 단계
절편선택 경사자기장이 활성화됨(*z*축)과 동시에 양성자의 횡축자화 유도를 위한 90° 펄스가 가해지고 90° 펄스를 끊음과 동시에 자유유도붕괴가 방출되는데 이때 한 단계의 위상부호화 경사자기장이 활성화된다(*y*축). 바로 재위상화를 위한 180° 펄스가 가해지면 에코신호가 방출되는데 이때 주파수부호화 경사자기장이 가동 된다(*x*축).

그림 4-19처럼 4번 반복해서 자기공명 신호를 얻게 되면 각 가로열의 위치에 따라 화소의 자기공명 신호 위상변화율이 각각 다르게 부여됨으로써 *y*축 상의 번지 역할을 하게 된다.

실제로 자기공명영상 장치에서는 위상부호화 단계 수 N_{PE}를 128, 256, 320번 등으로 사용하므로 단위 위상차 $\Delta\Phi$는 360°/N_{PE}가 되며 매번 90° 펄스를 반복할 때마다 위상부호화 경사자기장은 각 가로열 화소 사이에 단위 위상차의 정수배, 즉 $n\Delta\Phi$만큼 위상차가 증가되도록 강도가 조정된다. 예를 들어 N_{PE}가 256인 경우 256번 신호획득을 반복하며, $\Delta\Phi$는 1.406°가 된다. 첫 번째에서는 위상차 없이 신호획득을 하고, 두 번째 반복에서는 각 가로열 사이에 1.406° 만큼 위상차가 발생하며, 세 번째 반복에서는 2×1.406° = 2.812° 만큼 위상차가 생기고, 네 번째는 3×1.406° = 4.218°가 된다.

일반적으로 스핀에코*spin echo* 영상은 처음에 양(+) 방향*positive direction*으로 가장 강하게 위상부호화 자기장을 걸어주어 위치에 대한 정보를 많이 주고 점점

약하게 가하여 '0' 값의 위상부호화 자기장세기를 가하고 다시 반대 방향의 자기장을 점차로 강하게 걸어준다. 이러한 반복된 위상부호화 작업은 자기공명영상에서 하나의 영상을 얻기 위해 많은 시간이 걸리는 주된 원인이므로 위상부호화 반복을 줄일 수 있는 영상기법이 최신 초고속 영상기법의 중요과제가 되고 있다.

그림 4-20은 하나의 영상을 얻기 위해 절편선택 코일에 자기장이 걸리는 시기와 위상부호화 경사자기장이 걸리는 시기, 주파수부호화 경사자기장이 걸리는 시기를 종합적으로 정리한 것이다.

V k-공간

이렇게 반복하여 획득한 자기공명 신호는 반복한 순서에 따라 저장공간에 기록된다. 실제로 신호 저장 시에는 아래 그림에서처럼 각 신호를 연속적으로 기록하지 않고 일정한 시간간격으로 그 지점의 신호의 크기를 선택하여(표본추출 또는 digitization) 숫자값으로 기록한다.

따라서 각 위상부호화 단계마다 반복하여 얻은 신호값은 반복한 순서대로 표본추출*sampling*하여 기록하며 이를 원데이터메트릭스*raw data matrix* 또는 k-공간*k-space*이라 부른다(그림 4-21).

k-공간 데이터메트릭스를 시간축에 따라 푸리에 변환하면 공간상의 x축 번지수 정보가 $\omega_0(x)$와 대응되며, 반복횟수축으로 푸리에 변환을 하면 공간상의 y축 번지수 정보가 k_y와 $\left[k_y = \frac{\Delta\phi}{\Delta y} = \gamma G_y T\right]$ 에 대응되게 나온다. 이들 주파수는 각 축에 대한 공간 번지와 상응하므로 이를 k-공간의 공간주파수라 한다. 실제로는 데이터 공간 안에 기록된 자기공명 신호 수치값 안에 이들 주파수의 정보가 내재되어 있다는 의미이며 푸리에 변환을 하면 공간주파수값이 도출된다는 것이다. 스핀에코 신호와 관계하여 256×256 데이터메트릭스로 구성되는 현실적인 수

그림 4-21
표본추출 모식도
위상부호화 단계마다 반복하여 얻은 신호값은 반복한 순서대로 된다.

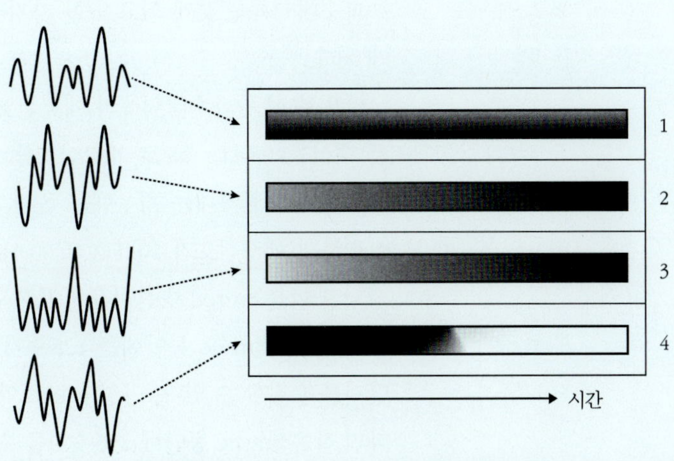

그림 4-22
데이터매트릭스로 구성되는 k-공간

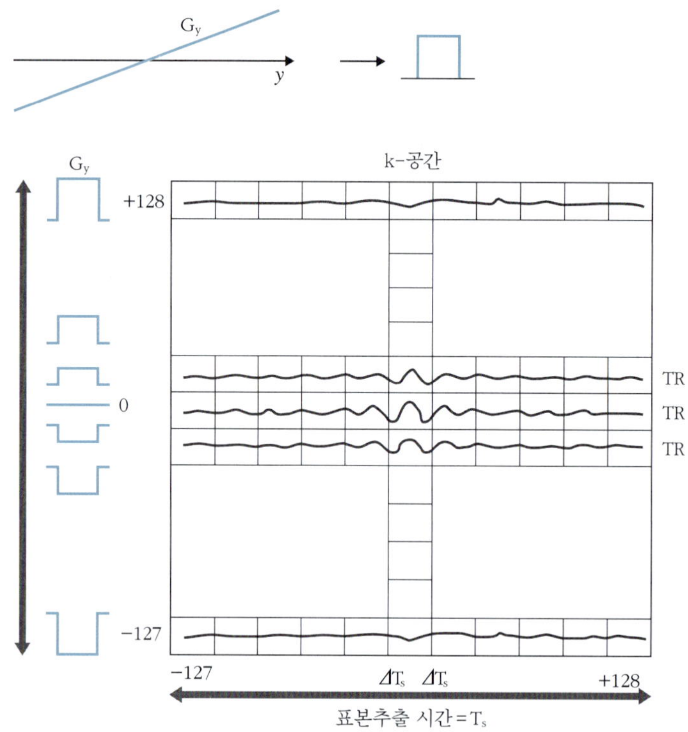

치로 k-공간 예를 들어보면 y축 경사자기장의 기울기를 경사자기장의 진폭값으로 나타냈을 때 그림 4-22와 같다.

여기서 에코신호의 수신과정을 살펴보면, 신호를 받는 기간을 수신시간*sampling time*이라 하고 그 기간 동안에 주파수부호화 경사자기장이 가동되어 에코신호를 여러 주파수 대역으로 나누게 되고 바로 수신코일에 잡히게 된다.

송신코일에서는 절편의 두께를 정하는 데 송신 주파수대역폭*transmitting bandwidth*이 결정적인 역할을 하지만 수신코일에서는 수신 주파수대역폭*receiver bandwidth*이 수신시간을 결정한다. 이 수신 대역폭은 주파수부호화 경사자기장에 의해 여러 주파수 단계로 갈라진 에코신호가 실제 수신코일로 들어올 때 가지고 있는 주파수대역폭으로, 강한 주파수부호화 경사자기장이 걸리면 넓은 수신 주파수대역폭을 갖게 되고 약한 자기장이 걸리면 좁은 수신 주파수대역폭을 갖게 된다.

넓은 수신 주파수대역폭의 에코신호를 받아내려면 짧은 시간 동안에 매우 빠른 수신율*sampling rate*로 에코신호를 수신해야 하고 좁은 수신 주파수대역폭의 에코신호를 받아내는 경우에는 좀더 긴 수신시간을 투자해야 한다. 예를 들어 설명하면 에코신호가 16kHz(16,000Hz)의 수신 주파수대역폭의 수신코일로 발생되고 이를 8msec 수신시간에 표본추출한다고 가정하면 1초 동안 16,000주기*cycle*이므로 8msec 동안에는 128주기를 수신할 수 있다. 즉, 128 주파수부호화 단계를 수집할 수 있다. 만일 32kHz의 수신 주파수대역폭의 에코신호가 발생된다면 같은 8msec 동안에 256주기를 수신할 수 있다.

이때 물론 수신율은 함께 증가되어야 한다. 수신율에 대한 정확한 이해를 위해 나이퀴스트 한계*nyquist limit*를 잠깐 설명하면 자기공명영상의 에코신호처럼 사인파형으로 들어오는 아날로그 정보를 디지털 정보로 바꾸기 위해서는 파형의 한 주기당 최소한 두 번씩 측정치를 표본추출해야 그 파형에 대해 파악할 수 있고 다시 초기의 아날로그 상태로 전환시킬 수 있다는 개념이다. 예를 들어 같은 8msec 수신시간 동안에 256 또는 512 단계로 나누어진 에코신호를 수신하기 위해서는 나이퀴스트 한계에 따라 512 또는 1,024번 표본추출을 해야 한다. 결과적으로 수신 주파수대역폭과 수신율은 정비례하게 된다.

정리하면 수신 주파수대역폭과 수신시간은 반비례의 관계를 보여 수신시간이 짧아지면 수신 주파수대역폭은 넓어진다. 수신 주파수대역폭이 넓어지면 수신율은 비례해서 증가한다. 이렇게 수신 주파수대역폭과 수신시간, 수신율 등은 서로 밀접하게 연결된 관계이므로 대부분의 장비에서 일정하게 정해져 있다.

수신 주파수대역폭의 크기는 신호대잡음비*signal to noise ratio; SNR*를 결정하는데 매우 중요하다. 수신 주파수대역폭이 넓어지면 각각의 주파수 범위에서의 신호강도는 감소하고 변연부의 주파수 대역이 포함되기 때문에 잡음이 증가되어 신호대잡음비가 감소한다. 따라서 넓지 않는 수신 주파수대역폭을 갖는 것이 중요한데 한 가지 주의할 점은 신호대잡음비를 높이기 위해 무작정 수신 주파수대역폭을 좁힐 수만은 없다는 것이다. 그렇게 하면 수신시간이 증가하여 필연적으로 에코시간*echo time*의 증가를 초래하고 이는 탈위상*dephasing*에 의한 신호대잡음비의 감소를 야기할 수 있기 때문이다. 따라서 수신시간과 격자 크기 등을 고

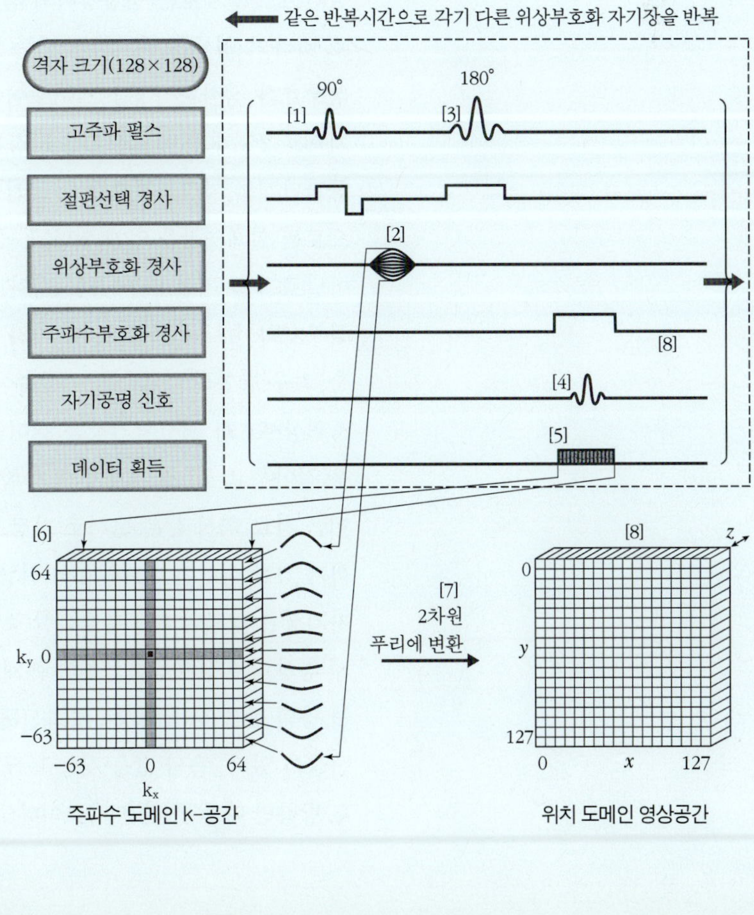

그림 4-23
스핀에코에서 k-공간 데이터 축적과정
k-공간 한 절편의 영상을 얻기 위해서는 여러 번 위상부호화 단계만큼 90° 펄스를 반복해주어야 한다. 반복된 자료가 쌓이는 공간이 k-공간으로 초기의 주파수 변화에 따른 배치가 푸리에 변환 후에 공간에 따른 배치로 바뀐다.

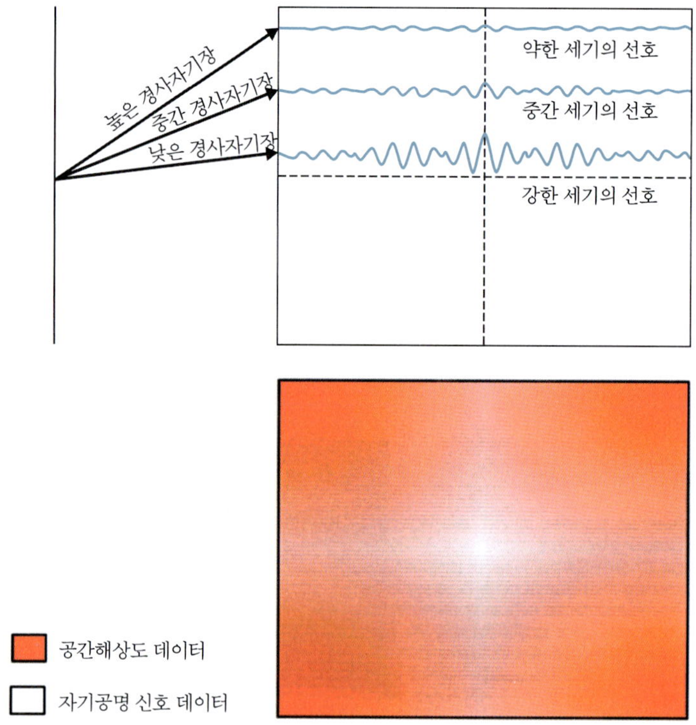

그림 4-24
경사자기장 세기에 따른 자기공명 신호의 k-공간 내 배치
k-공간에서 강한 위상부호화 자기장이 걸렸던 신호는 탈위상 효과로 인해 낮은 신호대잡음비를 갖고 약한 위상부호화 자기장이 걸렸던 신호는 강한 신호를 나타낸다. 각 신호는 에코의 형태로 나타나므로 서로 좌우대칭이 되고 위아래 역시 방향만 바뀌었으므로 대칭이 된다.

려한 적절한 범위에서의 수신 주파수대역폭 선정이 매우 중요하다.

앞서 잠깐 언급했던 k-공간은 연속된 수평선으로 구성된 사각형 모양의 가상 공간으로 실제로는 영상장비의 컴퓨터 메모리칩 내에 존재한다. 앞서 설명한 대로 하나의 영상을 얻기 위해서는 256×256 격자 크기의 영상인 경우 256번 위상부호화 경사자기장을 걸어주어야 하고 256번 에코신호를 받게 된다. 이렇게 차례로 256개의 에코신호가 저장된 공간을 k-공간이라 한다. 따라서 k-공간은 중간단계의 저장공간으로 k-공간에 저장된 자료를 불러내어 푸리에 변환을 함으로써 실제영상을 얻게 된다. k-공간에서 하나의 에코신호가 신호 표본추출 및 아날로그-디지털 변환 등을 거쳐 하나의 선상으로 자리 잡은 자료의 나열을 위상부호화선*phase encoding line*이라 부르고 이때 위아래 방향의 세로축을 주파수축, 좌우 방향의 가로축을 위상축이라고 부른다(그림 4-23).

위상부호화 경사자기장을 걸어줄 때에는 강한 자기장부터 점점 약한 자기장을 걸어주고 '0'을 거쳐 반대 방향으로 자기장을 걸어준다. 따라서 k-공간에 쌓이는 자료 역시 같은 순서로 가장 상부에는 가장 강한 자기장을 가하여 위상 변화가 가장 심했던 에코신호의 위상부호화선이 있고 중앙에 '0' 값의 위상부호화 자기장을 받았던 위상부호화선(중앙선*central line*)이 존재하며 다시 아래로는 반대 방향의 위상부호화선들이 존재하게 된다. 따라서 중앙선을 중심으로 상부에는 양의 값을 갖는 위상부호화선들이 있고 하부에는 음의 값을 갖는 위상부호화선들이 있다. 음의 값을 갖는 k-공간 자료는 양의 값을 갖는 k-공간 자료와 서로 방향만 다를 뿐 같은 자료이다(그림 4-24).

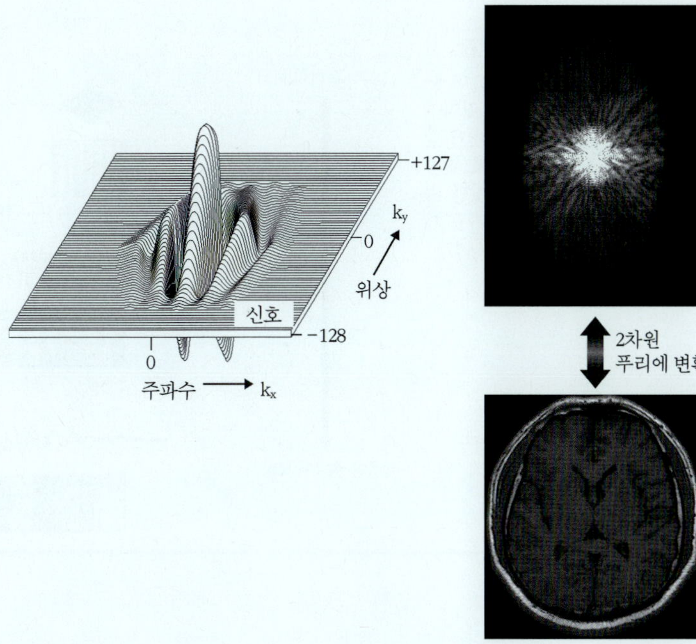

그림 4-25
k-공간의 입체적 특성 및 영상화를 위한 푸리에 변환

영상자료의 중간저장 단계인 k-공간을 3차원으로 나타낸 그림에서 위상 및 주파수 부호화 시에 낮은 자기장이 걸렸던 중앙 부위가 높은 신호대잡음비를 보인다. 반면에 가장자리 부위는 강한 자기장이 걸려 높은 위치정보를 갖고 있다. 이러한 k-공간을 푸리에 변환하면 실제 영상을 얻을 수 있다.

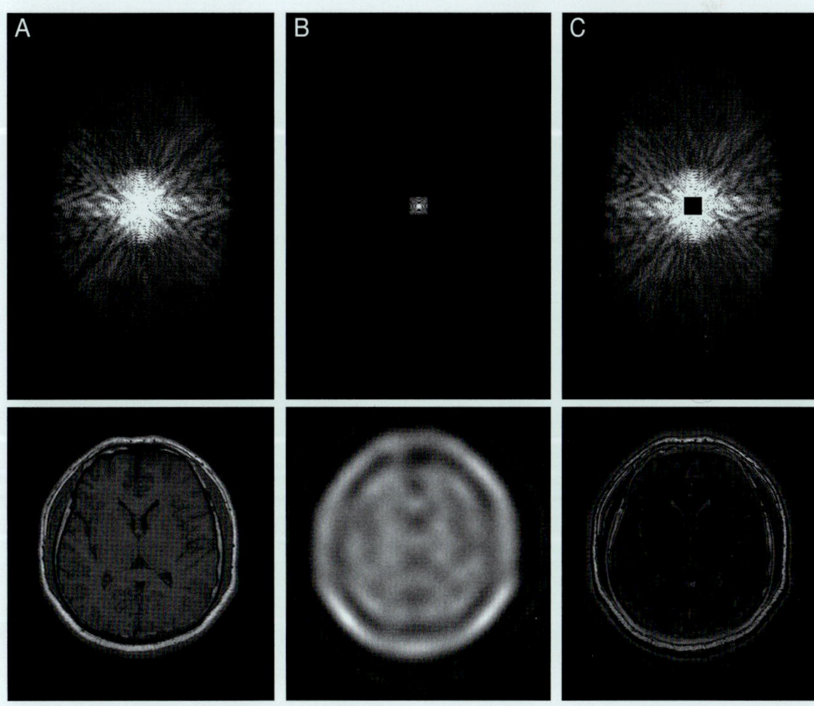

그림 4-26
k-공간의 위치적 특성 및 실제 영상에서의 효과

k-공간에서 전체 공간을 모두 푸리에 변환할 때에는 가장 정확한 정상적인 영상이 나타난다(A). 그러나 신호대잡음비가 높은 중앙의 낮은 주파수 범위 즉, 약한 자기장이 걸린 부위만을 푸리에 변환했을 경우에는 대조도는 살아 있지만 위치정보가 떨어져 불분명한 영상을 얻게 되고(B), 신호대잡음비가 낮은 주변부만을 푸리에 변환했을 경우에는 위치정보만 살아 있어 윤곽은 선명하게 보이지만 대조분해능이 떨어진 영상을 얻게 된다(C).

또한 주파수 축을 형성하는 중앙의 종선을 중심으로 k-공간 좌측은 역시 우측과 방향만 반대이고 같은 값을 보이는 거울상의 관계를 보인다. 따라서 k-공간을 4등분해 4등분된 공간을 각각 처리하면 신호대잡음비가 1/4로 감소된 같은 영상을 만들 수 있다.

위상부호화 자기장을 걸어줄 때 k-공간의 최상부 및 최하부에는 강한 자기장을 걸어 위상변화가 가장 큰 위상부호화선들이 있고 중심부는 반대의 경우라고 하였는데 이로 인해 신호대잡음비의 값이 k-공간 상하 및 좌우 끝에서는 약하게

그림 4-27
수신 주파수대역폭과 신호대잡음비의 관계
넓은 주파수대역폭으로 주파수부호화하면 짧은 수신시간 동안에 신호를 받아낼 수 있지만 신호에 비해 잡음이 많아져 신호대잡음비가 감소하게 된다. 반면 좁은 주파수대역폭으로 주파수부호화하면 신호대잡음비는 증가하지만 수신시간이 길어져 결국에는 에코시간 증가를 가져온다(고주파 대역폭 = 1/dwell time = 1/ΔT).

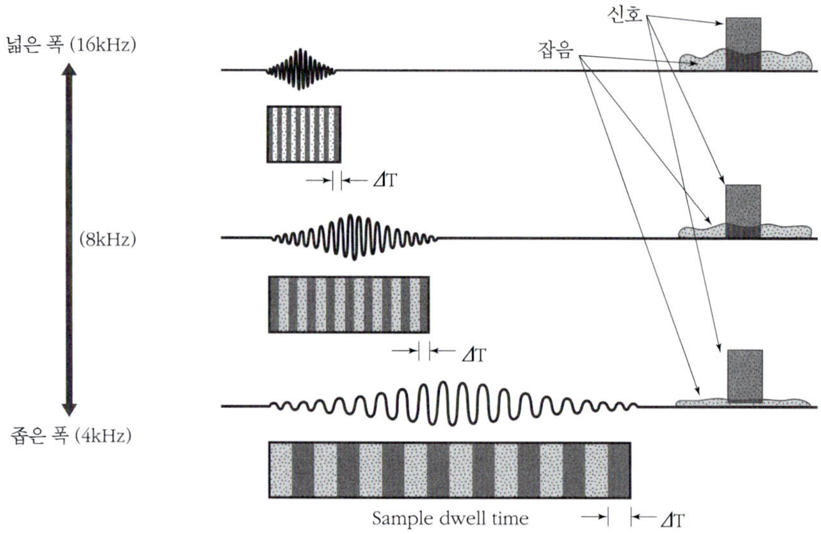

되고 중앙선을 중심으로 한 중앙부위가 더욱 큰 값을 갖게 된다. 반면에 위치정보는 강한 자기장을 걸어준 부위에서 잘 나타나 k-공간 상하 및 좌우 끝에서 높은 위치정보를 나타낸다(그림 4-25~27).

참고문헌

Crawley AP, Henkelman RM. A stimulated echo artifact from slice interference in magnetic resonance imaging. Med Phys 1987;14:842-848.

Hoult DI. Zeugmatography: A criticism of the concept of a selective pulse in the presence of a field gradient. J Magn Reson 1977;26:165-167.

Kneeland JB, Shimakawa A, Wehrli FW. Effect of intersection spacing on MR image contrast and study time. Radiology 1986;158:819-822.

Kucharczyk W, Crawley AP, Kelly WM, et al. Effect of multislice interference on image contrast in T2-and T1-weghted MR images. Am J Neuroradiol 1988;9:443-451.

Lauterbur PC, Kramer DM, House WV Jr, et al. Zeugmatographic high resolution nuclear magnetic resonance spectroscopy: Images of chemical inhomogeneity within macroscopic objects. J Am Chem Soc 1975;97:6866-6868.

Lauterbur PC. image formation by induced local interactinos: Examples employing nuclear magnetic resonance. Nature 1973;242:190-191.

Mansfield P, Maudsley AA, Bains T. Fast scan proton density imaging by NMR. J Phys E - Sci Instrum 1976;9:271-278.

Ogawa S, Tank DW, Menon R, et al. Intrinsic signal changes accompanying sensory stimulation: Functional brain mapping with magnetic resonance imaging. Proc Natl Acad Sci USA 1992;89:5951-5955.

Posse S, Aue WP. Susceptibility artifacts in spin-echo and gradient-echo imaging. J Magn Reson 1990;88:473-492.

Wehrli FW, Perkins TG, Shimakawa A, et al. Chemical shift-induced amplitude modulations in images obtained with gradient refocusing. Magn Reson Imaging 1987;5:157-158.

제5장

자기공명영상 시스템의 하드웨어 구성과 정도관리

오창현, 이재문, 이정휘, 송인찬

I 자기공명영상 시스템의 구조

경사에코*gradient echo*, 스핀에코*spin echo*, 자기공명 혈관조영술*MR angiography* 등 다양한 자기공명*MR* 영상촬영을 위해서는 환자용 침대*patient table* 등 환자와 직접 관련된 기구들은 물론 영상촬영과 직접 관련된 주자석*main magnet*, 고주파 코일*RF coil*, 경사코일*gradient coil*의 3가지 코일 시스템 그리고 이들을 제어하고 영상을 만드는 분광계*spectrometer*가 필요하다.

그림 5-1은 전형적인 자기공명영상 시스템의 구조를 나타낸 것이다. 신호의 흐름에 따른 설명을 하면 다음과 같다. 분광계에서는 고주파 펄스*RF pulse*, 경사 펄스*gradient pulse*의 모양을 아날로그 형태로 만든다. 이 중 고주파 펄스는 고주파 진동기에서 나오는 라모주파수*Larmor frequency*(f_0)의 반송파 신호로 변조된 후 고출력의 고주파 파워 증폭기*RF power amplifier*로 증폭되어 고주파 코일에 전달되며, 위치정보를 얻기 위한 경사자기장 신호는 경사 파워 증폭기*gradient power amplifier*로 증폭되어 x, y, z 방향의 경사 코일로 전달된다. 고주파 경사 코

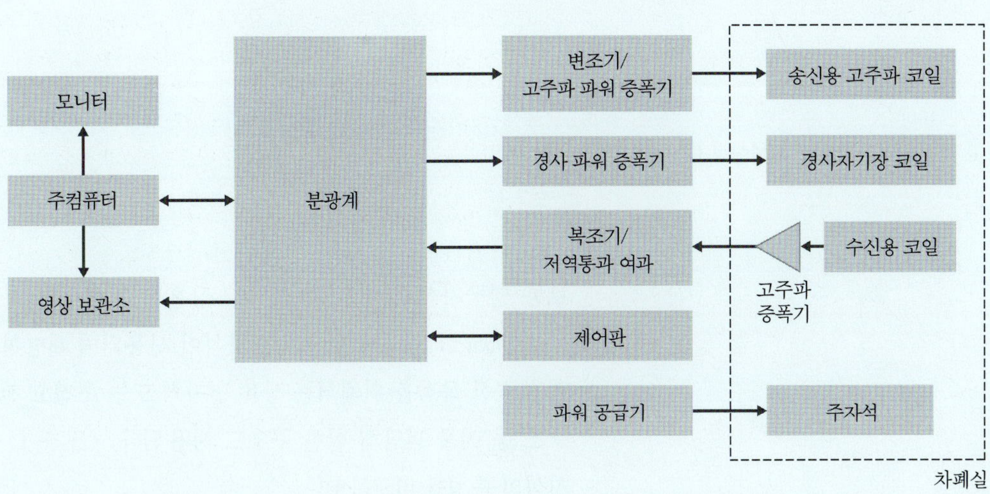

그림 5-1
일반적인 자기공명영상 시스템의 구성도

그림 5-2
자기공명영상 시스템의 주자석과 고주파 코일, 경사 코일

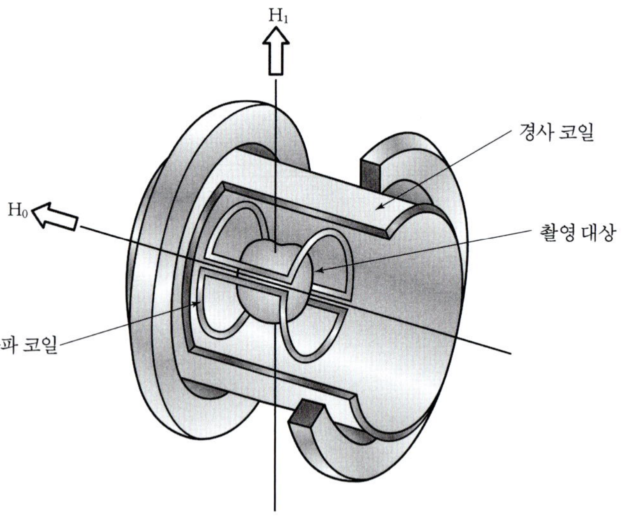

일을 통해 영상촬영 대상으로 보내진 고주파, 자기공명영상은 우리가 원하는 영상촬영에 필요한 핵자기공명*nuclear magnetic resonance; NMR* 현상을 일으키며 그 결과로 나오는 핵자기공명 신호는 다시 고주파 코일을 통해 받게 된다.

고주파 코일에서 나오는 핵자기공명 신호는 증폭기에서 증폭된 후 복조*demodulation*되어 저역통과 여과*low pass filtering* 과정을 거친 후 다시 분광계로 보내지며 디지털 데이터로 변환된 후에 주컴퓨터*main computer*에서 영상을 재구성하게 된다. 이렇게 만들어진 영상 데이터를 디스플레이 모니터에 표시해서 진단한다. 이 중 주자석과 고주파 코일, 경사 코일 등 촬영 대상을 싸고 있는 부분은 자기공명영상 신호가 외부의 고주파 잡음에 영향을 받는 것을 막기 위해 고주파 차폐실*RF shield room* 내부에 설치된다.

영상촬영 대상과 직접 신호를 주고받는 부분인 주자석과 고주파 코일, 경사 코일의 구조를 그림 5-2에 간단히 보였다. 보통 *z*방향이 주자기장(H_0)의 방향이며, *x*, *y*방향은 고주파 자기장*RF magnetic field*(H_1)의 방향이다. 촬영하고자 하는 대상에서 제일 가까운 쪽에 고주파 코일, 그 다음에 경사 코일, 제일 바깥쪽에 자석이 있다.

Ⅱ 주자석(주자기장 생성장치)

보통 영구자석*permanent magnet*, 상온 전자석*resistive magnet*, 초전도 전자석*superconducting magnet*의 3가지 자석이 사용되며 개방형 자기공명영상 시스템처럼 특수한 목적을 위해서는 상온 전자석 또는 초전도 전자석과 영구자석을 합한 구조 등 이를 적당히 합한 구조도 사용된다. 〈표 5-1〉에 자기공명영상 촬영용 자석의 특성을 비교하였다.

표 5-1
자기공명영상 촬영용 자석 비교

	영구자석	상온 전자석	초전도 전자석
자기장 세기(T)	0.05~0.4T	0.05~0.15T	0.5~7T, 9.4T
자기장 방향	y축 방향	z축 방향	z축 방향
자기장안정성 확보방법	항온, 항습이 필요	정전류 제어	영구전류
자기장 균일성	10^{-5}	10^{-4} 이하	10^{-5}~10^{-6}
전력소비	적다	크다(0.25~100kW)	없다
누설 자기장	적다	적다	크지만 능동차폐 *active shield*를 사용하여 적게 만든다
가동 유지비	아주 적다	중간 정도 (전력, 냉각수 사용)	액체 헬륨이 비싸나 재활용 방식을 이용해 적게 만든다

Ⅲ 고주파 코일 및 관련 장치

자기공명영상 시스템에 사용되는 고주파 하드웨어는 해당 공진주파수의 고주파 신호를 대상에 전달하고 대상에서 방출되는 고주파 신호를 측정하는 역할을 한다. 고주파 신호의 송신은 분광계와 고주파 증폭기*RF amplifier*, 증폭기로 만들어진 고주파 신호를 영상촬영 대상에 송신용 고주파 코일을 이용하여 전달되는 과정을 거친다. 고주파 신호의 수신은 대상체로부터 만들어진 미약한 고주파 신호를 효율적으로 받아 이를 증폭시켜서 분광계의 수신단에 전달함으로써 이루어지는데 이는 수신용 고주파 코일과 전증폭기*preamplifier*를 이용한다.

고주파 코일 : 자기공명영상 시스템에서 대상물체와의 실질적인 고주파 신호 교류는 고주파 코일에 의해서 이루어진다. 고주파 코일은 촬영하고자 하는 대상 물질의 라모주파수에 해당하는 고주파 신호를 전송하고 수신할 수 있도록 구성되어 있다. 일반적인 고주파 코일의 전기회로적인 구조는 그림 5-3과 같다. 공진주파수 값은 회로의 L(inductance), C(capacitance) 값에 따라 결정된다. 회로의 L 또는 C의 값을 조절하여 회로가 원하는 공진주파수에서 동작하게 한다.

고주파 코일은 동작형태, 전기장*field*의 생성방법, 코일의 모양에 따라 여러 가지 분류가 있으며(송신 또는 수신 코일*transmit or receive coil*, 원편광 또는 선편광 코일*circular or linear polarized coil*, 용적 또는 표면 코일*volume or surface coil* 등), 촬영 목적에 가장 부합하는 코일을 선택하여 영상을 획득한다. 송신 코일과 수신 코일은 고주파 신호의 발신과 수신이 동시에 이루어지지 않기 때문에 하나의 코일을 이용할 수 있지만 일반적으로 각각의 목적에 특화된 코일을 사용하는 경우가 많다. 코일의 동작은 대상물체에 따라 전자기적인 영향을 받으며 이로 인해 코일의 공명주파수가 달라지는 특징이 있다. 그러므로 대상물체에 따라서 또는 같은 물체에 대하여 영상을 획득할 때 그에 맞도록 코일의 주파수 특성을 맞추는 노력이 필요하다(그림 5-4~6).

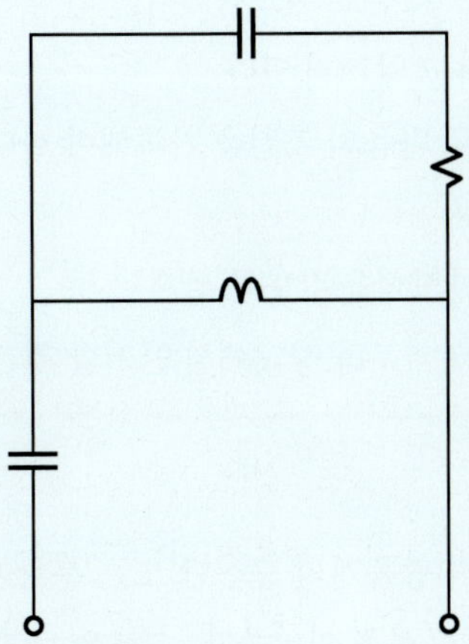

그림 5-3
RLC 공진회로

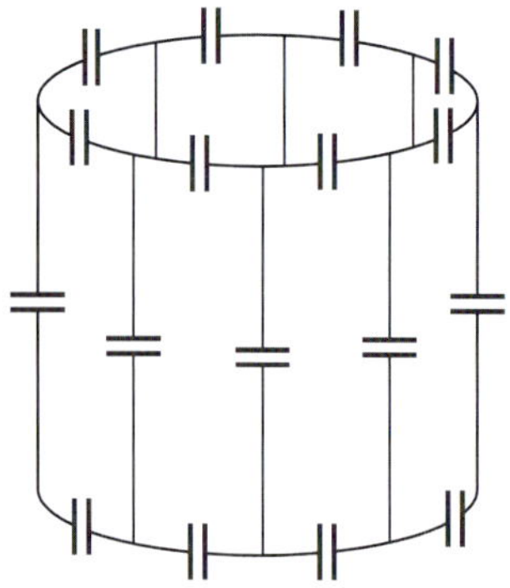

그림 5-4
뇌영상을 얻기 위하여 사용되는 새장형 고주파 코일*birdcage type head RF coil*의 구조도
조율 콘덴서*tuning capacitor*의 위치에 따라 고통과*high-pass*, 저통과*low-pass*, 대역통과 *band-pass* 형 코일로 구분된다. 두부 코일은 일반적으로 송신과 수신을 하나의 코일에서 담당한다.

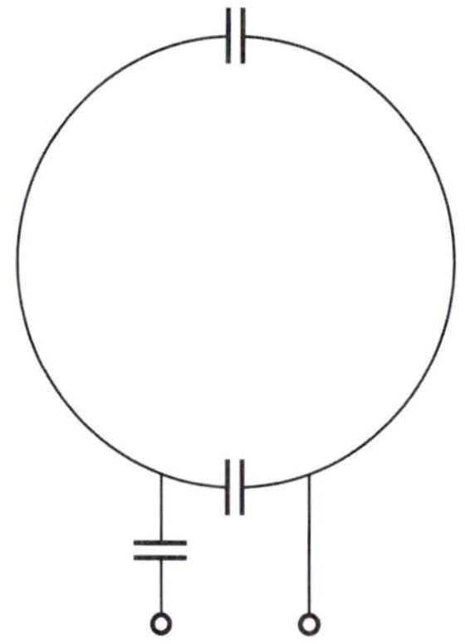

그림 5-5
일반적인 목적으로 사용되는 평면 단일고리 고주파 코일*surface single loop RF coil*의 구조도
송신용 코일이 따로 설치된 상태에서 수신용으로 사용되는 경우가 대부분이다.

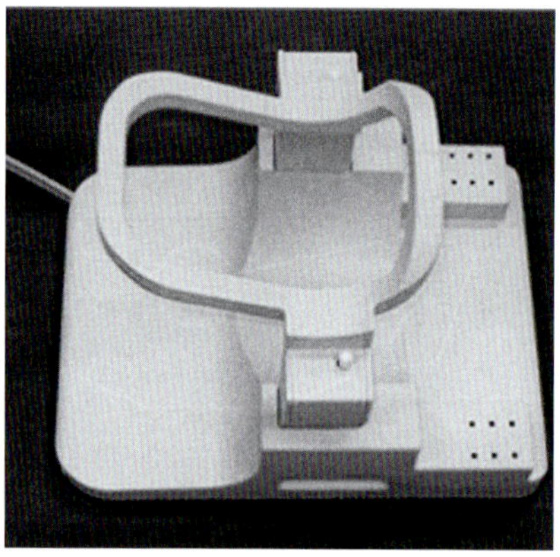

그림 5-6
경추(C-Spine) 촬영을 위한 척추 코일
(사진제공 : (주) 메디너스)

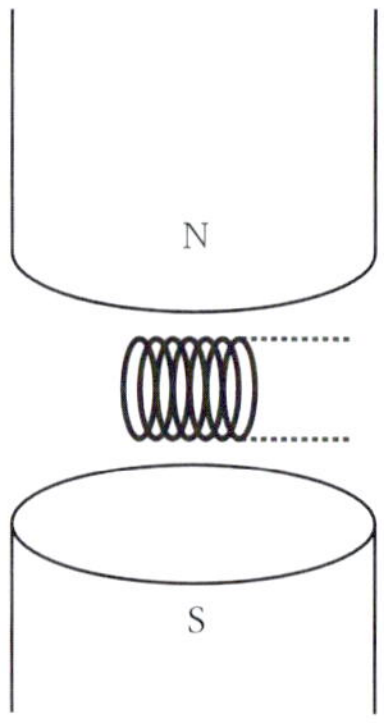

그림 5-7
자석과 선륜통 코일

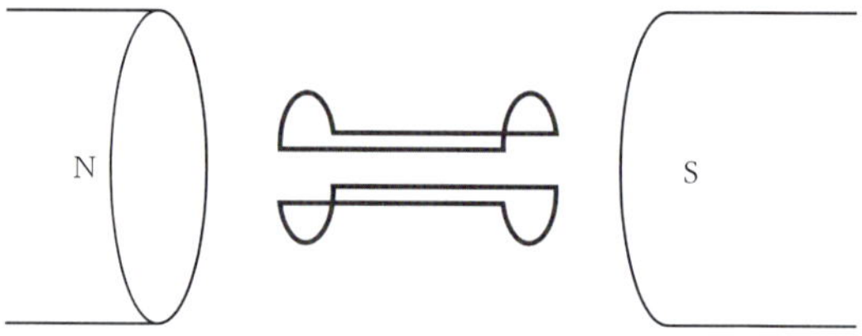

그림 5-8
자석과 안장 코일

코일에 의하여 발생하는 전기장은 주자석에 의하여 생성된 정자기장의 방향과 직교하는 방향으로 형성되도록 설계된다. 일반적인 경우 저자기장의 수직 방향의 정자기장을 이용한 시스템에서는 선륜통형*solenoid type*의 코일(그림 5-7)이 유리하고 수평 방향으로 정자기장이 형성되는 초전도 시스템에서는 안장 코일 *saddle type*(그림 5-8)을 이용하는 것이 유리하다고 알려져 있다.

자기공명영상에 사용되는 코일은 일반적으로 다음의 조건을 만족해야 한다.

① 높은 신호대잡음비*signal to noise ratio; SNR*

② 고주파 신호가 균일하게 전달되고 높은 안정성을 갖도록 설계

③ 송신 또는 수신 기능이 원활하게 동작하고 과부하 상태에서 안전할 것

1. 고주파 채널

고주파 채널은 송수신되는 신호를 고주파 파워 증폭기의 송신단 또는 분광계의 수신단까지 신호적으로 연결하는 하드웨어의 구성을 의미한다. 송신은 큰 출력의 고주파 파워를 송신 코일까지 전달하도록 설계되며 일반적으로 초전도 자석

을 사용하는 경우에는 1~2개의 채널을 사용하는 시스템이 일반적이나 최근에는 다채널의 고주파 전송방식을 이용하는 방법이 연구되고 있다. 수신 채널은 수신용 고주파 코일로 유기되는 약한 신호를 전증폭기를 이용하여 신호를 증폭시키고 증폭된 신호를 분광계의 수신단까지 전달하는 역할을 수행하며 수신 채널의 수는 분광계 수신단 능력에 따라 결정된다. 고자기장의 자기공명영상 시스템에서는 고주파 코일과 Pre-Amp의 성능은 물론 Cabling의 방법이 영상의 품질과 특이흡수율*specific absorption rate; SAR* 양을 결정짓는 중요한 요소임이 밝혀져 이를 개선하기 위한 노력이 진행 중이다.

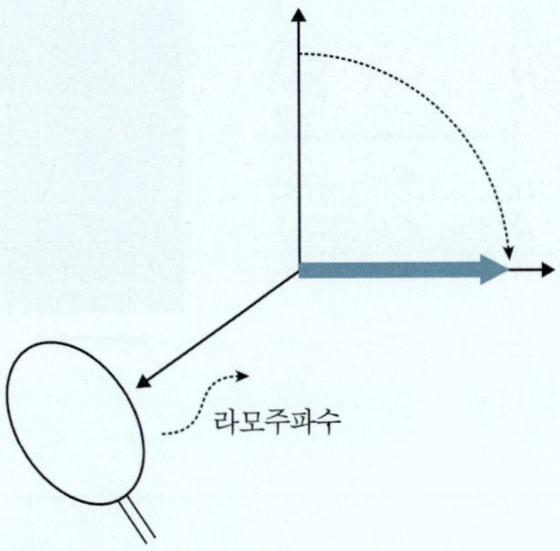

그림 5-9
고주파 코일 송신 원리

2. 송신용 고주파 코일*transmit RF coil*

전신촬영이 가능한 자기공명영상 시스템에서 동체 코일*body coil*을 이용하여 고주파 신호를 주고 대상의 가까운 곳에서 신호를 받는 고주파 코일을 사용하는 경우 동체 코일이 송신용 고주파 코일의 역할을 수행한다. 일반적으로 송수신용 코일에 비하여 송신용 코일을 이용하면 균일한 B_1 자기장을 공간에 전송하는 것이 가능하므로 더 나은 영상을 획득할 수 있는 것으로 알려져 있다. 자기장의 세기가 강한 자기공명 시스템들에서는 전자기파의 특성상 관심영역*region of interest; ROI* 내부에서 균일한 B_1 자기장을 생성하는 것이 어려워지고 있으며 이러한 영향으로 일부 영역에서는 특이흡수율의 양이 기준치를 넘어서는 경향이 있다. 최근의 연구에서 여러 채널의 고주파의 송신방법을 이용하여 이를 극복하는 연구가 진행되고 있다. 송신용 코일을 설계할 때는 낮은 특이흡수율 특성을 갖도록 하는 것이 바람직하다(그림 5-9).

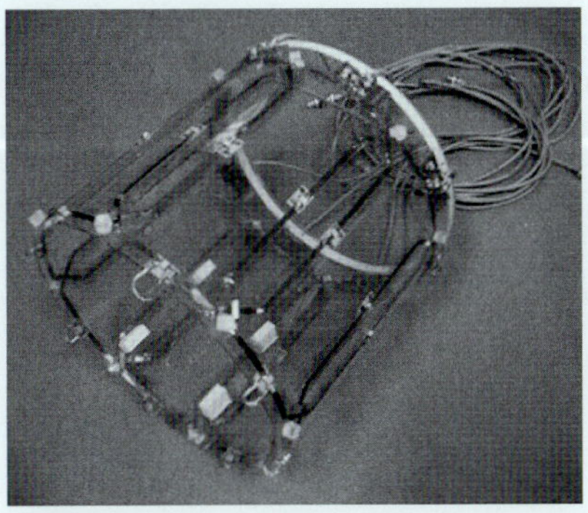

그림 5-10
8채널 전송 SENSE 코일(두부 코일)

3. 수신용 고주파 코일*receiving RF coil*

수신용 고주파 코일은 송신용 고주파 코일의 동작이 끝난 뒤 대상물체에서 유기

그림 5-11
고주파 코일 수신 원리

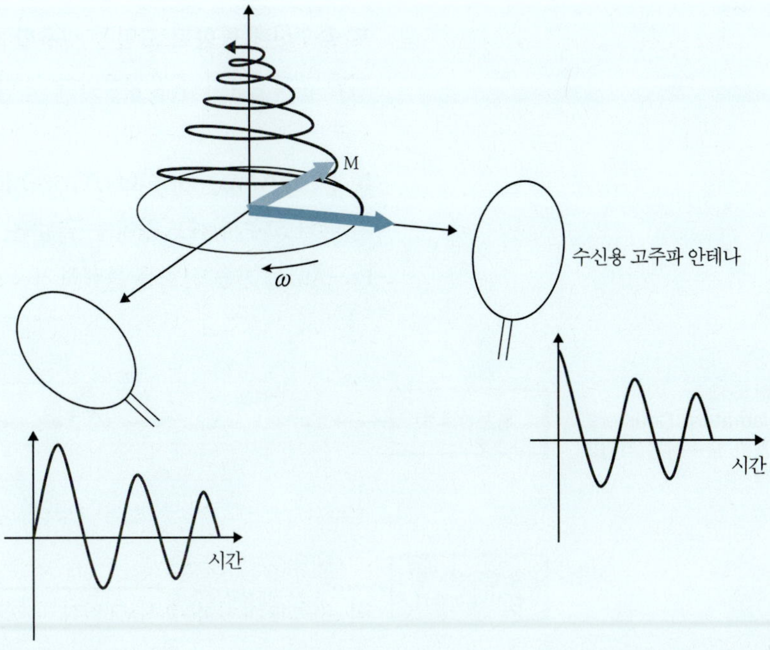

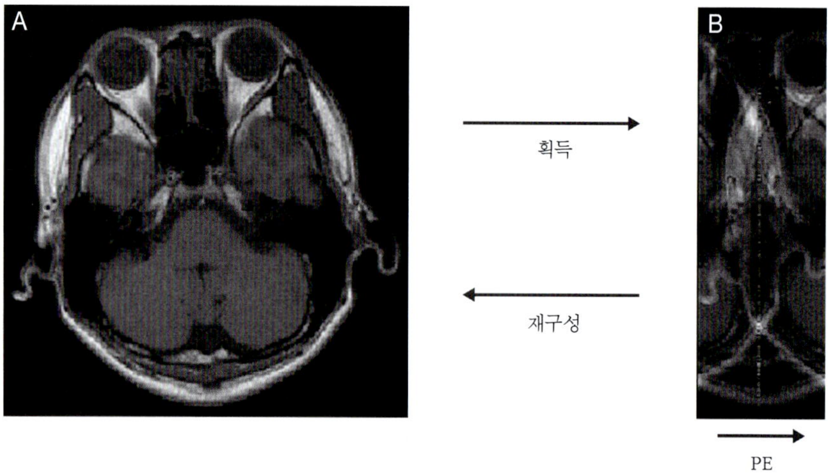

그림 5-12
SENSE를 이용한 영상 재구성
각각의 코일에서 획득된 신호(A)는 SENSE 알고리듬을 이용하여 재구성된다(B).

되어지는 고주파 신호를 가까운 곳에서 획득하기 위한 목적으로 이용된다. 일반적으로 표면 형태의 코일을 이용하는 경우가 많으며 최근에는 다양한 목적의 영상촬영에 이용되는 수신전용 고주파 코일의 이용이 활발해지고 있다. 또한 자기공명영상 시스템 자기장의 세기가 높아지면서 자기장이 불균일해지는 문제를 해결하기 위해 다채널의 수신용 고주파 코일을 사용할 수 있는 시스템이 설치되고 있는 추세이다. 다채널의 수신용 고주파 코일을 효과적으로 사용하기 위해서 SENSE 혹은 SMASH 등의 재구성 알고리듬*reconstruction algorithm*이 개발되어 사용되고 있다. 이러한 다채널 수신방법은 빠른 시간에 영상을 획득하거나 같은 시간에 높은 신호대잡음비를 갖는 영상을 획득할 수 있는 장점이 있다(그림 5-10~12).

4. 송수신용 고주파 코일(TX-RX 고주파 코일)

송수신용 고주파 코일은 전송과 수신이 하나의 코일을 이용하여 이루어지는 동작형태를 갖는 코일로 송수신 전용 코일에 비하여 단순한 구조이다. 일반적으로 송수신에 특화된 코일을 사용할 때보다 신호대잡음비가 떨어지는 단점이 있지만 인체영상처럼 영상범위가 큰 촬영에 많이 이용되고 있다.

5. Pre-Amp, Splitter/Combiner, Cable

그 밖의 고주파 하드웨어를 구성하는 요소로는 약한 수신 신호를 증폭시켜주는 Pre-Amp, 전송 신호를 분배하거나 수신된 신호를 합하는 데 사용되는 Splitter/

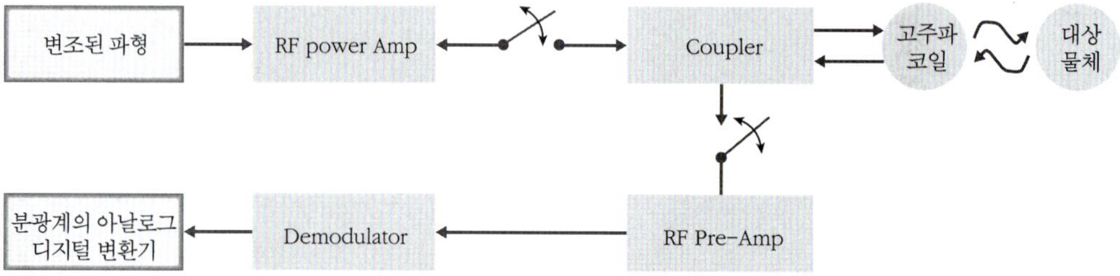

그림 5-13
Quadrature Coupler를 이용한 송수신용 코일의 동작

Combiner, 그리고 신호를 각각의 장치로 연결하는 Cable 등이 있다.

Ⅳ Gradient 하드웨어

1. Gradient의 원리

3차원 공간 내에서 물체의 영상정보를 얻기 위해서는 각각의 위치 정보(예를 들어 x, y, z의 정보)를 가지고 있어야 한다.

일반적으로 사용하고 있는 자기공명영상 시스템의 주자기장은 균일하게 되어 있어 물체 내에서 나오는 주파수가 일정하기 때문에 물체 내의 공간정보를 얻을 수 없다. 이러한 문제를 해결하기 위하여 Iso Center를 기준으로 각 방향의 거리에 비례하는 주파수에 변화를 가하면 각 위치마다 물체 내에서 나오는 신호가 다른 주파수를 갖게 되어 공간에 대한 정보를 획득할 수 있게 된다. 이렇게 공간의 주파수 변화를 주는 역할을 하는 것을 경사 코일이라고 한다. 경사 코일은 각 방향마다 선형적인 주파수 변화를 가져야 하고 Iso Center를 기준으로 한쪽 방향으로는 주파수의 크기가 커지고 반대쪽 방향으로는 주파수의 크기가 작아지게 한다. 자기장의 크기는 보통 단위 길이당 자기장의 세기 mT/m로 표시한다.

일반적으로 경사 코일은 Iso Center를 중심으로 x, y, z 3방향으로 설치하게 되고 주자기장 방향은 z 경사 코일을 수직 방향으로는 y 경사 코일을 좌우 방향으로는 x 경사 코일을 설치한다. 이러한 코일들은 각각 독립적으로 동작하며 주파수부호화와 위상부호화를 통하여 3차원 공간영상을 얻을 수 있게 해준다(그림 5-14).

각각의 경사 코일들의 자기장 변화의 방향은 모두 주자기장의 방향인 z 방향에 따라 달라진다. 이것을 수식으로 정리하면 다음과 같이 나타낼 수 있다.

$$G_Z = \frac{\partial B_Z}{\partial_Z},\ G_Y = \frac{\partial B_Z}{\partial_y},\ G_X = \frac{\partial B_Z}{\partial_x}$$

경사 코일 자기장의 세기는 코일에 가해지는 전류에 따라 결정된다. 코일에 가해지는 전류의 세기는 획득하는 영상의 크기와 두께에 따라 결정된다. 코일의 종류로는 원통형, Planner, R^2 경사 코일 등이 있다.

원통형 경사코일(transverse, z gradient) : 일반적인 초전도 자성체*super-conductive magnet*는 선륜통형*solenoid type*의 Bore 형태로 되는데 이러한 자성에 맞게 설계된 경사 코일이 원통형*cylinder type*이다(그림 5-15). 주자기장의 방향은 머리-발*head-feet* 방향이며 경사 코일 자기장 세기와 방향 역시 머리-발 방향으로 설계된다.

특히 자성 안쪽은 전류가 통하는 도체로 되어 있어 자기장의 변화가 생길 때 전류가 유도되어 유도전류가 발생한다. 이러한 전류는 다시 자기장을 생성하게

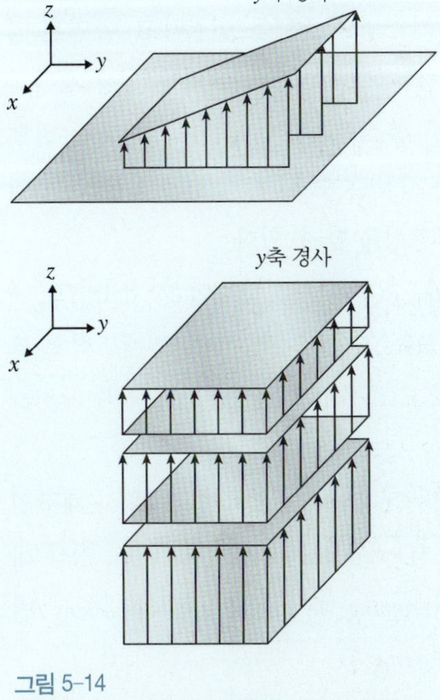

그림 5-14
각 방향 경사 코일의 자기장의 세기와 방향

그림 5-15
원통 경사 코일의 구조

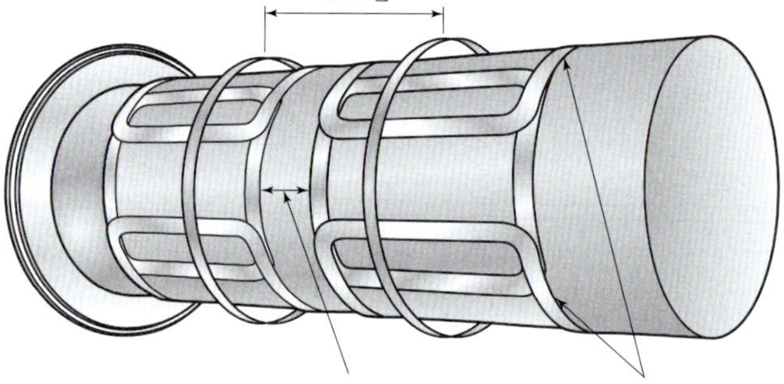

되는데 이때 생기는 자기장은 목적한 경사 방향의 반대로 형성되어 영상획득 시 큰 영상왜곡 현상을 초래하게 된다. 이러한 현상을 없애기 위하여 유도전류가 생기는 패턴에 대한 보상을 하는데 이러한 역할을 하는 것이 차폐경사*shielded gradient*이다. 차폐경사는 경사 코일 바깥쪽에 위치하여 전류를 원래 전류의 방향에 반대로 흘려줌으로써 경사의 변화로 생기는 유도전류를 보상해 준다. 이러한 방법을 능동경사차폐*active gradient shielding*라고 한다.

최근 초고자기장 자기공명영상의 등장으로 인하여 고사양의 경사 코일이 필요해졌다. 1T, 1.5T 자성에서 일반적으로 20mT/m, 25mT/m 정도를 사용하였으나 분광기법, 초고속영상, 에코평면영상*echo planar imaging; EPI*, 확산*diffusion*, 관류*perfusion* 등의 영상기법으로 40mT/m 이상의 경사 코일이 사용되기도 한다.

V 영상 제어대

영상 제어대*imaging console*는 사용자와 자기공명 시스템을 연결하고, 촬영된 영상을 디스플레이하고 후처리과정을 담당하는 장치이다. 사용자는 영상 제어대를 이용하여 촬영하고자 하는 부위에 대한 펄스열*pulse sequence*, 영상획득 변수*imaging parameter*를 결정한 후 영상획득을 시작할 수 있다. 촬영을 통해 얻은 영상을 디스플레이하고, 필요한 경우 후처리과정을 할 수 있다.

① 영상획득 변수 : 관심영역*region of interest; ROI*, 반복시간*repetition time; TR*, 에코시간*echo time; TE*, 역전시간*inversion time; TI*, 숙임각*flip angle*, 매트릭스 크기*matrix size*, 위상부호화 수*number of phase encoding*, 수신 대역폭*receiver bandwidth*, 평균 수*number of average* 등.

② 후처리과정 : 최대강도투사*maximum intensity projection; MIP*, 최대투사 재구성*maximum projection reconstruction; MPR*, 3D volume reconstruction, 영상 대조도 조정*image contrast adjustment*, 확대*zooming*, 패닝*panning*, 여과*masking*, 변연증강*edge enhancement*, 번짐 제거*de-blurring* 등.

Ⅵ 분광계(각종 신호 발생장치 및 처리장치)

분광계*spectrometer*는 자기공명영상 시스템의 중앙제어 및 처리장치 역할을 수행하는 기기이다. 영상 제어대로부터 영상획득 변수*imaging parameters*(촬영방법, 촬영부위, 반복시간, 에코시간 등)를 받아들여 그에 맞는 주변장치 제어 및 고주파와 경사파형*gradient waveform*을 발생시키고 수신되는 자기공명영상 신호를 받아들여 영상을 재구성하는 장치이다. 보편적으로 분광계를 구성하는 기본 장치로는 Single Board Computer, 고주파 송신기, 고주파 수신기, 경사파형 발생장치*gradient waveform generator*, 말단 제어기*peripheral controller*, 영상처리장치*image processor*가 있다(그림 5-16).

1. Single Board Computer(SBC)

분광계의 중앙제어 장치의 기능을 하는 핵심 모듈로서 영상 제어대로부터 영상획득 변수를 받아들여 실질적인 영상촬영을 하는 장치이다. 영상획득 변수를 바탕으로 해당 펄스열을 읽고 그 펄스열이 요구하는 파형 자료*waveform data*, 제어신호 등을 생성한 후 각각의 해당 모듈로 전달해주고 영상촬영을 수행한다.

2. 고주파 송신기

고주파 송신기는 인가하고자 하는 고주파 펄스를 만드는 모듈로서 고주파 펄스의 크기와 위상을 조절할 수 있고, 파형 합성기*synthesizer*, Local Oscillator(LO), Modulator로 구성되어 있다. 파형 합성기는 주어진 고주파 모양*RF shape*을 디지털 아날로그 변환기*digital to analog converter; DAC*를 이용하여 구성하고, 파형 합성기에서 나오는 신호는 단측파대 변조*single sideband modulation; SSB* 방식을 이용하여 변조된다. 고주파 펄스는 In-phase A(t) 성분과 Quadrature Phase B(t) 성분으로 구성되어 있는 복소수*complex* 신호를 단측파대 변조방식을 이용하여 변조함으로써 만들어진다.

그림 5-16
분광계의 구조 및 주변장치와의 연결도

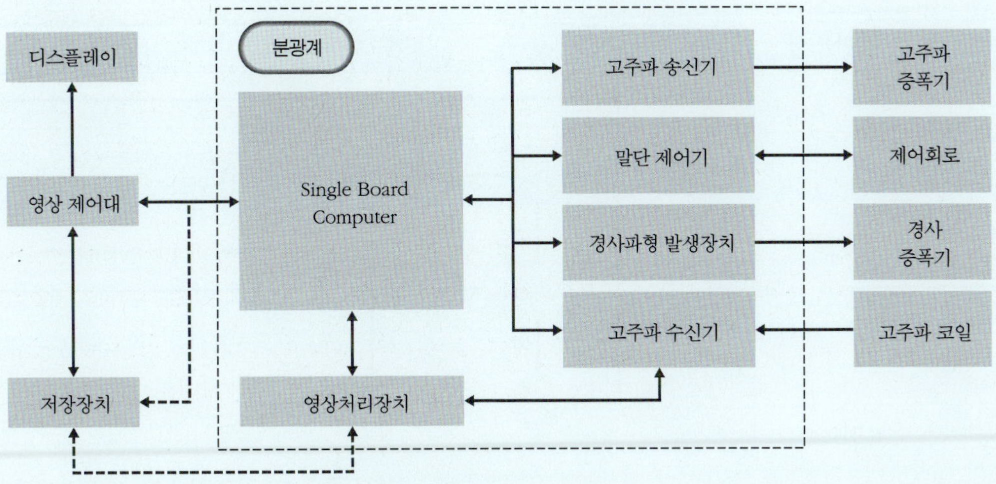

그림 5-17
고주파 송신기의 내부 구성도

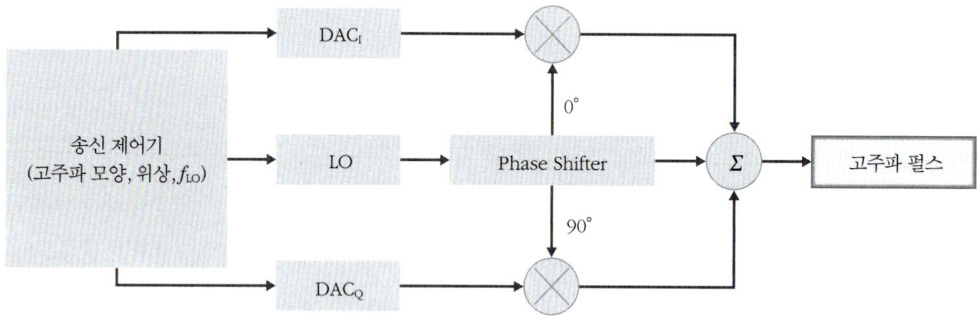

$$\text{RF Pulse(t)} = A(t)\cos\omega_0 t + B(t)\sin\omega_0 t$$

촬영하고자 하는 절편*slice*의 선택은 LO의 주파수를 조정함으로써 선택할 수 있다. 고주파 송신기는 크게 디지털회로 부분과 아날로그회로 부분으로 구성되어 있는데, 고주파 펄스의 모양 자료(복소수)를 디지털 아날로그 변환기를 이용하여 아날로그 신호로 변환한 후 단측파대 변조방식을 이용하여 사용하고자 하는 고주파 펄스를 만들 수 있다. 그림 5-17은 송신기의 개념적 구성도이다.

3. 고주파 수신기

고주파 수신기는 고주파 코일로부터 검출된 자기공명영상 신호를 위상 민감 구적 복조기*phase sensitive quadrature demodulator*를 이용하여 Baseband의 실수부*real*와 허수부*imaginary* 신호로 변환하는 장치이다(그림 5-18). 고주파 수신기로부터 나온 실수부와 허수부 신호를 역 푸리에 변환*inverse Fourier transform*하면 원하는 영상을 얻을 수 있다. 현대의 고주파 수신기는 부품 성능이 발달함에 따라 많은 부분 디지털화되고 있다.

그림 5-18
고주파 수신기의 구조도

NCO: Numerically controlled oscillator.
Decimation: 과추출된 자료에서 원하는 추출비*sampling ratio*에 따른 신호를 추출하는 동작.

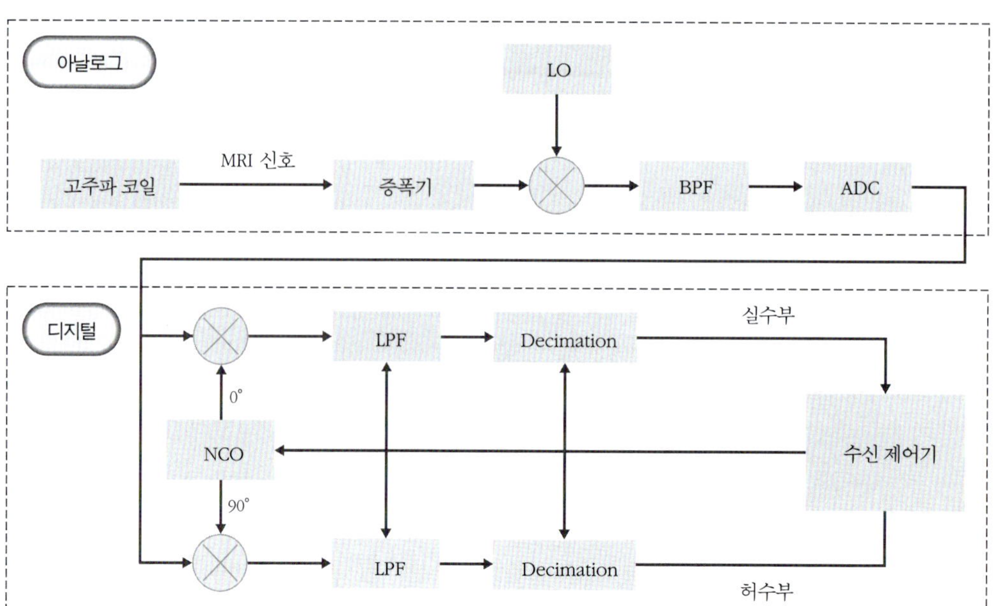

4. 경사파형 발생장치

경사파형 발생장치는 하드웨어 측면에서는 x, y, z의 3축으로 구성되고 펄스열의 관점에서는 선택*selection*, 위상부호화, 판독*readout*으로 구성된다. 이 장치는 파형 생성*waveform generation*, 와전류 보상*eddy current compensation*, 선형 보정*linear shim*의 기능을 수행할 수 있도록 구성되어 있다. 각각의 기능을 살펴보면 다음과 같다.

① 파형 생성

펄스열에서 정의된 시간에 맞춰 주어진 경사파형을 생성한다.

② 와전류 보상

각각의 경사자기장은 경사 코일을 둘러싸고 있는 도체에 와전류를 발생시키는데, 와전류에 의해 왜곡된 경사자기장을 보상한다.

③ 선형 보정

주자기장 내에 존재하는 선형 경사자기장*linear gradient field* 성분 및 경사 증폭기가 갖고 있는 오프셋*offset*을 보정하기 위한 기능이다. 경사파형 발생장치의 구성을 살펴보면 그림 5-19와 같고, 점선으로 표시된 와전류 보상을 위한 회로들은 디지털 신호 처리장치*digital signal processor; DSP*의 발달로 그 안에서 계산되도록 설계할 수 있다.

5. 말단 제어기

자기공명 시스템은 앞 절에서 언급한 장치들 외에도 실제로 시스템을 구성할 때는 많은 주변장치들이 필요하다. 자기공명영상 시스템은 환자감시 장치, 환자 테이블*patient table*, 말단 게이팅*peripheral gating*을 위한 장치, 고주파 송신/수신 스위칭 장치, 고주파 코일을 선택할 수 있는 장치 등 많은 제어가 필요한 장치들

그림 5-19
경사 제어기의 구조도

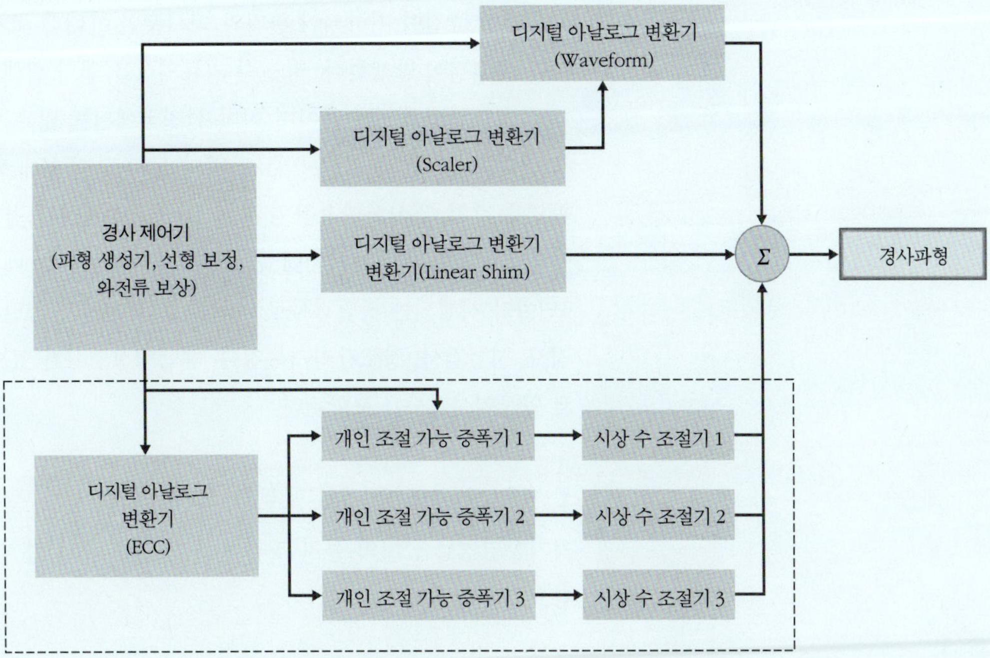

을 포함하고 있다. 말단 제어기*peripheral controller*는 이러한 장치들을 정해진 규칙에 따라 제어할 수 있게 설계되어 있다.

Ⅶ 보정

촬영하고자 하는 대상을 자성 내부에 위치시켰을 때 자화율*magnetic susceptibility* 차이(공기, 물, 조직, 뼈 간의 차이)는 주자기장의 균질도*homogeneity*에 영향을 미치게 된다. 자기공명영상 시스템은 이 영향을 보상하기 위해 First-order(선형) 성분은 *x*, *y*, *z* 경사 코일을 이용하고, High-order 성분을 보상하기 위해 추가적인 *xy*, *xz*, *yz*, *x*2-*y*2, *z*2 코일이 적용되어 있는 경사 코일을 사용하여야 한다. 선형 성분은 *x*, *y*, *z* 경사파형에 적절한 오프셋을 적용하여 보상할 수 있지만 High-order 성분은 추가적인 High-order Shim Power Supply를 적용하여 각각의 성분들을 보상할 수 있다.

Ⅷ 정도관리

자기공명영상 장치는 임상적 유용성과 수익성 때문에 현대 의료영상 분야에서 중요한 위치를 차지하고 있으며 국내에서 운용되는 장비와 검사 수가 계속 증가하고 있다. 그러나 성능이 부적절하거나 관리가 잘 되지 않은 장비를 사용하면 의료영상 품질이 저하되어 환자와 의사뿐만 아니라 국가적으로도 여러 가지 피해와 문제점이 발생한다. 양질의 의료영상을 얻기 위해서는 의료영상 시스템에 대한 정도관리가 필수적이며 이미 선진국에서는 많은 연구가 이루어져 정착되고 있다. 국내에서는 특수 의료장비의 설치 및 운영에 관한 규칙에 의거해 유방촬영용 장치, 전산화단층촬영 장치, 자기공명영상 장치의 정도관리가 이뤄지고 있다. 2007년 현재 자기공명영상 장치의 정도관리는 매년 시행되는 서류검사와 3년마다 시행되는 정밀검사로 나뉜다. 서류검사와 정밀검사에 공통적으로 인력검사, 시설검사, 정도관리기록검사, 팬텀영상검사가 있으며, 정밀검사에는 추가로 임상영상검사가 포함된다.

1. 인력검사와 시설검사

자기공명영상 장치의 설치 조건에 관한 인력 및 시설 기준에 대한 서류를 제출함으로써 이뤄진다.

2. 정도관리기록검사

매일부터 매년까지 일정한 주기마다 장비의 기본적인 성능을 평가하여 기록한다. 이를 통해 조기에 장비 오류를 발견해 적절한 범위 내로 장비성능을 유지하고자 한다. 테이블 이동점검 등 간단한 확인만으로 가능한 매일 항목들이 있으며 1개월 이상 주기를 갖는 평가항목으로 중심주파수 점검, 전도체*transmitter* 획득 및 감쇠, 위치확인영상의 정확성, 영상에서의 측정치와 실측정치의 비교평가, 인공물 점검이 있다. 3개월 항목으로 임상영상 평가, 판독용 모니터 관리가 있고 1년 주기 항목으로 판독대 및 판독실의 조도 측정이 있다.

3. 팬텀영상검사

자기공명영상 장치 정도관리의 객관성 담보와 표준화를 위해 팬텀영상검사가 중요한 역할을 담당한다. 팬텀영상검사는 표준팬텀을 이용해 촬영한 영상에서 평가항목별로 필요한 측정을 함으로써 장비의 여러 가지 성능을 정성적 및 정량적으로 평가하는 검사이다. 국내에서 시행되는 팬텀영상검사는 미국방사선의학회*American College of Radiology; ACR*에서 시행, 발전해온 ACR 팬텀을 표준팬텀으로 시행한다. 표준팬텀은 내부크기가 148×190mm인 원통형 아크릴 플라스틱이며, 팬텀 내부에는 평가를 위한 구조물과 고신호 강도를 내는 용액이 담겨 있다(그림 5-20). 시상위치 확인영상을 촬영하고 축상면으로 11개의 절편을 4가지 영상측정 방법으로 촬영한다(그림 5-21).

표준팬텀을 두부*head* 코일에 위치시켜 팬텀영상을 촬영하며, 영상변수는 〈표 5-2〉에 있다. 팬텀의 수평을 잘 맞추고 잘 고정해야 평가에 적절한 팬텀영상을 얻을 수 있으므로 팬텀을 정위치에 놓는 것이 매우 중요하다. 시상위치 확인영상을 먼저 촬영하여 이를 기준으로 11개 절편 위치를 설정해 축상면영상을 얻는다. 특정한 영상변수가 정해진 스핀에코 기법인 표준영상측정 방법이 각 병원마다 임상에 최적화한 변수로 얻는 병원고유 영상측정 방법으로 각각 T1 및 T2 강조영상을 촬영하므로 모두 4가지 영상측정 방법으로 축상면을 촬영한다. 이렇게 촬영한 영상들로 기하학적 정확도, 공간 분해능, 절편 두께 정확도, 절편 위치 정확도, 영상강도 균일성, 허상 신호 백분율, 대조도 분해능의 7가지 항목을 평가한다. 각 항목별로 의의, 평가방법, 흔한 불합격 원인을 간단하게 알아본

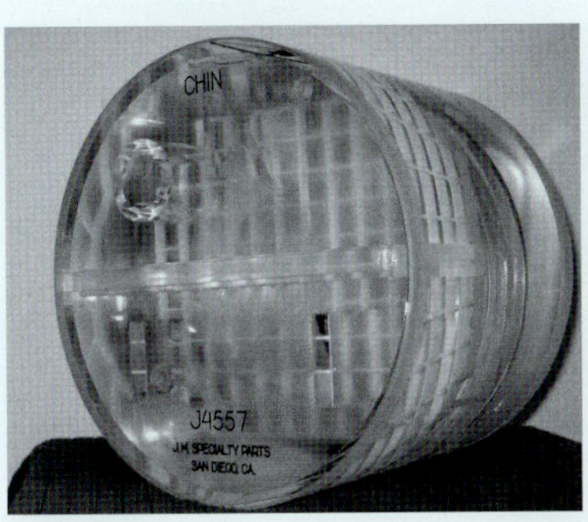

그림 5-20
표준팬텀 사진

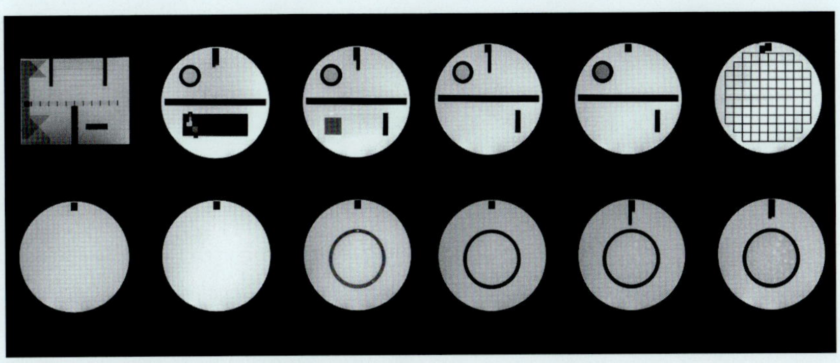

그림 5-21
시상위치 확인영상과 11개 절편 영상

표 5-2
팬텀영상검사 영상변수

	반복시간 (msec)	에코시간 (msec)	영상 범위 (cm)	절편 두께 (mm)	절편 간격 (mm)	여기 횟수	매트릭스
시상위치 확인영상	200	20	25	20		1	256×256
표준 T1	500	20	25	5	5	1	256×256
표준 T2	2000	20/80	25	5	5	1	256×256

다(〈표 5-2〉).

(1) 기하학적 정확도

영상에서 나타나는 물체의 길이가 실제 대상물의 길이를 정확히 나타내는지 평가하는 항목이다. 팬텀영상에서 x, y, z의 3축 방향으로 길이를 측정해 이미 알고 있는 표준팬텀의 길이와 비교한다. 표준팬텀 양끝거리는 148mm이며 지름은 190mm이다. 시상위치 확인영상의 상하 길이를 측정하고 5번 절편의 상하 및 좌우 직경을 측정한다(그림 5-22). 영상창 조건에 따라 팬텀 가장자리가 약간 다르게 보일 수 있으므로 용액 신호강도 평균값을 구하는 것이 이상적이기는 하지만 근사값으로 중앙값을 구하는 방법을 이용해 영상창을 조절한 후 길이를 측정한다. 측정치와 실제길이의 허용 오차범위는 3mm 이하이다. 불합격을 유발하는 흔한 원인은 경사자기장 보정이 불량한 경우이다. 또한 장치의 전원을 켠 후 1시간 이상 지나야 안정화되는데 그 전에 촬영한 경우에도 불합격될 수 있다. 대역폭*bandwidth*이 너무 낮게 설정되어도 불합격될 수 있다.

(2) 공간 분해능

작은 물체에 대한 분해능을 평가하는 항목이다. 1번 절편영상 하부에 resolution insert라는 구조물에 작은 구멍들이 정렬된 3개의 점 집단이 있으며 크기가 1.1mm, 1mm, 0.9mm로 조금씩 다르다(그림 5-23). 각 점 집단은 좌상측 점 배열과 우하측 점 배열로 나뉜다. 좌상측 점 배열에는 4개의 점들이 좌우방향으로 하나의 선을 구성하는 가로선이 4개 있고, 우하측 점 배열에는 4개의 점들이 상

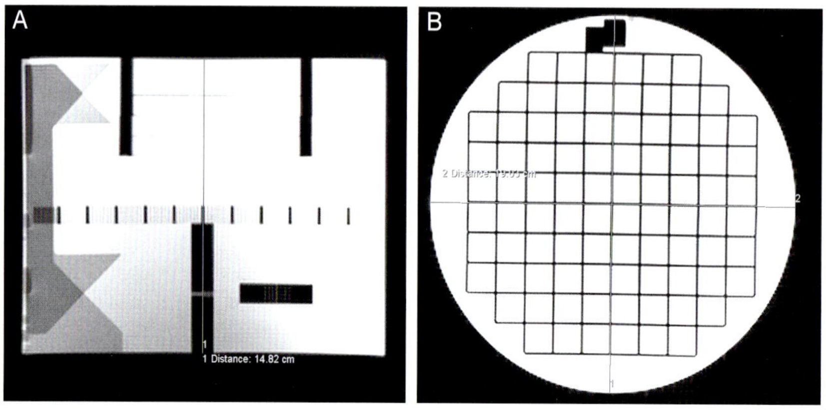

그림 5-22
기하학적 정확도 평가
A: 시상위치 확인영상의 상하 길이 측정. B: 5번 절편영상에서 상하 및 좌우 길이 측정.

하 방향으로 하나의 선을 구성하는 세로선이 4개 있다. 하나의 가로선 또는 세로선에서 4개의 점이 4개라고 인식되면 분해된다고 평가한다. 각 점 크기에서 4개의 가로선 중 하나라도 분해되면 그 점 크기에서 좌우 분해능이 된다고 평가한다. 마찬가지로 4개의 세로선 중 하나라도 분해되면 그 점 크기에서 상하 분해능이 된다고 평가한다. 좌우 및 상하 방향으로 분해되는 가장 작은 점의 크기를 평가한다. 25cm 영상범위에서 256×256 매트릭스로 촬영하므로 1mm의 분해능이 보장되어야 한다. 불합격의 원인으로 과도한 영상 필터링, 심한 허상, 경사자기장 보정 불량 등이 있다.

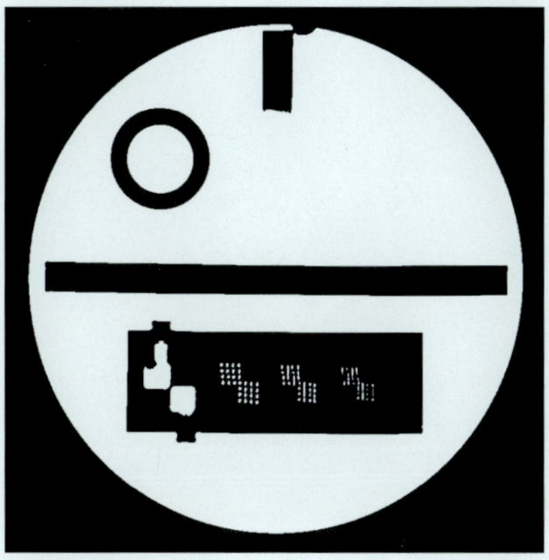

그림 5-23
공간 분해능 평가
1번 절편영상 하단부 분해능 삽입물 내의 점 집단에서 평가한다.

(3) 절편 두께 정확도

영상변수에서 정한 5mm 두께로 실제 영상이 얻어지는지 평가하는 항목이다. 1번 절편영상에 검은 수평막대가 있으며 이것의 가운데 부위에 약간 밝은 신호강도를 보이는 신호ramps가 상하로 위치한다. 2개의 신호 ramp 내부의 신호강도를 측정하고 이를 평균한 수치를 이용해 영상창의 중심과 폭을 조절한 후 상하 신호 ramp 길이를 측정한다(그림 5-24). 검은 수평막대는 팬텀 내부의 아크릴 플라스틱이다. 신호 ramp은 아크릴 플라스틱 내부에 기울어진 홈으로 용액이 차있는 구조물이어서 상대적으로 높은 신호강도를 보인다. 촬영되는 절편 두께의 10배로 신호 ramp되도록 홈이 기울어져 있다. 측정한 상하 신호 ramp 길이를 기울임에 의한 오차를 보정하는 공식을 이용하여 절편 두께를 계산한다. 계산 값은 정해진 절편 두께 5mm에서 0.7mm의 오차범위 내에 있어야 한다. 흔한 불합격 원인으로는 고주파 증폭기 비직선성*non-linearity*, 경사자기장 보정 불량 등이 있다.

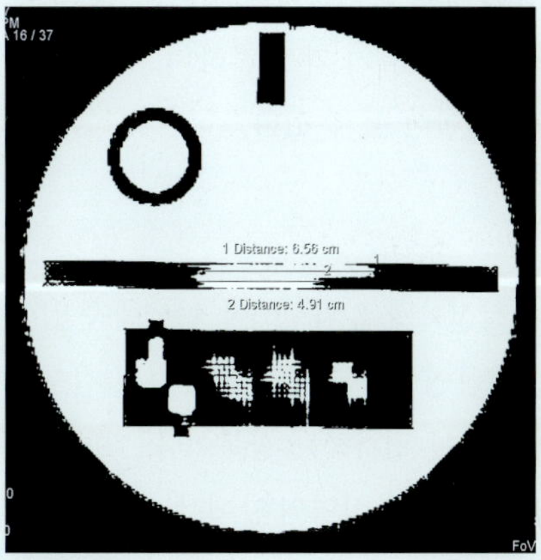

그림 5-24
절편 두께 정확도 평가
상하 신호 ramp의 길이를 측정한다.

(4) 절편 위치 정확도

시상위치 확인영상에서 11개 축상면의 위치를 지정하여 영상을 얻는데 실제 얻은 절편의 위치가 정확한지 평가하는 항목이다. 그림 5-25에서 1번 절편과 11번 절편의 상부에 서로 붙어 있는 2개의 수직막대가 있다. 이들은 팬텀 상부에 있는 서로 붙어 있는 쐐기모양 구조물의 단면이다. 영상이 정확한 위치에서 얻어지면

그림 5-25
절편 위치 정확도 평가
A: 1번 절편영상에서 좌우 막대길이 차이 측정. B: 11번 절편영상에서 좌우 막대길이 차이 측정. C: 좌우막대 길이 차이의 부분 확대도.

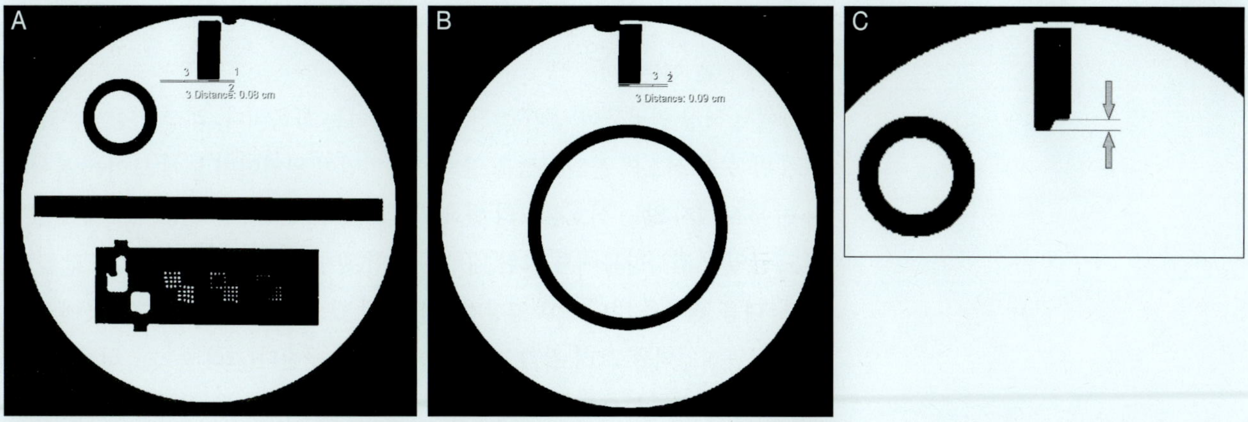

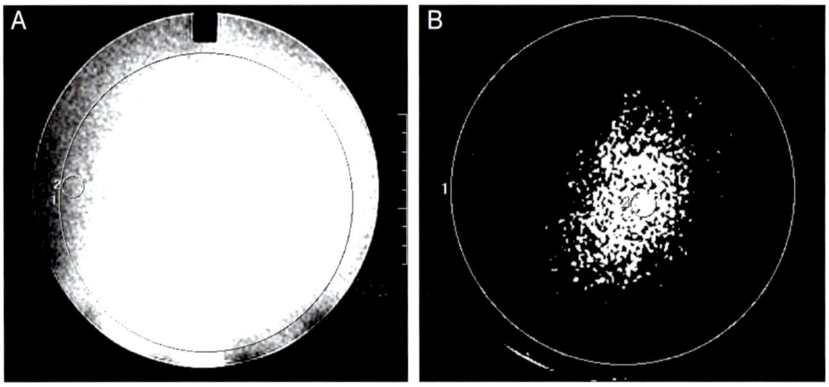

그림 5-26
영상강도 균일성 평가
A: 7번 절편영상에 원형 관심영역을 그리고 신호강도가 가장 낮은 부분을 알아내기 위해 영상창을 조절한다. B: 원형 관심영역 중 신호강도가 가장 높은 부분을 알아내기 위해 영상창을 조절한다.

좌우 수직막대 길이가 같고, 절편 위치가 벗어나면 그 정도에 따라 좌우 수직막대 길이가 달라진다. 좌우 수직막대의 길이 차이를 측정하여 평가한다(그림 5-25). 실제 절편위치 오차의 2배만큼 막대길이 차이로 나타나며 차이는 5mm 이하여야 한다. 불합격 원인으로는 절편위치 설정 오류가 가장 흔하며, 장비 테이블 이동 시 오류, 경사자기장 보정 불량 등이 원인이 될 수 있다.

(5) 영상강도 균일성

두부 코일 내부 공간에서 자기장 균일성이 적절하게 유지되어야 영상왜곡 없이 정확한 신호강도로 영상을 얻을 수 있다. 팬텀영상의 영상강도 균일성 검사는 두부 코일 중앙부에서 신호강도의 균일성 정도를 평가하는 항목이다. 7번 절편의 내부에 200cm^2 크기의 원형 관심영역을 그리고 관심영역 안에서 신호강도가 가장 낮은 부위와 가장 높은 부위의 신호강도를 알아낸다(그림 5-26). 대부분의 장비는 원형 관심영역 내부에서 가장 높거나 낮은 신호강도를 보이는 픽셀을 자동으로 구할 수 있지만 이 방법을 이용하면 오차가 크게 나타난다. 따라서 적어도 100픽셀 이상의 평균 신호강도값을 이용해 가장 높고 가장 낮은 신호강도값을 알아내야 하며, 이를 위해 영상창을 변환시키는 복잡한 과정을 거치게 된다. 알아낸 최대 및 최소 신호강도 측정값을 일정한 공식을 이용해 percent integral uniformity(PIU)라는 계산값을 구한다. PIU 값이 100%에 가까울수록 내부 영상강도가 균일함을 의미한다. PIU는 87.5% 이상이어야 합격이다. 흔한 불합격 원인으로는 두부 코일 중앙부에서 팬텀이 벗어난 경우와 허상인공물 등이 있다.

(6) 허상 신호 백분율

영상에서 허상 인공물이 생기는 정도를 평가하는 항목이다. 허상 인공물은 펄스주기 반복 시 신호의 불안정성을 만드는 움직임이 원인이며 눈에 보이는 복사체나 눈에 보이지 않는 신호강도의 변화로 나타난다. 먼저 7번 절편 영상에서 영상강도 균일성 검사항목에서 그린 내부의 원형 관심영역의 평균신호 강도값을 구한다. 다음 팬텀을 벗어나고 영상범위 안쪽에 있는 부위로 상하좌우 4곳에 작은 타원형 관심영역을 그려 각각 평균 신호강도를 구한다(그림 5-27). 허상인공물은 위상부호화 방향으로 일어난다. 상하 또는 좌우 방향 중 하나는 위상부호화

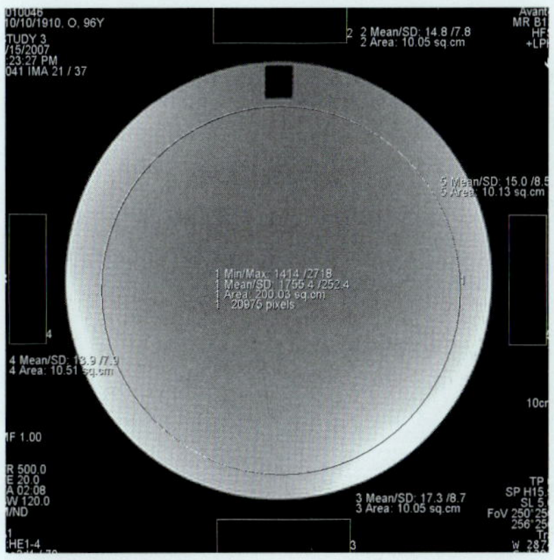

그림 5-27
허상 신호 백분율 평가
원형 관심영역과 팬텀 외부 상하좌우에 작은 관심영역의 신호강도를 측정한다.

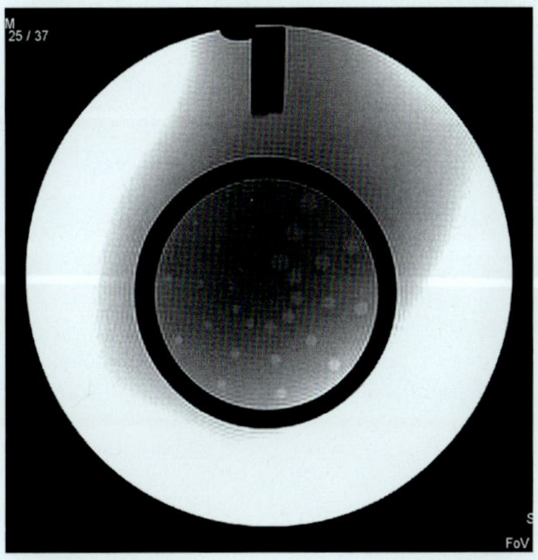

그림 5-28
대조도 분해능 평가
11번 절편영상이며 이 영상에서 3개의 원판이 모두 보이는 바퀴살의 개수는 10개이다.

방향이므로 허상인공물에 의한 신호강도와 배경잡음이 같이 있고 나머지 방향으로는 배경잡음만 있을 것이다. 따라서 상하 방향과 좌우 방향의 신호강도 차이를 절대값으로 구하면 배경잡음은 제거되고 허상인공물에 의한 신호강도 값만 남는다. 이 값을 팬텀 내부의 원형 관심영역의 신호강도값으로 나눈 백분율이 허상 신호 백분율이며 2.5% 이하여야 합격이다. 불합격 원인으로는 팬텀이 잘 고정되지 않았거나, 허상을 유발하는 하드웨어의 비특이적 문제 등이 있다.

(7) 대조도 분해능

영상에서 어느 정도 낮은 분해능까지 시각적으로 구분할 수 있는지를 평가하는 항목이다. 이를 위해 팬텀 내부에 다양한 크기와 대조도를 갖는 구조물이 있다. 8번 절편에서 11번 절편까지 4개 절편의 중앙 부위에 방사 형태의 바퀴살이 10개 있다(그림 5-28). 하나의 바퀴살에는 3개의 원판이 있으며 시계 방향으로 돌아갈수록 원판의 크기는 작아진다. 11번 절편에서는 원판의 대조도가 가장 높아 원판이 잘 보이고 8번 절편으로 갈수록 대조도가 낮아지므로 원판이 잘 보이지 않게 된다. 3개의 원판이 모두 보이는 바퀴살 개수를 시각적으로 세어 4개 절편에서 보이는 바퀴살 개수를 모두 더한다. 40개 바퀴살 중 9개 이상이 보이면 합격이다. 불합격 원인으로는 원판이 있는 위치에서 절편이 촬영되지 않거나, 허상인공물 등이 있다.

4. 임상영상검사

두부, 척추, 관절 등 각 부위별로 실제 환자를 대상으로 얻은 의료영상에 대해 평가한다. 임상영상은 결국 자기공명영상 장치의 최종 결과물이므로 환자에 대한 진단, 치료 결정에 정보를 제공하도록 양질의 영상을 얻어야 한다. 또한 환자 및 다른 의료진을 위해 표준화되고 객관적인 정보관리가 매우 중요하다. 크게 일반정보항목과 영상정보항목으로 나눠서 평가한다. 임상영상에 기록되는 각종 영상정보와 영상의 적절한 촬영범위와 절편 두께, 대조도 및 분해능, 인공물 유무 등을 평가하는 검사이다. 장비의 등록용도에 따라 제출해야 할 임상영상 부위가 달라지며, 영상자료 제출 시 각 부위별로 필요한 측정방법이 조금씩 다르다.

5. 결론

영상의학검사의 정도관리 목표는 장비의 문제 때문에 임상영상 화질에 저하가 오기 전에 미리 장비의 기능을 확인하고 문제점을 교정하여 적절한 영상화질을 유지하는 것이다. 또한 질 낮은 영상의학검사에 따른 의학적, 경제적 손해를 최소화하여 궁극적으로 의료수준 및 국민건강 향상에 도움이 될 수 있다. 체계적인 정도관리를 위해서는 영상의학과 의사, 의학물리학자, 방사선사, 장비 정비 기술자 등이 한 팀을 이루어 정도관리에 책임을 지고 영상검사의 품질 저하가 임상에 영향을 미치기 전에 문제를 해결하도록 노력해야 한다.

참고문헌

보건복지부. 특수의료장비의 설치 및 운영에 관한 규칙 운영지침. 보건복지부. 2003.

오창현. 자기공명시스템 하드웨어. 대한자기공명의과학회지 1997;1:32-35.

이정휘, 안국진, 이승구 등. 자기공명영상 장치의 정도관리를 위한 ACR 팬텀의 유용성 및 적정성. 대한영상의학회지 2006;54:47-55.

정태섭. 자기공명전산화단층촬영장치(MRI)의 성능평가 기준개발. 식품의약품안정청. 2002.

최준일 등. 영상의학검사의 정도관리. 대한영상의학회지 2004;50:317-331.

American College of Radiology. MRI quality control manual. Reston: American College of Radiology, 2004.

American College of Radiology. Phantom test guidance for the ACR MRI accreditation program. Reston: American College of Radiology, 2000.

Chen CC, Wan YL, Wai YY, et al. Quality assurance of clinical MRI scanners using ACR MRI phantom: preliminary results. J Digit Imaging 2004;17:279-284.

Cho ZH, Jones JP, Manbir Singh. Foundations of Medical Imaging. Wiley-Interscience, 1993.

제6장

스핀에코 영상기법

문치웅, 최순섭

펄스열*pulse sequence*이란 자기공명영상*MRI* 신호를 획득하는 시간에 대한 다이어그램*diagram*으로 자기공명 신호를 측정하는 것과 관련된 모든 장치들을 제어하는 컴퓨터 프로그램으로 만들어진다. 펄스 다이어그램의 지식을 습득하는 것은 자기공명영상법 원리를 이해하는 첫걸음이다. 이 장에서는 펄스열 중에서 가장 기본이라고 할 수 있는 스핀에코*spin echo*의 원리와 응용에 관해 살펴보고자 한다. 앞부분에서는 스핀에코 신호가 만들어지는 원리와 과정에 관해서 설명하고 이 스핀에코를 이용하여 영상을 만드는 방법을 살펴보겠다. 뒷부분에서는 스핀에코를 응용하여 보다 빠른 방법으로 영상을 획득할 수 있는 고속스핀에코*fast spin echo; FSE* 영상법, HASTE, Single shot 에코평면영상*echo planar imaging* 법들에 대하여 기술하겠다.

I 좌표계와 고주파 펄스

자기공명 신호를 얻기 위해서는 그림 6-1처럼 고주파 펄스를 영상을 얻고자 하

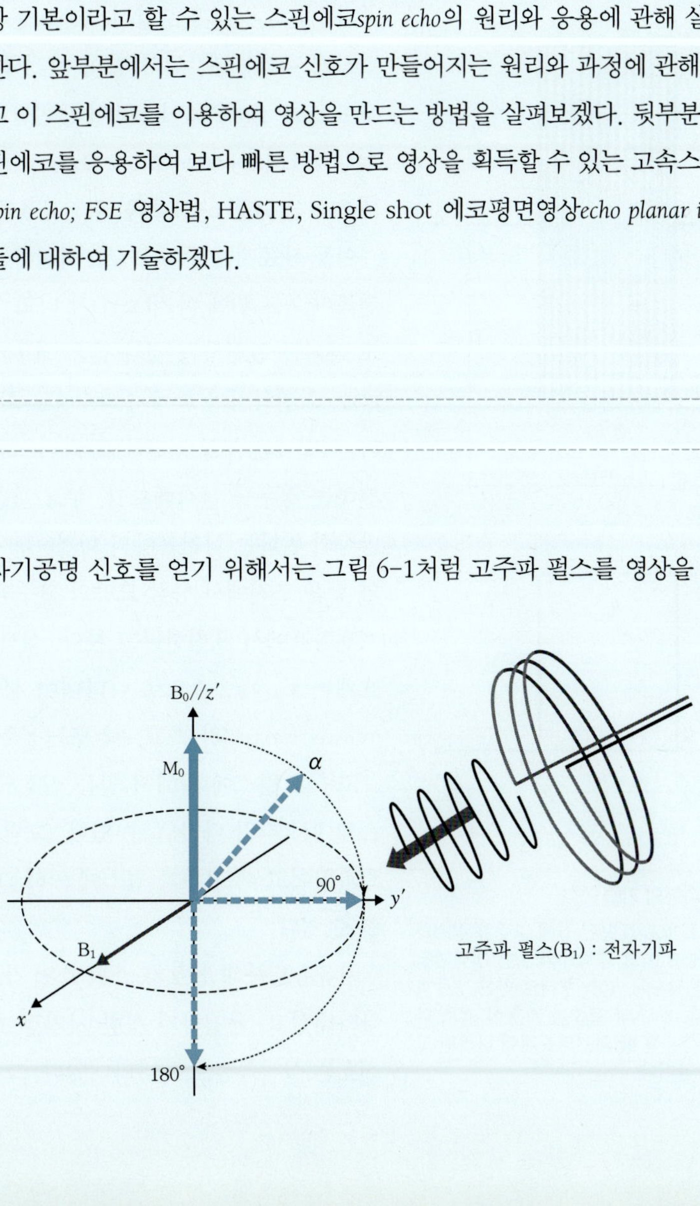

그림 6-1
고주파 펄스와 숙임각
주자기장 B_0에 평행한 열평형자화 M_0에 전자파 고주파 펄스 B_1이 가해졌을 때 자화는 B_1을 중심으로 회전한다. 고주파 펄스가 가해지는 세기와 시간에 따라 자화의 회전 각도가 달라지는데 α 각도만큼 회전했을 경우 α를 가해진 고주파 펄스의 숙임각이라고 한다.

는 대상의 스핀 시스템에 가해줘야 한다. 주자기장 B_0 내에 있는 평행한 열평형 자화 M_0에 전자파 고주파 펄스 B_1를 가하면 자화는 B_1을 중심으로 시계 방향으로 회전한다. 고주파 펄스가 가해지는 세기와 시간에 따라 자화의 회전 각도가 달라지며 이때의 회전각도를 숙임각*flip angle*이라고 하고 기호 α로 나타낸다.

즉, 자기공명 신호는 하나 이상의 고주파 펄스에 의해서 발생하며 이때 하나의 고주파 펄스로 얻어진 자기공명 신호가 자유유도붕괴*free induction decay; FID*이다. 만약 자기공명영상의 대상이 위치한 공간에서 주자기장의 세기가 균일하다고 가정하면 라모*Larmor* 방정식에 따라 대상 내의 모든 수소원자핵*proton or spin*(^1H)은 동일한 주파수*precession frequency*(f_0)로 세차운동을 하므로 이들은 단일 주파수 성분을 가진 고주파 펄스로써 여기시킬 수 있다. 따라서 고주파 펄스는 세차주파수 f_0로 표현되는 정현파이면 되지만 실제로 고주파는 순간적으로 가해지는 펄스 형태이기 때문에 그림 6-2와 같이 폭이 짧은 파형의 모양을 하고 있다.

그림 6-2A는 자기장의 세기가 $\pm B_1$이고 주파수가 스핀의 세차주파수(공명주파수)와 같은 f_0의 정현파에 폭이 10μs인 구형파*rectangular*를 곱한 형태의 고주파 펄스파형을 예로 보여주고 있다. 이를 펄스 다이어그램으로 그릴 때는 세차주파수 f_0의 정현파 포락선*envelope*을 나타낸 그림 6-2B처럼 구형파 모양으로 간략하게 나타낸다. 이와 같이 자기공명영상의 파형 또는 신호는 2가지 좌표계*coordinate system*를 이용하여 표현할 수 있는데 그 하나는 그림 6-2A와 같이 실험실좌표계*laboratory frame* 또는 고정좌표계*fixed frame*로 나타내는 것이며, 나머지 하나는 그림 6-2B처럼 회전좌표계*rotating frame*로 나타내는 것이다.

이들 좌표계는 주파수 f_0로 회전하는 회전목마를 예로 들어 설명할 수 있다. 회전목마(좌표계)에 아기(스핀)가 타고 있을 때 부모(관찰자)가 회전목마를 타지 않고 아기를 관찰하는 것과 같은 경우가 실험실 또는 고정 좌표계이다. 부모(관찰자)는 회전목마와 함께 주파수 f_0로 회전(세차운동)하는 아기(스핀)를 지켜보게 된다. 이번에는 부모(관찰자)도 아기(스핀)와 함께 회전목마(좌표계)를 타고 같이 회전하는 경우를 생각해보자. 부모(관찰자)와 아기(스핀) 사이의 상대적인 거리나 방향의 변화는 회전목마의 회전(세차운동)과는 무관하게 일정한 상태가 된다. 이와 같은 조건에서 사각 모양의 고주파 파형을 기술한 것이 그림 6-2B이며 이를 회전좌표에서 표현한다고 한다. 실험실좌표계는 x, y, z축으로 표시하고 회전좌표계는 x', y', z'축으로 나타내어 서로 구별한다(x, y축 또는 x', y' 축을 횡축*transverse axis*이라 하고, z축 또는 z'축을 종축*longitudinal axis*이라 한다).

고주파 펄스에 의해서 얻은 신호도 그림 6-3과 같이 실험실좌표계와 회전좌표계에서 각각 나타낼 수 있다. 그림 6-3A는 회전좌표계에서의 90° 고주파 펄스파형이고 이 고주파 펄스에 의해 그림 6-3B, C 같은 자유유도붕괴 신호를 얻을 수 있다.

자유유도붕괴 신호가 스핀 스핀 간섭에 따라 T2 감쇠하는 것을 점선곡선으로 나타내었고, 균일하지 못한 자기장 효과가 더해져 T2* 감쇠하는 자유유도붕괴 신호는 실선곡선으로 나타내었다. 그림 6-3B의 자유유도붕괴 신호는 스핀의 세

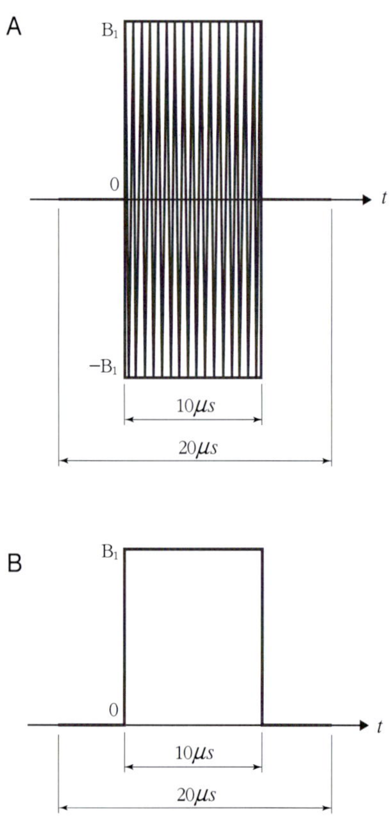

그림 6-2
고주파 펄스파형의 기술

A: 실험실좌표계로 표현된 실제 고주파 펄스파형. 세기가 $\pm B_1$이고 주파수가 f_0인 정현파를 10μs의 폭을 갖도록 펄스 형태로 만든 고주파 펄스파형이다. B: A의 고주파 파형이 펄스 다이어그램에 사용될 때 회전좌표계에 나타낸 고주파 펄스 모양이다.

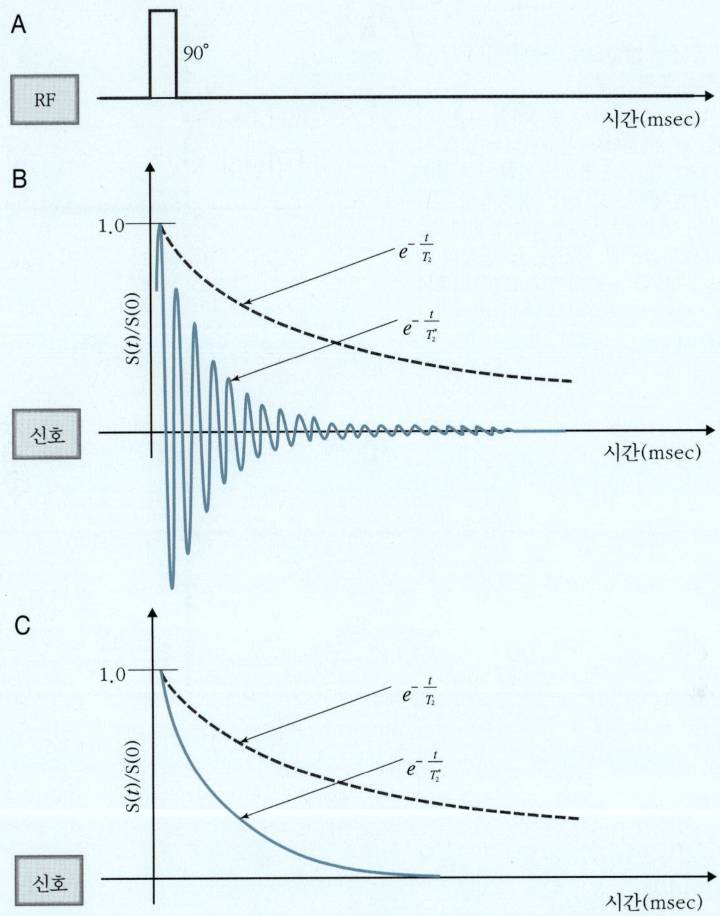

그림 6-3
자유유도붕괴 신호와 좌표계 간의 관계
90° 고주파 펄스(A)에 의해 생성된 자유유도붕괴 신호의 실험실좌표계(B)와 회전좌표계(C)에서의 표현.

차운동주파수 f_0가 나타난 실험실좌표계에서의 신호이고 그림 6-3C의 자유유도붕괴 신호는 주파수 f_0 성분이 신호에서 제거된 회전좌표계에서 신호를 표시한 그래프이다. 자기공명 신호 역시 그림 6-3C처럼 회전좌표계에서 나타내는 경우가 더 많다.

회전좌표계에서 그림 6-4A처럼 열평형 상태*thermal equilibrium state*의 순자화*net magnetization* M_0에 90° 고주파 펄스($B_{1x',\pi/2}$)가 x' 방향으로 가해지면 순자화 M_0는 고주파 펄스가 가해진 x' 축 방향을 중심으로 90° 시계 방향으로 회전하므로 순자화의 종축 성분*longitudinal component* M_z는 사라지고 횡축 성분*transverse component* M_{xy}만 생성된다. 이때를 $t = 0$이라 하면 횡축자화 성분 초기 상태 $M_{xy}(0)$가 되고 크기는 처음의 열평형 상태에 있던 종축자화의 크기 $|M_0|$와 같으며 그림 6-3의 자유유도붕괴 신호 S(0)의 크기에 비례한다. 그림 6-4B는 180° 고주파 펄스($B_{1x',\pi}$)가 가해져서 초기의 열평형 상태에 있던 종축자화 M_0가 시계 방향으로 180° 회전함으로써 종축자화가 반전된 $-M_0$의 자화가 생성되는 과정을 나타내고 있다. 열평형 상태의 자화 M_0는 180° 고주파 펄스에 의해서는 횡축자화가 생성되지 않으므로 자기공명 신호도 형성되지 않는다. 그림 6-1에서 고주파 펄스 B_1의 위상(방향)에 변화를 주면 고주파 펄스가 자화*magnetization*에 가해지는 방향을 임의로 변경할 수 있어 자화의 회전 방향 조절이 가능하다. 예를 들면 그림 6-4A에서는 x'축 방향의 90° 고주파 펄스를 가하면 자화 M_0가 고주

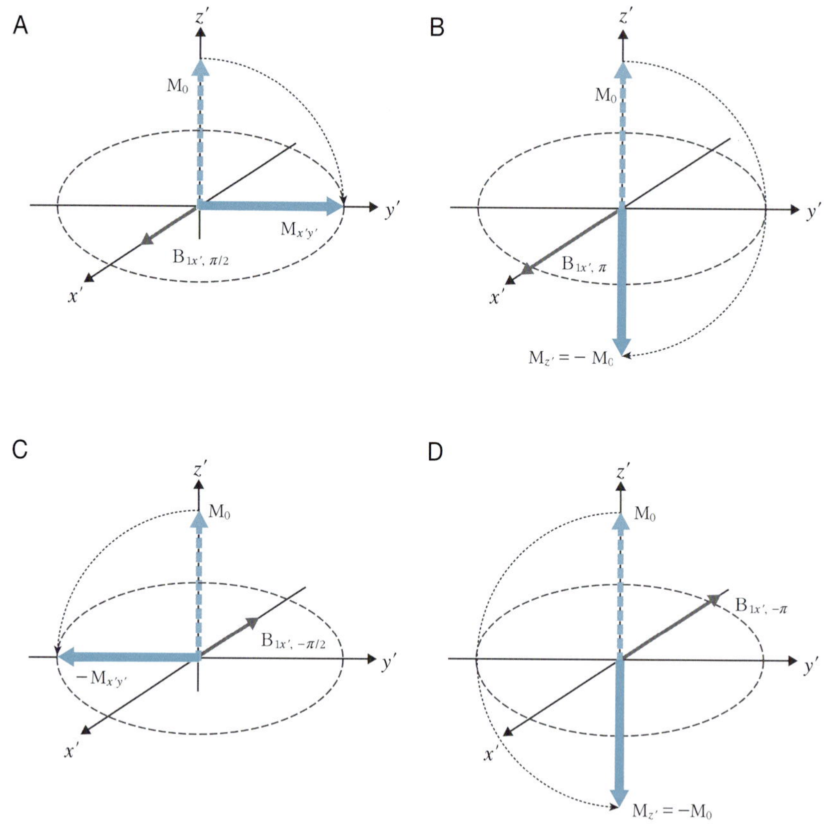

그림 6-4
회전좌표계에서 x' 방향으로 가해진 고주파 펄스에 의한 자화의 회전 결과

A: 90° 고주파 펄스에 의해 종축자화 M_0는 시계 방향으로 90° 회전하여 횡축자화 $M_{xy'}$를 형성한다. B: 180° 고주파 펄스가 가해지면 종축자화 M_0는 시계 방향으로 180° 회전하여 초기의 종축자화가 반전된 $-M_0$의 자화가 된다. C: $-x'$ 방향의 90° 고주파 펄스는 $-y'$ 방향의 횡축자화 $-M_{x'y'}$을, D: $-x'$ 방향의 180° 고주파 펄스는 $-z'$ 방향으로 종축자화 M_0가 반전되어 $-M_0$가 된다.

파 펄스가 가해진 x'축을 중심으로 시계 방향으로 y' 축을 향해 회전하여 $M_{x'y'}$의 신호가 나오지만, 그림 6-4C처럼 $-x'$축 방향으로 90° 고주파 펄스를 가하면 자화 M_0는 고주파 펄스가 가해진 $-x'$축을 중심으로 $-y'$ 축을 향해 회전하여 $-M_{x'y'}$의 신호가 나오게 된다. 그림 6-4D처럼 $-x'$ 방향으로 가해진 180° 고주파 펄스는 $-z'$ 축 방향으로 종축자화 M_0가 반전되어 $-M_0$이 된다.

그림 6-5A는 세기가 A이고 폭이 τ인 사각파 모양을 하고 있는 90° 고주파 펄스의 파형이다. 실제로는 고주파 펄스의 세기나 폭이 숙임각과 비례하지 않기 때문에 이들 관계를 알아보려면 미분방정식 형태의 블로흐 수식*Bloch eguation*을 풀어야 하나 펄스폭이 T1 또는 T2 이완시간에 비하여 무시할 정도로 작다면 비례관계로 간주할 수 있다. 90° 고주파 펄스의 구형파형과 같은 모양의 180° 고주파 펄스의 파형은 2가지 방법으로 만들 수 있다. 첫 번째 방법은 그림 6-5B처럼 180° 고주파 펄스 세기를 90° 고주파 펄스파형의 세기와 같게 하고 180° 고주파 펄스 폭을 2배(2τ)로 늘려 180° 고주파 펄스를 만드는 것이다. 그 다음 방법은 그림 6-5와 같이 180° 고주파 펄스파형의 폭을 90° 고주파 펄스의 폭 τ와 같게 하는 대신 세기를 2배(2A)로 하는 것이다. 그림 6-5B의 180° 고주파 펄스는 고주파 장치의 전력이 부족하거나 방전 염려가 있어 고주파 세기에 제한이 있지만 고주파 펄스폭은 문제가 되지 않는 경우에 주로 사용한다. 그림 6-5C의 180° 고주파 펄스는 폭이 좁은 고주파 펄스를 요구하지만 고주파 장치의 전력이 충분하면서 방전의 염려가 없는 경우에 활용된다. 그림 6-5B와 그림 6-5C의 180° 고주파 펄스는 각각 $1/2\tau$와 $1/\tau$의 주파수 대역폭을 가지므로 펄스폭이 좁

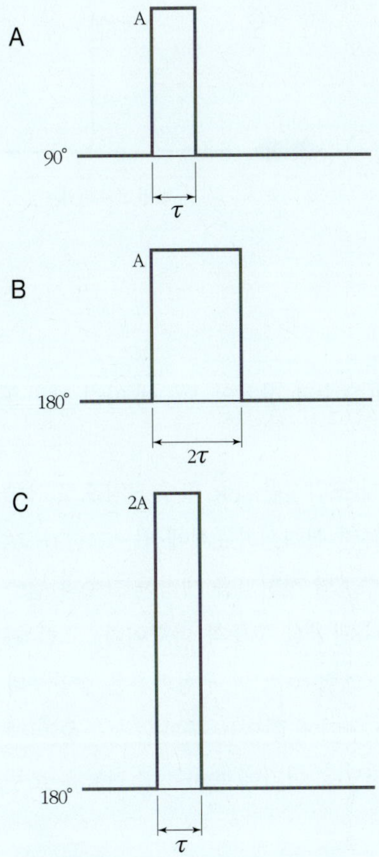

그림 6-5
사각파형의 90° 고주파 펄스와 180° 고주파 펄스 관계
A: 90° 고주파 펄스파형. B: 180° 고주파 펄스의 세기 A가 90° 고주파 펄스의 세기 A와 같게 할 경우 180° 고주파 펄스의 폭은 90° 고주파 펄스폭(τ)의 2배(2τ)가 된다. C: 180° 고주파 펄스의 폭 τ가 90° 고주파 펄스의 폭 τ와 같게 할 경우 180° 고주파 펄스의 세기는 90° 고주파 펄스 세기(A)의 2배(2A)가 된다.

은 고주파 펄스가 넓은 주파수 대역을 갖는다.

이상적인 주파수 f_0의 정현파 파형은 f_0의 단일주파수 성분을 갖는다. 하지만 그림 6-6A의 구형파 펄스 형태를 갖는 고주파 파형은 f_0의 단일주파수를 갖지 않고 그림 6-5B와 같이 f_0를 중심으로 고주파 펄스의 구형파형 넓이에 반비례하는 주파수폭(또는 대역폭)을 갖게 된다. 그림 6-6B는 구형파 펄스의 주파수 성분 스팩트럼을 푸리에 변환*FT*이라는 수학적 연산으로 구해 그래프로 나타낸 것이다. 반대로 그림 6-6B의 고주파 펄스를 역 푸리에 변환하면 그림 6-6A처럼 폭이 T인 사각 펄스로 다시 그릴 수 있다. 그림 6-6B와 같은 모양의 파형을 수학적으로 sinc 함수라고 하며 중앙 부분의 값이 가장 크고 중앙에서 멀어질수록 중앙과의 거리에 반비례하여 크기가 줄어드는 함수이다. 또 이 함수는 중앙을 중심으로 좌우 대칭이고 가운데 가장 큰 파형 부분을 main lobe, 주변의 나머지 작은 파형 부분들을 side lobe라고 한다. 이상적인 sinc 함수는 양쪽을 side lobe를 무한히 많이 가지고 있다. Main lobe의 폭은 고주파 펄스파형의 폭 T에 반비례한다. 따라서 고주파 파형의 폭이 좁으면 넓은 범위의 주파수 성분(넓은 대역폭)을 얻을 수 있고 반대로 고주파 파형의 폭이 좁으면 좁은 주파수 성분(좁은 대역폭)을 갖게 된다. 균일한 자기장에 놓여 있는 스핀들은 모두 f_0의 단일공명주파수를 가지므로 그림 6-6B의 고주파 펄스주파수 성분 중에서 가장 큰 중앙주파수 f_0의 영향을 받게 된다.

경사자기장*gradient field*이 가해지면 스핀들은 위치에 따라 선형적으로 변하는 자기장 내에 분포하게 된다. 이들 스핀의 세차주파수는 자기장의 세기에 비례해서 달라진다. 이러한 조건에서 그림 6-2A와 같은 고주파 펄스가 가해지면 고주파 펄스의 주파수 성분을 나타내는 그림 6-6B의 그래프에서 각 주파수에 해당하는 그래프 곡선의 크기만큼의 세기로 스핀 또는 자화에 고주파가 가해지게 된다. 예를 들어 90° 고주파 펄스를 그림 6-6A처럼 가했다고 하면, 그림 6-6B 파형의 중앙에 해당하는 세차주파수 f_0의 스핀들은 가해진 고주파 펄스의 방향을 중심으로 90° 회전하지만 f_0의 주파수 성분보다 크거나 작으면 숙임각은 그림 6-6B의 곡선이 해당 주파수에서 나타내는 크기만큼 작아진다. 그림 6-6B에 따르면 중앙 주파수 f_0에서 1/T 만큼 떨어진 주파수의 세차주파수를 갖는 스핀의 숙임각은 0°가 되어 고주파 펄스의 영향을 받지 않게 된다. 따라서 어느 정도 균일한 자기장에 놓여 있는 대상*object* 내의 스핀들을 모두 90°로 여기*excite*하고자 할 경우는 고주파 펄스의 폭을 가능하면 줄이는 것이(고주파 대역폭을 넓게 하는 것

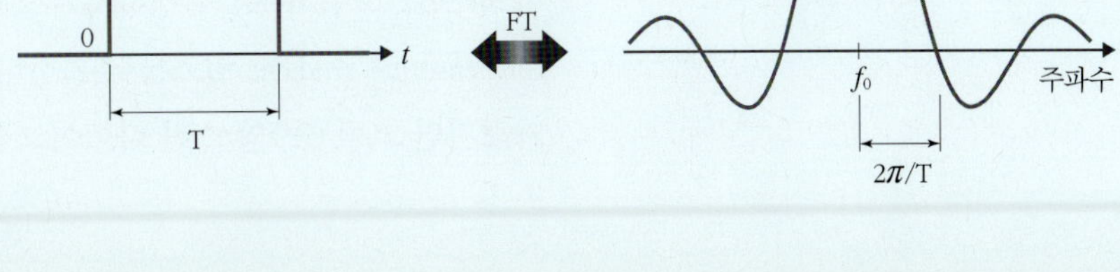

그림 6-6
회전좌표계에서의 고주파 펄스파형과 주파수 성분
A: 세기가 B_1, 폭이 T인 사각 펄스파형의 고주파 파형. 실제 실험실좌표계에서는 그림 6-2A와 같은 주파수 f_0의 정현파 펄스이다. B: 가해진 사각 펄스파형의 정현파 고주파 펄스를 푸리에 변환하여 얻은 주파수 성분이다. 중앙주파수 성분이 고주파 펄스의 정현파주파수와 같은 f_0로 가장 큰 값을 갖는다.

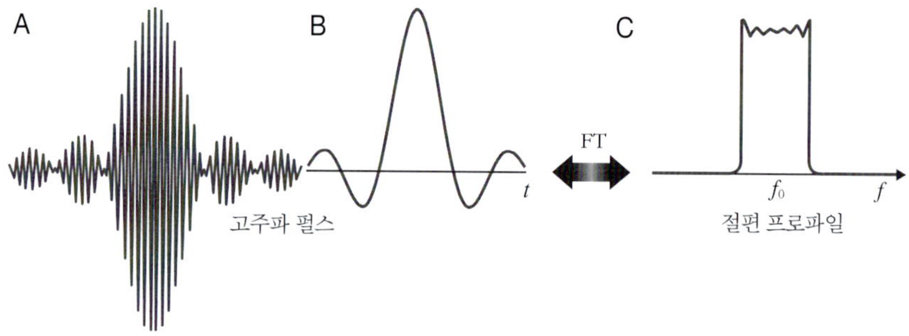

그림 6-7
공명주파수 f_0의 sinc 함수 모양 고주파 파형과 스펙트럼

A: 주파수가 f_0인 sinc 함수의 고주파 파형으로 실제 실험실좌표계에서의 고주파 펄스 모양이다. B: (A)의 고주파 펄스에서 공명주파수 f_0를 제거한 회전좌표계에서의 고주파 펄스 모양으로 (A)의 고주파 파형의 포락선과 같은 모양이다. 펄스 다이어그램에서는 대개 고주파 펄스의 포락선만 나타낸다. C: 고주파 펄스의 스펙트럼 즉 주파수 성분이다. 경사자기장이 걸린 상태에서 (A) 모양의 고주파가 가해지면 고주파 펄스의 주파수 성분 내에 있는 스핀들만 공명현상을 일으킨다(절편을 선택하는 원리).

이) 좋으나 실제로는 자기장의 균일 정도와 고주파 장치의 성능에 따라 제한을 받는다.

그림 6-6과 반대로 주파수가 f_0인 정현파의 포락선을 sinc 함수 모양으로 가중치*weighting factor*를 둔 고주파 펄스를 가정하면 실험실좌표계에서는 그림 6-7A와 같은 모양을 갖는다. 그림 6-7B는 주파수 f_0의 정현파를 제거한 고주파 펄스의 포락선만을 그린 것으로 회전좌표계에서 관찰한 고주파 파형이다. 그림 6-7A의 고주파 펄스를 푸리에 변환하여 얻은 그림 6-7C의 구형파형은 중앙주파수 f_0를 중심으로 그림 6-7A의 고주파 펄스가 가지고 있는 주파수 성분을 나타내며 이 대역 내에서는 같은 크기 값을 가지므로 여기에 속하는 스핀들은 모두 같은 숙임각을 갖는다.

이론적으로 sinc 파형의 폭은 무한대이므로 그림 6-7A와 그림 6-7B처럼 main lobe와 한두 개의 side lobe를 사용하는 고주파 펄스파형의 주파수 성분은 그림 6-7C의 사각파형 양쪽 끝 부분에 overshoot이 발생한 것처럼 약간의 왜곡*ringing*이 있는 모양을 하게 된다. 경사자기장을 걸면 스핀이 위치에 대해 선형적인 주파수 분포를 가지므로 그림 6-7A와 같은 고주파가 가해지면 그림 6-7C의 사각파 모양의 주파수 성분 또는 주파수 대역*bandwidth* 내의 스핀들만 공명현상에 의해 여기된다. 즉, 원하는 영역 또는 절편을 선택할 때는 반드시 일정한 주파수 대역을 갖는 고주파 펄스와 경사자기장을 그림 6-8A처럼 동시에 가해주어야 한다. 90° 고주파 펄스를 가한다고 가정하면 스핀들이 횡축$(x', -y')$ 평면으로 숙여지는 동안 경사자기장 Gs로 인해 스핀들의 세차주파수가 위치에 따라 달라지므로 그림 6-8B~D에 나타난 것처럼 고주파 펄스와 경사자기장이 가해지는 동안 스핀들의 위상이 달라지기 시작한다.

탈위상*dephase* 또는 fan-out 현상은 그림 6-8C 이후로도 계속되어 그림 6-8D의 고주파 펄스파형이 끝날 때는 스핀들의 위상이 완전히 흩어져*dephase out* 자기공명신호 자유유도붕괴는 그림 6-9에 보인 것처럼 급격히 T2* 감쇠하여 검출할 수 없을 만큼 작아진다. 따라서 그림 6-8A와 같은 단순한 고주파 펄스와 경사자기장 Gs 파형만으로는 자기공명영상 신호를 얻을 수 없다. 이를 해결하기 위해서는 경사자기장 때문에 탈위상된 스핀들의 위상을 재집결*refocusing* 해주어야 하므로 그림 6-8A의 경사자기장 Gs 뒤에 극성이 반대인 보상 경사자기장*compensation gradient* 펄스를 추가한다(그림 6-9). 극성이 반대인 경사자기장이 가해지면 그림 6-9의 스핀 다이어그램처럼 스핀들의 탈위상 방향이 반대가 되

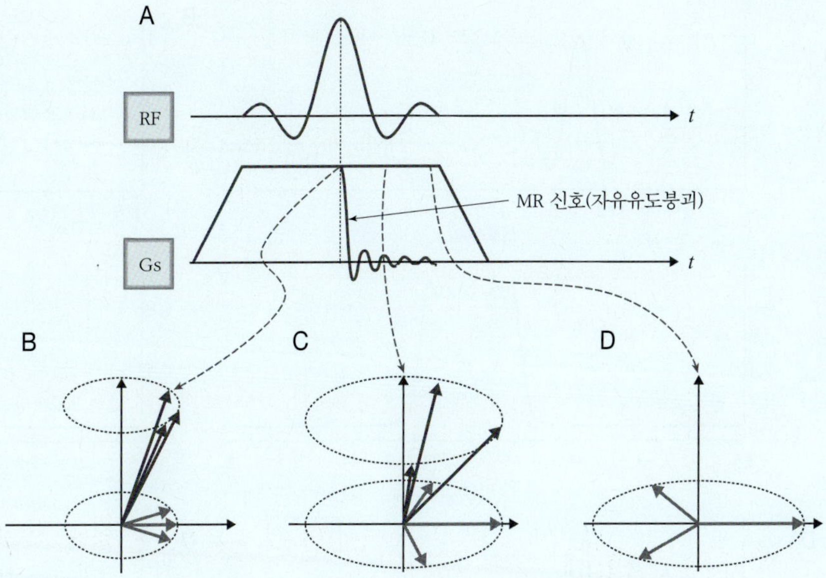

그림 6-8
절편 선택에서 스핀의 탈위상에 따른 신호 감쇠
A: 고주파가 가해지는 초기의 스핀들은 동위상이 되어 횡단면으로 숙여진다. B: 스핀들이 90° 숙여지는 동안 경사자기장에 의한 자기장의 비균일성 때문에 스핀들은 탈위상된다. C, D: 시간이 지날수록 고주파와 경사자기장이 걸려 있는 동안은 스핀들의 탈위상이 계속 되면서 신호는 0으로 감소된다.

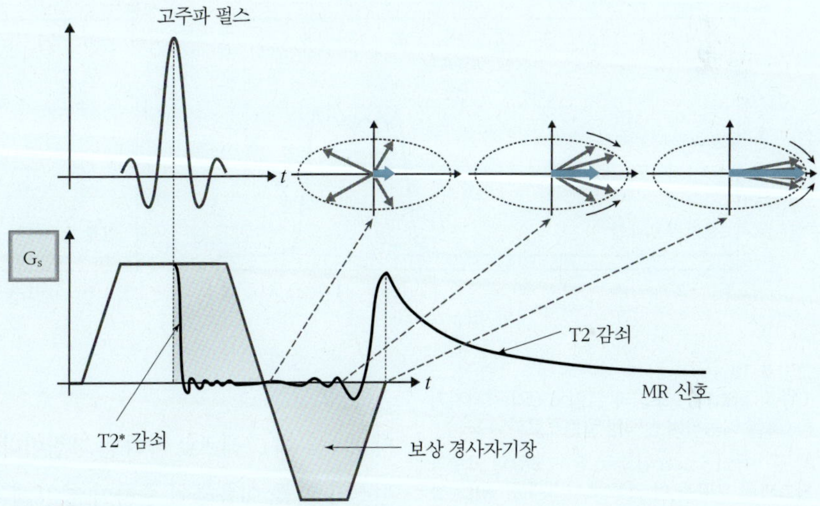

그림 6-9
절편선택 보상 경사자기장
절편을 선택하는 동안 경사자기장 Gs에 의해 스핀들이 탈위상되므로 자기공명 신호는 급격히 T2* 감쇠한다. 이를 극성이 반전된 경사자기장(보상 경사자기장)으로 재초점화하면 신호가 회복되어 자기공명 신호를 검출할 수 있다.

고 어느 시점이 되면 재초점화되어 신호의 정점이 발생하는데 이때 보상 경사자기장을 끊어준다. 최대 자기공명 신호를 얻기 위해서는 그림 6-9에서 회색으로 보이는 두 경사자기장 파형의 면적을 같게 한다. 보상경사자기장은 비균일한 자기장에 의한 탈위상 효과, 즉 T2′ 감쇠를 보상할 수 있지만 스핀 또는 분자들의 빠른 움직임이나 간섭에 의한 T2 감쇠는 보상하지 못한다. 보상 경사자기장 이후의 자기공명 신호는 자기장이 균일하다면 T2 감쇠한다. T2가 짧은 조직에 대해 최대 크기의 신호를 얻기 위해서는 그림 6-9에 보인 고주파 펄스나 경사자기장의 펄스폭들을 가능하면 짧게 해주는 것이 유리하다.

절편의 두께를 선택하는 방법에는 경사자기장 크기 Gs를 고정하여 두고 고주파 펄스의 대역폭을 바꾸는 방법과 고주파 펄스의 대역폭을 고정하여 두고 Gs의 크기를 조절하는 방법이 있다. 그림 6-10은 Gs의 크기를 고정하고 고주파 펄스의 대역폭을 바꾸어 절편 두께를 조절하는 방법을 설명하기 위해 컴퓨터로 모

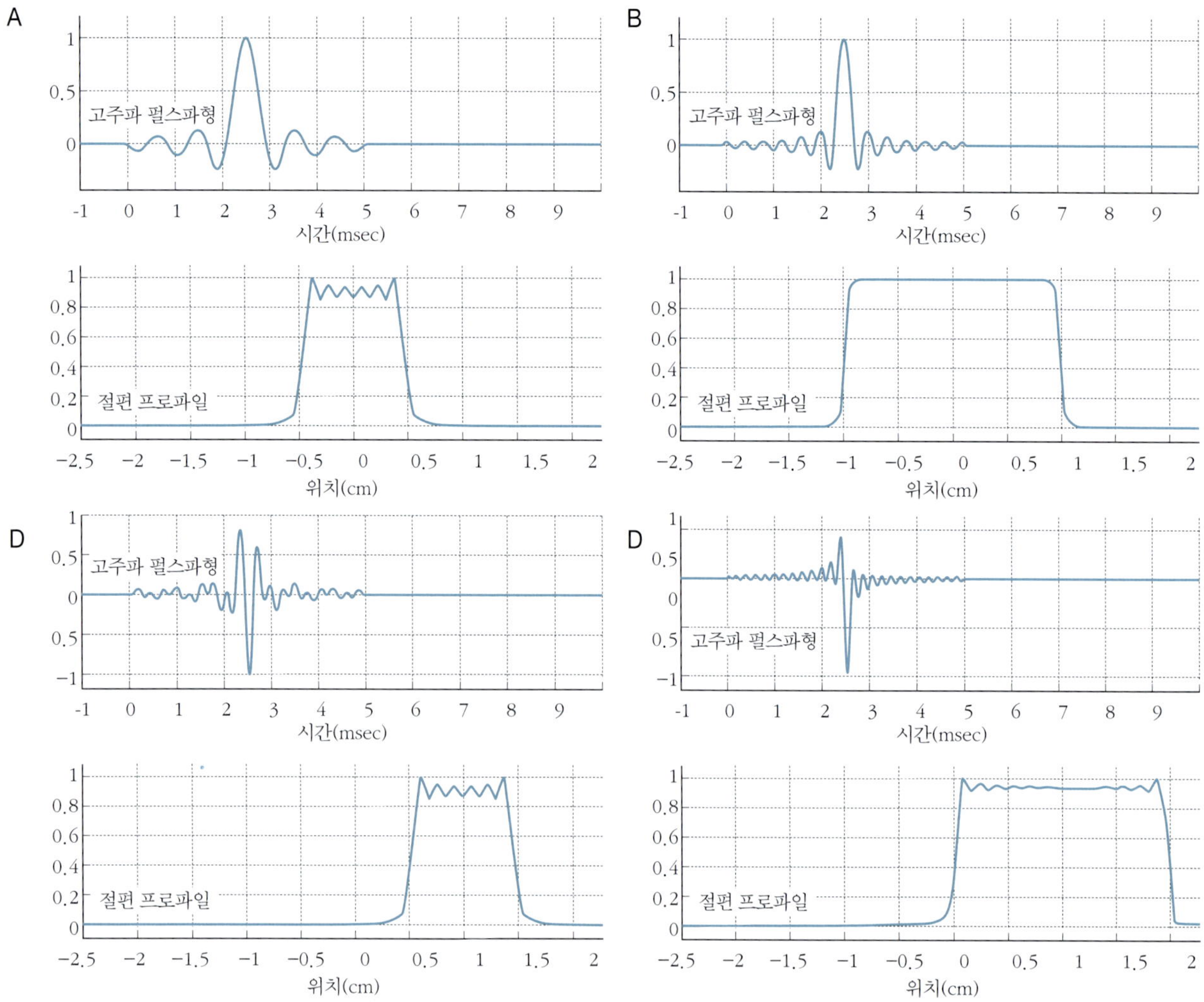

그림 6-10

고주파 펄스파형 모양과 그림 6-9의 경사자기장 Gs를 이용하여 선택된 절편프로파일 모양

A: 펄스폭이 5msec인 sinc 함수 모양의 고주파 펄스파형 모양과 이 고주파 펄스에 경사자기장 Gs를 가해주어 선택된 절편 프로파일. B: 두께를 2cm로 하였을 때 고주파 펄스파형 모양과 선택된 절편 프로파일. C: (A)에서 절편측면도를 오른쪽으로 1cm 옮긴 고주파 펄스 모양과 절편 프로파일. D: (B)에서 절편측면도를 오른쪽으로 1cm 옮긴 고주파 펄스 모양과 절편 프로파일.

의 계산하여 그래프로 나타낸 그림이다. 그림 6-10A는 sinc 함수 모양의 고주파 펄스와 그를 이용하여 주자석 중앙에 위치한 절편을 1cm 두께로 선택했을 때 고주파 펄스파형과 선택된 절편의 프로파일을 위의 그래프로 각각 나타내었다.

절편 프로파일이 sinc 함수의 푸리에 변환 함수(또는 짝: pair)인 사각 모양이 아닌 이유는 고주파 펄스폭이 5msec로 제한되어 side lobe가 제거된 불완전한 sinc 함수 모양의 고주파 펄스가 사용되었기 때문이다. 그림 6-10B는 고주파 펄스 대역폭을 그림 6-10A보다 2배 높여 절편 두께를 2cm로 했을 때의 고주파 펄스 모양과 절편측면도를 각각 그래프로 나타내었다. 주파수 대역을 2배로 높였기 때문에 고주파 펄스의 main lobe가 2배로 좁아져 파형에 포함된 side lobe가 많아졌고 절편 두께도 2배 넓어졌음을 그림에서 알 수 있다. 고주파 펄스의 최대치는 최대값으로 정규화하였기 때문에 1로 나타났지만 실제로는 그림 6-10B의 고주파 펄스 크기가 그림 6-10A의 고주파 펄스 최대치보다 훨씬 크다. 그리고 절편측면도도 그림 6-10A보다 사각형 펄스에 가까운 모양인 것은 고주파 펄스의 대역폭이 좁아지면서 파형에 포함된 side lobe의 개수가 늘어났기 때문이다. 그림 6-10C와 6-10D는 두께가 각각 1cm와 2cm인 절편의 위치를 오른쪽으로 1cm 옮길 때의 고주파 펄스파형 모양과 각각에 대한 절편 프로파일을 그래프로 나타낸 것이다. 원래의 고주파 펄스파형에 선택하고자 하는 절편의 중앙 위치에 해당하는 주파수로 복조*modulation*(정현파를 곱하는 과정)하여 고주파 펄스파형을 계산할 수 있다.

Ⅱ 스핀에코

자기공명 신호는 크게 자유유도붕괴 신호와 에코신호로 나뉜다. 가장 기본적인 자기공명 신호는 앞에서 이미 언급한 것처럼 하나의 고주파 펄스에 의해 생성된 자유유도붕괴 신호이며 이외에 둘 이상의 고주파 펄스나 고주파 펄스와 경사자기장의 조합으로 만들어지는 에코신호가 있다. 자유유도붕괴 신호의 파형은 최대 점을 중심으로 한쪽 방향으로만 감쇠하는 모양을 하고 있는 반면, 에코신호는 최대점을 중심으로 양쪽 방향으로 감쇠하는 대칭구조이다. 에코신호는 둘 이상의 고주파 펄스에 의한 고주파에코(또는 스핀에코*SE*)와 경사자기장에 의해 생성되는 경사자기장 에코*gradient echo; GE or gradient recalled echo; GRE*로 나뉜다. 앞으로 고주파 펄스에 의해 스핀에코 신호가 어떻게 생성되는지 그 과정을 살펴보자.

그림 6-11은 스핀에코 신호를 얻기 위한 펄스열 다이어그램이다. 90° 고주파 펄스가 그림 6-12A처럼 $t = 0$에서 x' 축 방향으로 가해지면 그림 6-12A의 수직 방향 굵은 점선 화살표로 표시된 열평형 상태의 순자화 M_0는 고주파가 가해진 x' 축 방향을 중심으로 가는 점선 화살표를 따라 시계 방향으로 90° 회전하여 y' 축의 굵은 화살표로 표시된 횡축자화 성분 $M_{x'y'}$을 생성한다. 그림 6-12A에서 90° 고주파 펄스는 $B_{1,\pi/2}$로 표시하였다. 90° 고주파 펄스에 의해 발생하는 그림 6-11의 자유유도붕괴 신호 크기($|S(0)|$)는 그림 6-12의 횡축자화 성분의 크기 $|M_{x'y'}|$에 비례한다. 횡축자화 $M_{x'y'}$이 4개의 스핀 S_{s1}, S_{s2}, S_{f1}, S_{f2}의 벡터 합으로 이루어졌고, 각 스핀의 세차운동 속도는 $S_{s1} < S_{s2} < S_{f1} < S_{f2}$의 관계에 있다고 가정하자. 이는 각 스핀이 서로 다른 세기의 자기장*inhomogeneous magnetic field*에 위치하여 각기 다른 라모주파수로 세차운동을 하고 있다고 생각할 수 있다. 전체 스핀의 공명주파수가 이들 스핀세차 운동주파수의 중앙주파수이고 회전좌표계도 이 주파수에 맞춰져 있다면 스핀 S_{s1}, S_{s2}은 회전좌표계보다 느려 반시계 방향으로 회전하고 나머지 두 스핀 S_{f1}, S_{f2}는 회전좌표계보다 빨리 회전하여 시계 방향으로 회전한다(그림 6-12B의 스핀회전 방향 화살표 참조). 시간이 지나면서 스핀들은 T2* 이완에 의해 탈위상 상태가 되면서 그림 6-12B의 점선으로 표시한 수평 화살표처럼 횡축자화 성분의 크기가 작아지므로 자유유도붕괴 신호도 $e^{-t/T2*}$로 줄어드는 T2* 감쇠가 일어난다. 시간 $t = \tau$(= 에코시간/2)에 180° 고주파 펄스, $B_{1,\pi}$를 x'축 방향으로 가해주고 고주파 펄스가 가해지기 직전을 $t = \tau_-$, 그리고 고주파 펄스 직후를 $t = \tau_+$라고 하자. 시간 $t = \tau_-$에 그림 6-12B의 스핀 상태

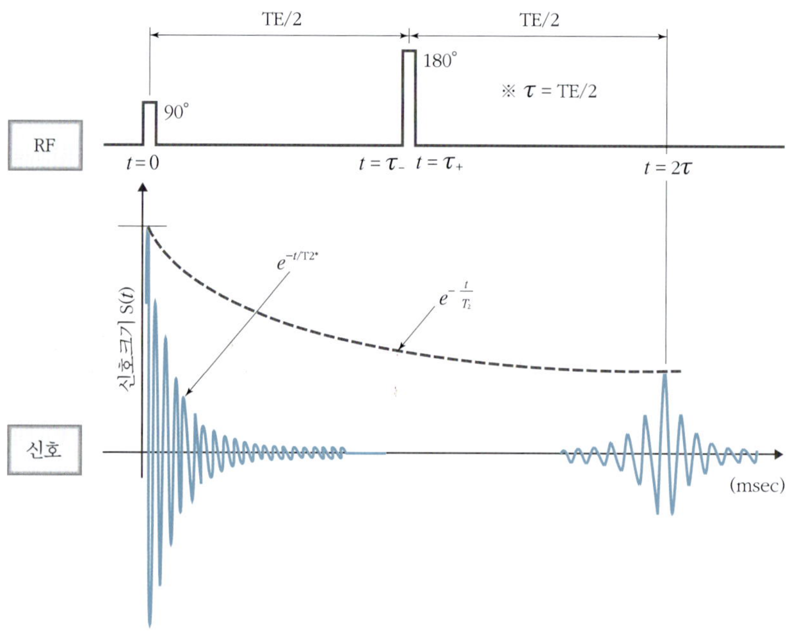

그림 6-11
스핀에코 펄스열 다이어그램

를 가정하면 180° 고주파 펄스에 의해 스핀들은 그림 6-12C와 같이 x' 축을 중심으로 가는 점선 화살표를 따라 180° 회전하며 $t=\tau_+$의 스핀 상태가 된다. 스핀들의 벡터합인 횡축자화 성분 $M_{x'y'}$도 x' 축을 중심으로 180° 회전하여 $-y'$ 축에 놓인다. 그림 6-12C 각 스핀들의 회전 방향 화살표에도 나타난 바와 같이 스핀의 회전 방향은 바뀌지 않으므로 $t=\tau_-$에서 모든 스핀들은 $-y'$ 축을 향해 회전(세차운동)하여 일정 시간이 지나면 그림 6-12D처럼 $-y'$ 축 상에서 스핀들이 모이게 된다. 스핀들이 180° 고주파 펄스가 가해진 이후 $-y'$ 축 상에 모이는 시간은 90° 고주파 펄스에 의해 여기된 후 180° 고주파 펄스가 가해질 때까지 탈위상된 시간(τ =TE/2)과 같다.

따라서 90° 고주파 펄스 직후 $t=\tau$ 동안 T2* 이완으로 감쇠했던 자기공명 신호가 180° 고주파 펄스에 의해 $t=\tau$ 뒤에 다시 커져 최대 정점을 이루었다가 시간이 더 지나면 탈위상되어 신호는 다시 감소하게 되는데 이 신호를 스핀에코*spin echo; SE*라고 한다. 이렇게 스핀의 위상들이 탈위상되어 흩어졌다가 다시 모여 동위상 상태가 되는 현상을 재초점화 또는 재집결*refocusing*한다고 한다. 90° 고주파 펄스가 가해진 시간에서 스핀에코 정점까지의 시간을 에코시간*echo time; TE*이라고 부르며 90° 고주파 펄스와 180° 고주파 펄스의 시간 간격 2배(2τ=TE)가 된다. 이상과 같이 스핀에코 신호는 그림 6-12와 같이 x' 축 방향으로 가해진 90°($B_{1,\pi/2}$)와 180°($B_{1,\pi}$)의 두 고주파 펄스에 의해 에코신호가 생성되므로 고주파에코라고도 하며 이 펄스열을 $90°_{x'}-\tau-180°_{x'}-\tau$ 또는 $(\frac{\pi}{2})_{x'}-\tau-(\pi)_{x'}-\tau$로 표시하기도 한다.

앞의 펄스열은 자유유도붕괴 신호와 극성이 반대인 에코신호가 나오는데 180° 고주파 펄스를 가해주는 방향을 바꿔주면 자유유도붕괴 신호와 같은 극성의 에코신호를 얻을 수 있다. 90° 고주파 펄스에 의해 여기되었던 스핀들이 탈위상된 상태(그림 6-12B)로 다시 돌아가 그림 6-13A 즉, $t=\tau$부터 시작해보자.

그림 6-12
x' 축으로 가해준 180° 고주파 펄스로 형성되는 스핀에코 신호의 스핀벡터 다이어그램

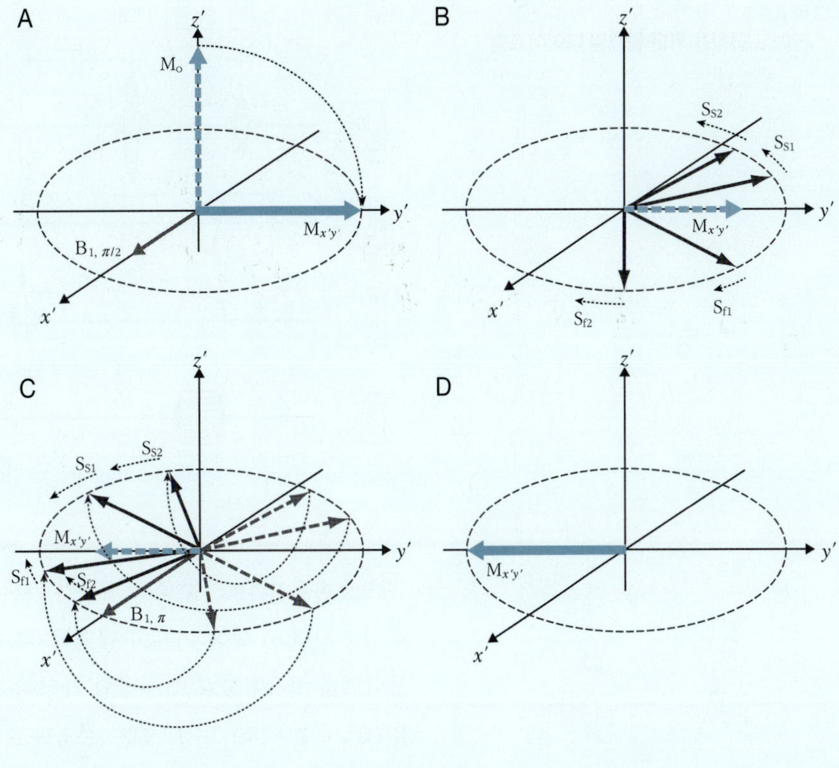

그림 6-13
y' 축으로 가해준 180° 고주파 펄스로 형성되는 스핀에코 신호의 스핀벡터 다이어그램

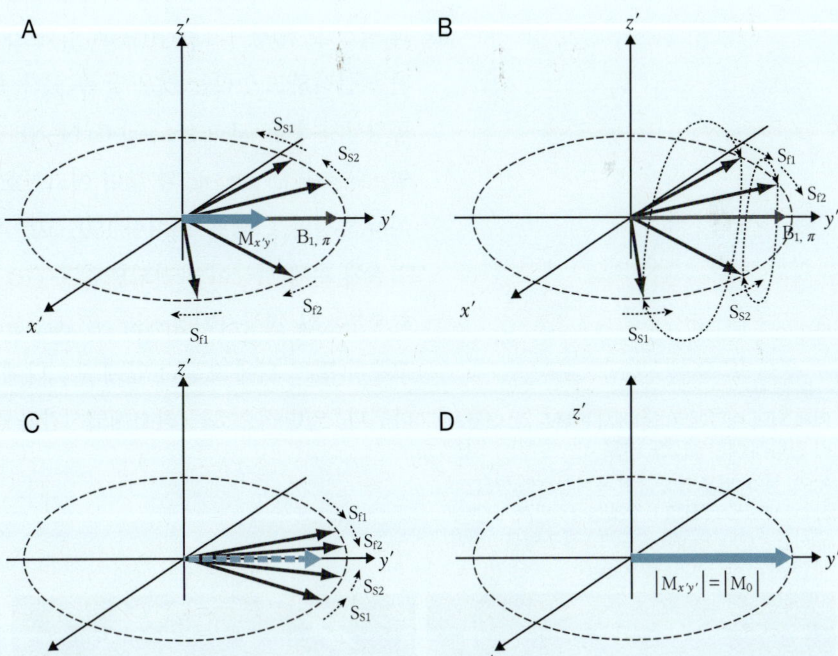

이번에는 180° 고주파 펄스를 그림 6-13B의 굵은 화살표처럼 y' 축 방향으로 가하면 스핀들은 y' 축을 중심으로 180° 시계 방향으로 회전하여 S_{s1}과 S_{f1}, S_{s2}와 S_{f2}의 위치가 바뀌었다. 스핀세차운동 방향은 180° 고주파 펄스가 가해지기 전과 같아서 그림 6-13B의 스핀세차운동 방향을 나타내는 화살표처럼 스핀 S_{s1}과 S_{s2}은 $x'-y'$ 평면에서 z' 축을 중심으로 반시계 방향 그리고 스핀 S_{f1}과 S_{f2}는 시계 방향으로 그림 6-13C처럼 계속 회전한다.

그림 6-14
스핀에코 영상을 위한 펄스열 다이어그램

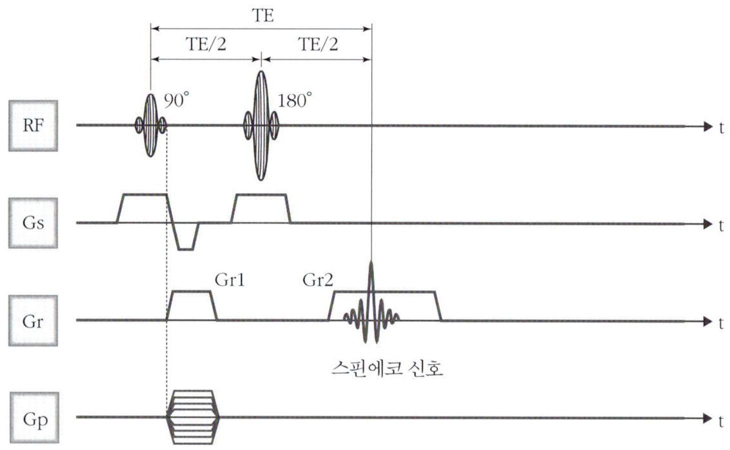

각 스핀들은 180° 고주파 펄스를 가한 후 시간 τ에서 그림 6-13D처럼 재초점(동위상 상태가) 되어 처음의 열평형자화(M_0)와 같은 크기의 횡축자화($M_{x'y'}$)가 형성되므로 자유유도붕괴 신호와 극성이 같은 에코신호를 만든다. 이때의 펄스열은 $90°_{x'}-\tau-180°_{y'}-\tau$ 또는 $(\frac{\pi}{2})_{x'}-\tau-(\pi)_{y'}-\tau$로 표시한다. 그림 6-14는 스핀에코 신호를 이용해 영상을 얻기 위한 스핀에코 펄스열이다. 90°와 180° 고주파 펄스 모두 경사자기장(Gs)과 함께 가해지므로 영상을 얻고자 하는 부위의 절편을 선택하고 있다는 것을 알 수 있다. 90°와 180° 고주파 펄스 사이에 있는 판독경사자기장*reading gradient* Gr1은 180° 고주파 펄스 뒤에 위치하면 경사에코열*gradient echo sequence*과 같이 에코신호와 동시에 가해지는 Gr2와 극성이 반대여야 하지만, 그림 6-14처럼 180° 고주파 펄스 앞에 위치하게 되면 180° 고주파 펄스에 의해 위상이 반전되므로 두 Gr1, Gr2 펄스는 같은 극성을 가져야 한다. 위상부호화 경사자기장*phase encoding gradient; Gp*은 경사에코열과 같지만 180° 고주파 펄스 뒤에 오느냐 앞에 오느냐에 따라서 Gp 축에 대하여 영상의 방향이 바뀐다. 일반적으로는 최소에코시간을 줄이기 위해 그림 6-14처럼 90°와 180°

그림 6-15
인체 뇌의 스핀에코영상에서 반복시간, 에코시간 변화에 대한 대조도 비교
A: 양성자 밀도영상 : 반복시간/에코시간 = 2,000/15msec. B: T1 강조영상 : 반복시간/에코시간 = 600/15msec. C: T2 강조영상 : 반복시간/에코시간 = 2000/80msec.

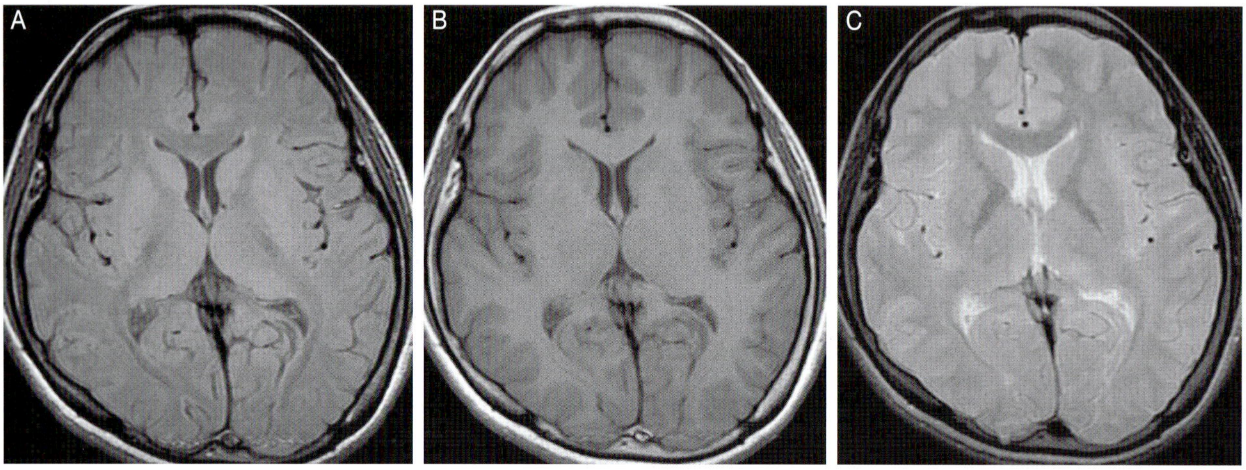

그림 6-16
스핀에코 영상 대조도의 반복시간과 에코시간 영향

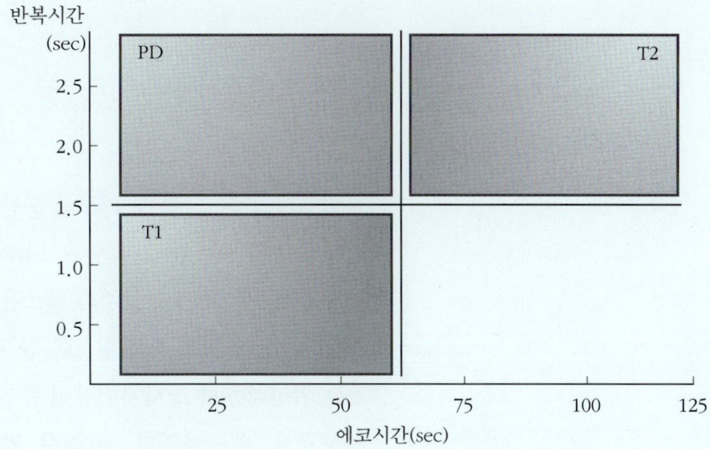

고주파 펄스 사이에 Gr1, Gp 펄스를 둔다.

펄스열을 이용하여 자기공명영상 데이터를 얻는 데 걸리는 시간을 스캔시간 *scan time*이라고 한다. 스핀에코 열의 경우 스캔시간은 반복시간(TR)과 위상부호화 수(Np)의 곱에 비례한다. 반복시간을 800msec, Np를 256으로 하여 T1 강조영상을 얻기 위한 스캔시간은 약 3분 25초이고 반복시간을 2,500msec, Np를 256으로 한 양성자 밀도영상 또는 T2 강조영상은 스캔시간이 약 10분 40초로 T1 강조영상을 얻는 시간에 비해 꽤 긴 시간이 필요하다.

그림 6-15는 1.5T 자기공명영상 장치에서 스핀에코열로 얻은 T1 강조영상의 한 예이다. 스핀에코 영상의 대조도는 그림 6-16에 요약한 것처럼 반복시간과 에코시간의 값에 따라 결정된다. 반복시간을 조직의 T1보다 길게 하고 에코시간을 최소로 하여 영상을 얻으면 양성자 밀도영상*proton denity; PD*을, 반복시간을 조직의 T1과 가깝게 하고 에코시간을 최소로 하면 T1 강조영상을, 반복시간과 에코시간 모두를 길게 하면 T2 강조영상을 얻을 수 있다. 그림 6-16에 영상변수 *imaging parameters* 반복시간과 에코시간에 따라 영상의 대조도가 어떻게 결정되는지를 요약하여 나타내었다. 예를 들어 반복시간/에코시간 = 2,500/16msec이면 양성자 밀도영상을 얻기 위한 영상변수이고 반복시간/에코시간 = 2,500/120msec이면 T2 강조영상, 반복시간/에코시간 = 700/16msec이면 T1 강조영상을 위한 조건이 된다. 반복시간이 짧고 에코시간이 긴 영상은 T1과 T2 대조도가 섞여 있고 신호도 작아 잡음이 많을 뿐만 아니라 임상적으로도 의미가 적어 거의 사용하지 않는다.

스핀에코영상의 장점은 신호대잡음비가 높고 인공물*artifact*이 적으며 대조도의 변화를 이해하기 쉽다는 것이다. 반면에 단점은 90° 와 180° 고주파를 사용하므로 경사에코열을 사용할 때보다 전자파에 많이 노출된다는 점인데, 이를 특이흡수율*specific absorption rate; SAR*이 높다고 한다. 반복시간이 비교적 길기 때문에 3차원 영상 데이터를 얻기에는 불편한 펄스열이다.

Ⅲ 다중스핀에코

그림 6-12D와 그림 6-13D의 순간에 스핀에코 신호가 최대가 되고 시간이 더 지나면 그림 6-12B나 그림 6-13B처럼 탈위상 상태가 된다. 따라서 그림 6-17처럼 여러 개의 180° 고주파 펄스를 가해주면 첫 번째 스핀에코가 생긴 것과 같은 원리로 180° 고주파 펄스와 같은 다수의 에코신호가 생성된다. 이들 에코신호는 위상부호화 경사자기장이 동일하게 가해지고 독립적으로 획득되어 각각의 영상으로 재구성된다. 이러한 펄스열을 다중스핀에코열*multiple spin echo sequence*이라고 한다. 모든 스핀들이 재초점화되면서 에코신호는 최대 크기가 되고 시간이 지나면 스핀들은 다시 탈위상되어 T2* 감쇠하므로 에코신호는 다시 작아진다.

에코신호 이후 180° 고주파 펄스를 가하면 에코 정점*peak*에서 180° 고주파 펄스까지 탈위상된 시간만큼 다시 재초점화하는 시간이 걸리므로 각 에코신호 정점과 바로 앞의 180° 고주파 펄스 사이의 시간 간격은 이전의 에코신호 정점과 그 뒤의 180° 고주파 펄스 간격(그림 6-17에서 τ)과 같다. 다중스핀에코들의 크기는 그림 6-17에 점선으로 나타내었듯이 90° 고주파 펄스에서 멀어질수록 작아진다. 이는 180° 고주파 펄스에 의한 재초점화는 비균일한 자기장에 따른 스핀들의 탈위상을 보상하지만 스핀 스핀 간의 간섭에 의한 T2 감쇠는 보상되지 않기 때문에 에코신호의 정점 크기는 점선의 T2 감쇠 곡선을 따라 줄어들게 된다. 이들 각 에코신호로 각각의 영상을 얻으면 T2 대조도가 서로 다른 영상들을 한 번에 얻을 수 있다. 각 에코신호의 에코시간은 90° 고주파 펄스에서 해당 에코신호 정점까지의 시간 간격으로 주어진다. 반복시간이 허용하는 한도에서 180° 고주파 펄스 수 n을 늘리면 n개의 에코신호가 발생하며 T2 강조가 서로 다른 n개의 영상을 얻을 수 있다. 에코신호들은 n이 증가할수록 T2 감쇠로 인해 신호 크기가 점점 줄어드는 데 반하여 조직의 T2 정보는 더 많이 얻을 수 있다. 이렇게 얻은

그림 6-17
다중스핀에코 펄스열 다이어그램

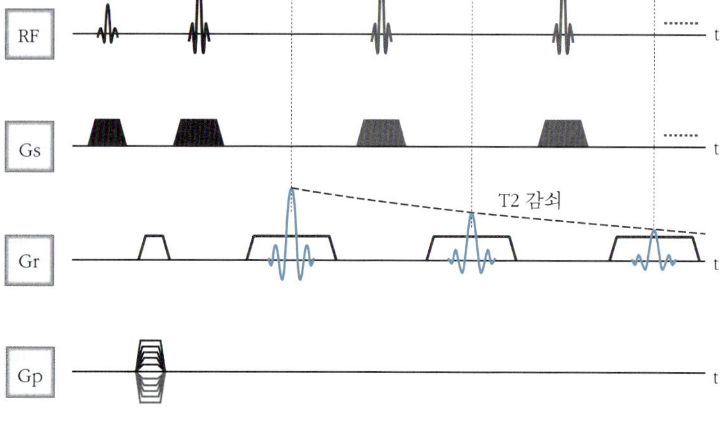

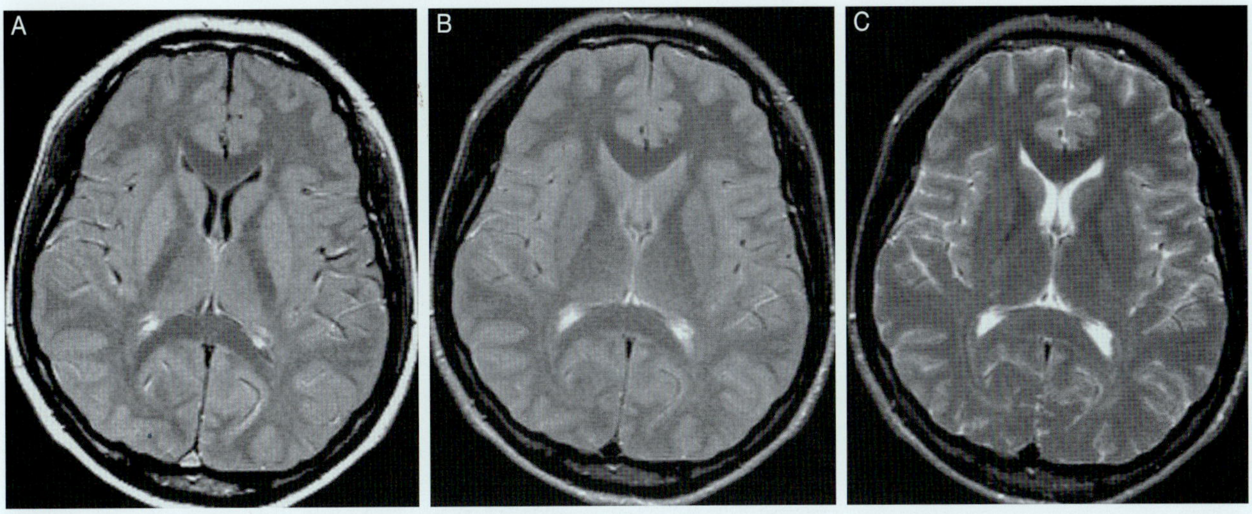

그림 6-18
다중스핀에코영상(256 × 192, 반복시간 = 2,000)
A: 첫 번째 에코영상, 에코시간 = 20msec. B: 두 번째 에코영상, 에코시간 = 60msec. C: 세 번째 에코영상, 에코시간 = 120msec.

영상에서 화소와 화소*pixel-by-pixel* 값의 변화로 T2값을 계산할 수 있으므로 T2 지도*T2 map* 영상을 얻을 수 있다. 그림 6-18은 다중스핀에코 펄스열에서 에코수를 3개(n=3)로 얻은 영상들이다. 그림 6-18A는 첫 번째 스핀에코 신호로 얻은 영상으로 에코시간이 가장 짧은 양성자 밀도영상이다. 그림 6-18B와 6-18C는 두 번째와 세 번째 스핀에코영상으로 에코시간이 차례로 길어져서 그림 6-18A 영상보다 T2 대조도가 점점 더 강조된 영상을 보여주고 있다.

다중스핀에코열에서 $90^\circ_{x'}-\tau-180^\circ_{x'}-\tau-180^\circ_{x'}-\tau-180^\circ_{x'}-\tau$의 고주스열을 carr-purcell 펄스열이라고 한다. 이 방법은 모든 고주파 펄스가 한쪽 방향으로만 연속해서 가해지므로 숙임각에 오차가 있는 경우 이 오차는 180° 고주파 펄스가 가해질수록 누적된다.

이에 반해 90° 고주파 펄스와 180° 고주파 펄스가 가해지는 방향이 서로 수직이고 180° 고주파 펄스의 방향을 번갈아가며 반대로 가해주는 $90^\circ_{x'}-\tau-180^\circ-\tau-180^\circ_{-y'}-\tau-180^\circ_{y'}-\tau$……의 연쇄를 Carr-Purcell-Meiboom-Gill (CPMG) 펄스열이라고 한다. 이 방법은 반복되는 180° 고주파 펄스에 의한 숙임각 오차의 누적을 줄여준다.

Ⅳ 고속스핀에코 펄스열

영상에서 위치정보를 나타내기 위해 직교좌표제*rectangular coordinate system*를 주로 사용하며 일반적으로 2차 영상은 (x, y), 3차 영상은 (x, y, z)로 좌표계를 표시한다. 영상은 이러한 좌표계상에서 영상 대상물체의 밝기*brightness*로 표현한 것으로 이를 수학적으로는 $f(x, y)$ 또는 $f(x, y, z)$ 등의 영상함수*image function*로 나타낸다. MR에서 각종 펄스열에 의해 얻어진 데이터를 raw data라고 하며 이를 푸리에 변환*Fourier transform*하여 영상으로 재구성*reconstruction*한다. 따라서 raw data는 영상함수와 푸리에 변환 짝을 이루며 $F(k_x, k_y)$ 또는 $F(k_x, k_y, k_z)$ 함수로 표시된다. 좌표계 (x, y), (x, y, z)는 공간영역*spatial domain*을 (k_x, k_y), (k_x, k_y, k_z)는 공간주파수 영역*spatial ftequency domain*을 각각 나타낸다. 공간주파수 영역을 간단히 k-공간*k-space*이라고도 한다. 자기공명고속영상의 원리를 이해하는 데 k-공간의 개념이 도움이 된다. 이를 바탕으로 다음의 스핀에코를 이용한 여러 고속영상법을 살펴보자.

앞에서 언급한 것처럼 스핀에코열을 이용하여 양성자 밀도영상 또는 T2 강조영상을 얻기 위해서는 반복시간이 T1에 비하여 길어야 하기 때문에 스캔시간이 긴 편이다. 스캔시간이 길면 그만큼 환자가 움직일 가능성이 크고 영상 자체도 움직임에 민감해져 운동인공물이 발생하거나 영상의 질이 떨어질 확률이 높아진다. 이러한 문제는 스캔시간이 짧은 펄스열을 사용하면 해결할 수 있다. 앞에서 설명한 다중스핀에코열에서 위상부호화 경사자기장을 각 에코에 나누어 가하도록 그림 6-19처럼 변경하면 한 번의 반복시간 동안 한꺼번에 에코신호 수만큼 k-공간*k-space* 데이터를 얻어 채울 수 있다. 따라서 스캔시간을 에코신호의 수만큼 줄일 수 있는데 이러한 개념을 1986년 헤닝*Henning*이라는 사람이 RARE (Rapid Acquisition with Relaxation Enhancement)라는 펄스열로 처음 소개하였다. 이후 RARE 펄스열에 고주파 펄스의 숙임각 오차를 줄이기 위해 CPMG 펄스열을 적용하는 등의 수정을 거쳐 고속스핀에코*fast spin echo; FSE* 펄스열이라는 이름이 붙여졌다. 자기공명영상 제조회사에 따라 고속스핀에코 펄스열을 터보스핀에코*turbo TSE* 열이라는 이름으로 사용하기도 한다.

한 번의 반복시간 동안 생성되는 에코신호의 수를 에코열 길이*echo train length; ETL*라고 한다. 따라서 FSE 영상의 스캔시간은 반복시간과 위상부호화 경사자기장 수N_p에 비례하고 ETL에는 반비례한다. FSE열은 ETL이 크면 스캔시간이 줄어드는 반면 열이 길어지므로 반복시간을 길게 사용한다. 따라서 FSE열은 주로 양성자 밀도영상과 T2 강조영상을 얻는 데 사용한다. ETL이 크면 첫 번째 에코신호와 뒤쪽의 에코신호 사이에 T2 감쇠에 따른 신호 크기 차이가 커지고 이는 T2가 짧은 조직에 대해서는 해상도 및 신호대잡음비의 저하를 유발하므로 무작정 크게 할 수 없다. 에코신호와 에코신호 사이의 간격을 에코 간격*echo space*이라고 하는데 이를 줄이기 위해서는 고주파와 경사자기장 장치의 용량 및 성능이 좋아야 한다. 즉, 하드웨어 장치의 성능을 높이면 그만큼 에코간격을 줄일 수 있어서 ETL을 크게 할 수 있다. FSE 방법을 사용하면 스캔시간을 크게 줄일 수 있지만 다수의 180° 고주파 펄스를 사용함으로써 환자는 그만큼 전자파에 많이 노출되므로 특이흡수율이 높아지는 단점이 있다.

FSE 영상의 대조도는 위상부호화 경사자기장(Gp)의 순서로써 조절된다. 자기공명 신호(raw data)의 배열인 k-공간의 성질을 보면 k-공간의 중앙은 영상의 대조도에 관련된 정보를, k-공간의 바깥 부분은 영상의 자세한 부분에 대한 정보를 가지고 있다. 이러한 성질을 이용해 그림 6-19처럼 k-공간의 중앙에 위치하는 신호의 TE에 따라 T2 대조도를 조절할 수 있다.

그림 6-19
고속스핀에코 펄스열
A: 양성자 밀도 영상. B: T2 강조영상.

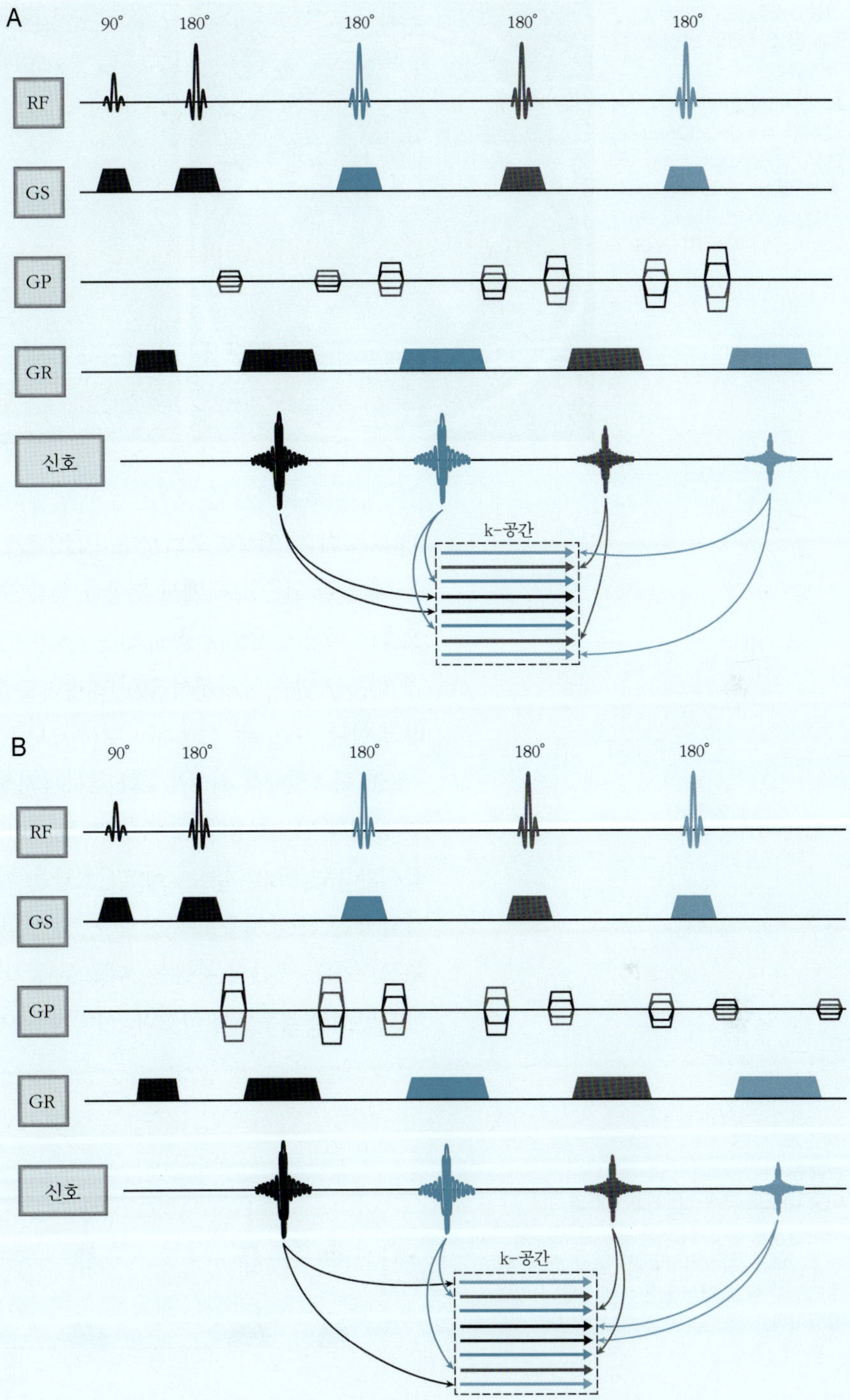

그림 6-19A의 펄스열에서는 첫 번째 에코신호에 위상부호화 경사자기장이 가장 작게 들어가고 k-공간의 중앙을 채우게 되므로, 첫 번째 에코의 TE에 따라 대조도가 결정되는 양성자 밀도영상의 대조도를 나타낸다.

만약 그림 6-19B처럼 위상부호화 경사자기장이 네 번째 에코가 k-공간의 중앙을 채우도록 순서가 정해지면 네 번째 에코신호의 TE에 따라 영상의 T2 대조도가 결정된다. 이처럼 k-공간의 중앙을 채우는 에코의 TE값이 영상의 대조도에 가장 큰 영향을 주므로 이를 실효 에코시간*effective TE*(TE_{eff})라고 한다. 그림 6-20에 사람의 대뇌와 흉부에서 TR/TE = 4,500/126msec, TR/TE = 4,300/

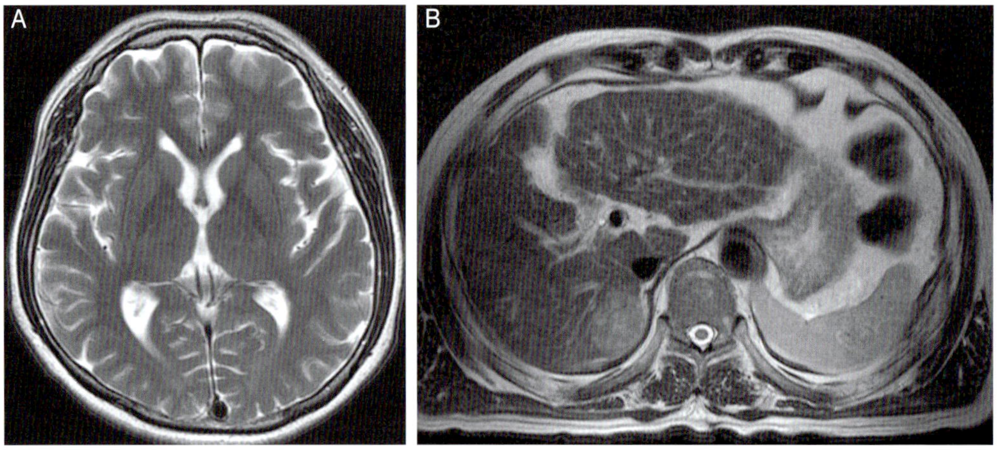

그림 6-20
T2 강조 FSE 영상의 예 (1.5T)
A: 두뇌 영상, 반복시간/에코시간 = 4,500/126msec, DAQ size = 320×256. B: 흉부 영상, 반복시간/에코시간 = 4,300/93msec, DAQ size = 256×230, ETL = 21.

93msec의 각 영상변수로 얻은 T2 강조 FSE 영상을 예로 보였다. 흉부영상을 얻을 때 숨을 멈춘 상태에서 영상을 얻을 수 있을 만큼 스캔시간을 충분히 줄이면 호흡에 따른 운동인공물*motion artifact*이 없는 깨끗한 영상을 얻을 수 있다. 이렇게 호흡을 멈춘 상태에서 영상 데이터를 얻는 방법을 호흡중지*breath hold* 방법이라고 한다.

FSE 펄스열에서 위상부호화 경사자기장을 그림 6-21와 같이 조절하여 스캔하면 양성자 밀도영상과 T2 강조영상을 동시에 얻을 수 있다. 그림 6-21에서 한 반복시간 동안에 얻어지는 에코신호들을 에코시간이 짧은 것과 긴 것으로 나누어 각각 k-공간을 채우도록 하였다. 앞 쪽의 k-공간에는 가장 에코시간이 짧은 에코신호가 k-공간의 중앙을, 뒤쪽 k-공간의 중앙 부분에는 가장 에코시간이 긴 에코신호로 채우도록 하였다. 이렇게 하면 한 번의 스캔 동안에 k-공간 2개의 데

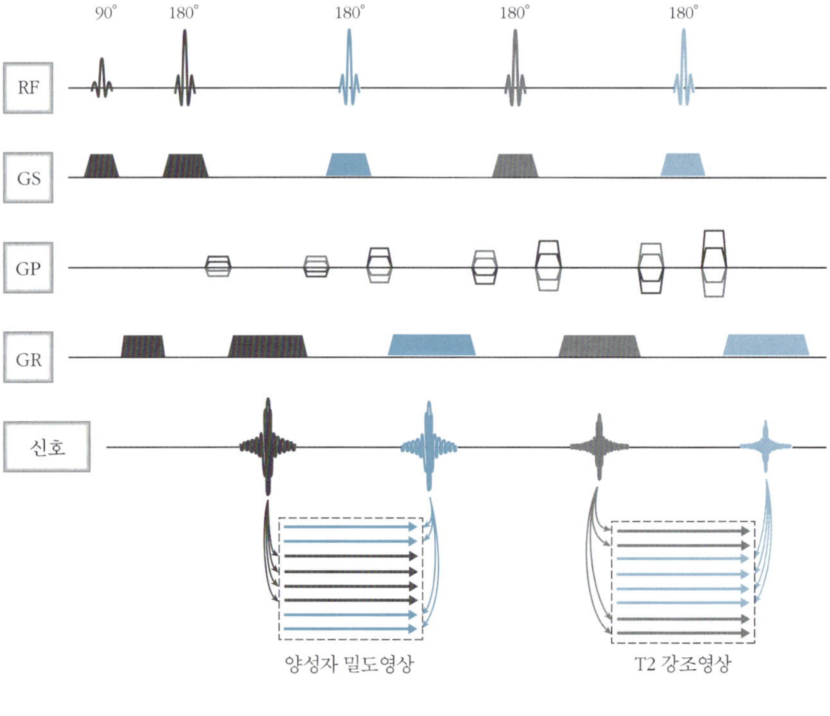

그림 6-21
이중 대조도 고속스핀에코 펄스열
에코신호를 둘로 나누어 채우기 때문에 스캔은 2배로 길어지지만 한 번의 스캔으로 대조도가 다른 영상을 동시에 얻을 수 있는 방법이다.

이터를 얻을 수 있고 이들 각각으로 영상을 재구성하면 앞쪽의 k-공간 데이터는 양성자 밀도영상을, 뒤쪽의 k-공간 데이터로는 T2 강조영상을 얻을 수 있다.

FSE 방법은 ETL에 의해 스캔시간을 줄일 수 있지만 각 에코신호 사이에 T2 감쇠가 일어나기 때문에 해상도 저하 및 움직이는 물체에 민감한 반응을 보인다. 그리고 위상부호화 경사자기장의 순서에 따라서 대조도가 변하는 특징을 가지고 있다.

V Single Shot 고속스핀에코(SS-FSE)

그림 6-22와 같이 FSE열에서 ETL을 크게 하여 한 번의 펄스열로 k-공간 데이터를 모두 얻는 방법을 single shot 고속스핀에코(SS-FSE)라고 한다. 회사에 따라 HASTE(half-Fourier acquisition single-shot turbo spin-echo) 펄스열이라고 부르기도 한다. 한 번만 펄스를 가하여 영상 신호를 얻기 때문에 반복시간은 무한대와 같은 효과를 얻게 된다. SS-FSE 또는 HASTE 방법에서는 에코간격을 좁게 하여 짧은 시간 내에 최대의 많은 에코신호를 얻도록 한다.

하지만 T2 감쇠 때문에 ETL 크기에도 제한이 따른다. 이를 극복하기 위한 방법으로 푸리에 변환의 성질 가운데 하나인 '켤레대칭*conjugate symmetry*'(또는 'Hermitian property') 성질을 이용한다. 실수값만을 가진 신호 f(x)를 푸리에 변환한 신호를 F(k)라 하면, F(k)의 실수부 (Re{F(k)})는 원점에 대하여 Re{F(k)} = Re{F(-k)}의 성질을 나타내는 대칭성이지만 F(k)의 허수부 (Im{F(k)})는 원점

그림 6-22
Single shot 고속스핀에코

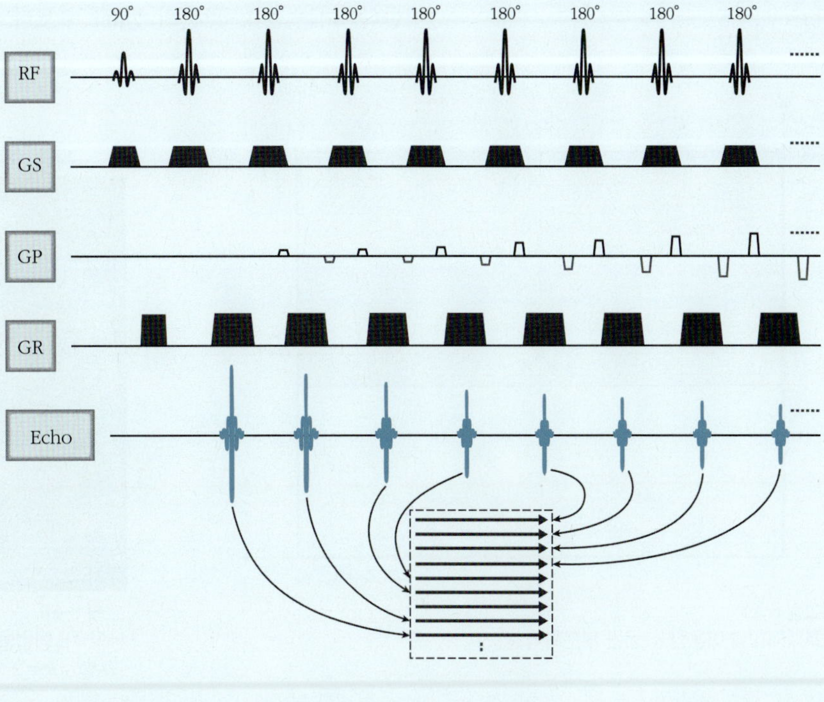

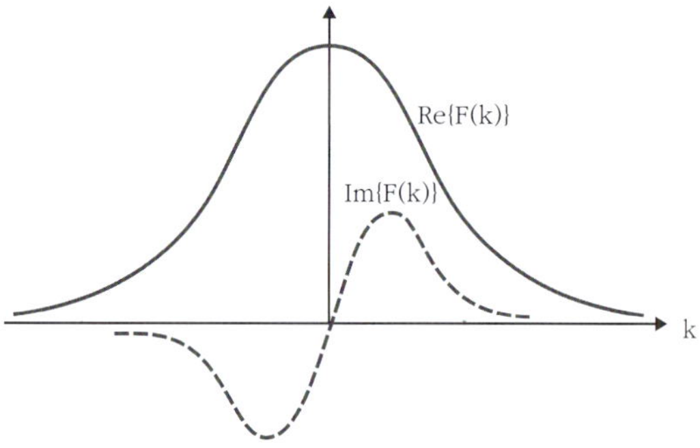

그림 6-23
F(k)가 실수 함수 f(x)의 푸리에 변환 함수일 때 F(k)의 켤레대칭 성질
Re{F(k)}는 F(k)의 실수부로 원점에 대칭이고(실선), Im{F(k)}는 F(k) 허수부로 원점에 대해 극성이 반대인 비대칭성을 나타낸다(점선).

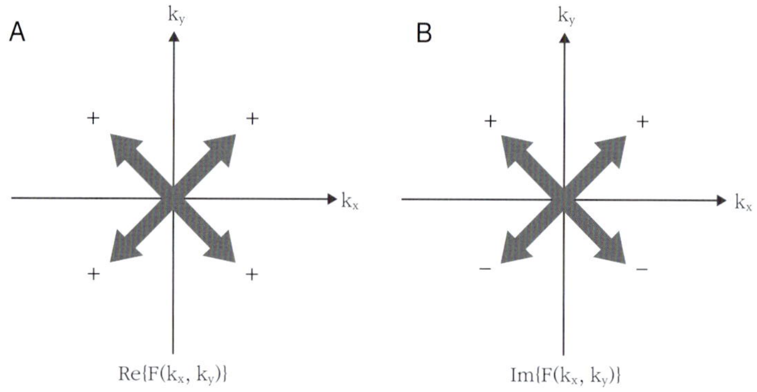

그림 6-24
2차 실수 함수의 푸리에 변환 함수 F(K_x, K_y)의 켤레대칭 성질
Re{F(k_x, k_y)}는 F(k_x, k_y)의 실수부를, Im{F(k_x, k_y)}는 F(k_x, k_y)의 허수부를 나타낸다.

에 대하여 Im{F(k)} = −Im{F(−k)}의 관계를 나타내는 비대칭성을 나타낸다. 그림 6-23에 일차함수에 대한 이러한 성질을 그래프로 나타내었다. 자기공명영상을 얻는 과정에서 영상의 대상물에 대한 영상함수$F_{(x,y)}$를 복소수로 표시하면 실수부의 값만을 갖고 허수부는 0의 값을 갖기 때문에 재구성된 영상함수와 푸리에 변환 관계에 있는 k-공간 데이터 함수는 F(K_x, K_y) = F*(−K_x, −K_y)의 성질을 나타낸다. 여기서 F*(K_x, K_y)는 F(K_x, K_y)의 켤레복소수*complex conjugate*를 의미한다. 즉, 그림 6-24에 나타난 것과 같이 F(K_x, K_y)의 실수부는 Re{F(K_x, K_y)} = Re{F(−K_x, −K_y)}의 관계로 원점에 대하여 대칭*symmetry*이고 허수부는 원점에 대하여 극성이 반대인 Im{F(K_x, K_y)} = −Im{F(−K_x, −K_y)}의 비대칭성*anti-symmetry*을 나타낸다. 이는 그림 6-25처럼 k-공간의 반쪽 데이터만 획득해도 켤레대칭 성질에 의해 반쪽의 데이터가 나머지 빈 부분을 채울 수 있음을 의미한다. 이는 곧 k-공간의 선*line* 수보다 적은 에코신호(ETL)로도 k-공간 데이터

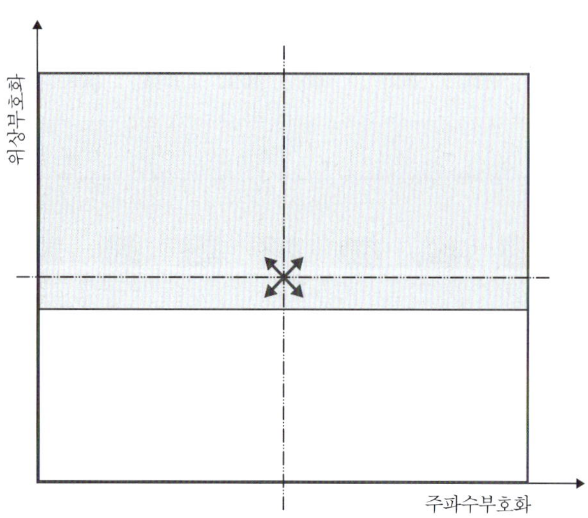

그림 6-25
켤레대칭을 이용한 k-공간 부분획득

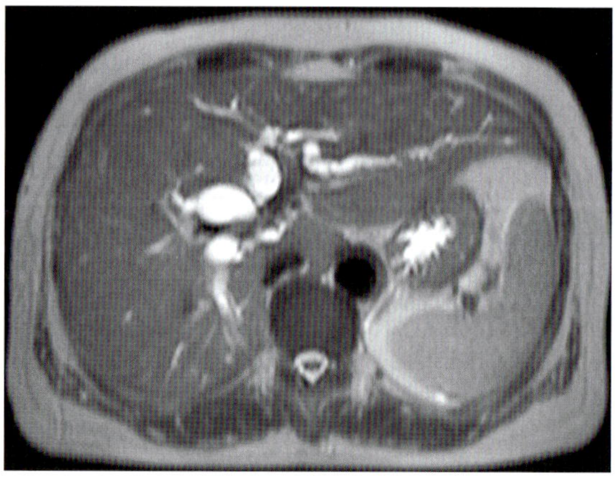

그림 6-26
HASTE 방법을 이용한 인체의 T2 강조 흉부영상(에코시간 = 57, DAQ size = 256 × 115, 호흡정지 = 20sec, 1.5T)

를 모두 획득하여 영상을 재구성한 것과 같은 효과를 볼 수 있음을 말한다. 이러한 방법을 k-공간 부분획득*partial K-space acquisition*(또는 Half NEX acquisition)이라 하며 그림 6-25에 개념도를 나타내었다. 옅은 색이 있는 부분이 실제 데이터를 획득하는 부분이고 색이 없는 부분은 켤레대칭 성질에 의해 채워질 부분이다. 실제로는 k-공간의 중앙에서 위상 보정을 위해 절반보다는 약간의 데이터를 더 받는다. 이 방법을 다른 일반적인 펄스열에 사용해도 스캔시간을 줄일 수는 있지만 k-공간 데이터를 모두 획득하여 영상을 재구성할 때보다는 영상의 신호대잡음비가 약 $\sqrt{2}$배 저하하는 것은 감수해야 한다.

그림 6-26은 인체의 복부영상을 얻는 동안 호흡을 멈춘 상태에서 HASTE 방법으로 얻은 T2 강조영상이다. 호흡중지 기법을 이용한 SS-FSE 영상을 얻으면 호흡이나 장기의 연동운동에 의한 운동인공물이 거의 없는 양질의 복부영상을 얻을 수 있음을 알 수 있다.

참고문헌

Abragam T, The Prin ciples of Nuclear Magnetism, London: Oxford University Press, 1961.

Bracewell R. The Fourier Transform and Its Applications, 2nd ed. New York: McGraw-Hill, 1986.

Brigham EO. The Fast Fourier Transform and its Applications. Englewood Cliffs, NJ: Prentice-Hall, 1988.

Cho ZH, Kim HS, Song HB, et al. Fourier Transform Nuclear Magaetic Reson-ance Tomographic Imaging. Proc. IEEE, 1982;70(10):1152.

Emsley J, Feeney J, Sutcliffe LH. High Resolution NMR Spectroscopy. Oxford: Pergamon Press, 1965.

Farrar T, Becker E. Pulse and Fourier Transform NMR. New York: Academic press, 1971.

Haacke EM, Brown RW, Thompson MR, et al. Magnetic Resonance Imaging: Physical Principles and Sequence Design. New York: John Wiley & Sons, 1999.

Hahn EL. Spin Echoes. Physical Review 1950;80(1):580.

carr HY, Purcell EM, Effects of Diffusion on Free Precession in Nuclear Magnetic Experiments. Physical Review 1954;94(3):630.

Hardy CJ, Edelstein WA, Vatis D. Efficient adiabatic fast passage for NMR population inversion in the presence of radiofrequency field inhomogeneity and frequency offsets. J Magn Reson 1986;66:470-482.

Hoult DI. Solution of the Bloch equations in the presence of a varying B_1 field-Approach to selective pulse analysis. J Magn Reson 1979;35:69-86.

Liang Z, Lauterbur PC. Principles of Magnetic Resonance Imaging: A Signal Processing Perspective. Piscataway, NJ: Wiley-IEEE Computer Society Press, 1999.

Mansfield P, Morris PG. NMR Imaging in Biomedicine. New York: Academic Press, 1982.

Pauly JM, Le Roux P, Nishimura DG, et al. Parameter Relations for the Shinnar: Le Roux Selective Excitation Pulse Design Algorithm. IEEE Trans Med Imag 1991;10(1):53-65.

Shaw D. Fourier Transform N.M.R. Spectroscopy. New York: Elservier, 1976.

Shinnar M, Bolinger L, Leigh JS. The synthesis of soft pulses with a specified frequency response. Magn Reson Med 1989;12:88-92.

제7장

자기공명 펄스열

경사에코 영상기법

김대홍, 최연현

경사에코 펄스열*gradient echo pulse sequence*은 실제 임상에서 해부학적 영상을 위한 단순 강조영상법뿐만 아니라, 여러 다양한 영상법들에 응용되어 널리 사용되고 있다. 펄스열의 특성상 스핀에코 펄스열*spin echo pulse sequence*에 비해 영상의 왜곡 현상이 다양하게 발생하지만, 짧은 시간에 영상을 획득할 수 있다는 장점이 있다. 그뿐만 아니라, 영상변수들을 조정함으로써 스핀에코 펄스열과는 다른 다양한 강조영상을 얻을 수가 있다. 이런 장점들 때문에 경사에코 펄스열 자체에 대한 연구가 꾸준히 이루어졌고, 다양한 형태로 개발되어 이제는 임상에서 가장 광범위하게 사용되고 있다. 이 장에서는 현재 임상에서 사용되고 있는 다양한 경사에코 펄스열의 특징에 대해서 살펴보고자 한다.

I 경사에코 형태

경사에코 펄스열의 가장 큰 특징은 스핀에코 펄스열과는 달리 재초점*refocusing* 고주파*radio frequency; RF*인 180° 펄스가 없다는 것이다. 경사에코 펄스열은 고주파를 사용하지 않고 경사자기장을 사용하여 에코를 만든다. 앞에서 설명한 대로 재초점 고주파를 사용하는 스핀에코 펄스열은 T2 이완을 따르는 스핀에코신호를 영상화하고자 하는 대상에서 얻는다. 이와는 다르게 경사에코 펄스열은 T2* 이완을 하는 자유유도붕괴*free induction decay; FID* 신호를 이용하여 영상 신호를 얻는다. 자유유도붕괴에 강한 경사자기장을 가하여 자화가 사라지게 하고, 직후에 반대 방향의 경사자기장을 가하면 자화가 회복되면서 에코가 생긴다. 이런 방법으로 경사자기장을 이용하여 강제로 스핀들의 위상을 다르게 하여 자화를 사라지게 한 후에 반대 방향의 경사자기장을 이용하여 위상을 모아서 자화를 되돌려 에코를 만들 수 있다. 이렇게 경사자기장만을 이용해서 만든 에코를 경사에코라고 부른다. 이 에코는 재초점 고주파를 이용한 것이 아니므로 스핀에코와는 다르고, 정확히 표현하면 자유유도붕괴 신호를 이용하여 영상신호를 수집한 것이다.

스핀에코신호의 세기는 에코시간*TE*에 따라 T2 감소를 보이지만, 자유유도붕괴는 T2* 감소를 따른다(그림 7-1). 따라서 경사에코 펄스열에서 영상 신호는 T2* 이완에 많은 영향을 받고, T2* 이완은 주자기장 불균일성에 가장 큰 영향을 받으므로, 스핀에코 펄스열과는 달리 주자기장의 국소적 불균일성을 영상에 그대로 반영한다. 이런 점이 영상왜곡으로 나타나기도 하지만, 이를 응용하여 원하는 정보를 얻을 수도 있다. 예를 들어 폐, 위턱뼈동굴*sinus*처럼 공기가 있는 곳이나, 금속 성분의 보철물이 있는 곳에서는 심각한 영상왜곡을 발생시키지만, 기능적 자기공명영상법, 분자영상법 등과 같이 국소자기장의 불균일성을 영상화해야 하는 경우에는 경사에코 펄스열이 유용하게 사용된다.

경사에코 펄스열의 또 다른 큰 특징은 고주파 펄스의 숙임각*flip angle*이 일반적으로 90° 보다 작다는 것과 스핀에코 펄스열과 비교해서 반복시간*TR*이 매우 짧다는 것인데, 이 2가지는 서로 유기적으로 결합되어 있다. 경사에코 펄스열에서는 일반적으로 작은 숙임각을 사용하기 때문에 고주파 펄스 직후에도 종축자화*longitudinal magnetization* M_z는 상당 부분이 *z*축에 남아 있다. 그래서 반복시간이 짧아 다음 고주파 펄스 직전에 T1 이완이 충분히 안 되어도 영상 신호를 얻기에 충분한 종축자화가 *z*축에 이미 준비되어 있다. 이런 이유로 숙임각을 작게 함으로써 반복시간을 획기적으로 줄일 수 있게 되었다. 이와 같이 작은 숙임각과 짧은 반복시간은 분리해서 고려할 수 없으며, 이 2가지와 에코시간을 조절하여 조직별로 횡축자화*transverse magnetization* M_{xy}의 양을 결정할 수가 있어서 양성자 밀도 강조영상, T2* 강조영상과 T1 강조영상 등 다양한 대조도의 영상을 빠른 속도로 얻을 수 있다.

스핀에코 펄스열은 영상 대조도의 변화를 위해 조절할 수 있는 영상변수가 반복시간과 에코시간 2가지인데, 경사에코 펄스열은 이 2가지에 숙임각이 추가되어 있어서 원하는 영상 대조도를 얻는 것이 일반적으로 더욱 복잡하다. 또한 다양한 경사에코 펄스열이 개발되었고, 장비회사마다 펄스열의 이름이 달라서 사용자에게 많은 혼란을 주고 있다.

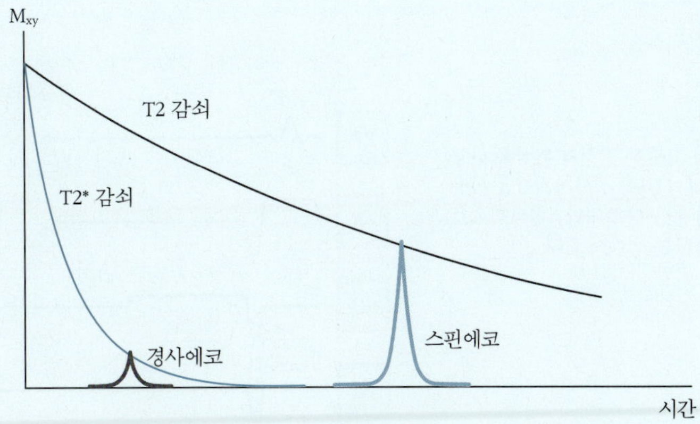

그림 7-1
스핀에코와 경사에코의 비교
스핀에코는 T2 이완에 따라서 신호 강도가 결정되는 반면에, 경사에코는 그림에서처럼 자유유도붕괴를 이용하여 신호를 얻는 것이므로, 자유유도붕괴 신호(즉, T2* 이완)에 따라 신호 감소가 발생한다.

표 7-1
경사에코 펄스열의 분류

	신호 형태	제조회사		
		Siemens	GE	Philips
훼손*spoiled*	자유유도붕괴	FLASH	SPGR	T1 FFE
되감기*rewind*	자유유도붕괴	FISP	GRE	TFE
	스핀에코	PSIF	SSFP	T2 FFE

경사에코 펄스열은 반복시간이 매우 짧아서 다음 반복시간 시작 전에 횡축자화가 남아 있을 수 있다. 에코신호획득 후 $x-y$ 평면에 남아 있는 횡축자화를 어떻게 처리하는지는 크게 2가지로 분류할 수 있다. 위상변위 고주파 또는 강력한 경사에코를 이용하여 남아 있는 자화를 제거하는 것이 한 가지이고, 다른 한 가지는 에코를 만드는 과정에서 벌어진 횡축자화를 경사에코를 이용하여 다시 모으는 방법이다. 이 장에서는 임상에서 널리 사용되고 있는 경사에코 펄스열인 FLASH, FISP, PSIF 등을 분류하고 특징들을 소개하겠다(〈표 7-1〉).

Ⅱ 훼손된 경사에코 펄스열

FLASH(Fast Low Angle SHot)는 그림에서처럼 강력한 경사자기장을 이용하여 신호획득 후에 남아 있는 횡축자화를 소멸시키는 펄스열이다(그림 7-2). 이와는

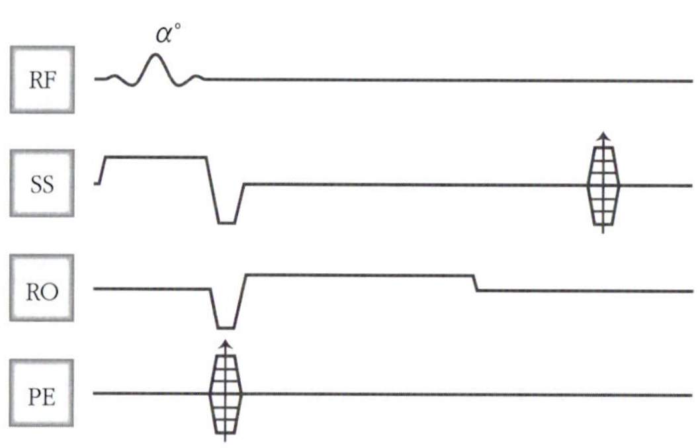

그림 7-2
FLASH 펄스열
절편선택 방향으로 강력한 경사자기장을 가하여 신호획득 후 남아 있는 횡축자화를 소멸시킨다(RF = Radio frequency, SS = Slice Selection, RO = Readout, PE = Phase Encoding).

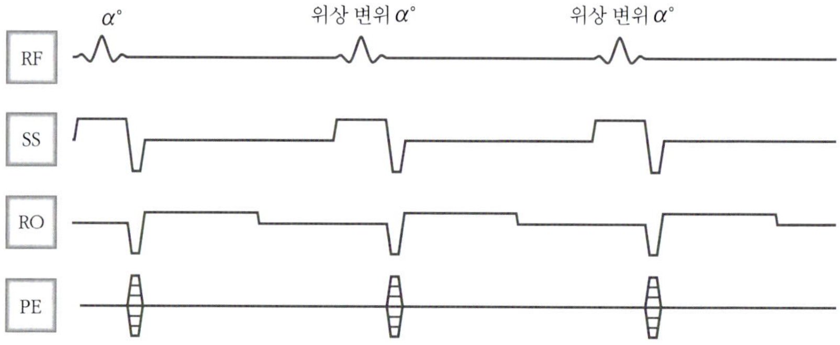

그림 7-3
SPGR 펄스열
매번 반복시간에서 고주파 펄스의 위상을 바꾸어 횡축자화를 소멸시킨다. 경사자기장을 사용하는 FLASH 방법과는 다르지만, 결과적으로 횡축자화를 제거한다는 점에서 같다.

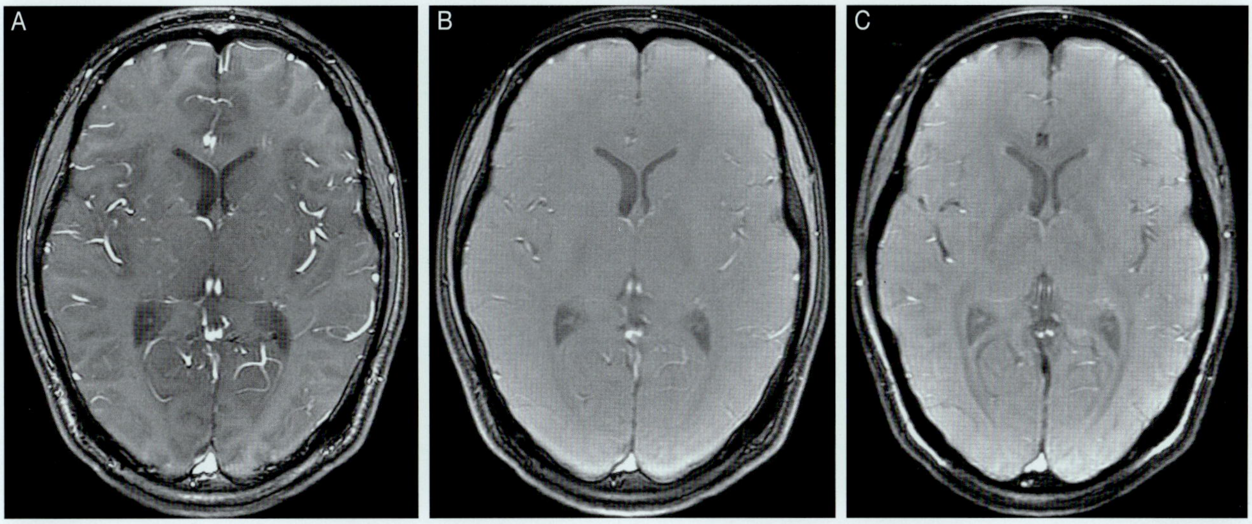

그림 7-4
SPGR 영상

A: T1 강조영상(숙임각/반복시간/에코시간=60/50/3.8). B: 양성자 밀도영상(숙임각/반복시간/에코시간=30/200/3.8). C: T2* 강조영상(숙임각/반복시간/에코시간=40/200/15). 같은 부위의 영상이지만 영상변수의 조정으로 다른 조영 효과를 보인다. T1 강조영상에서는 백색질과 회색질의 영상 대조를 볼 수 있다. 스핀에코 T1 영상과는 다르게 혈관이 밝게 보이는 것을 관찰할 수 있다. 양성자 밀도영상과 T2* 강조영상에서 뇌척수액*cerebrospinal fluid; CSF*이 어둡게 보이는 것은 반복시간이 짧아 자화가 포화되었기 때문이다.

다소 다르지만, SPGR(SPoiled Gradient Recalled)은 경사자기장 대신에 위상변위*phase shift* 고주파 펄스를 이용하여 횡축자화를 소멸시킨다(그림 7-3). 위상변위 고주파란 고주파의 위상을 매번 바꾸는 것인데, 이를 이용하면 반복시간마다 횡축자화의 위상이 바뀌어 결론적으로 횡축자화가 사라지게 된다. FLASH와 SPGR은 방법은 다르지만, 횡축자화를 소멸시킨다는 공통점이 있다. 경사자기장 또는 고주파 펄스를 이용하여 신호획득 후 횡축자화는 소멸된다. 따라서 종축자화의 양에 따라 신호의 세기가 조절되므로, 측정하게 되는 신호는 이완시간과 숙임각에 따라서 상당부분 결정된다.

반복시간을 짧게, 숙임각을 크게 하면 종축자화의 많은 부분이 횡축자화가 되어 소멸되기 때문에 종축자화가 회복될 수 있는 시간이 부족하므로 T1이 긴 조직은 영상 신호가 상대적으로 적고, T1이 짧은 조직만이 강한 신호를 낼 수 있다. 그래서 이런 경우에는 T1 강조영상을 얻게 된다. 반면에 반복시간을 길게, 숙임각을 작게 하면 고주파 이후에도 대부분의 종축자화가 남아 있는 상태이고, 자화가 회복될 수 있는 시간도 충분해서 조직의 T1에 거의 영향을 받지 않으므로, 양성자 밀도영상을 획득할 수 있다. 물론, 경사에코 펄스열이므로 에코시간에 따라서 T2 강조 효과는 거의 없고, T2* 강조 효과는 있다(그림 7-4)(이런 특징 때문에 자기공명 혈관영상법 등에서 정지 상태인 스핀을 포화하려는 목적으로 사용되고 있다).

이 펄스열은 T1 강조영상을 얻는 데 자주 사용되고, 장비회사에 따라서 T1 FFE(contrast-enchanced Fast Field Echo)라고도 부른다.

Ⅲ 되감기 경사에코 펄스열

항정상태 세차운동을 이용한 고속영상 FISP(Fast Imaging With Steady-state Precession)는 FLASH 계열과는 달리 신호획득 후에 위상부호화*phase encoding* 축으로 위상부호화 경사자기장과 크기는 같지만 방향은 반대인 경사자기장을 주

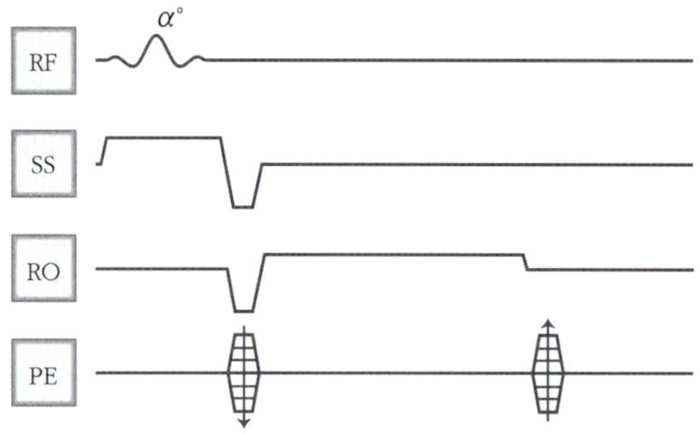

그림 7-5
FISP 펄스열
영상신호획득 후에 위상부호화 방향으로 횡축자화를 회복시키기 위한 경사자기장이 있다.

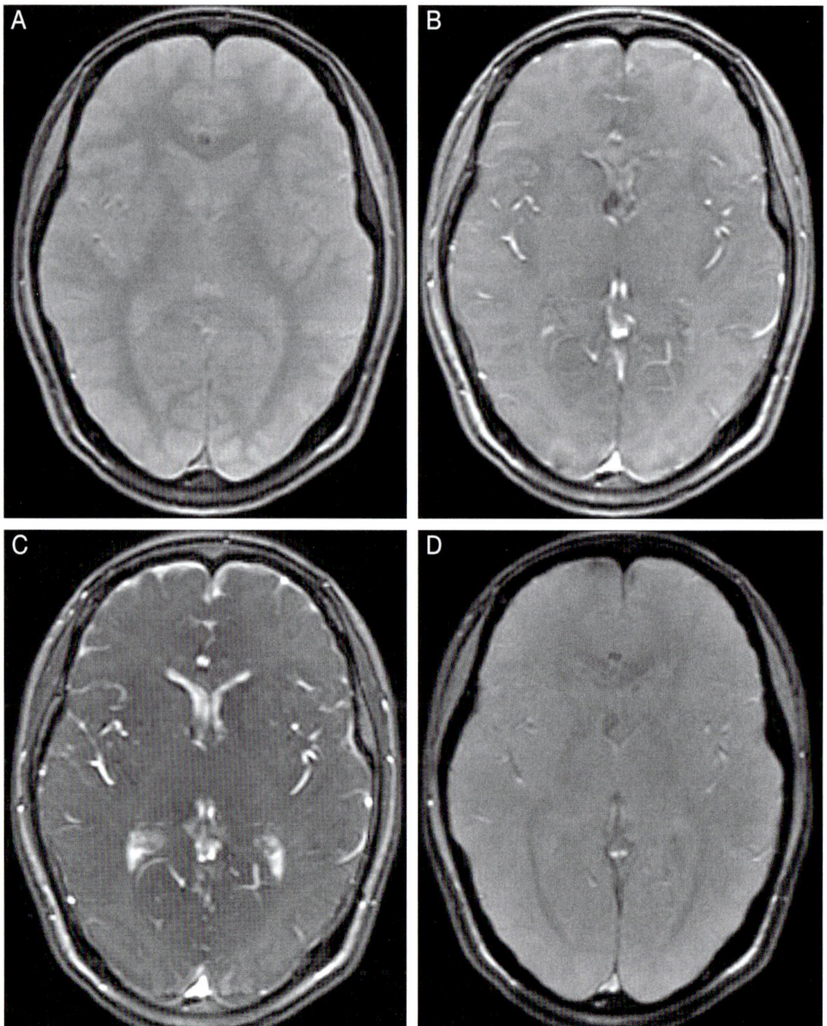

그림 7-6
GRASS 영상
A: 양성자 밀도영상(숙임각/반복시간/에코시간=10/200/3.2). B: T1 강조영상(숙임각/반복시간/에코시간=45/100/3.2). C: T2* 강조영상(숙임각/반복시간/에코시간 = 75/40/3.2). D: T2* 강조영상(숙임각/반복시간/에코시간 = 30/200/15).

어서 횡축자화의 일정 부분을 다시 회복시키는 방법이다(그림 7-5). 이 펄스열을 되감기 경사에코 펄스열이라고 부르며 GRASS(Gradient-Recalled Acquisition in the Steady State) 또는 TFE(Turbo Field Echo)라고 부르기도 한다(그림 7-6). 반복시간이 매우 짧다면, 다음 고주파 펄스 직전에도 되감기 경사에코에 의해서 횡축자화는 완전히 소멸되지 않고 T2* 이완시간에 따른 일정량이 남아 있게 된다. 여러 번의 반복시간이 반복되면서 고주파 펄스 직전 횡축자화의 크기가 일정하게 된다. 즉 종축자화와 횡축자화의 벡터합인 자화는 항정상태*steady state*가 된다. 이때 얻는 영상 신호는 항정상태 자화에 의한 것이므로, 종축자화와 횡축자화의 크기에 따라 영상대조 효과가 나타난다. 종축자화를 강조하면 T1 강조영상을 얻고, 횡축자화를 강조하면 T2* 강조영상을 얻을 수 있다. 그래서 반복시간과 숙임각을 조정함으로써 종축자화뿐만 아니라 횡축자화까지 조절이 가능하여 항정상태 세차운동을 이용한 고속영상 FISP는 FLASH보다 복잡한 영상대조 효과를 얻을 수가 있다.

숙임각이 작은 경우(5° 이상, 20° 이하)에는 횡축자화의 양이 종축자화에 비해 무시할 수 있을 정도로 적기 때문에, 횡축자화에 영향을 거의 받지 않아 FLASH의 경우와 마찬가지로 양성자 밀도영상을 얻게 된다. 숙임각이 중간 정도(30° 이상, 60° 이하)일 때는 종축자화의 상당량이 횡축자화로 전환되어 T1이 짧은 조직에서는 종축자화가 회복되지만, T1이 긴 조직에서는 종축자화가 회복되지 않아서 T1 강조의 영상대조도가 나타난다. 이런 경우에, 전환된 횡축 자화의 양이 무시할 정도는 아니지만, T1 영향이 가장 지배적이다. 숙임각이 매우 큰 경우(75° 이상, 90° 이하)에 종축자화는 거의 남아 있지 못하고, 횡축자화의 역할이 우세해진다. 앞서 언급한 것처럼 횡축자화는 T2*에 영향을 강하게 받기 때문에 숙임각이 매우 큰 FISP를 사용할 경우에는 T2* 강조영상을 얻게 된다. 마지막으로 반복시간이 매우 긴 항정상태 세차운동을 이용한 고속영상 펄스열을 사용하면 되감기 경사에코를 사용하여도 T2* 감소 때문에 횡축자화는 거의 소멸되기 때문에 FLASH 펄스열을 사용했을 때와 같은 영상대조도를 얻게 된다.

Ⅳ Mirrored FISP

이 펄스열은 작은 숙임각, 180° 재초점 고주파 펄스의 부재 등 모양새는 분명 경사에코 펄스열인데, 얻게 되는 영상은 T2 강조 대조도를 보인다. 앞에서 살펴본 다른 경사에코 펄스열에서는 T2 강조 효과가 거의 없다는 것과 비교해보면 매우 특이하다. 이 펄스열은 Mirrored FISP, SSFP(steady-state free precession) 또는 T2 급속자기장에코라고 불린다(그림 7-7).

경사에코 펄스열을 이용한 영상법에서는 조직의 T2보다 매우 짧은 시간 간격으로 연속해서 고주파가 가해진다. 일반적으로 2개의 고주파 펄스가 순차적으

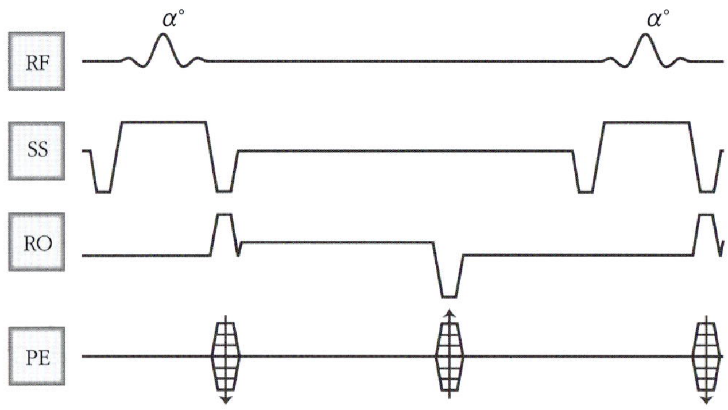

그림 7-7
Mirrored FISP 펄스열

표 7-2
대표적인 경사에코 펄스열의 특징

펄스열	특징
FLASH	T1 강조영상 신호대잡음비 낮음
FISP	T2* 강조영상, 양성자 밀도영상 신호대잡음비 높음, 영상대조도 낮음
Mirrored FISP	T2 강조영상 신호대잡음비 낮음

로 가해지면 1개의 에코신호가 생긴다. 이 첫 번째, 두 번째 고주파 펄스들이 반드시 90°, 180° 펄스일 필요는 없다. 그래서 반복시간이 T2에 비해 매우 짧은 경사에코 펄스열일 경우에 연속된 2개의 고주파 펄스에 의해서 스핀에코가 생긴다. 그런데 일정시간 간격으로 연속해서 고주파가 가해지기 때문에 이 스핀에코 신호가 생기는 위치는 그 다음 고주파 펄스가 가해지는 순간이다. 고주파 펄스가 가해지는 순간에 신호를 받을 수가 없기 때문에 경사자기장을 조절하여 에코의 위치를 약간 앞으로 옮겨서 그 세 번째 고주파 펄스 이전에 신호를 받을 수가 있는데 이런 방법을 Mirrored FISP이라고 한다. 각각의 고주파 펄스에 의해서 생긴 자유유도붕괴가 신호로 검출될 수도 있는데, 스핀에코신호만을 받기 위하여 자유유도붕괴 신호는 경사자기장을 이용하여 제거한다.

Mirrored FISP는 스핀에코가 생기는 위치에서 신호를 받는 것이 아니기 때문에 각각의 스핀들의 위상이 정확히 모이지 않으므로 정확한 의미의 스핀에코는 아니다. 그래서 약간의 T2* 효과가 들어가게 되어 국소 자기장의 비균일성이 영상에 어느 정도는 반영된다. 그런데도 기본적으로 2개의 고주파 펄스를 이용한 스핀에코 영향이 우세하기 때문에 에코시간에 따라 T2 강조영상을 얻게 된다.

이 펄스열은 반복시간이 매우 짧기 때문에 앞서 살펴본 경사에코 펄스열과 유사하게 자화가 항정상태가 된다. 그래서 항정상태를 유지하지 못하는 조직은 영상 신호를 낼 수가 없다. 예를 들어 동맥 같은 경우에는 움직임이 빨라 항정상태를 유지할 수가 없기 때문에 영상 신호가 없고, 흐름이 거의 없는 뇌척수액은 어느 정도의 영상 신호를 얻을 수 있다. 실제 임상에서는 자기공명 담관촬영술에 사용되는데, 확장된 담관은 밝게 영상에 나타나고 흐름이 있는 혈액은 어둡게 나타난다.

V 기타 경사에코 펄스열

그 외에도 true-FISP, Turbo FLASH, GRASE(GRadient And Spin Echo), DESS (Dual Echo Steady State) 등의 몇 가지 활용도가 높은 경사에코 펄스열이 있다. 이런 펄스열들의 특징에 대해서 간략히 살펴보도록 하겠다.

True-FISP는 FISP 펄스열에서 모든 경사에코의 균형을 맞춘 것이다(그림 7-8). 반복시간이 짧은 경우에 T2/T1의 영상대조를 보이고, 움직임에 따른 위상변화를 제거하는 데 유용하여 뇌척수액에서 아주 밝은 신호를 받을 수 있다. 또한 국소 자기장의 불균일성이 매우 민감하게 영상에 반영되는 특성이 있어서 자기공명영상법을 이용한 세포추적기술에 응용되기도 한다. 특히 심장의 동영상을 이용한 기능분석에 유용하며 심근과 심실내강의 혈액 사이에 대조도가 매우 좋아 심실내벽과 심실내강의 경계를 구별하기가 쉽다(그림 7-9).

Turbo-FLASH 또는 MP-RAGE(Magnetization Prepared Rapid Acquisition Gradient Echo)라고 불리는 펄스열은 짧은 시간에 T1 대조도가 매우 높은 영상을 얻기 위해서 주로 사용된다. 스핀에코 펄스열로 T1 대조도를 높이기 위해서 역전회복*inversion recovery* 방법을 사용한다. 자화를 180° 돌린 후 역전시간*time of inversion; TI*을 기다린 후 영상 신호를 받는 것인데, 반복시간이 충분히 긴 스핀에코 펄스열에 적용하기 쉽다. 이 방법을 경사에코 펄스열에 적용한 것이 Turbo-FLASH 펄스열인데, 한 번의 역전 고주파 후에 영상 신호 전체를 얻는다. 그래서 일반적으로 Turbo-FLASH 펄스열의 반복시간은 매우 짧아서 수 msec 정도이다.

GRASE 펄스열은 고속스핀에코*FSE* 펄스열에서 각각의 스핀에코 앞뒤에서 경사에코를 얻는 것으로 경사에코 펄스열과 스핀에코 펄스열이 혼합되어 있는 형태이다. 특징으로는 주자기장의 비균일성과 화학이동에 따른 영상왜곡 없이 매우 빠른 속도로 T2 강조영상을 얻을 수 있다는 점이다.

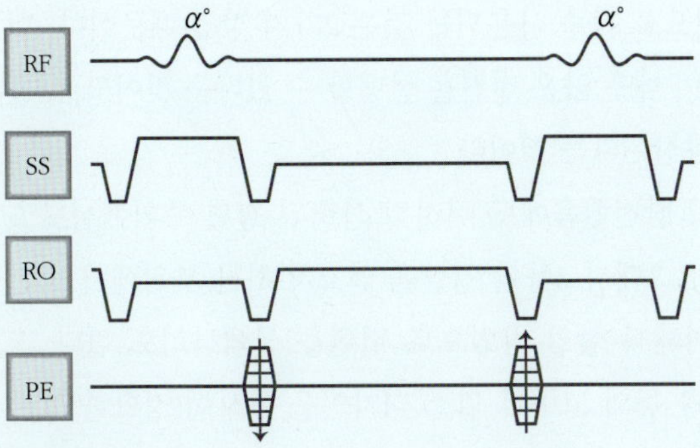

그림 7-8
True-FISP 펄스열
매번 이완시간에서 경사에코의 균형을 맞추어 항정상태를 유지하는 펄스열이다. 이 펄스열은 에코시간이 이완시간의 정확히 절반이고, 이완시간은 일반적으로 수 msec 정도이다.

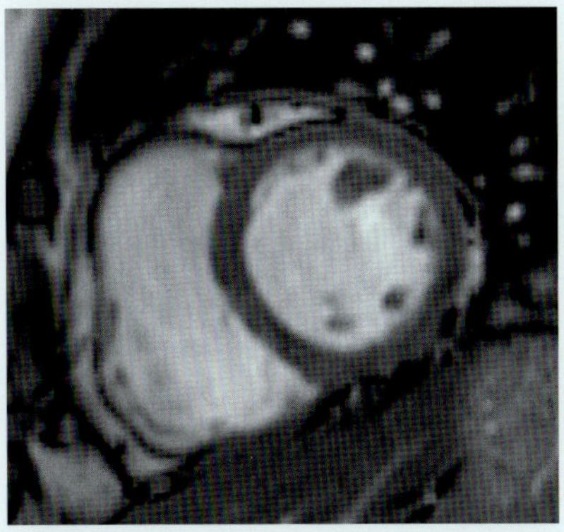

그림 7-9
심장의 balanced FFE(True-FISP) 영상
심근과 심실내강의 대조가 강하여 구별하기가 쉽다.

DESS는 FISP의 자유유도붕괴 신호와 Mirrored FISP의 에코신호를 결합하여 더욱 강한 신호의 T2 대조영상을 얻기 위해서 개발되었다.

Ⅵ 다평면영상

여러 절편에서의 영상을 동시에 얻기 위해서는 스핀에코 펄스열의 방법, 즉 반복시간을 길게 하고 삽입*interleaved* 방법을 경사에코 펄스열에 적용하면 된다(다평면영상*multiplanar imaging*). 그런데 경사에코 펄스열은 반복시간이 매우 짧고, 절편당 영상시간도 매우 짧기 때문에 스핀에코 펄스열처럼 여러 절편에 대해서 동시에 획득할 수도 없고, 필요성도 높지 않다. 그러나 여러 절편의 영상 신호를 동시에 획득하면, 반복시간을 충분히 길게 할 수 있기 때문에 숙임각을 충분히 줄 수 있어서 신호대잡음비가 좋아지고, 상대적으로 긴 T2 이완으로부터 자유로워질 수 있다는 장점이 있다.

반복시간이 길어졌으므로, 숙임각을 적게 하면 양성자 밀도영상을 얻을 수 있고 숙임각을 크게 하면 T1 강조영상을 얻을 수 있다. 그리고 에코시간을 길게 하면 T2* 강조영상을 얻을 수가 있다.

Ⅶ 3차원 영상

2차원 평면영상을 얻기 위해서는 절편선택*slice selection*, 판독*readout*과 위상부호화가 필요하다. 마찬가지로 3차원 영상을 얻기 위해서는 한 방향으로의 판독과 두 방향의 위상부호화가 있어야 한다. 그래서 2차원 영상에서의 절편선택 대신에 위상부호화 경사에코를 추가하여 3차원 영상을 얻을 수가 있다.

3차원 영상이 여러 목적으로 자주 사용되는 것은 2가지 장점 때문이다. 첫 번째는 절편 사이에 간격 없이 매우 얇은 절편을 선택할 수 있다는 것이고, 두 번째는 신호대잡음비가 매우 향상된다는 것이다.

절편을 선택하는 기술이 발전했음에도 여전히 선택된 절편 주위에서도 고주파 펄스 영향을 받게 된다. 그래서 2차원 영상을 얻고자 하는 부위에서 절편 사이의 간격을 두지 않기 위해서 삽입 방법으로 절편을 선택하기도 한다. 또는 SLR(Shinnar-Le Roux) 변환 등의 고주파 펄스 디자인을 통하여 정확한 절편 선택을 시도하기도 한다. 그러나 여러 가지 방법을 동원해도 경우에 따라서 절편들 사이에서 영상대조도 또는 신호대잡음비가 달라지는 문제가 발생한다. 3차원 영상법을 사용하면 절편선택과 관련된 영상의 문제는 해결이 가능하다. 또한 신호대잡음비는 위상부호화 횟수의 제곱근에 비례하기 때문에 위상부호화 횟수가 많아지면 신호대잡음비 증가 효과가 있다. 그러므로 위상부호화의 횟수가 2차원 영상법에 비해 절편선택 방향의 부호화 횟수의 제곱근만큼 증가하는 3차원 영상법에서는 신호대잡음비가 높은 영상을 얻을 수가 있다.

그런데 전체 영상시간은 2차원 영상 한 장 얻는 것에 비해서 절편 경사에코의 단계 수만큼 증가한다. 이런 이유로 반복시간이 긴 스핀에코 펄스열은 긴 영상 획득시간 때문에 3차원 영상에 적합하지 않다. 3차원 영상을 얻기 위해서는 반복시간이 무척 짧은 경사에코 펄스열이 적합하고, 일반적으로 신호대잡음비가 높은 FISP 계열의 경사에코 펄스열이 3차원 영상으로 많이 사용된다. 영상시간은 아래식과 같다.

$$\text{3차원 영상시간} = \text{이완시간} \times \text{여기 횟수} \times \text{위상경사 단계 수} \\ \times \text{절편 경사에코 단계 수}$$

Ⅷ 경사에코 펄스열의 응용

1. 화학적 이동

생체 내에서 자기공명영상 신호를 내는 물질로는 물과 지방이 있는데, 이 두 물질은 자기공명주파수가 약간 다르다. 이유는 두 물질에서 수소원자 주위의 전자구름의 차이 때문인데, 이런 현상을 화학적 이동*chemical shift*이라고 부른다. 실제로 인체에서 물과 지방의 평균 주파수 차이는 3.35ppm이고, 자기장이 1.5T인 경우에 약 215Hz 정도 차이가 있다. 두 물질의 세차운동 회전수 차이 때문에 4.6msec(= 1/215Hz)마다 물과 지방의 자화가 만난다. 즉 세차운동 시에 4.6msec마다 두 물질의 위상이 같아진다. 에코시간이 0일 때, 즉 고주파 펄스를 가한 순간에는 물과 지방의 위상이 동일하므로 에코시간 4.6, 9.2, 13.8 …… msec 등에서 두 물질의 위상이 일치하고, 반대로 에코시간 2.3, 6.9, 11.5 …… msec 등에서는 물과 지방의 위상이 반대가 된다. 그래서 에코시간이 4.6msec일 때는 물과 지방의 신호가 합쳐진 영상을 얻을 수 있고, 반대로 에코시간이

그림 7-10
Dixon 영상법
A: 물 신호만의 영상. B: 지방 신호만의 영상.
C: 두 영상의 합.

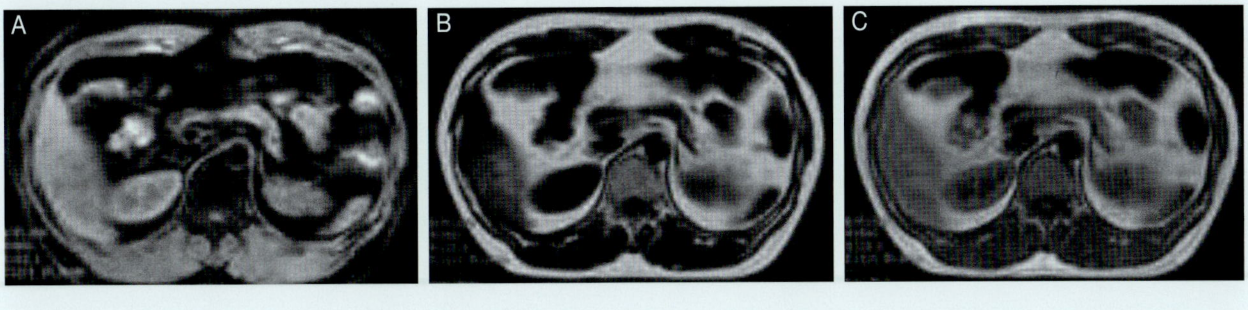

6.9msec일 때는 물과 지방 신호의 차이만 영상에서 얻을 수가 있다. 위상 일치/불일치 2가지 에코시간으로 영상을 얻어서 물 신호와 지방 신호를 분리하고자 할 때 유용하게 사용할 수 있다. 에코시간값을 3가지로 하는 3point Dixon 방법을 사용하면 좀더 정확하게 얻을 수 있다(그림 7-10).

스핀에코는 주파수 차이 때문에 발생하는 위상차를 모두 제거하기 때문에, 이런 현상은 스핀에코 펄스열을 사용하면 얻을 수가 없다(단, 주파수 차이 때문에 스핀에코 영상에서도 주파수 방향으로의 변위는 관찰된다). 자유유도붕괴 신호를 이용하는 경사에코 펄스열을 이용하여야 위상차를 이용한 영상을 얻을 수 있다.

2. 자화율 강조영상

자화율*susceptibility*은 물질의 고유값으로 외부 자기장에 대해서 어느 정도 스스로 자화되는지를 의미한다. 자화율이 다른 두 물질의 경계면에서는 자기장이 급격히 변한다. 자기장의 변화가 많은 곳에서는 스핀들 간의 위상 변화가 많아져 결론적으로 T2*가 매우 짧아진다. 다른 경우지만, 국소 자기장의 급격한 변화를 유발할 수 있는 영상 조영제가 투여된 경우에도 강력한 T2* 감소를 확인할 수 있다.

경사에코 펄스열은 T2*에 민감한 자유유도붕괴 신호를 이용하여 영상을 얻으므로, 에코시간이 긴 경사에코 펄스열을 사용하면 자화율 강조영상을 얻을 수 있다. 에코시간이 T2*에 비해서 긴 경우에는 T2*가 짧은 곳의 영상 신호를 얻을 수가 없으므로, 자화율 차이로 국소 자기장의 왜곡이 심한 곳은 T2* 강조영상에서 어둡게 나타난다.

허파 내에서 공기와 허파꽈리가 접하는 면적이 매우 넓고, 공기와 허파꽈리의 자화율 차이 때문에 허파 내부에서는 자기장의 변화가 매우 심하다. 그래서 자기공명영상법으로는 폐영상을 얻을 수가 없다. 뇌영상을 경사에코 펄스열로 얻는 경우에 위턱뼈동굴에 있는 공기 때문에 그 근방에서는 영상왜곡 현상으로 어두운 영역이 관찰된다. 비슷하게 금속성분의 인공치관 또는 인공관절이 있는 경우에도 신호가 급격히 감소하는 부분이 관찰된다.

반면에 산화철 계열의 T2* 감소 효과가 매우 큰 조영제와 경사에코 펄스열을 이용하여 높은 영상대조도의 간 영상을 얻기도 하고, 줄기세포 추적, 암의 림프절전이 영상기술, 다양한 분자영상기술 등에 응용된다. 또한 자기공명영상 기능성 영상은 산화헤모글로빈*oxyhemoglobin*과 탈산화헤모글로빈*deoxyhemoglobin*의 자화율 차이를 영상에 반영하는 기술로서 이 또한 경사에코 펄스열을 이용한다.

3. 혈관조영술

자기공명 혈관조영술*MR angiography*은 경사에코 펄스열을 이용한 대표적 영상법이다. 숙임각을 크게, 반복시간을 짧게 해서 어느 절편의 영상을 얻으면 그 절편의 자화는 포화되어 거의 영상 신호를 낼 수가 없다. 하지만 유체의 흐름 등으로 포화되지 않은 새로운 자화가 영상을 얻고 있는 절편 내부로 유입되면 그 유체는 포화된 다른 곳의 조직에 비해 매우 높은 영상 신호를 낼 수 있다. 그럼으로써 흐름이 있는 혈관의 대조도가 높은 영상을 얻게 된다.

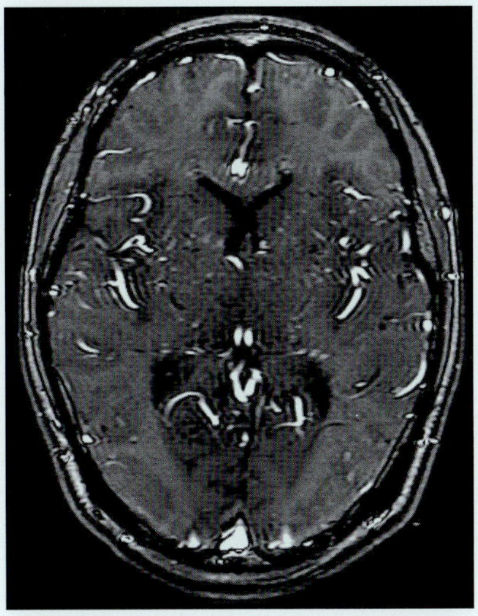

그림 7-11
FLASH 펄스열을 이용하여 획득한 혈관영상
혈관의 신호대조도가 매우 높다. 기본적인 영상은 T1 강조영상으로 T1이 상대적으로 짧은 지방의 신호도가 높게 나타나고, T1이 긴 물은 포화되어 매우 적은 신호를 보인다.

그러므로 반복시간이 짧은 경사에코 펄스열을 이용하고 횡축자화를 소멸시키는 방법으로 영상을 얻으면 그 절편으로 유입되는 유체만 강한 영상 신호를 만들게 할 수 있다. 실제 혈관영상법에서는 유체의 흐름으로 인한 신호 감소를 보상하기 위한 다양한 방법이 적용되지만, 기본적으로 FLASH 계열의 경사에코 펄스열을 사용한다(그림 7-11). 이렇게 얻은 영상을 최대강도투사*maximum intensity projection; MIP* 방법을 이용해 3차원 입체혈관영상을 만든다.

참고문헌

Buxton RB, Edelman RR, Rosen BR, et al. Contrast in rapid MR imaging: T1- and T2-weighted imaging. J Comput Assist Tomogr 1987;11(1):7-16.

Frahm J, Haase A, Matthaei D. Rapid three-dimensional MR imaging using the FLASH technique. J Comput Assist Tomogr 1986;10(2):363-368.

Haase A, Frahm J, Matthaei D, et al. FLASH imaging. Rapid NMR imaging using low flip-angle pulses. Magn Reson Med 1986;67:258-266.

Heid O, Deimling M, Huk WJ. Ultra-rapid gradient echo imaging. Magn Reson Med 1995;33(1):143-149.

Mansfield P, Morris PG. NMR Imaging in Biomedicine in Advances in Magnetic Resonance. Waugh JS, ed. Supplement 2. New York: Academic Press, 1982.

Mezrich RS, Axel L, Dougherty L, et al. Strip scan: a method for faster MR imaging. Radiographics 1986;6(5):833-845.

Wehrli FW, MacFall JR, Shutts D, et al. Mechanisms of contrast in NMR imaging. J Comput Assist Tomogr 1984;8(3):369-380.

Wehrli FW, Perkins TG, Shimakawa A, et al. Chemical shift-induced amplitude modulations in images obtained with gradient refocusing. Magn Reson Imaging 1987;5(2):157-158.

Wehrli FW, Shimakawa A, Gullberg GT, et al. Time-of-flight MR flow imaging: selective saturation recovery with gradient refocusing. Radiology 1986;160(3):781-785.

제8장

고속 자기공명영상 기법

장건호, 염헌규, 강현수

이 장에서는 에코평면영상*echo planar imaging; EPI*, 경사자기장과 스핀에코*gradient and spin echoes; GRASE*, 3차원 T1 강조영상 LAVA, VIBE, THRIVE 펄스열*pulse sequence*을 이해하고 실제적으로 임상에 어떻게 사용되는지를 알아보기로 한다. 이들 펄스열의 공통점은 매우 빠른 시간 내에 영상을 얻을 수 있다는 것이다.

I 에코평면영상 펄스열과 임상응용

1. 에코평면영상 펄스열의 물리적 특성

에코평면영상의 근본원리는 단 한 번의 고주파 펄스*RF pulse*를 가해주고서, 한 번의 반복시간*repetition time; TR* 동안에 얻은 모든 에코를 k-공간*k-space*에 채워 영상을 얻는 것이다. 따라서 기존 영상법에서는 하나의 부피*volume* 영상을 얻는 데 수분이 걸렸지만 에코평면영상 기법으로는 수초 안에 영상을 얻을 수 있다. 에코평면영상 기법이 소개된 것은 자기공명영상 기법이 소개되고 몇 년 후의 일인데, 한동안 장비에 기술적인 문제가 있어 이용되지 못하다가 1980년대 후반에 하드웨어와 코일 기술이 향상됨에 따라 널리 사용되기 시작했다. 에코평면영상 기법이 가장 많이 사용되는 부분은 영상의학 중에서도 신경계 영상의학*neuro-radiology*이며 혈중산소치의존*blood oxygen level dependent*에 따른 기능적 자기공명영상*functional MRI; fMRI*, 뇌졸중영상을 위한 확산강조영상*diffusion-weighted imaging; DWI*과 확산텐서영상*diffusion tensor imaging; DTI*, 관류강조영상*perfusion-weighted imaging; PWI*에 적용되고 있다.

(1) k-공간

자기공명영상을 얻기 위해서는 고주파 펄스와 경사자기장이 조합되어야 하는데, 이들이 조합되면서 k-공간을 한 칸씩 채워나가게 된다. k-공간에 대한 내용은 앞의 장에서 기술하였으므로 이 장에서는 자세하게 기술하지 않겠다. 이 k-공간을 어떻게 채워나가는지에 따라 다양한 자기공명영상 펄스열이 개발되었고, 그에 따라 여러 형태의 영상대조도를 얻게 되었다. k-공간은 신호에 대한 공간정보를 포함하지 않는 것이 특징으로, 다시 말하면 k-공간의 한 영역과 영상의 한 영역이 일 대 일로 정확하게 상관관계가 있는 것이 아니다. k-공간의 중심부분은 낮은 해상도의 영상만을 제공하기 때문에 영상대조도를 결정하고, k-공간의 외곽 부분은 영상의 상세성을 결정하여 공간분해능을 결정한다. k-공간 내의 점과 점 사이의 간격은 영상의 영상영역*field of view; FOV*을 결정한다. 그럼 우리가 일반적으로 말하는 스핀에코*spin echo; SE*나 경사에코*gradient echo; GRE*와 같은 펄스열에서 k-공간을 채우는 것과 에코평면영상에서 k-공간을 채우는 것이 어떻게 다른지 살펴보자.

1) 일반 k-공간 궤도*trajectories*

일반적인 스핀에코나 경사에코에서는 신호를 얻기 위해서 주파수 또는 데이터 부호화(판독*readout* 또는 주파수부호화) 축으로 경사자기장을 걸어준다. 이 신호를 2차원의 k-공간을 채우기 위하여 다른 축으로 또 하나의 경사자기장을 걸어주는데 이를 위상부호화*phase-encoding* 축이라 하며 보통 짧은 시간 동안 판독 경사자기장을 걸어주기 전에 위상부호화 경사자기장을 걸어준다. 이러한 작업이 여기*excitation*마다, 또는 반복시간마다 반복되어 영상이 만들어지며 이로써 우리가 많이 사용하는 스핀에코나 경사에코 영상을 얻을 수 있다. 이것을 그림으로 살펴보면 그림 8-1A와 같다. 각각 한 줄을 채우는 데는 매반복시간이 필요하며 이는 영상을 얻으면서 주어지는 격자의 크기만큼 반복하게 된다. K-공간의 어떤 위치에서 신호를 얻을 것인지를 결정해주는 것이 위상부호화 경사자기장이다. 그림 8-1A에서는 일반적인 스핀에코나 경사에코 자기공명영상에 사용되는 k-공간 획득방법을 보여주고 있다. K-공간을 모두 얻기 위해서는 위상부호화 경사자기장을 짧은 시간 동안에 주어 K-공간의 어떤 위치를 얻을 것인지를 결정하고, 그에 따른 데이터는 상대적으로 긴 시간 동안 판독 경사자기장을 가해 얻어야 한다. 이것이 일반적인 자기공명영상법이다. 따라서 반복시간을 격자만

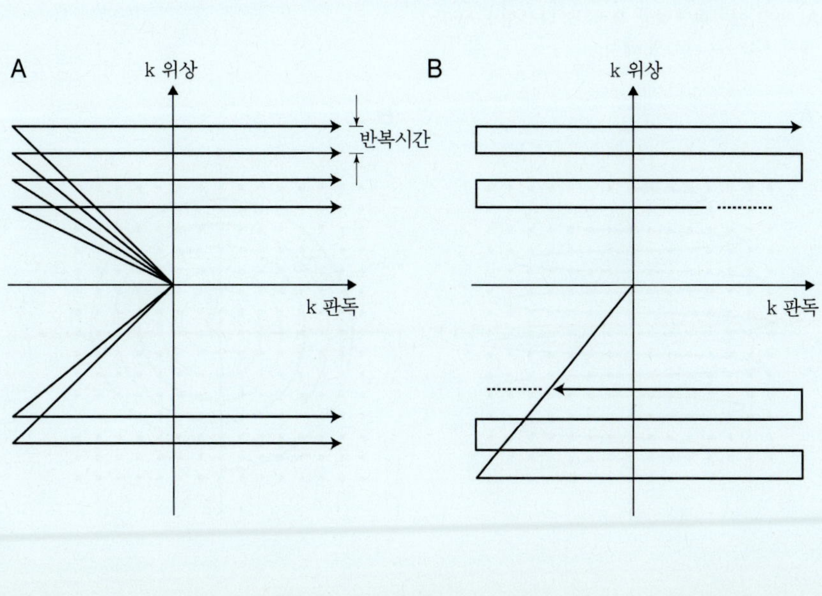

그림 8-1
k-공간을 채우는 방법에 대한 도식도
A: 고식적인 스핀에코, 경사에코 자기공명영상에서 k-공간을 채우는 도식도. B: 에코평면영상에서 k-공간을 채우는 도식도.

큼이나 반복해야 하는 만큼 긴 영상시간이 소요되고 보통 몇 분 동안 영상을 얻는다.

2) 에코평면영상 k-공간 궤도

단 한 번의 고주파 여기*RF excitation*로 하나의 영상, 즉 모든 k-공간을 채우는 것이 에코평면영상 기법이기 때문에 반복적으로 채워지는 일반적인 k-공간과는 다른 형태로 k-공간을 채우는 것이 에코평면영상 k-공간이다. 따라서 에코평면영상을 얻기 위해서는 이전의 하드웨어보다는 높은 경사자기장이나 진폭이 필요하고, 단 한 번의 T2 혹은 T2* 시간 내에 모든 영상을 얻어야 하기 때문에 매우 빠른 표본추출*sampling*이 요구되어 특정 하드웨어를 가져야만 에코평면영상을 얻을 수 있다. 그림 8-1B에서는 에코평면영상 k-공간을 채우는 것을 도식으로 설명하고 있다.

판독 방향에 대해서는 일반 영상법과 같으나 표본추출을 빠르게 하는 것이 다르다. 위상 방향으로는 일반 영상법과는 다르게 매우 작은 위상부호화 경사자기장을 가해 판독부호화*readout-encoding*의 방향을 바꾸어주면서 k-공간의 위치를 결정한다. 정해진 T2 시간 내에 모든 k-공간을 얻어야 하기 때문에 격자를 일반적인 영상에서와 같이 높게 만들지 못하여 높은 해상도의 영상을 에코평면영상으로 얻는 것은 불가능하다. 높은 해상도의 영상을 에코평면영상으로 얻기 위해서는 k-공간을 몇 번 나누어 에코평면영상 데이터를 얻으면 되는데 이를 분절 에코평면영상*segmented EPI*이라고 하며 여기 펄스를 몇 번에 나누어 k-공간을 채운다. 한 번에 k-공간을 채우는 방법은 single-shot(1shot) 에코평면영상이라고 부르며 분절을 몇 번 하느냐, 즉 여기 펄스를 몇 번 주느냐에 따라 two-shot 또는 multi-shot 에코평면영상라고 부른다.

3) 기타 k-공간 궤도

일반적인 single-shot 에코평면영상 펄스열에서 고주파와 절편선택 경사자기장(G_{SS}) 부분은 그대로 두고 위상부호화 경사자기장 부분과 판독부호화 경사자기장 부분을 다른 형태로 변화시키면 일반적으로 single-shot에서 k-공간을 채우는 것과는 다른 형태로 k-공간을 채울 수 있다. 일반적인 blip이나 상수 위상부호화 경사자기장을 이용한 k-공간을 채우는 것 외에 다른 방법으로 k-공간을

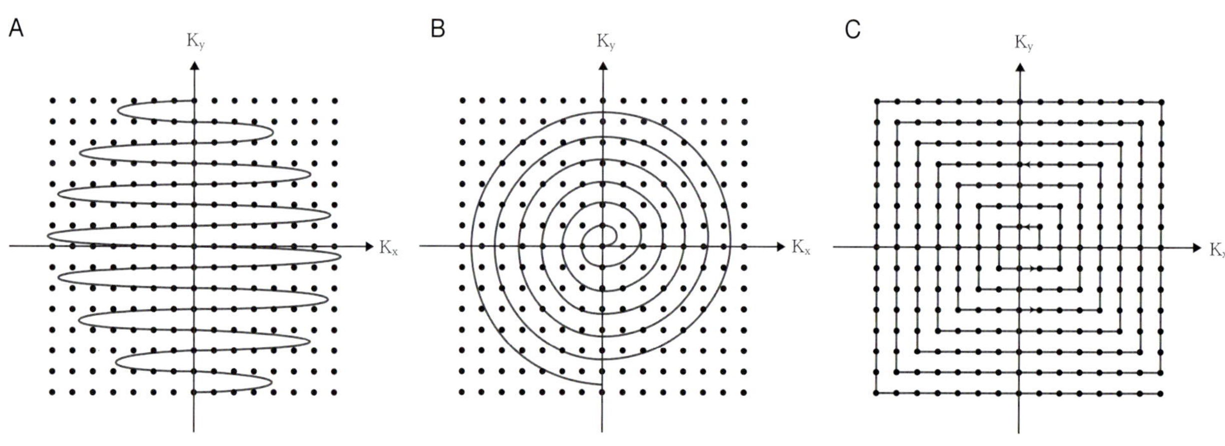

그림 8-2
에코평면영상 형태와 다른 형태의 k-공간을 채우는 형태의 궤적
A: 원형 에코평면영상 궤적. B: 나선형 k-공간 궤적. C: 사각 나선형 궤적.

채울 수가 있다.

첫 번째 방법은 원형 에코평면영상 궤적인데 k-공간의 모습은 그림 8-2A와 같다. 두 번째 방법은 나선형 k-공간 궤적 방법이다(그림 8-2B). 이 방법은 현재 여러 영상법에서 사용되고 있으며 k-공간의 중심에서 시작하며, 외부로 향하는 in-and-out 방법은 에코시간*TE*을 최소화할 수 있는 장점이 있다. 또한 자체적으로 유동보상*flow compensation*이 되는 이점이 있다. 하지만 이 방법은 사각형 격자 모양의 k-공간 형태로 바꾸기 위한 특별한 재구성 방법이 필요하다. 또 하나의 방법은 나선형 k-공간 궤적과 비슷하게 사용하여 특별한 재구성 방법을 사용하지 않아도 되는 사각 나선형 궤적 방법이다(그림 8-2C). 이 방법은 스캔시간을 줄이지는 못하지만 재구성시간을 줄일 수 있는 특징이 있다. 나선형 k-공간의 특징은 에코시간을 최소화할 수 있다는 것이다. 특히 영상을 얻는 데 k-공간의 중심점에서 시작하여 외부로 갈 경우*outward* 에코시간은 매우 짧아진다. 하지만 k-공간의 외부에서 시작하여 중심점으로 얻을 경우*inward*에는 상대적으로 에코시간이 길어진다. 나선형 k-공간의 또 다른 특징은 이동에 민감하지 않아 속도 변화에 따른 위상 변화를 최소화할 수 있다는 점이다. 하지만 사각 나선형 방법을 제외하고는 k-공간을 균일하게 얻지 못하기 때문에 특별한 후처리*post-processing*를 해야 하는 단점이 있다. 에코평면영상 스캔은 화학적 이동이나 자화감수성*susceptibility*이 영상 전체에 균일하게 이동하지만 나선형 스캔은 시간 변화에 따라 비균일하며 영상에 얼룩이 생긴다.

(2) 에코평면영상 펄스열

고주파 펄스와 삼차원 경사자기장(절편, 판독, 위상)의 시간에 따른 조합을 펄스열이라고 부른다. 펄스열을 만드는 과정에서 가장 중요한 요소는 고주파 펄스와 경사자기장을 어떤 시간에 어느 축으로 주는지인데, 이로써 영상의 질이 결정된다. 그림 8-3은 single-shot 에코평면영상 펄스열을 도식으로 그린 것이다.

단 한 번의 절편선택*slice-selection* 여기 펄스는 하나의 절편영상을 얻는 데 사용된다. 그림8-3에서와 같이 위상부호화 경사자기장은 매우 짧은 시간 동안에 매우 낮은 진폭으로 주어지기 때문에 k-공간을 채우는 경우 판독 방향을 바꾸어 주는 역할을 해준다. 빠르게 반복되어 가해지는 판독부호화 경사자기장은 k-공

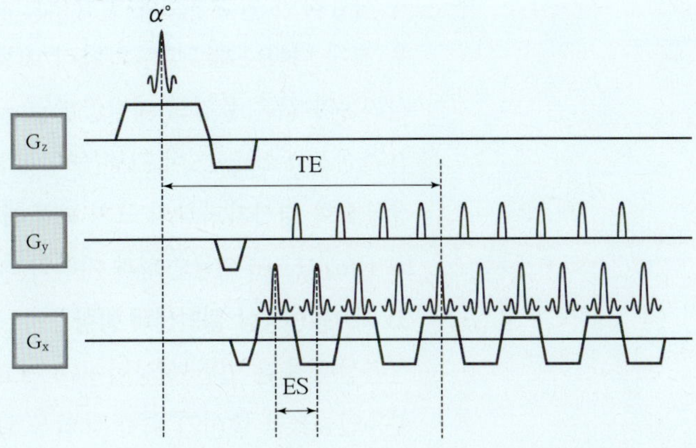

그림 8-3
single-shot 에코평면영상 펄스열
G_z=절편선택 경사자기장, G_y=위상부호화 경사자기장, G_x=판독 또는 주파수 부호화 경사자기장, α°=숙임각*flip angle*, ES=에코간격*echo-space*. G_x축 경사자기장 위의 곡선은 생성된 신호를 나타낸다.

간 각각의 판독 방향을 채우게 된다. 판독부호화 경사자기장을 양(+)의 방향으로 주면 k-공간은 왼쪽에서 오른쪽으로 채워지며, 판독부호화 경사자기장을 음(-)의 방향으로 주면 오른쪽에서 왼쪽으로 k-공간 줄을 채우게 된다. 위상부호화 방향으로 주어지는 작은 삼각형 모양의 경사자기장을 'blip'이라고 부르며, 하나의 절편을 얻기 위해 소요되는 총 시간은 보통 40~50msec 정도이다. 따라서 기존의 영상법이 몇 분 정도 걸리는 것을 감안하여 에코평면영상법이 얼마나 빠르게 영상을 얻는 방법인지 짐작할 수 있다.

1) 에코평면영상 판독부호화 방향

일반적인 영상법에서는 하나의 에코를 이용하여 k-공간의 한 줄을 채우게 된다. 하지만 에코평면영상 펄스열에서는 주기적인 판독부호화 또는 주파수부호화*frequency-encoding* 경사자기장을 사용하여 영상을 얻는다. 각 에코당 영역획득시간이 매우 짧고, 큰 주파수부호화 대역폭을 사용한다. 계속되는 에코를 만들기 때문에 에코시간값을 지정해주기 위해서는 유효에코시간*effective TE; TE_{eff}* 값을 지정해주어야 한다. 유효에코시간은 반복되는 음-양의 에코가 k-공간의 중심부를 지나는 시간이다. 경사에코-에코평면영상일 경우에는 T2*에 매우 민감하고 스핀에코-에코평면영상은 T2에 민감한 영상을 얻을 수 있다.

2) 에코평면영상 위상부호화 방향

에코평면영상의 위상부호화 방법에는 크게 2가지가 있다. 하나는 일정한 위상부호화 경사자기장을 주파수부호화를 시작하여 끝날 때까지 계속 주는 방법*continuous phase encoding*이고, 또 다른 하나는 매우 짧은 시간 동안 주파수부호화 경사자기장이 스위치될 때 위상부호화 경사자기장을 가해주어 k-공간을 매우는 방향을 바꾸는 blip 방법이다.

일정한 위상부호화를 이용하는 경우에는 각 줄이 k-공간을 곡선형으로 채우고, blip 방법을 사용할 경우에는 끝까지 k-공간 줄을 따라 채워진다. 따라서 blip 방법을 사용은 영상을 재구성할 때 쉽게 할 수 있지만 연속적인 위상부호화를 사용할 경우에는 재구성하는 방법이 조금 더 어려워진다. blip 방법을 사용할 경우 유효에코시간은 blip에 사용된 총 경사자기장의 면적과 탈위상*dephasing* 경사자기장 펄스의 면적이 같을 때이며, 이때 k-공간의 중심점을 지나가게 된다. 일반적인 영상법에서와 같이 주파수부호화 방향은 비슷하나 위상부호화 방향은 에코평면영상과 일반 영상법과는 크게 다르게 나타난다. 따라서 에코평면영상을 사용하면 위상부호화 방향으로 화학적 이동인공물*chemical shift artifact*이 매우 크게 나타나게 된다. 화학적 이동인공물이 발생하는 주요 원인은 지방이나 실리콘과 같은 물질의 이탈공명*off-resonance* 신호 때문이다. 에코평면영상 에코간격*echo-spacing; ES*이 크면 클수록 화학적 이동인공물도 커진다. 매우 낮은 위상부호화 경사자기장의 크기 때문에 대부분의 에코평면영상에서는 배경자기장*background field* 비균일성과 기하학적 왜곡*geometrical distortion*이 발생한다.

3) 에코평면영상 절편선택 방향

절편선택 축은 일반 영상법이나 에코평면영상 영상법이나 차이가 없다. 따라서 혈류인공물을 줄이기 위한 방법을 일반 영상법에서 사용하는 것과 같이 절편선택 방향으로 쉽게 사용할 수 있다. 3차원 영상법과 같이 절편선택 축으로 에코평면영상 판독 전에 위상부호화 경사자기장을 사용하면 된다. 하지만 만일 에코평면영상 train을 사용하여 분할하게 되면 절편선택에서도 기하학적 왜곡이 발생하게 된다.

4) 영상영역과 공간분해능의 관계

판독부호화(x) 방향과 위상부호화(y)에 대한 공간주파수와 영상의 k-공간 사이 관계는 다음과 같다.

$$\Delta k_x = \bar{\gamma} G_x \Delta t = \frac{1}{FOV_x} \text{ (판독부호화)}$$

$$\Delta k_y = \bar{\gamma} \Delta G_y t_y = \frac{1}{FOV_y} \text{ (위상부호화)}$$

$$\Delta k_z = \bar{\gamma} \Delta G_z t_z = \frac{1}{FOV_z} \text{ (3차원 부호화)}$$

여기서 $\bar{\gamma}$는 자기회전율*gyro magnetic ratio*로 42.57MHz/T이고, G_x와 G_y는 x와 y 방향의 경사자기장 세기이다. $\Delta G_y = G_y/N_y$, 위상부호화 방향 내에서 위상부호화경사자기장의 증분*increment*이다. t_y는 신호를 얻기 전의 위상부호화 시간이다. 즉 ΔG_z는 신호를 얻기 전의 3차원 방향에 사용된 최소의 위상부호화 경사자기장 진폭이고 t_z는 3차원 방향으로 적용한 위상부호화의 사용시간이다. 이들 관계를 이용하여 영상의 분해능*resolution*을 얻으면 다음과 같다.

$$\Delta x = \frac{FOV_x}{N_x} = \frac{1}{k_x}$$

$$\Delta y = \frac{FOV_y}{N_y} = \frac{1}{k_y}$$

$$\Delta z = \frac{FOV_z}{N_z} = \frac{1}{k_z}$$

이 식에서 알 수 있는 것은 최소한의 화소*pixel*나 화적소*voxel*를 얻기 위해서는 모든 k-공간을 각 방향으로 균일하게 얻어야 한다는 것이다.

매우 짧은 시간에 영상을 얻기 위해서 에코평면영상을 사용할 때는 특별한 장비가 필요하다. 현재 사용되고 있는 대부분의 자기공명영상 장비에는 에코평면영상을 사용할 수 있는 하드웨어가 부착되어 있다. 예를 들어 64×64 격자의 영상을 얻기 위해서 각각의 에코당 영상을 얻을 수 있는 시간은 T2*/64로 1msec보다 작다. 공간해상도는 1/G에 비례하기 때문에 같은 해상도를 얻기 위해서는 G를 증가시켜야 한다. 따라서 에코평면영상 하드웨어는 경사자기장 세기 G가 높아야 하고 이 경사자기장의 교환이 빨라야 하기 때문에 소멸률이 높아야 한다. 에코평면영상에서는 각각의 표본추출 점*point* 간의 간격이 매우 짧다 ($<$10msec).

(3) 경사자기장 파형

초기의 에코평면영상에서는 판독부호화를 위하여 사다리꼴*trapezoidal* 경사자기장을 사용하였다. 이 경우에 데이터는 경사자기장의 평평한 부분에서만 얻을 수 있고 일정한 경사자기장 면적에 영상을 얻으면 되므로 후처리*post-processing*가 상대적으로 쉬웠다. 하지만 최근 들어서는 에코평면영상 판독부호화는 대부분 정현파*sinusoidal* 경사자기장 파형을 이용하고 있다. 정현파 경사자기장 파형은 경사자기장이 변화하는 과정에서도 표본추출을 할 수 있는 장점이 있고 경사자기장이 매우 빠르게 바뀌면서 나타나는 자기의 와전류*eddy current*에 따른 영상의 변질도 줄일 수 있다.

에코평면영상을 위하여 경사자기장 코일은 낮은 코일 인덕턴스*inductance*와 높은 경사자기장 코일 효능*efficiency*을 가져야 한다. 에코평면영상 공간분해능은 경사자기장 파형의 1/2cycle의 면적에 비례한다. 매우 짧은 시간 안에 경사자기장을 높이 올릴 수 있기 때문에 사다리꼴 경사자기장 파형이 큰 면적을 가질 수 있다. 따라서 짧은 ramp time에 대해서 사다리꼴 경사자기장 파형이 사인파 파형에 비해 항상 좋은 분해능을 갖는다. 하지만 사인파 경사자기장은 매우 높은 최고점*peak* 경사자기장을 만들 수 있기 때문에 에코평면영상에 선호되고 있다.

(4) 에코평면영상 영상대조도

한 번의 고주파 여기 펄스를 이용하여 모든 k-공간을 다 채운다는 것은 무엇을 의미하는 것일까? 가장 중요한 것은 반복시간이 무한*infinite*하다는 것이다. 또한 에코평면영상을 접하면 대부분 영상이 지방포화*saturation*된 것을 보게 되는데, 따라서 에코평면영상은 지방포화된 T2나 양성자 밀도*proton density* 영상을 얻는 것이 보편적이고 T1 강조영상을 얻는 것은 불가능하다. 영상의 질을 높이기 위해서는 T2 효과를 최소화해야 하기 때문에 대부분의 에코평면영상법에서는 에코시간이 짧다. 하지만 특정 영상법, 예를 들면 기능적 자기공명영상*funtional MRI*이나 자화감수성 강조영상법*susceptibility weighted imaging; SWI*에서는 T2 효과를 최대한 많이 나오게 해야 하므로 에코시간=T2가 되도록 사용하는 것이 중요하다. 따라서 에코평면영상법에서는 반복시간이 무한이면서 스핀에코-에코평면영상에서는 양성자 밀도 강조영상을 만들어 T2에 민감한 영상이 만들어지고 경사에코-에코평면영상에서는 T2*에 민감한 영상이 만들어진다(그림 8-4).

에코평면영상법에서도 일반 영상법과 같이 지방억제*fat-suppressed* 영상법이나, 단시간역전회복*short tau inversion recovery; STIR*을 이용한 영상 또는 액체감약역전회복*fluid attenuated inversion recovery; FLAIR* 영상법과 조합하여 사용이 가

그림 8-4

A: 경사에코 에코평면영상의 신호 감쇠 곡선.
B: 스핀에코 에코평면영상의 신호 감쇠 곡선.

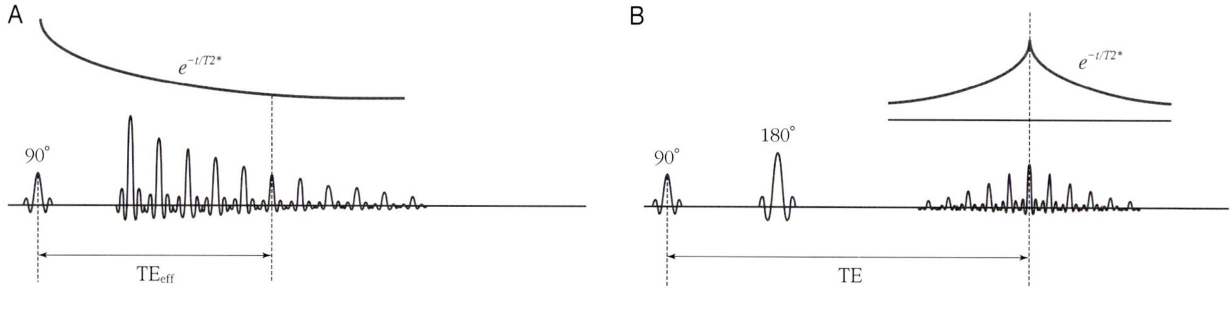

능하기 때문에 뇌척수액*cerebrospinal fluid; CSF*의 신호를 줄이기 위하여 액체감약역전회복과 함께 에코평면영상 펄스열을 사용하고, 지방 신호를 줄이기 위해 단시간역전회복과 함께 에코평면영상을 사용한다. 특히 액체감약역전회복과 함께 에코평면영상법은 다발성 경화증 플라크*multiple sclerosis plaques* 영상에 사용되고 있다. 또한 T1과 T2 강조영상을 유발하기 위하여 항정상태 세차운동을 이용한 고속영상*fast imaging with steady-state precession; FISP*과 함께 에코평면영상 등을 사용할 수 있다.

아래에 나열한 영상법은 에코평면영상을 사용하여 얻을 수 있는 대표적인 것들이다.

1) 물분자선택여기*selective water excitation*

공간 스펙트럼*spatial-spectral* 펄스여기 방법을 이용하여 대표적으로 사용되는 것은 자기공명 혈관조영술*magnetic resonance angiography; MRA*이다. 오로지 흐름이 있는 스핀만을 여기할 수 있기 때문이다.

2) Single-shot 경사에코-에코평면영상

짧은 에코시간을 사용할 경우에는 양성자밀도 강조영상을 얻게 된다. 반면에 긴 에코시간을 이용하는 경우는 T2*에 민감한 강조영상을 얻는 데 주로 사용된다. 예를 들면 혈중산소치의존*blood oxygenation level dependent; BOLD* 뇌기능영상과 역동적 자화감수성 대조도*dynamic susceptibility contrast; DSC* 관류영상법이다.

3) Single-shot 스핀에코-에코평면영상

180°의 펄스를 추가로 이용하기 때문에 자화감수성 효과가 경사에코-에코평면영상보다 민감하지 않게 작용하여 중심에코에 대하여 동일한 T2 효과를 갖는다. 반복시간이 무한하기 때문에 에코시간값을 20msec 정도 사용하면 양성자밀도 강조영상이 되고, 에코시간값이 100msec 정도이면 T2 강조영상을 얻을 수 있다. 대표적인 영상법은 확산강조영상 또는 확산텐서영상 방법이다. 또한 스핀에코-에코평면영상을 사용하여 관류영상과 혈중산소치의존영상을 얻는데, 이때의 특징은 경사에코-에코평면영상에서 얻은 신호가 거시적인*macro* 혈관에서 얻어진 신호라면 스핀에코-에코평면영상에서 얻어진 신호는 미시적인*micro* 혈관에서 얻어진 신호라는 것이다. 따라서 혈중산소치의존 신호의 근원지를 찾거나 미시적인 혈관 효과를 보기 위해서는 경사에코-에코평면영상보다 스핀에코-에코평면영상을 사용하는 것이 기본이다.

4) 에코평면영상 분광학*spectroscopy*

STEAM 형태의 준비 과정과 에코평면영상 데이터 획득을 이용하여 자기공명분광술*MR spectrography; MRS* 데이터를 얻을 수 있다. 하지만 2차원 자기공명분광술은 큰 장점이 없어 많이 사용하지 않는다. 하지만 3차원 자기공명분광술 부피*3D MRS volume* 영상은 에코평면영상을 이용하여 빠른 영상을 얻을 수 있기 때문에 뇌의 모든 영역에서 3차원으로 자기공명분광술 영상을 약 15분에서 30분 이내에 얻을 수 있다. 따라서 단일 화적소*single-voxel*에 의존한 분광학에서 이제는 일반 자기공명영상처럼 에코평면 분광학적 영상이 가능하게 되었다.

5) 자화준비 에코평면영상*magnetization prepared EPI; MP EPI*

에코평면영상에서는 좀처럼 T1 강조영상을 얻기가 어렵다. 하지만 자화준비 에코평면영상을 이용하면 가능하다. 이때 주로 사용되는 방법이 90° 펄스를 여기 펄스 이전에 주거나, 180° 역전*inversion* 펄스나 이중역전 펄스 또는 MT(Magnetization Transfer) 펄스를 선행하여 주는 것이다.

6) Multi-echo single-shot 에코평면영상

전에 언급한 것처럼 T2 이완시간은 자기장의 비균일성에 민감한 T2*와 그렇지 않은 T2로 나눌 수 있다. 따라서 국소 자기장의 변동을 구할 수가 있는데, 예를 들어 multi-echo 스핀에코-에코평면영상을 사용하면 매우 빠른 시간에 T2 지도*map*를 구할 수 있다. 또한 multi-echo 경사에코-에코평면영상을 사용하면 T2* 지도를 빠르게 얻을 수 있다. 각각의 지도는 에코평면영상을 사용하기 때문에 약 1~2분 정도에 모두 얻을 수 있어 일반적인 영상법으로 얻는 5~10분 이상의 시간이 소요되는 것과 비교하면 매우 빠른 시간에 T2 지도와 T2* 지도를 얻을 수 있다. 이 두 지도를 얻으면 ($\frac{1}{T2^*} = \frac{1}{T2} + \gamma \Delta B$) 식에서 ΔB 값을 구할 수 있다.

7) Multi-shot 에코평면영상

에코평면영상의 특징인 빠른 영상법을 기초로 하여 k-공간을 두세 번에 분할하여 얻게 되는 multi-shot 영상법을 호흡중지*breath hold* 방법과 함께 에코평면영상법을 이용하면 빠르고 높은 분해능 영상을 얻을 수 있다.

(5) 에코평면영상의 신호대잡음비*signal-to-noise ratio; SNR*

완전히 T2* 감쇠*decay*가 이루어지기 전에 k-공간을 다 채워 영상을 얻어야 한다. 신호대잡음비는 아래와 같이 나타낼 수 있다.

$$SNR \propto \frac{\sqrt{NEX}\sqrt{N_x}\sqrt{N_y}\sqrt{N_z}\,\Delta x\,\Delta y\,\Delta z}{\sqrt{BW}}$$

*NEX*는 여기한 횟수이고 Δx, Δy, Δz는 화적소의 크기이다. *Nx*, *Ny*, *Nz*는 주파수부호화, 위상부호화, 절편선택 방향의 point를 의미한다. *BW*는 데이터를 얻는 대역폭*bandwidth*이다. 신호대잡음비와 관련해 에코평면영상에서는 매우 높은 판독(주파수부호화) 대역폭을 사용 한다(약 150~500Hz). 따라서 일반 영상법과 비교하면 에코평면영상의 신호대잡음비는 대역폭의 증가로 매우 나빠짐을 알 수 있다. 그러므로 에코평면영상법에서 신호대잡음비를 올리기 위해서는 상대적으로 큰 화적소 크기를 사용하여 Δx, Δy, Δz 값을 크게 하여 사용해야 한다. 따라서 시간당 신호대잡음비로 보면 single-shot 에코평면영상이 일반 영상법에 비교하여 매우 높다.

(6) 에코평면영상 인공물

에코평면영상은 일반 자기공명영상법에 비해서 인공물에 매우 민감하다. 그 이유는 초마다 역전되는 에코와 판독시간이 매우 길기 때문이다. 따라서 와전류

인공물과 나이퀴스트 허상*Nyquist(N2) ghost* 등이 일반적으로 나타난다. 또한 위상 방향의 대역폭이 매우 작고 긴 판독시간 때문에 화학적 이동인공물(큰 지방-물 이동), 주자기장(B_0)의 비균일성에 따른 기하학적 왜곡, 탈위상에 따른 신호 손실, T2* 감쇠에 따른 낮은 분해능 등의 문제점이 나타난다.

일반 영상에서 대역폭은 신호의 증감을 결정짓는 매우 중요한 인자이다. 그러나 에코평면영상에서의 대역폭은 그 외에도 화학적 이동과 자기의 자화감수성에 의한 영상 변질에 직접적인 관련이 있기 때문에 일반 영상에서의 대역폭 선택보다 에코평면영상에서의 대역폭 선택에 더욱 주의가 요구된다. 일반 영상에서는 화소 간의 주파수 차이가 약 125Hz이기 때문에 지방과 물 사이의 화학적 이동*chemical shift*이 약 3.5ppm 정도이다. 따라서 두 물질 사이의 공명주파수 차이는 약 150Hz/T($3.5 \times 10^{-6} \times 42.5$MHz/T) 정도이다. 예를 들면, 1T 자기공명영상은 지방과 물 사이의 위치가 150Hz, 즉 약 1화소 정도(~125Hz)이다. 최근에 많이 사용되고 있는 3T는 약 3배의 자기장 세기이므로 3화소나 차이가 난다. 또한 인체 내에 존재하는 자화감수성 경사자기장 때문에 1~2ppm 정도의 주파수 이동*frequency shift*이 발생한다. 따라서 대부분의 일반 영상법에서는 자화감수성에 따른 영상의 변화가 무시된다. 그러나 에코평면영상법에서는 대역폭이 매우 낮고, k-공간의 위상부호화 축에서 이웃하는 두 점 사이의 시간 간격이 매우 길기 때문에(0.5~1msec) 에코평면영상 대역폭이 약 15~30Hz/화소 정도이면

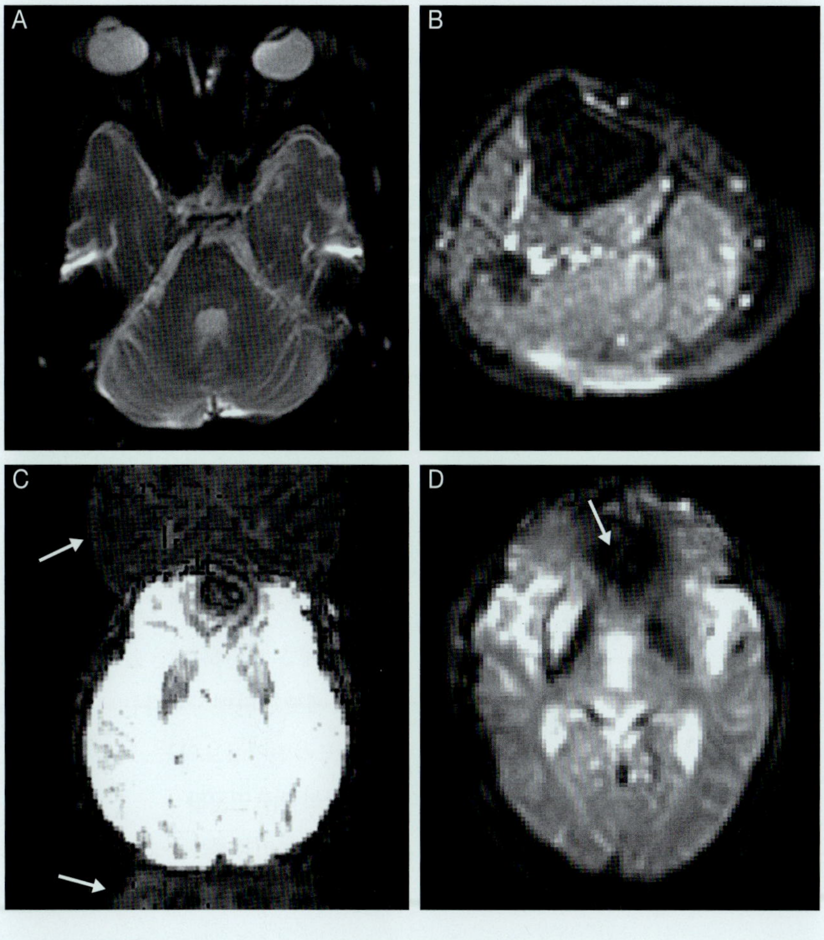

그림 8-5
에코평면영상 인공물 영상
A: 기하학적 왜곡. B: 화학적 이동인공물. C: 나이퀴스트 허상. D: 신호 소실.

물과 지방 사이의 차이가 8~10화소가 되고 이는 높은 자기장 자기공명영상에서 더욱 심각해진다. 따라서 높은 자기장 자기공명영상에서는 에코평면영상 판독영상의 왜곡을 줄이려면 데이터 획득시간이 매우 빨라져야 한다. 대역폭은 신호대잡음비에 직접적인 관계가 있다. 낮은 대역폭을 사용하면 높은 주파수가 표본추출되지 않기 때문에 잡음이 낮다. 지방 신호에 따른 영상의 변질을 최소화하기 위해서는 대부분의 에코평면영상에서 지방*lipid* 신호를 없게 하고 신호를 얻는데, 이때 주로 사용되는 방법이 지방 공명과 맞는 포화 펄스를 영상을 얻기 전에 주고 원하는 영상을 얻는 것이다. 이때 사용되는 포화 펄스는 공간 스펙트럼 펄스로 지방 주파수에 맞는 포화 펄스를 주든지 아니면 단시간역전회복을 이용하여 역전시간*inversion time; TI*의 지방 신호를 죽일 수 있는 시간으로 조정하여 얻어 최종영상에서는 지방 신호가 보이지 않게 한다(그림 8-5).

1) 기하학적 왜곡과 자화감수성 인공물

주자기장의 비균일성은 화학적 이동과 함께 이탈공명을 만드는 주원인이며, 자기장의 결점과 인체가 비균일성을 발생시키는 주된 원인이다. 이로 인해 기하학적 왜곡*geometric distortions*이 발생하게 되는데 이는 영상획득시간과 자기장 비균일성에 비례하여 나타난다. 또한 사용하는 경사자기장의 크기에도 역비례하여 나타난다. 그래서 경사자기장 크기가 작은 위상부호화 방향은 기하학적 왜곡의 주된 원인이 된다.

자화감수성 인공물*susceptibility artifacts*은 주 물질 간의 자화감수성 차이로 발생한다. 주로 나타나는 곳은 조직-공기*tissue-air*와 조직-뼈*tissue-bone*가 연결되는 곳과 굴*sinus*, 위*stomach* 등이다. 이로 인해 영상이 늘려지거나*stretching* 압축된다. 이를 줄이기 위해서는 얇은 절편 두께를 이용하여 자기장 균일화를 위한 보정*shimming*을 증가시켜야 한다. 또한 절편의 방향을 뇌의 기저 방향과 평행하게 하여 굴에서 멀어지게 설정해야 한다.

$$\frac{1}{T2^*} = \frac{1}{T2} + \gamma \Delta B$$

여기서 T2*는 자기장의 비균일성이 존재하는 곳에서의 가로이완계수*transverse relaxation coefficient*이고 ΔB는 자화감수성에 따른 자기장의 변화이다.

비균일성이 높으면 T2*값이 짧아지고 신호의 감쇠 비율이 높아진다. 예를 들면 뇌의 백색질에서 T2*값은 굴*sinus* 근처에서는 약 8msec 정도로 짧다. 또한 백색질의 T2가 약 80msec 정도이고 $\Delta B_0 \simeq$ 1.5MT 정도이며 이는 1.5T에서 약 1ppm 정도가 된다. 에코평면영상법을 이용할 경우 간과 가슴 안 사이의 자화감수성 문제를 해결하기는 쉽지 않다. 따라서 자화감수성 효과를 줄이기 위해서는 2차원 에코평면영상보다는 3차원 에코평면영상을 사용하든지 아니면 경사에코-에코평면영상보다는 스핀에코-에코평면영상을 사용해야 한다.

2) 화학적 이동인공물

화학적 이동인공물*chemical shift artifacts*은 에코평면영상에서 위상부호화 방향으로 주로 나타나며 주파수부호화 방향에 비하여 매우 크게 나타난다. 예를 들어

지방의 화학적 이동이 약 3.3ppm이라고 하면 위상부호화 방향으로 지방이 이용되어 나타나는 화소의 수는 아래와 같다.

$$\Delta y_{fat} = \frac{3.3\times10^{-6}}{G_{pe}},\ B_0 = \frac{3.3\times10^{-6}}{\Delta k_y} B_0 \cdot ES$$

여기서 B_0는 자기장의 세기이며 G_{pe}는 위상부호화 경사자기장의 세기이다. 따라서 G_{pe}=0.019mT/m, 영상영역=250mm, 격자=128×128, 판독시간=64msec인 경우 Δy_{fat}은 약 28화소나 된다. 따라서 에코평면영상에서는 화학적 선택*chemical selective* 지방포화 펄스나 water-only 여기 펄스의 사용이 필수적이다. 또한 지방이 이동하는 것은 에코간격*echo-spacing; ES*이나 k-공간의 위상부호화 분해능과 관련이 있다.

화학적 이동인공물은 매우 낮은 위상부호화 대역폭을 따라서 비균일성에 매우 민감해진다. 공명주파수는 핵의 성분에 따라 변하고, 이것이 화학적으로 이동하여 상대적인 수로 나타나게 된다. 주파수의 차이는 $\delta\omega = \gamma B_0 x$로 나타낼 수 있고 주파수 이동인 $\delta\omega$는 영상이동 d로 나타낸다. $d = \frac{\delta\omega}{\gamma G}$이며, 여기서 G는 주파수부호화 경사자기장의 강도이다. 따라서 화학적 이동에 따른 화소값은 $d_{esp} = \gamma\sigma B_0 T_{acq}$이다. T_{acq}는 총 영상획득시간이다. 따라서 화학적 이동은 주자기장 강도 B_0에 비례하고 화소 대역폭에 반비례하여 나타난다. 1.5T의 자기공명영상에서는 화학적 이동이 약 α=3.3ppm 정도이기 때문에 1~2화소 정도의 지방-물 이동이 발생하고, $\delta\omega$=210Hz 정도의 지방-물 주파수 차이가 발생하게 된다. 위상부호화 방향으로는 위상부호화 대역폭이 매우 크기 때문에 최대 16화소 정도의 지방-물 이동이 일어날 수 있다. 따라서 에코평면영상 영상에서는 지방포화 펄스나 water-only 여기가 절대적이다.

3) 나이퀴스트 허상

에코평면영상의 특성은 양과 음의 세기를 갖는 주파수 경사자기장을 반복적으로 이동하는 것이다. 그런데 기본 자화감수성이나 경사자기장 펄스의 결점 혹은 와전류 등 때문에 양과 음의 주파수 경사자기장은 정확히 일치하지 않는다. 이로 인하여 발생하는 것이 나이퀴스트 허상이다. 이 나이퀴스트 허상을 줄이기 위해서는 여러 가지 문제점을 해결해야 한다. 첫째는 경사자기장에서 발생되는 와전류를 최소화하여야 하며, 둘째는 실제 에코평면영상 데이터를 받기 전에 보정*calibration* 스캔을 하여 경사자기장의 결점이나 비선형성을 보정해야 한다. 하지만 아무리 잘 정비된 시스템이라 하더라도 나이퀴스트 허상은 발생하게 된다. 예를 들면 유동물질일 경우 홀이나 짝 에코에 대한 스핀 위상 차이가 발생하게 되고 이것이 나이퀴스트 허상을 일으키게 된다.

양의 판독 경사자기장에서 음의 판독 경사자기장으로 바뀌면서 영상영역의 절반에 해당하는 영상조정이 일어난다. 따라서 와전류 효과에 의해 양과 음으로 변하는 경사자기장의 대칭이 형성되지 않으면 나이퀴스트 허상이 발생한다. 또한 B_0 자기장이 일정하지 않을 경우도 와전류의 원인이 되는데 이 때문에 각 k-공간의 줄을 채우는 데 문제가 발생할 수 있고 이것이 나이퀴스트 허상의 원인이 될 수 있다. 와전류의 영향을 살펴보면 경사자기장에서 발생되는 실제 신호는 사각형이지만 실제 신호를 받는 것은 사각형이 아니고 모서리 부분에서 변형된 파동형태로 나타난다. 그래서 와전류 효과는 일반 자기공명영상법에 비해 에코평면영상에서 더 많이 나타난다. 에코평면영상법을 위해서 제일 중요한 것 중 하나가 보정을 얼마나 잘 하느냐이다. 보정을 최대한 잘 한다면 와전류가 최소화되고 나이퀴스트 허상 또한 최소로 줄일 수 있다.

4) 신호 손실*signal loss***과 분해능 손실***resolution loss*

자기공명 신호는 T2 이완 국소적 주자기장 비균일성으로 결정된다. 에코평면영상에서는 이들의 문제 때문에 영상에 얼룩이 나타나고 화소값이 감소하게 된다. 따라서 T2가 짧고 비균일성이 많은 영역에서는 자기공명영상 신호가 손실된다. 또한 자화감수성 효과가 많은 곳에서는 신호 손실이 더욱 더 두드러진다.

(7) 에코평면영상 사용 시 안전성 및 생리적 부작용

에코평면영상법은 대부분 빠른 검사에 사용한다. 특히 뇌기능영상에 사용되는 single-shot 경사에코-에코평면영상과 스핀에코-에코평면영상의 경우는 경사자기장 교환이 매우 빠르다. 그래서 이때는 신경-근육 계통 자극*neuro-muscular stimulation*이 발생한다. 이는 경사자기장 코일의 소멸비율*slew rate*(dB/dt)이 매우 높기 때문이다. 따라서 말초 자극*peripheral stimulation*에 주의를 기울여야 한다. 경사자기장 코일이 on-off 되면서 주변영역*fringe field*은 시간에 따라 변화하게 되고 이때 와전류가 생성된다. 발생된 와전류는 천천히 감쇠되고 시공간적으로 변화가 일어난다.

1) 청각적 잡음

에코평면영상을 얻을 때 환자들이 느끼는 가장 불편한 점은 매우 큰 청각적*acoustic* 잡음이다. 경사자기장 코일이 매우 큰 주자기장(B_0) 내에서 작용할 때 로렌츠 힘*Lorentz force*이 발생하는데 이 힘에 의하여 경사자기장 코일 선들이 조금씩 이동한다. 이때 선들의 움직임에 따른 청각적 잡음이 발생한다.

2) 말초신경 자극*peripheral nerve stimulation*

자기공명영상을 얻기 위해서는 3가지의 전자기장*electropmagnetic field; EMF*이 이용된다. 그것은 주자기장 B_0와 고주파 자기장 B_1, 시변*time-varying* 경사자기장 B_G이다. 생리적 부작용은 이 3가지의 전자기장과 인체조직이 상호작용하여 발생하게 된다. 에코평면영상법은 빠른 시간에 따라 변화하는 경사자기장을 사용하는 것이다.

에코평면영상 사용 시에 주의해야 할 것은 환자의 몸에 생성되는 정점*peak* 자기장이다. 빠르게 전환되는 자기장은 선속*flux* 변화를 일으키고, 그 결과 인체 내에 전기장이 발생한다. 그리고 이로 인하여 원치 않은 신경 자극이 발생하게 된다. 전기장의 강도는 선속 변화율에 비례하며 코일에 의해 생성되는 자기장이 가장 큰 곳에서 전기장도 가장 크다. 자기장의 변화는 자기장의 중심에서 멀어질수록 크게 된다. 최고의 자기장이 발생되는 곳은 코일 말단*windings*에 근접한 곳이다. 따라서 이곳에서 말초신경 자극이 발생하게 된다.

예를 들어 같은 영상영역을 만들기 위해서 일반 자기공명영상법에서는 낮은 세기에 긴 시간 동안 경사자기장을 이용한다. 하지만 빠른 영상을 위해서는 시간은 줄이고 경사자기장 강도는 높여야 한다. 현재 많이 사용되고 있는 터보*turbo* 펄스열이 여기에 속한다. 하지만 에코평면영상에서는 더욱 더 빠른 영상이 필요하고 그러기 위해서는 시간은 더 짧게 주고 경사자기장 강도는 더 높여야 한다. 이를 위해서는 소멸률을 높이는 수밖에 없다. 이로 인해 말초신경 자극이 발생할 수 있다. 때문에 감각신경*sensory*, 신경*nerve*, 근육*muscle* 및 운동*motor* 자극이 가능하다. 이 자극은 자기장의 중심에서 먼 가장자리에서 주로 발생한다. 또한 일정 부분의 신체에서 형성되는 고리*loop*가 있을 경우는 더욱 더 심하게 될 수 있다.

2. 에코평면영상 펄스열의 임상적용

뇌졸중은 암, 종양과 함께 사망의 큰 원인 중 하나이다. 재관류*reperfusion*를 야기할 수 있는 반음영*penumbra* 영역을 에코평면영상을 통해 얻을 수 있다. 반음영 영역이란 현재 관류 감소가 되어 있으나 아직 이 영역의 세포는 살아 있어 추후에 적절히 치료하면 다시 세포들이 재관류할 가능성이 있는 영역을 말한다. 따라서 동맥 뇌졸중 환자에서 반음영 영상은 매우 중요한 의미를 갖는다. 동맥 뇌졸중 환자에 대한 에코평면영상의 역할은 반음영 영역을 빠르게 동일시하여 적

그림 8-6
에코평면영상을 사용한 임상적용 예
A~C: 관류강조영상. D~E: 확산강조영상.

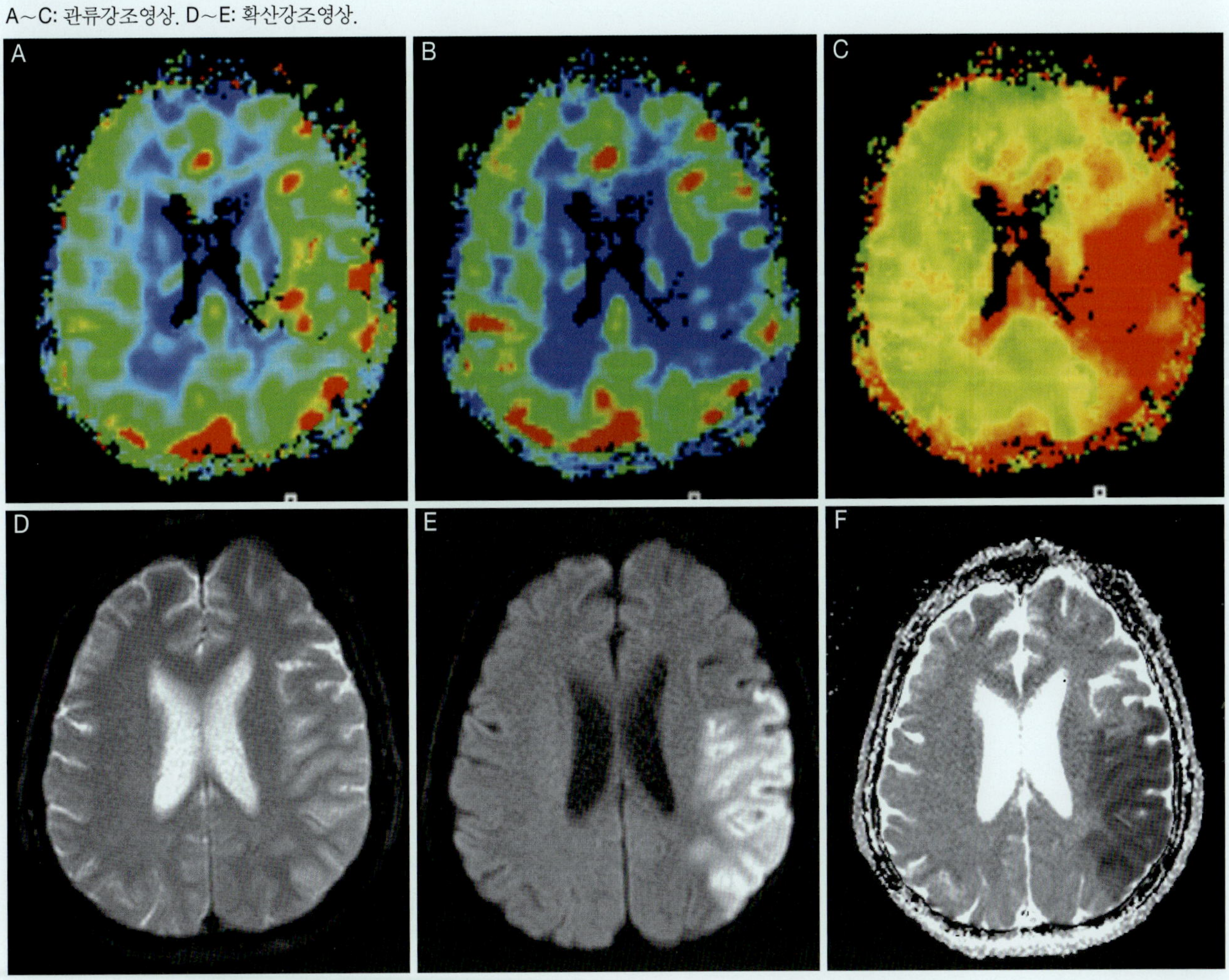

절한 치료를 받을 수 있게 하는 것이다. 일반적인 T2 강조영상에서는 3시간이나 6시간 내에 촬영을 해도 뇌졸중 영역을 잘 보여주지 못한다. 하지만 에코평면영상 기법을 이용한 확산강조영상과 관류강조영상에서는 뇌졸중이 발생한 후 1~2분 내에 그 병변을 볼 수 있다. 따라서 동맥 뇌졸중 환자에 대해서는 에코평면영상 기법이 매우 중요하다. 보통 T2 강조영상에서는 48시간이 경과한 후에야 병변을 볼 수 있다. 동맥 뇌졸중의 경우 확산강조영상-에코평면영상에서는 뇌졸중의 핵심 영역을 보통 보여주고 2개의 다른 확산강조 인자(b-value)를 이용하여 감소된 정량적인 확산계수*apparent diffusion coefficient; ADC*를 얻을 수 있다. 뇌졸중 영역은 b-value=1000의 영상에서 light bulb와 같이 주위의 정상조직과 비교하면 상대적으로 밝다. 관류강조영상-에코평면영상법은 Gadolinium-DTPA 조영제를 주입한 후에 1~2초마다 뇌의 전체를 영상화하며 조영제의 T2* 효과에 대한 시간에 따른 신호의 변화를 얻을 수 있다. 이때 시간 변화에 따른 신호 변화를 이용하여 뇌혈액량*cerebral blood volume; CBV*, 평균이동시간*mean transit time; MTT*, 뇌혈류*cerebral blood flow; CBF* 등을 얻을 수 있다. 이때 관류감소 영역과 확산핵심 영역의 차이를 반음영라고 부른다. 에코평면영상을 이용한 확산강조영상, 관류강조영상에 소요되는 총 시간은 3분 정도면 충분하다(그림 8-6).

Ⅱ GRASE 펄스열과 임상응용

1. GRASE 펄스열의 물리적 특성

에코평면영상 형태가 아니면서 초고속*ultrafast* 영상을 할 수 있는 방법 중에 한 가지가 GRASE 영상법이다. 에코평면영상법이 고속*fast* 영상법으로 제일 많이 사용되고 있지만 앞에서 언급한 바와 같이 에코평면영상법은 여러 가지 문제점이 있다. 그중에 대표적인 것이 에코평면영상은 자화감수성 인공물이 인체의 여러 부위에서 많이 나타나기 때문에 가끔 적용하는 데 문제가 있다는 점이다. 따라서 이런 영역을 영상화할 수 있는 방법이 필요하고 그중의 하나가 경사에코와 스핀에코를 결합하여 만든 GRASE(Gradient-and-spin-echo) 영상법이다. GRASE 영상법은 TGSE(turbo-gradient-and-spin-echo)라고도 부른다. 그림 8-7은 GRASE 혹은 TGSE 영상 펄스열을 보여준다. GRASE 영상법은 매우 빠른 시간 내에 자화감수성에 민감한 영상을 얻을 수 있다. 일반적인 자기공명영상법에서는 한 번의 여기 펄스를 이용하여 k-공간의 한 줄을 얻는 반면에 GRASE 영상법에서는 한 번의 여기 펄스에 여러 개의 스핀에코가 만들어지고 그 스핀에코 사이에는 또 여러 개의 경사에코가 만들어진다. 따라서 단 한 번의 여기 펄스로 여러 개의 k-공간 줄을 채우게 된다. 따라서 총 영상시간이 매우 감축된다(그림 8-7).

대부분의 single-shot GRASE 영상법은 T2 강조영상을 갖는다. GRASE 영상

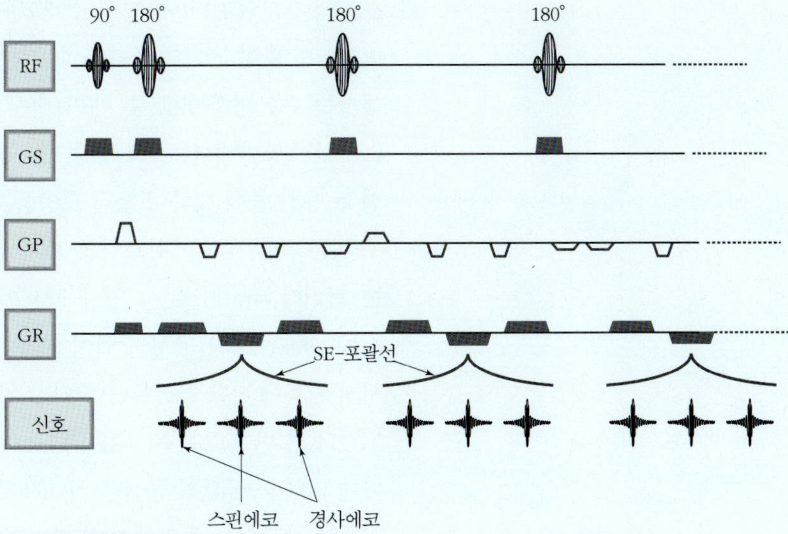

그림 8-7
GRASE 펄스열
RF = 고주파*radio frequency*, GS = 절편선택*slice-selection*, GP = 위상부호화*phase-encoding*, GR = 판독부호화*readout-encoding*.

은 출혈이나 석회질 영역 발견에 민감한 펄스열이다.

총 에코의 수는 고주파 재초점*RF refocused* 펄스(180° 펄스)의 수와 경사에코 수의 곱이다. GRASE 펄스열은 고자기장 자기공명영상에서 터보스핀에코*turbo spin echo; TSE* 방법에 비하여 더 효율적인 사용이 가능하다. 그 이유는 고주파 재초점 펄스의 수가 터보스핀에코 펄스열보다 매우 적어서 특이흡수율*specific absorption rate; SAR*을 매우 낮출 수 있기 때문이다. 그래서 시간을 단축하는 것 외에 특이흡수율을 줄여 환자에서 침착*deposition*되는 총 에너지가 터보스핀에코보다 낮은 장점이 있다. 또한 여러 개의 경사에코가 스핀에코 사이마다 얻어지기 때문에 반자성체 물질이나 상자성 물질, 강자성체 물질에 민감하게 된다. 따라서 GRASE 펄스열은 출혈이나 칼슘 등의 상자성 물질의 발견에 민감하게 되며 에코평면영상 영상에서 나타나는 자화감수성 인공물은 스핀에코 때문에 줄일 수 있다. 하지만 GRASE 펄스열을 금속성 물질이 있는 병변을 영상화하는 데 사용할 경우는 터보스핀에코 방법보다 나쁜 영상의 질을 얻어 강자성체에 민감하게 된다. GRASE 펄스열은 에코평면영상 펄스열에 비하여 화학적 이동인공물이 덜 발생한다. GRASE 영상에서는 지방 신호가 상대적으로 낮은 신호를 보이는 반면에 터보스핀에코영상에서는 지방 신호가 높게 나타난다. GRASE 영상에서는 터보스핀에코영상에서 얻은 것에 비해 골수*bone marrow* 내의 지방 신호가 감소하여 나타난다.

GRASE 펄스열을 사용할 경우는 터보스핀에코 펄스열에서와는 다른 T2 조정이 위상부호화 방향으로 발생하게 되어 영상에 인공물을 발생시킬 수 있다. 또한 3차원 GRASE 영상법에서는 두 방향에 위상부호화 경사자기장이 사용되기 때문에 T2 조정 외에 추가적인 위상 오차*error*가 발생할 수 있다. 이런 문제를 최소화하기 위해서는 위상부호화→위상부호화 방향을 하나는 단편선택 방향(*z*축)으로 하여 위상 조정을 분리하고 또 하나는 다른 방향인 위상 부호화(*y*축) 방향으로 T2 조정을 분리한다. 하지만 이 방법은 단지 3차원 영상법에만 적용이 가능하고 영상시간이 길어진다. 이들 문제를 최소화하기 위하여 수직 GRASE *ver-*

tical GRASE; vGRASE 방법이 소개되어 2차원 영상법에 적용되었다. vGRASE 방법은 *y*축 방향으로 진동*oscillating* 경사자기장을 사용하는 것이다. 일반 GRASE에서는 *x*축 방향으로 몇 개의 경사자기장이 이용되어 에코를 만들어내지만 vGRASE 방법에서는 *y*축 방향으로 적용된다. 이 펄스열의 k-공간 모형은 각각의 k-공간 줄에 대하여 톱니 모양을 하고 있다. vGRASE 펄스열의 문제점은 아주 빠른 경사자기장 시스템을 가지고 있는 자기공명영상에서만 사용이 가능하는 점이다. multi-shot 영상에서 이동의 민감성을 줄이기 위해 방사형 투사*radial projection* 재구성 방법이 사용된다. 따라서 multi-shot GRASE 영상법에서의 이동에 따른 인공물을 줄이기 위해 radial GRASE(rad GRASE) 방법이 소개되었다. 일반 Radial 재구성 방법같이 radial GRASE 펄스열에서도 k-공간 줄마다에 대해 k-공간의 중심을 지나가게 된다. 따라서 계속 얻은 k-공간의 중심을 이용해 각각의 k-공간에 대한 환자의 이동인공물을 줄일 수 있다.

2. GRASE 펄스열의 임상적용

GRASE 펄스열은 터보스핀에코 펄스열이 에코평면영상 펄스열의 결합 형태로

그림 8-8
GRASE 펄스열 임상적용 예
동맥스핀표지 관류자기공명영상.

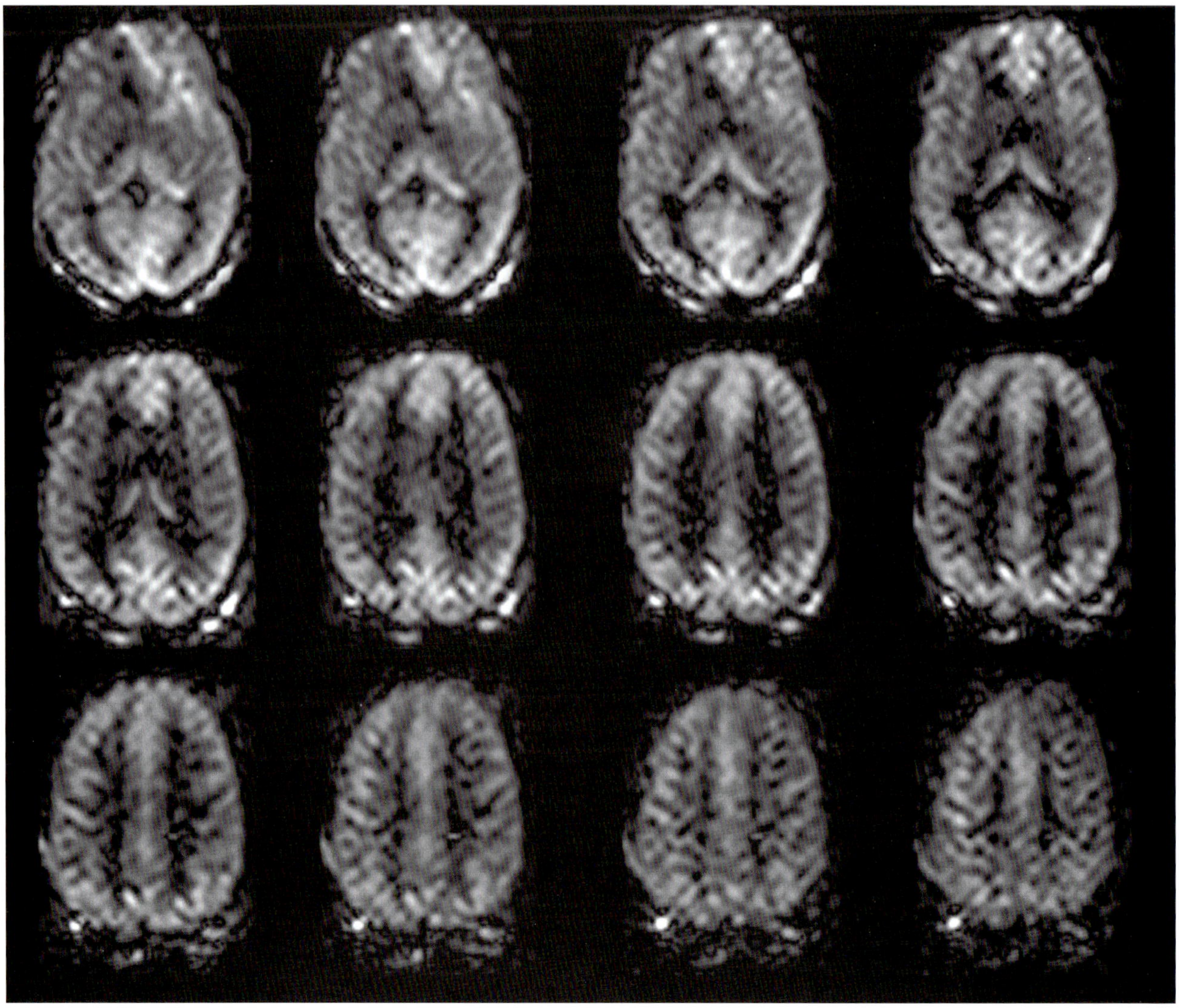

나타난다. 경사에코는 스핀에코를 중심으로 나타나고 이는 에코평면영상에서와 같이 주파수부호화 경사자기장의 극성*polarity* 변화에 의해 나타난다. GRASE는 T2 강조영상을 만드는 데 매우 유용하고 터보스핀에코 펄스열에 비하여 특이흡수율이 낮게 나타난다. 또한 GRASE는 에코평면영상에 비하여 위상 오차가 낮고 에코평면영상에서 발생되는 인공물이 적게 나타난다. GRASE 영상법의 사용은 터보스핀에코 펄스열에서 사용하는 거의 모든 영역에 사용 가능하다. 특히 신경계*neuro* 영상이나 호흡유발*respiratory triggering*이나 호흡중지*breath-hold*와 같이 복부영상에 사용할 수 있다. GRASE 펄스열은 3차원과 multi-slice 2차원 영상법이 모두 가능하다. GRASE 펄스열은 T2와 T2 이완에 의존하여 나타난다. GRASE 영상의 대조도 결정은 반복시간과 에코시간에 따라 결정된다. GRASE 펄스열에서의 재초점된 펄스의 사용 간격이 터보스핀에코 간격보다 넓다. 따라서 GRASE 영상에서는 터보스핀에코영상보다 자화전달 대조도*magnetization transfer contrast; MTC*가 낮게 나타난다. GRASE 펄스열을 이용하여 영상을 획득하는 시간을 줄이기 위해서는 에코평면영상-인자(즉, 경사에코)를 증가시키면 된다. 이때는 자화감수성 효과가 더 증가한다. 하지만 GRASE와 역전회복 또는 단시간반전회복 방법과 혼합하여 사용할 경우에는 k-공간의 half scan이나 낮거나 높은 프로파일 order 등을 사용할 수 없게 된다.

그림 8-8은 GRASE 펄스열을 이용하여 사람의 뇌에서 뇌혈류를 동맥스핀표지*arterial-spin labeling; ASL* 방법을 이용하여 영상화한 것이다. 뇌 전체의 뇌혈류를 지도화하는 데 3차원 GRASE영상법을 이용하면 약 1분 정도면 가능하다.

Ⅲ 3차원 T1강조 LAVA, VIBE, THRIVE 펄스열과 임상응용

1. 3차원 T1 강조 LAVA, VIBE, THRIVE 펄스열의 물리적 특성

최근에 자기공명영상의 하드웨어와 소프트웨어의 향상은 복부 자기공명영상 적용에 큰 기여를 하고 있다. 자기공명영상 하드웨어의 향상은 주어진 영상영역 내에서 평행영상*parallel imaging*을 위한 코일을 이용하여 신호대잡음비를 향상시키는 계기가 되었다. 자기공명영상 소프트웨어의 향상은 분해능 향상과 스캔시간의 강도, 대조도의 증가에 기여하고 있다. 그러므로 병렬영상법과 함께하는 호흡 중지 방법을 이용하여 간이나 췌장*pancreas* 등의 영상을 조영제에 대한 시간에 따른 변화를 관찰할 수 있게 하였다. 이러한 기술들을 LAVA(Liver Acquisition with volume Acceleration), VIBE(Volume Interpolated Breath-hold Examination) 또는 THRIVE(T1 hight resolution isotropic volume excitation) 기술이라고 하고 거의 같은 개념을 사용하고 있다. 이 절에서는 이들 영상방법의 개념과 사용상의 특징 등을 살펴보기로 한다.

LAVA, VIBE, THRIVE 펄스열은 3차원 T1 강조영상과 절반의 k-공간을 채우

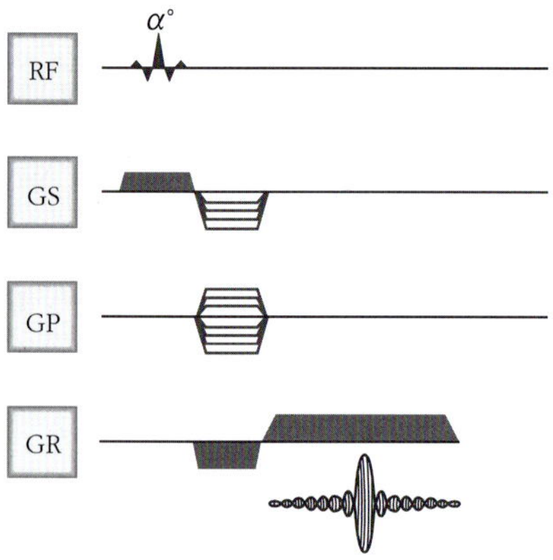

그림 8-9
3차원 T1강조(LAVA) 펄스열

는 방법을 결합하여 사용하는 영상법이다. 앞 장에서 언급한 것과 같이 k-공간의 외곽*outer lines*에는 영상에 대한 상세한 정보가 포함되어 있고 이 영역을 높은 공간주파수 영역이라고 부른다. 이 외곽 k-공간은 횡자기화*transverse magnetization*의 값이 이웃한 화적소에 대해 서로 반대되는 방향을 갖는다. 따라서 물과 같은 균일한 팬텀*phantom*에서는 순자화*net magnetization*가 없다. 그러므로 신호가 발생하지 않는다. 또한 인체와 같이 비균일한 물체에 대해서는 신호가 조금 존재하지만 매우 작은 편이다. 따라서 몇몇의 펄스열에서는 이 부분의 신호를 얻는 것은 하지 않고 있다. 하지만 이 경우에는 절단인공물*truncation artifact*이 발생하게 된다. 이 인공물을 없애려면 얻지 않은 외곽 k-공간 줄에 영*zero* 값을 채워야 한다. 그림 8-9는 부분 k-공간을 절편선택 방향으로 얻는 3차원 영상 펄스열을 보여준다.

전체 k-공간을 얻는 경우와 부분 k-공간을 얻는 방법의 차이점은 단지 절편선택 방향으로 위상부호화 경사자기장을 전체로 적용하느냐 아니면 부분으로 얻느냐이다. 두 영상의 정도를 거의 같게 만들기 위해서는 zero-filling 방법을 사용하면 된다. 대부분의 3차원 T1 강조영상을 이용한 역동적인*dynamic* 영상법에는 이러한 펄스열을 사용하게 된다. 따라서 부분 부피 효과를 향상할 수 있다. zero-filling 방법은 영상의 공간이나 부피분해능을 향상시키지는 못하지만 영상의 모양이나 화소의 크기에 따른 인공물을 향상시키는 데 도움이 된다. LAVA, VIBE, THRIVE 영상법은 지방포화 3차원 FLASH 펄스열과 같다고 생각하면 된다. 이 영상법은 일반적인 영상법에 비하면 약 25% 빠르게 얻을 수 있고 호흡중지 시간을 줄일 수 있다. 그리고 이 방법들은 일반적인 영상법에 비하면 약 25%의 높은 공간분해능을 향상시키고 그 만큼의 해부학적 적용 범위를 향상할 수 있다. 이 영상법에서는 스펙트럼 선택*spectral selective* 지방포화 방법을 최적화하였고 SENSE 등의 병렬배열 코일*parallel array coil*을 사용하여 2.5 정도의 인자로 영상을 가속화하고 있다. 또 이 방법들은 매우 짧은 반복시간과 에코시간을 가질 수 있는 고주파 펄스들을 최적화하여 사용한다. 약 100절편을 20초 정도에 호흡중지 촬영이 가능하고 화적소 크기가 약 2mm^{3}인 등방성의 영상을 얻을 수 있다. 따라서 이 영상을 얻은 후에 최대강도투사*maximum intensity projection; MIP*나 다면재구성*multiplanar reconstruction; MPR* 영상을 얻을 수 있다.

특히 3T에서 복부영상을 찍을 경우 병렬배열 코일을 사용하는데 그 이유는 TSE 인자를 줄여 특이흡수율이나 얼룩을 줄이고 영상 균일성*image homogeneity*을 높이기 위해서이다. 3T 복부영상에서는 지방포화를 위하여 SPIR(fat-saturated spectral selective inversion recovery) 방법을 사용하는 것보다 B_1에 독립되어 비균일성의 덜 민감한 SPAIR(spertral attenuation with inversion recovery)를 이용한 지방억제 방법을 사용하는 것이 좋다. 그리고 TFE 인자를 약 100 정도나 그 이상을 사용하고 Foot-Head 방향으로 영상영역은 약 400mm로 하여 사용한다.

이들 영상법의 특징은 대부분 조영제를 사용하는 경우에 적용하고 또한 호흡중지 방법을 이용하여 병렬영상법을 사용하고 다중위상*multi-phase*영상법을 사용한다는 것이다. 이들 방법은 또한 분해능이 높은 영상을 얻을 수 있고 복부의 대부분을 영상화할 수 있고, 대부분의 영역에서 잘 이루어지는 지방억제 방법을 사용하고 있다. 다중위상영상법에 따라 이들 방법들은 3번이나 그 이상의 반복 영상을 얻는 데 사용한다. 대표적으로 동맥영상, 문맥*portal*영상, 동맥위상영상을 짧은 시간 내에서 얻을 수 있어 단순히 해부학적인 영상이나 시간경과에 따른 조영제의 섭취*uptake*영상뿐만 아니라 혈관정보영상을 얻어 최대강도투사를 사용할 수 있는 영상기법이다. 또한 이들 방법을 이용할 경우 역동적인 영상을 얻어 약 20번의 역동적인 영상과 조영제 주입을 동시에 하여 유방암의 관류영상이나 T1에 근거로 한 근육의 관류영상에 사용할 수 있다. 또한 이들 영상법은 조영제 주입 후에 담도*biliary* 시스템의 영상에 사용이 가능하여 기능성 자기공명담췌관조영술*MR cholangiopancreatography; MRCP*이 가능하게 할 수 있다. 그리고 췌장관*pancreatic* 및 담도영상을 하며 덩어리*mass* 영역과 염증 과정을 밝히는 자기공명 쓸개관조영술*MR cholangiography* 영상에도 이들 영상법을 사용할 수 있다. 또한 이들 영상법은 신장영상법에 사용할 수 있으며 특히 혈관공급을 볼 수 있는 영상법에서 가능하고 신장기증의 경우 복잡성을 줄이는 데도 사용 가능하다. 그리고 이들 영상법은 negative intra luminal 조영제(특히 물이나 철 산화물) 및 intravenous gadolinium 조영제 등과 함께 위장관 경로*gastrointestinal track* 영상법에 사용할 수 있다. 이 영상법은 조영제 주입 후 염증 증강이나 악성 돌기를 관찰하는 내장*bowel* 영상에도 쓸 수 있다.

이 3차원 T1 강조영상들을 1.5T 자기공명영상에서 사용할 경우 반복시간은 5msec 이하(반복시간 ≤ 2msec, 숙임각 ≤ 120°, SENSE ≃ 3~4 for 8채널 코일)이다. 이 영상법을 이용하여 종격*mediastinum*이나 식도*esophagus*를 영상화할 경우 매우 짧은 호흡중지법을 이용하고 식도나 폐 등에 발생하는 이동이나 기체 등에 따른 인공물을 줄일 수 있어 좋은 영상을 얻을 수 있다. 이 영상법들은 1L의 물과 0.5mg 정맥 내의 intravenous glucagon 및 0.5mg pre-gadolinium을 사용한 위*stomach* 영상에도 사용할 수 있다. 그리고 이 영상법은 작은 내장이나 큰 내장의 영상에도 사용할 수 있으며, 특히 큰 내장의 염증*inflammatory*, 감염*infectious*, 종양*disorder* 등을 영상화할 수 있다. 또 이 영상법들은 강화된 대조도 유방암영상에도 매우 중요한 역할을 한다.

2. 3차원 T1 강조 LAVA, VIBE, THRIVE 펄스열의 임상적용

간 검사를 위한 T1 강조 자기공명영상 기법은 병변의 발견 및 감별진단에 정확해야 하고 치료방침 결정에 도움이 되기 위해서는 분엽과 혈관의 해부학적 구조를 정확히 보여줄 수 있어야 한다. 이러한 목적을 충족시키기 위해 영상기법이 갖추어야 할 가장 중요한 요소는 영상획득시간이 짧아서 1회 호흡정지 동안 간 전체를 영상화할 수 있어야 한다는 점이다. 그 이유는 첫째, 복부 자기공명영상에서 가장 큰 문제는 움직임에 따른 허상이 많다는 점과 둘째, 간은 간 동맥뿐만이 아니라 문맥으로부터도 혈류공급을 받는 특수한 구조로 되어 있어서 병변의 발견 및 감별진단을 위해서는 혈류공급 시기에 맞추어서 정확한 시간에 영상을

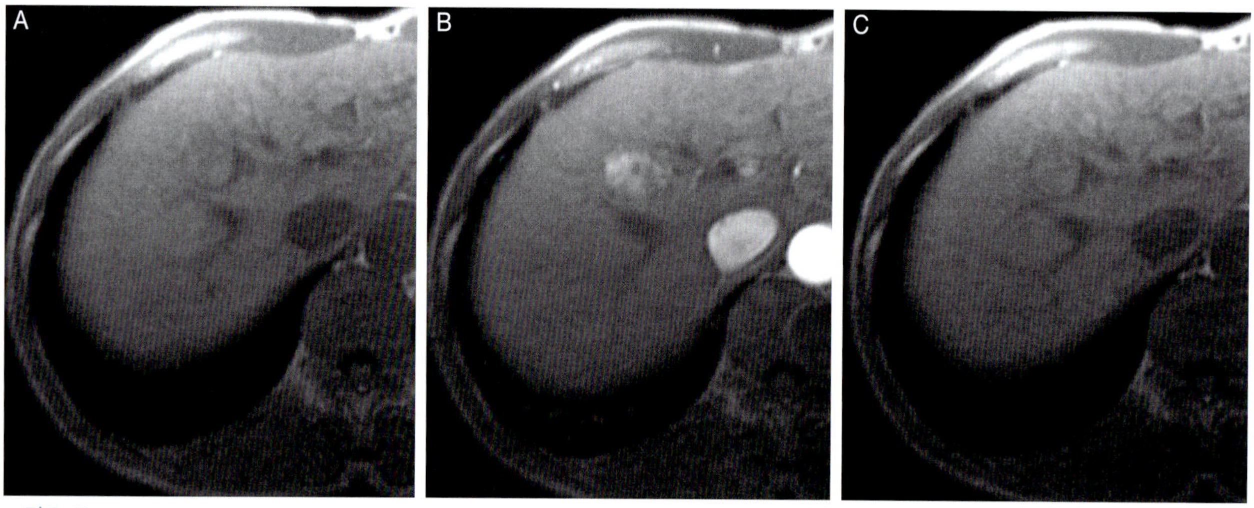

그림 8-10
55세 간세포암 환자에서 2D 상쇄경사에코 펄스열을 이용해 얻은 역동적 자기공명영상
A: 조영제 주입 전. B: 가돌리늄 조영제 주입 후 동맥기. C: 문맥기 영상.

얻는 것이 중요하기 때문이다.

경사에코 펄스열을 이용한 빠른 T1 강조영상은 해부학적 구조물을 상세히 보여줄 수 있는 고해상의 영상을 얻을 수 있기 때문에 간을 포함한 복부 자기공명영상에서 가장 중요한 역할을 하고 있다. 최근까지 주로 2차원 상쇄경사에코*2D spoiled gradient echo; 2D SGE* 기법이 이용되고 있으며 이 기법은 25초 이내의 대단히 짧은 시간 안에 영상획득이 가능하여 1회 호흡정지 동안 움직임에 따른 허상이 적은 영상을 얻을 수 있다. 또한 조영제를 이용한 역동적 자기공명영상에서는 선택한 특정시간 구역에 정확히 시간을 맞춰서 영상을 얻을 수 있게 하여 특정 시기에만 보이는 병변의 발견과 병의 감별진단에 매우 중요한 역할을 한다(그림 8-10). 그러나 2차원 상쇄경사에코 기법은 영상획득시간이 짧기 때문에 몇 가지 제한점을 가지고 있다. 짧은 영상획득시간 동안 얻을 수 있는 절편의 수가 제한된다는 점이다. 예를 들면 간 전체를 한 번에 영상화하기 위해서는 160~200mm를 영상영역에 포함하여야 하는데 25초 이내에는 한정된 수의 절편밖에 얻지 못하기 때문에 보통 8~10mm의 두꺼운 절편을 얻을 수밖에 없다. 이로 인해 필연적으로 공간분해능 및 대조도대잡음비*contrast to noise ratio; CNR*가 감소된다. 대조도대잡음비를 높이기 위해 지방억제 방법을 이용하기도 하나 이 방법은 추가적인 영상획득시간의 연장이 필요하기 때문에 2차원 상쇄경사에코 영상에서 일상적으로 쓰이지는 못하고 있다. 또한 짧은 영상획득시간을 유지하기 위해 더 높은 대역폭을 써야 함으로써 신호대잡음비의 감소를 그 대가로 지불해야만 한다. 이로 인해 2차원 상쇄경사에코 영상에서는 1cm 미만의 병변은 흔히 부분용적 평균효과와 낮은 대조도대잡음비로 인하여 발견이 되지 않거나 감별진단이 어려운 경우가 발생할 수 있다.

3차원 푸리에 변환*Fourier transform* 경사에코영상은 2차원 상쇄경사에코에 비하여 다음과 같은 잠재적 장점이 있다. 절편 간 간격이 없는 얇은 절편의 영상을 얻을 수 있고, 지방억제가 가능하며, 신호대잡음비가 높고, 동일한 영상획득시간으로 거의 대등한 대조도의 영상을 언을 수 있다는 것이다. 여기에 더하여 양질의 자기공명 혈관조영술을 얻을 수 있다는 장점도 있어서 상복부에 대한 포괄적인 검사를 할 수 있다는 장점이 있다. 이러한 예상되는 잠재적 장점 때문에 그동안 많은 연구가 있었으나 제한적인 해상도와 영상의 포함영역 제한 때문에 주로 자기공명 혈관조영술에 국한되어 이용되어 왔으나 최근에 와서는 위상배열 *phased-array* 코일 등의 하드웨어의 개발과 병렬영상과 같은 기술의 발달에 힘입어 간의 영상에도 유용하게 이용되고 있다.

최근에 개발된 새로운 빠른 3차원 경사에코 T1 강조영상은 기본적으로 상쇄경사에코 펄스열 계열이며 영상획득시간이 짧아지고 영상영역이 확장되었으며 신호대잡음비 및 해상도 측면에서 많은 성능 개선이 이루어졌다. 이러한 영상기법으로는 GE사의 LAVA, FAME(Fast Acquired Multiphase Efgre3D), Siemens사의 VIBE, Philips사의 THRIVE 등이 있다. LAVA는 이들 중에서도 가장 최근에 나온 영상기법이며, 다른 기법에 비해 간의 역동적 자기공명영상에 좀더 적합하도록 적정화된 것이다. 이들 영상기법들은 영상획득시간을 줄이기 위해 여러 가지 기법을 적용하고 있으며 영상파라미터에서 중요한 공통점은 2차원 상쇄경사에코에 비해 숙임각을 70°~90°에서 12°~15°로 낮추었다는 것이다. 최종영상은 체적데이터로 2차원 영상에서 더 얇은(2.5~3.0mm) 절편의 연속적인 재구성 영상을 얻을 수 있고(그림 8-11), 등방성에 가까운 화적소를 갖기 때문에 횡절편 외에도 임의의 각도로 재구성 영상을 얻을 수 있는 장점이 있다(그림 8-12). 지방억제를 2차원 상쇄경사에코 기법에서 더욱 균질하게 할 수 있으며 대부분의 경우 1회 호흡정지 동안 2차원 상쇄경사에코보다 넓은 영역을 영상화할 수 있다.

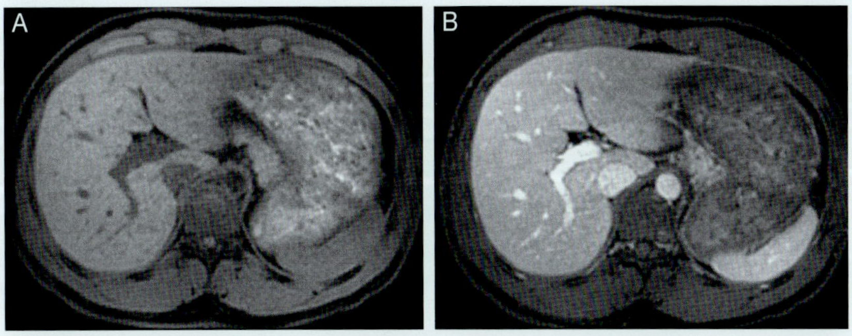

그림 8-11
28세 건강한 남자에서 LAVA 기법을 이용해 얻은 간 영상
비조영(A) 및 가돌리늄조영제 주입 후 문맥기(B) 영상.

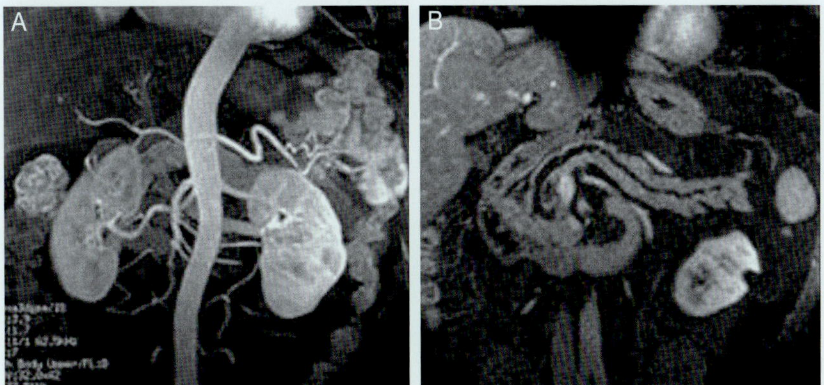

그림 8-12
LAVA 기법으로 얻은 최대강도투사 자기공명 혈관조영술(A) 및 다면재구성(B) 영상

제한점으로는 2차원 상쇄경사에코에 비해 대조도대잡음비가 떨어진다는 점이다. 대조도대잡음비의 감소는 가돌리늄*gadolinium*과 같은 세포간질에 작용하는 조영제를 이용함으로써 보상할 수 있으며 이로 인해 역동적 검사에 주로 이용되고 있다.

참고문헌

Boyle GE, Ahern M, Cooke J, et al. An Interactive taxonomy of MR imaging sequences. RadioGraphics 2006;26:e24.

Feinberg DA, Oshio K. GRASE (gradient- and spin-echo) MR imaging: a new fast clinical imaging technique. Radiology 1991;181(2):597-602.

Glockner JF, Hu HH, Stanley DW, et al. Parallel MR imaging: a user' s guide. Radiographics 2005;25:1279-1297.

Gmitro AF, Kono M, Theilmann RJ, et al. Radial GRASE: implementation and applications. Magn Reson Med 2005;53(6):1363-1371.

Jahng GH, Weiner MW, Schuff N. Diffusion anisotropy indexes are sensitive to selecting the EPI readout-encoding bandwidth at high-field MRI. Magn Reson Imaging 2008;26:676-682.

Keogan MT, Edelman RR. Technical advances in abdominal MR imaging. Radiology 2001;220:310-320

Lee VS, Lavelle MT, Krinsky GA, et al. Volumetric MR imaging of the liver and applications. Magn Reson Imaging Clin N Am 2001;9(4):697-716.

Lee VS, Lavelle MT, Rofsky NM, et al. Hepatic MR imaging with a dynamic contrast-enhanced isotropic volumetric interpolated breath-hold examination: Feasibility, reproducibility, and technical quality. Radiology 2000;215:365-372.

Leslie TA, Kennedy JE, Illing RO, et al. High-intensity focused ultrasound ablation of liver tumors: can radiological assessment predict the histological response? British J Radiol 2008;81:564-571.

Low RN, Semelka RC, Worawattanakul S, et al. Extrahepatic abdominal imaging in patients with malignancy: Comparison of MR imaging and helical CT in 164 patients. J Magn Reson Imaging. 2001;12:269-277.

Low RN, Semelka RC, Worawwattanakul S, et al. Extrahepatic abdominal imaging in patients with malignancy: Comparison of MR imaging and helical CT, with subsequent surgical correlation. Radiology 1999;210:625-632.

Mitchell DG, Cohen MS. MRI principles, 2nd ed. Philadelphia: Saunders, 2004;81-82.

Oshio K. vGRASE: Separating phase and T2 modulations in 2D. Magn Reson Med 2000;44(3):383-386.

Oshio K, Feinberg DA. GRASE (Gradient- and spin-echo) imaging: a novel fast MRI technique. Magn Reson Med 1991 Aug;20(2):344-349.

Rofsky NM, Lee VS, Laub G, et al. Abdominal MR imaging with a volumetric interpolated breath-hold examination. Radiology 1999;212(3):876-884.

Runge VM, Nitz WR, Schmeets SH, et al. The physics of clinical MR taught through images. New York: Thieme Medical Publishers, 2005.

Schmitt F, Stehling MK, Turner R. Echo-planar imaging: Theory, technique and applications. Berling:Springer-Verlag, 1998.

Semelka RC, Helmberger TK. contrast agents for MR imaging of the liver. Radiology 2001;218:27-38.

제9장

신호 억제와 자화전이 기법

송인찬, 이영환

의료영상으로 사용되는 자기공명영상의 신호는 물 분자에서 기인하는데, 자기공명원리상 영상 신호의 크기를 결정하는 자기장 속에 존재하는 수소 자기모멘트*magnetic moment*들의 자화상태 크기가 매우 작기 때문에 자기공명영상에서 영상 신호를 최대한 높이기 위하여 다양한 방법과 기술을 개발하고자 하는 시도는 의료영상 화질 향상을 위해 특히 중요하다. 좀더 강한 자기장 세기의 기기 사용, 신호 감도를 높일 수 있는 코일 개발, 최적화된 측정방법 개발 등을 예로 들 수가 있다. 그러나 수소원자를 포함하고 있으나 물 분자와는 달리 짧은 이완시간 T1과 화학적 이동 차이의 특성을 갖는 지방 성분과 비교적 자유로운 분자운동이 가능하여 긴 T2의 특성을 가진 뇌척수액*cerebrospinal fluid; CSF*으로 기인하는 영상 신호는 T1과 T2 강조영상 측정방법을 사용할 때 최종적인 자기공명영상 신호에 강한 영상 신호를 발생시키는 데 기여한다. 이는 조영증강 T1 강조영상과 뇌척수액 주변 질환영상 등 일부 질환을 감별하기 어렵게 만들기 때문에 그로부터 나오는 신호를 제거하는 것이 영상의 질에 도움이 된다. 한편 물 분자는 조직 내의 단백질과 같은 거대분자에 결합된 상태와 비교적 자유롭게 조직 내에서 움직이는 2가지 물리적 환경 사이에서 상호 존재할 수 있고 이는 자화전이*magnetization transfer*라는 현상을 통하여 거대물질 결합상태의 존재와 그 결합강도에 따라 주 영상 신호의 감소로 이어진다. 그리고 이를 통하여 새로운 대조도의 영상을 보여줄 수가 있다. 그러므로 이 장에서는 지방 성분과 뇌척수액 신호 억제와 물 분자의 2가지 물리적 환경하에 화학적 교환을 함으로써 새로운 대조도 영상을 보여주는 자화전이에 대한 기본적 원리와 측정방법 구현, 임상적용에 대해 설명하고자 한다.

I 지방 성분 억제

1. 이론적 배경

자기공명영상 신호는 대부분 인체 내에 존재하는 물 분자의 수소원자핵 자기모멘트 신호에서 발생한다. 그러나 수소원자는 물 분자뿐만 아니라 다른 종류의 물질에도 존재하기 때문에 이로 인하여 발생된 자기공명영상 신호가 전체 신호 크기에 영향을 줄 수가 있다. 심지어 만약 그 물질의 농도가 물 분자 못지않게 짙다면 그 영향 또한 클 것이다. 인체를 구성하는 성분 중 지방 성분 또한 많은 수소원자를 함유하고 있다. 지방 성분에서 기인하는 신호는 자기공명영상 특성상 영상에 크게 2가지로 영향을 미친다. 첫째, 짧은 T1의 성질을 갖고 있어 신호 크기가 크기 때문에 조영증강영상에서 대조도를 감소시키는 역할을 한다. 둘째, 화학적 이동이 물과는 다르기 때문에 주파수부호화 방향으로의 위치정보의 왜곡 발생에 기여하여 병변 진단에 문제를 일으킨다. 그러므로 좋은 대조도와 왜곡 발생이 없는 영상을 얻기 위해서는 지방 신호의 억제가 필요하다. 지방 신호는 짧은 T1 이완시간, 물 분자와는 다른 화학적 이동 등 고유의 자기공명 특성을 가지고 있으므로 이를 이용하면 효과적으로 억제할 수 있다.

2. 화학적 이동 차이

지방의 화학적 이동은 0.9~1.2ppm, 물 분자는 4.6ppm으로서 두 성분 간의 화학적 이동 차이는 약 3ppm을 보인다. 실제 주파수 단위로 보면 화학적 이동 차이는 주자기장의 세기에 따라 달라진다. 즉, 자기장의 세기가 증가할수록 그 차이는 선형적으로 비례하여 증가한다. 1.5T일 때는 약 210Hz, 1T일 때는 140Hz, 0.5T일 때는 70Hz의 차이를 보인다(그림 9-1). 이로써 지방 성분의 수소 자기모멘트는 동일한 자기장에서 물 성분과는 다른 자기공명주파수에 의해 세차운동을 함을 알 수가 있다. 화학적 이동 차이를 이용한 지방 성분의 억제방법은 크게 선택적으로 물 성분만을 여기시키거나 지방 성분을 억제시키는 방법과 물 성분과 지방 성분 간의 공명주파수 차이에 따라 발생한 위상 차이를 이용한 2가지 방

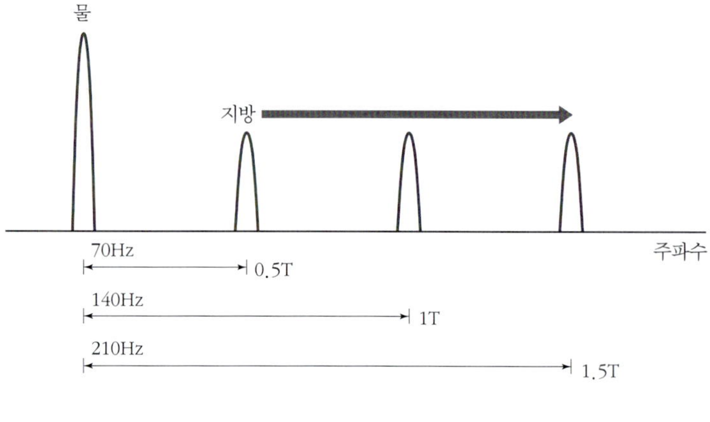

그림 9-1
물과 지방의 수소원자에 대한 자기공명주파수의 차이
자기장의 세기가 커질수록 그에 비례하여 물과 지방의 수소원자에 대한 자기공명주파수의 차이도 커진다.

법으로 나누어볼 수가 있다.

3. 지방 신호 억제

(1) 선택적인 고주파 영역을 이용하는 방법

주파수 영역을 선택적으로 이용하기 위해서는 물 성분과 지방 성분에 화학적 이동 차이가 존재하는 특성을 이용한다. 지방 성분에 해당되는 주파수를 중심으로 분포된 좁은 주파수 범위를 함유하고 있지만 다른 특성을 가진 두 가지 고주파 펄스를 가함으로써 지방 성분의 신호 발생을 억제하는 것이다(그림 9-2). 첫 번째 방법은 긴 시간의 지방 성분의 선택적 주파수 영역을 가진 90° 고주파 펄스를 사용하여 선택된 지방 자기모멘트를 90° 방향으로 기울인 다음 발생한 자기모멘트에 경사자기장을 가하여 한 화소*pixel* 안에 존재하는 각 성분의 위상을 흩어놓음으로써 지방 신호를 없애는 것이다(그림 9-3). 또 다른 방법은 주파수 영역에서 지방 성분에 선택적인 고주파 펄스를 약한 세기로 긴 시간 동안 가하여 지방 신호를 포화상태로 만드는 것이다. 동일한 자기장 세기에서 강한 세기의 고주파 펄스는 해당된 주파수 영역에서 낮은 에너지 상태와 높은 에너지 상태에 존재하는 수소원자 간의 분포 차이를 사라지게 하여 결국 신호 발생을 못하게 한다. 두 방법 중 비선택적 고주파 펄스 사용은 인체 내의 고주파 에너지 축적으

그림 9-2
선택적 고주파 영역을 통한 지방 신호 억제방법
지방의 공명주파수를 중심으로 일정한 주파수 영역이 선택할 수 있는 고주파 펄스를 가함으로써 지방 신호를 억제한다.

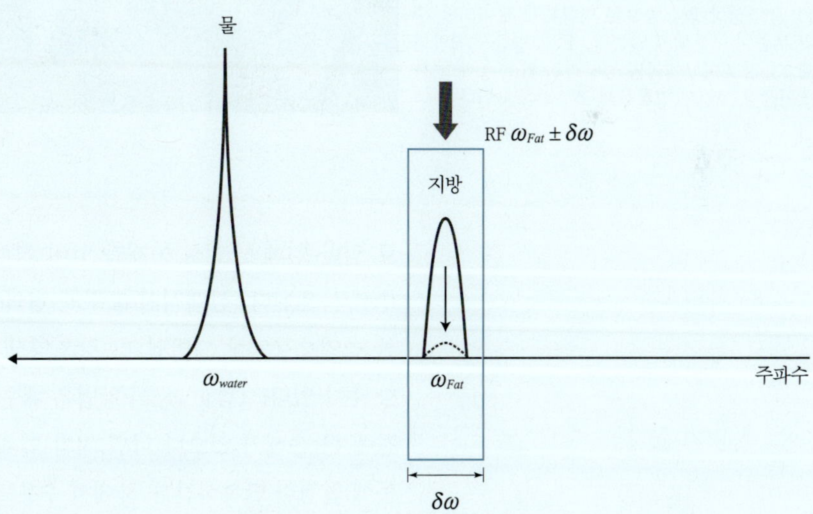

그림 9-3
주파수 선택 지방 신호 억제 측정기법의 도식도
일정한 주파수 영역을 선택 가능한 고주파 펄(90sel)와 이로 인하여 생긴 주자기장의 수직 방향의 자화상태를 제거하는 경사자기장이 사용된다.

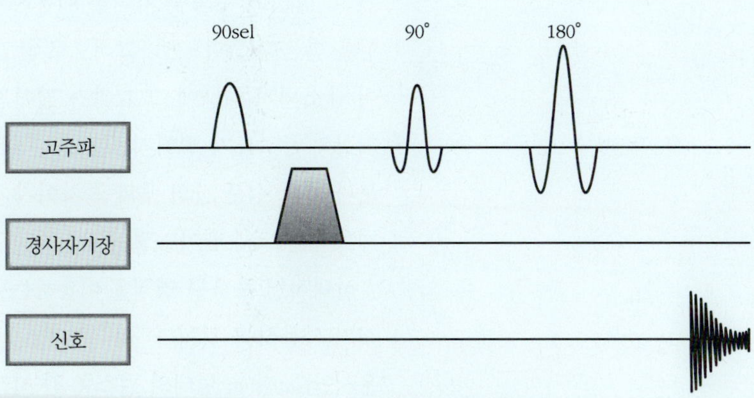

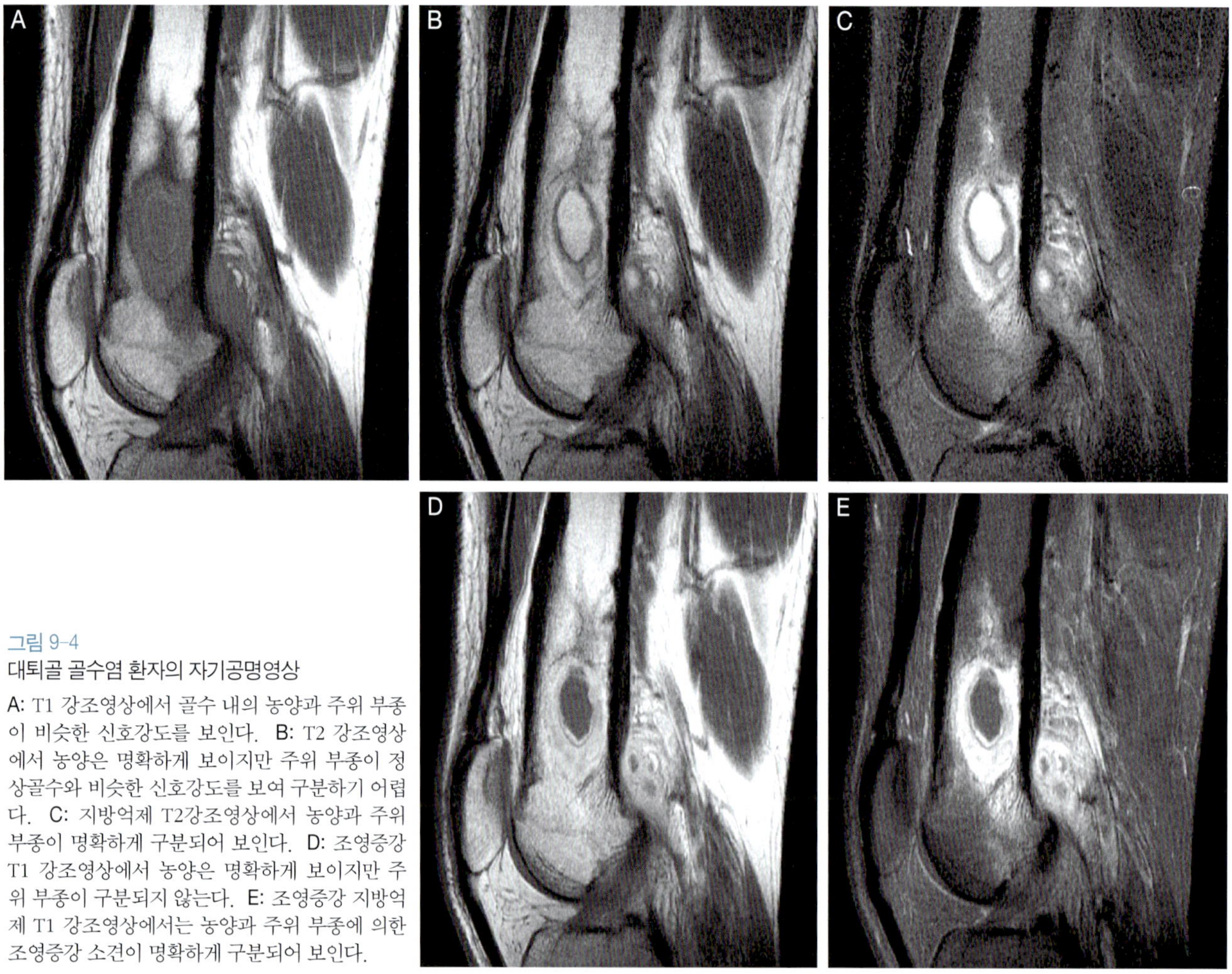

그림 9-4
대퇴골 골수염 환자의 자기공명영상

A: T1 강조영상에서 골수 내의 농양과 주위 부종이 비슷한 신호강도를 보인다. B: T2 강조영상에서 농양은 명확하게 보이지만 주위 부종이 정상골수와 비슷한 신호강도를 보여 구분하기 어렵다. C: 지방억제 T2강조영상에서 농양과 주위 부종이 명확하게 구분되어 보인다. D: 조영증강 T1 강조영상에서 농양은 명확하게 보이지만 주위 부종이 구분되지 않는다. E: 조영증강 지방억제 T1 강조영상에서는 농양과 주위 부종에 의한 조영증강 소견이 명확하게 구분되어 보인다.

로 인한 인체 안전성 문제가 있어 경사자기장과 사용된 선택적 고주파 펄스가 주로 사용된다. 선택적인 고주파 영역을 이용한 방법은 지방 성분 억제가 필요한 조영증강영상 기법인 T1 강조영상 기법을 기반으로 하는 모든 방법에 적용할 수가 있다(그림 9-4). 이 방법은 매우 쉽게 구현할 수 있는 장점이 있고 측정시간에 큰 손해가 없으나 다만 지방 억제 고주파 펄스가 추가적으로 사용되기 때문에 일정한 반복시간*TR* 하에서 수용할 수 있는 단면 수에 제한이 있다. 보통 주된 영상 신호를 얻기 전에 지방 성분을 억제할 수 있는 고주파 펄스를 가한다. 한편 이 방법은 주파수 차이를 이용하기 때문에 주자기장의 균일도에 매우 큰 영향을 받는다(그림 9-5). 그러므로 균일도가 떨어지면 고주파 펄스의 선택적 작용이 감소되기 때문에 그 효과가 떨어진다. 주로 큰 영상영역을 선택한 경우는 자기장의 균일도가 떨어지고 1T보다 작은 자기장의 기기를 사용하는 경우는 물 성분과 지방 성분 간의 주파수 차이가 작아지기 때문에 이 방법들의 지방 신호 억제효과를 크게 떨어뜨릴 수가 있다.

선택적인 주파수 영역을 이용하는 두 번째 방법은 물 신호만 선택적으로 여기시켜 사용하는 것이다. 이 방법은 물 성분의 선택적 주파수 영역을 포함하는 가우시안*Gaussian* 형태의 펄스를 긴 시간 동안 가하는 것이다. 강한 지방 성분 때문

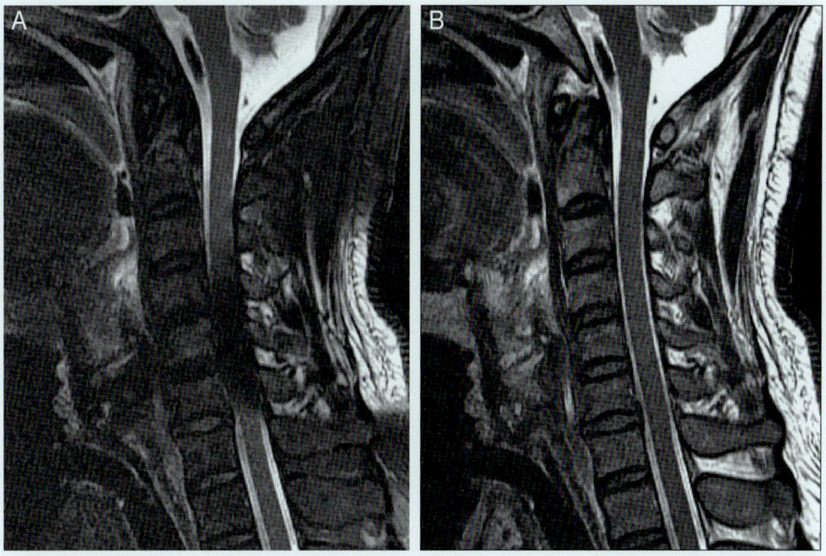

그림 9-5
주자기장 불균일성에 의한 영향
경추의 T2 강조(A) 및 지방 억제 T2 강조영상(B)으로, 지방억제 T2 강조영상에서 C4-6 부위에 주자기장의 불균일성에 의해 지방 신호 대신 물 신호가 억제된 소견이 보인다.

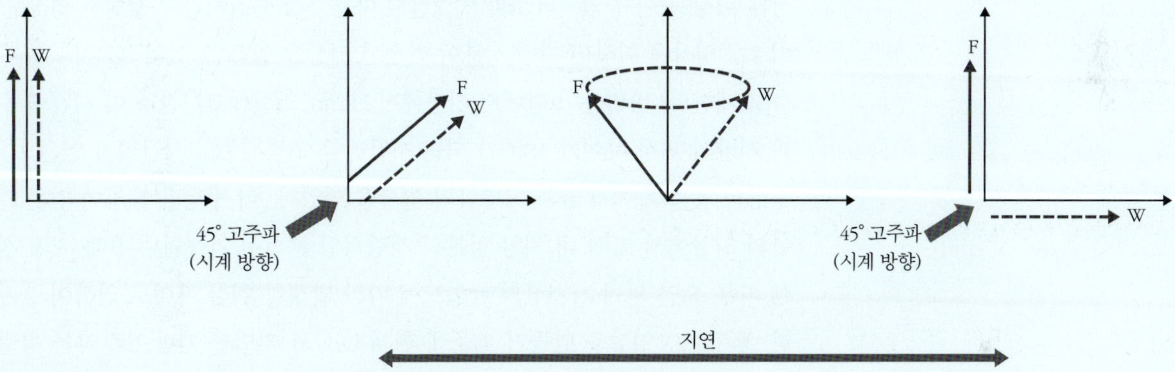

그림 9-6
물(W)과 지방 성분(F)에 대한 이항 펄스의 효과
첫 번째 45° 고주파 펄스는 물과 지방 성분의 자화상태를 시계 방향으로 45° 회전시킨다. 일정시간 후 물과 지방 성분의 자화상태가 서로 반대 방향의 위상을 가질 때 두 번째 45° 고주파 펄스를 가하면 물 성분의 자화상태만이 신호 발생에 기여할 수 있는 상태로 만들어진다.

에 발생하는 위상 방향으로의 화학적 이동 문제가 있는 에코평면영상*echo planar imaging; EPI* 기법에 주로 사용되고, 일부 3차원 측정기법인 DESS(Double Echo Steady State) 기법과 FLASH(Fast Low Angle SHot) 방법에도 사용된다. 이 방법은 추가적으로 선택적인 주파수 영역의 지방억제 고주파 펄스를 사용하지 않기 때문에 그 측정 시간이 좀더 짧다는 특징이 있다. 짧은 여러 개의 펄스의 이항*binomial* 펄스 사용, 지방 억제를 위한 좀더 복잡한 형태의 펄스 등 물 성분만을 여기하기 위하여 특수 형태의 모양으로 고안된 고주파 펄스를 사용한다(그림 9-6).

(2) 물 성분과 지방 성분 간의 공명주파수 차이에 따라 발생한 위상 차이를 이용한 방법

화학적 이동 차이로 물과 지방 성분의 수소원자 세차주파수가 다르기 때문에 고주파 펄스에 의해 횡축자화*transverse magnetization* 상태가 만들어진 후 동일한 그들의 위상상태는 시간 경과에 따라 물과 지방 성분의 수소 자기모멘트 성분은 각기 다른 고유속도에 따라 위상상태가 변한다. 그러므로 시간의 경과에 따라 물의 자화상태가 지방과 동일한 위상상태 또는 지방과는 180° 다른 위치의 위상

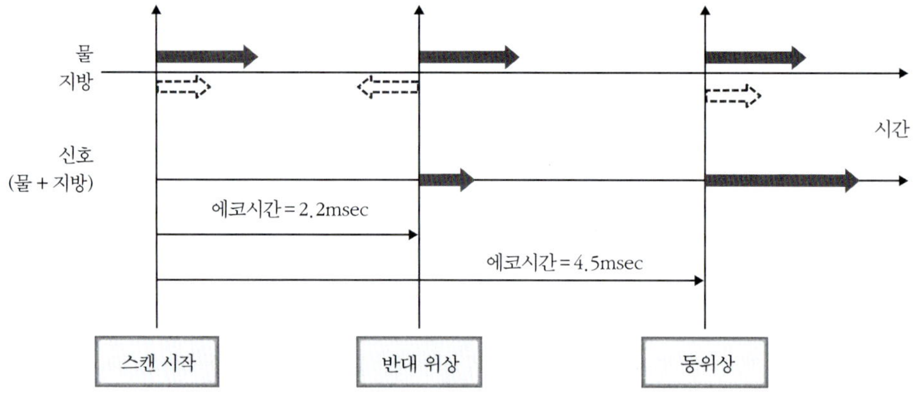

그림 9-7
위상 차이를 이용한 지방 신호의 억제
경사에코 측정기법(1.5T MRI 기기)에서 에코시간에 따른 물 신호와 지방 신호 간의 자화 방향 차이는 지방 신호 억제에 이용된다.

상태로도 존재할 수도 있다. 이에 따라 영상단위 화소 내에 존재하는 물과 지방의 수소원자 자화상태의 위상 차이는 두 신호의 벡터합으로 표현되는 신호 크기에 반영되어 최종적인 영상에 영향을 미친다. 이를 이용하여 물과 지방의 자화상태 위상 차이가 없거나 180° 인 2번의 다른 신호수집시간에 촬영한 영상을 얻어 2개 영상을 더하면 지방 성분이 억제된 영상을 얻을 수 있다. 딕슨*Dixon*이 처음 소개한 위 방법은 스핀에코 기법에서 Hahn 스핀에코시간과 이 시간에서 물과 지방의 위상 차이가 180° 가 되는 시간만큼 조정된 에코시간에서 얻은 2개의 영상의 합과 차에서 물과 지방만의 영상을 얻었다. 이 방법을 통하여 얻은 지방만의 영상에서 조직 내 지방 성분의 정량적인 분석이 가능하나 물과 지방 성분에 따른 요인 외에 자기장의 균일도에 따라 발생한 위상 차이로 인하여 불완전한 물과 지방영상을 만들기 때문에 현재 Dixon 기법을 기반으로 하는 방법은 임상적으로 사용이 되지 않고 있다. 최근 3개 이상의 다수 에코시간에서 얻은 영상들과 이들의 후처리과정이 사용된 새로운 기법이 이에 대한 해결방안으로 도입되고 있다.

이에 반하여 다수의 에코시간에 얻은 영상들과 이들의 후처리과정을 거치지 않고 물과 지방 신호의 위상 차이가 정반대인*opposed-phase* 상태가 되는 특정 에코시간에서 지방 성분이 제거된 영상을 얻는 기법이 임상적으로 사용된다. 180° 고주파 펄스에 의해 물과 지방의 위상 차이가 보정되는 스핀에코 기법은 이 기법에 적합하지 않기 때문에 경사에코 기법을 사용한다. 1.5T 경우 물 성분과 지방신호간의 위상이 동일한 동위상*in-phase* 영상과 180° 다른 반대 위상*opposed-phase* 영상은 두 성분 간의 화학적 이동 차이로써 계산된 각각 2.2msec(반대 위

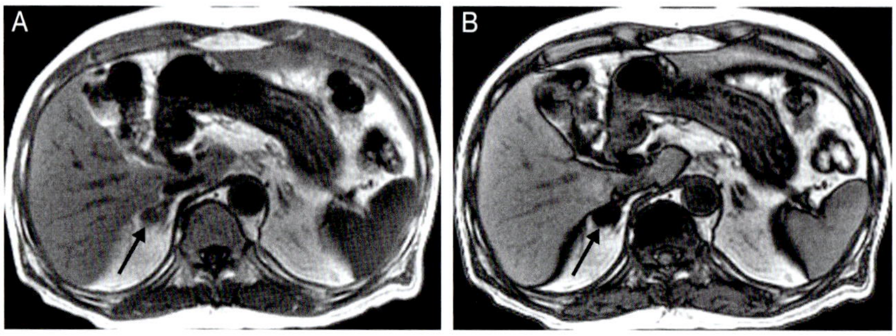

그림 9-8
경사에코를 이용한 동위상과 반대 위상의 영상
오른쪽 부신의 선종(화살표) 환자로, 동위상영상(A)에서 선종이 중등도 신호강도를 보이는 반면에, 반대 위상영상(B)에서는 선종 내의 지방 신호와 물 신호가 서로 상쇄되어 선종의 신호강도가 감소되어 보인다.

상), 4.5msec(동위상)의 에코시간에서 데이터가 습득되어야 한다(그림 9-7). 자기장 세기가 커질수록 동위상 영상과 반대 위상의 영상을 얻는 에코시간이 더욱 짧아진다. 그러므로 고자기장의 시스템에 이 방법을 적용하려면 짧은 에코시간에서의 데이터 습득이 가능하게끔 하는 매우 높은 성능의 경사자기장 시스템이 필요하다. 이 기법은 Dixon 기법과는 달리 영상의 후처리과정이 필요 없고 자기장 균일도에 영향을 적게 받는다. 최근 병렬영상*paralell imaging* 기법과 결합되어 짧은 측정시간에 영상을 얻을 수 있어 임상적으로 호흡정지영상이 필요한 복부영상에 적용되고 있다(그림 9-8).

4. 지방 성분의 이완시간

지방 성분의 메틸렌기*methylene group*(CH_2)와 메틸기*methyl group*(CH_3)는 수소를 함유한 긴 모양의 사슬형태로 되어 있다. 이는 스펙트럼상 약 4.6ppm에 위치한 물 분자와 비교하여 각각 0.9ppm과 1.2ppm을 정점으로 한 스펙트럼을 보인다. 전기 극성이 강한 산소원자로 둘러싸인 물 분자와는 달리 지방 성분은 전기적 성질이 약한 탄소원자 때문에 낮은 화학적 이동을 가지고 있다. 지방 성분의 T1 이완시간은 물 성분의 T1과 비교하여 짧은 특성을 가지고 있다. 이는 중성지방*triglyceride* 물질로 이루어진 지방은 긴 사슬형태의 CH_2기를 가지고 있는데 이로 인해 동역학적 특성을 갖게 되어 에너지 교환에 효율적이기 때문이다. 보통 100~150msec의 분포(1.5T, 온도 37°)를 보인다. 따라서 물 분자와 지방 성분의 T1 시간에 따른 신호 변화 차이를 이용하여 효과적으로 지방 성분을 억제할 수가 있다. 역전회복*inversion recovery; RI* 측정방법에서는 180° 고주파 펄스에 의해 자화상태가 $-z$방향으로 상태가 변한 다음 실제 신호를 받기 위하여 준비되는 주 측정방법이 적용되기 전까지 물질 성분에 따른 T1 이완시간에 따라 그 자화상태의 z방향 신호 성분이 완전히 없어지는 시간의 차이가 발생한다(그림 9-9). 이때 지방 성분의 z방향의 신호가 없어질 때 물 분자의 자화상태는 존재하게 되어 물 분자만이 신호 발생에 기여하게 된다. 물론 지방 성분은 신호 발생에 기여하지 못한다. 보통 180° 펄스를 가한 시간부터 주 측정방법이 적용된 시간까지를 역

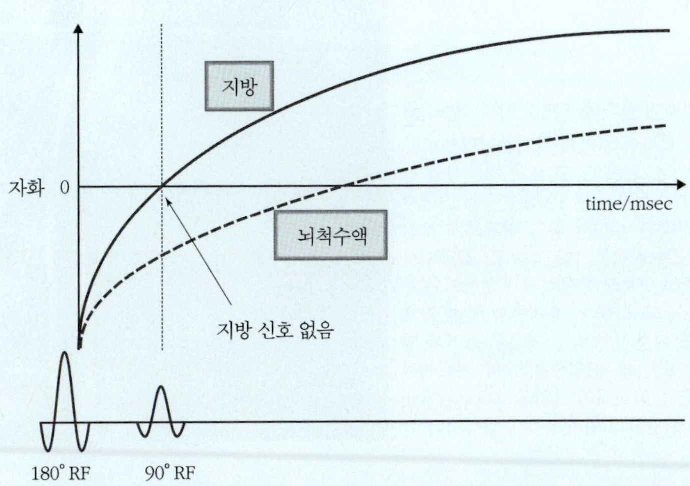

그림 9-9
역전회복을 이용한 지방 신호의 억제
뇌척수액에 비교하여 짧은 T1의 속성을 지닌 지방 성분은 180° 고주파 펄스를 가한 후 지방 성분과 뇌척수액의 자화상태 회복과정이 다르게 진행된다. 이때 지방 성분의 자화상태가 0인 시간에 영상을 받게 되면 지방 성분의 신호는 억제되고 뇌척수액 성분의 신호만이 영상에 반영된다.

그림 9-10

역전회복 측정기법의 모식도

고식적 스핀에코 기법에서 준비단계로 자화의 역전 역할을 수행하는 180° 고주파 펄스가 역전시간에 앞서 가해진다.

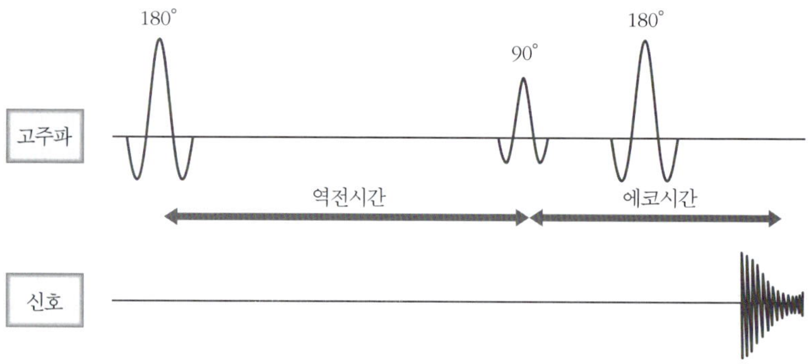

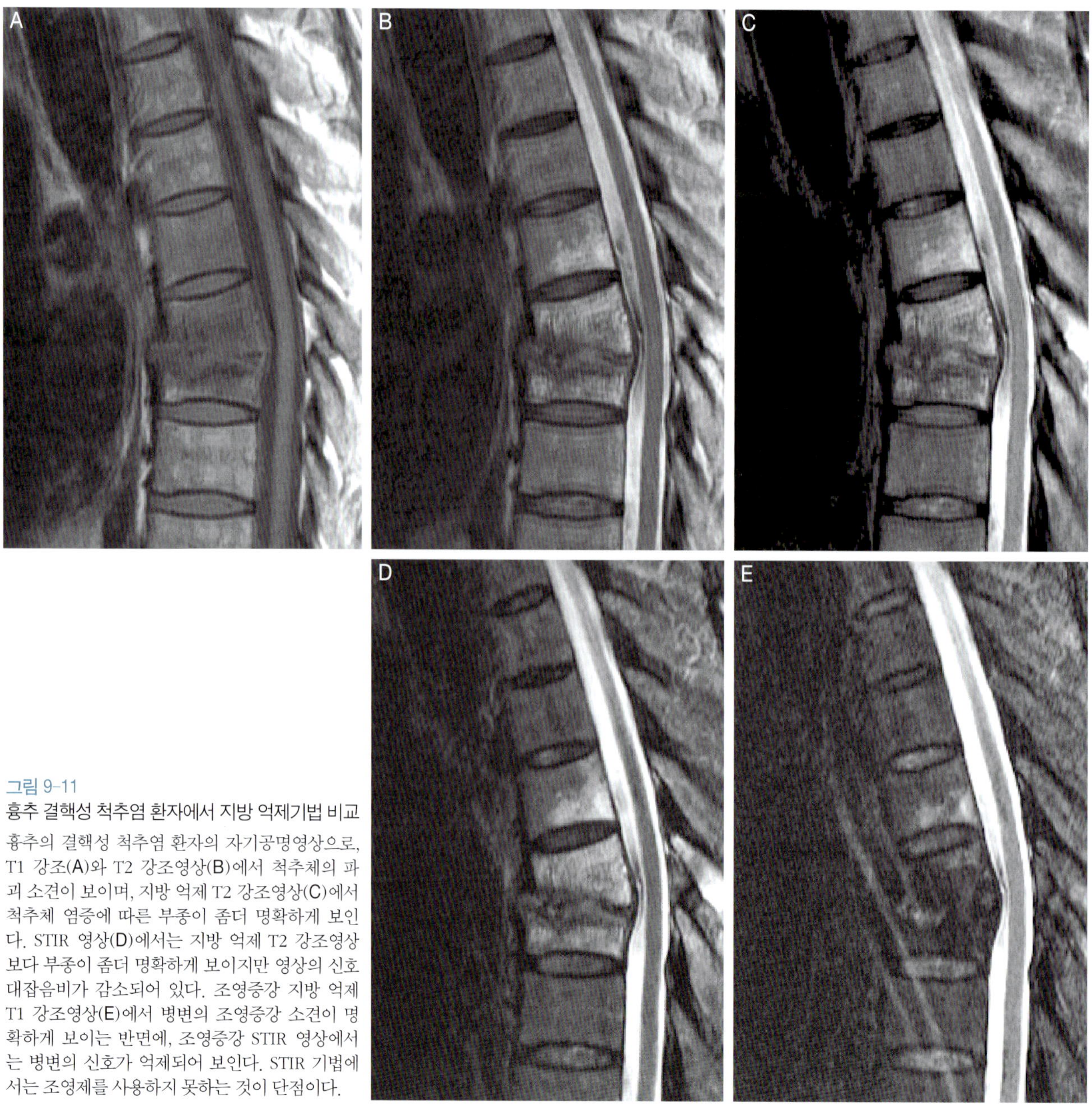

그림 9-11

흉추 결핵성 척추염 환자에서 지방 억제기법 비교

흉추의 결핵성 척추염 환자의 자기공명영상으로, T1 강조(A)와 T2 강조영상(B)에서 척추체의 파괴 소견이 보이며, 지방 억제 T2 강조영상(C)에서 척추체 염증에 따른 부종이 좀더 명확하게 보인다. STIR 영상(D)에서는 지방 억제 T2 강조영상보다 부종이 좀더 명확하게 보이지만 영상의 신호 대잡음비가 감소되어 있다. 조영증강 지방 억제 T1 강조영상(E)에서 병변의 조영증강 소견이 명확하게 보이는 반면에, 조영증강 STIR 영상에서는 병변의 신호가 억제되어 보인다. STIR 기법에서는 조영제를 사용하지 못하는 것이 단점이다.

전시간*inversion time; TI*이라고 한다(그림 9-10). 그러므로 역전시간을 지방 신호가 없어지는 그 시간으로 맞추면 영상에서 지방 신호는 전체 영상에 아무런 영향을 미치지 못하게 된다. T1 이완시간은 주자기장의 세기에 따라 달라지는데 1.5T에서는 약 100∼150msec이기 때문에 역전시간(TI = T1×ln2)을 100∼150msec로 주면 지방 성분이 억제된다. 이 기법은 영상범위에서의 자기장의 균일도에 크게 영향을 받지 않는다. 그러나 영상습득 주 측정기법을 적용하기 전에 $-z$ 방향의 자화상태로 변화를 주는 180° 고주파 펄스를 가한 후 T1 완화 과정을 통하여 지방 성분의 종축자화*longitudinal magnetization* Mz 크기가 0이 되는 데 필요한 일정시간(TI)이 소요되기 때문에 다소 측정시간이 길어진다는 단점이 있다. 측정시간을 좀더 줄이기 위하여 짧은 측정이 가능한 주 측정기법으로 다양한 고속영상기법이 적용되고 있다. 대표적으로 고속스핀에코 기법이 사용되고 있다. 역전회복 방법을 이용한 지방억제 기법은 지방 성분의 특성상 T1이 짧기 때문에 보통 STIR(Short T1 inversion recovery) 방법이라 부른다(그림 9-11).

Ⅱ 뇌실질 물 신호의 억제방법

일부 인체 질환 중 뇌척수액이 있는 뇌실*ventricle* 주변에 발생하는 질환은 병변 관찰 시 사용된 T2 측정기법에서 뇌척수액의 강한 신호 때문에 감별이 어려워질 수가 있다. 그러므로 병변 관찰을 높이기 위하여 뇌척수액 신호억제는 매우 중요하다. 뇌척수액에 존재하는 물 분자는 자유롭게 활동하는 상태이므로 뇌실질 내에 있는 물 분자와는 다른 긴 T1 이완시간의 특성을 갖고 있다. 따라서 앞서 설명한 이완시간의 차이를 이용한 지방 성분 억제방법과 동일한 방법이 적용된다. 지방 성분 억제방법과는 달리 보통 물 분자의 이완시간이 지방 성분보다 길기 때문에 역전시간이 1800∼2500msec로 주어진다. FLAIR(Fluid Attenuated Inversion Recovery) 측정방법은 강한 T2 강조영상으로서, 밝은 신호를 보이는

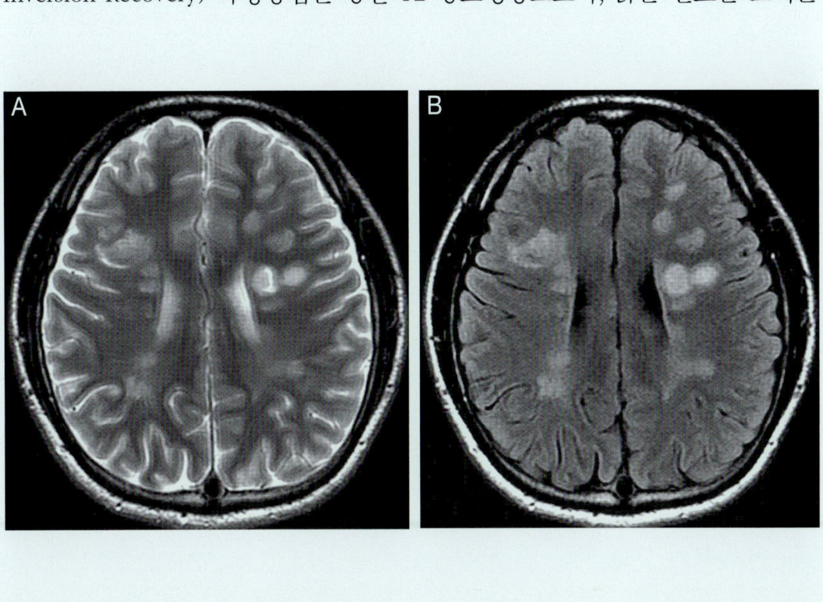

그림 9-12
FLAIR 자기공명영상
다발성 경화증 환자의 자기공명영상으로, T2 강조영상(A)에서 뇌실 주위의 백색질에 고신호 병변이 보이며, FLAIR 영상(B)에서는 뇌척수액의 신호가 감소되어 병변의 대조도가 더 증가되어 보인다.

뇌실 주변의 다발성 경화*multiple sclerosis; MS* 영역은 더욱 뇌척수액 신호가 없어져 그 대조도가 최대화된다(그림 9-12).

Ⅲ 자화전이

인체 내의 물 분자는 주로 조직 내의 세포내외에서 비교적 자유롭게 움직이는데 일부 물 분자는 세포에 존재하는 거대분자인 단백질과 같은 물질에 결합되어 그 움직임에 제약을 받는다. 이때 두 상태의 물 분자는 자기공명 관련 특성이 변하게 된다. 즉, 비교적 자유롭게 움직이는 물 분자의 이완시간은 거대물질에 결합된 물 분자의 그것보다 매우 짧아진다. 이는 1989년 울프*Wolff*와 발라반*Balaban*이 발견한 현상으로 거대물질에 결합된 물 분자는 주변 거대물질의 영향으로 자기장에 교란이 생겨 T2가 매우 짧아져 일반적인 측정방법으로는 관찰이 되지 않는다. 그러나 자유롭게 움직이는 물 분자는 T2가 길기 때문에 영상 형성에 기여한다(그림 9-13). 두 상태의 물 분자는 거대분자에 대한 결합에너지보다 큰 온도의 열에너지 때문에 서로의 상태를 교환하게 된다. 이러한 두 상태의 상호교환

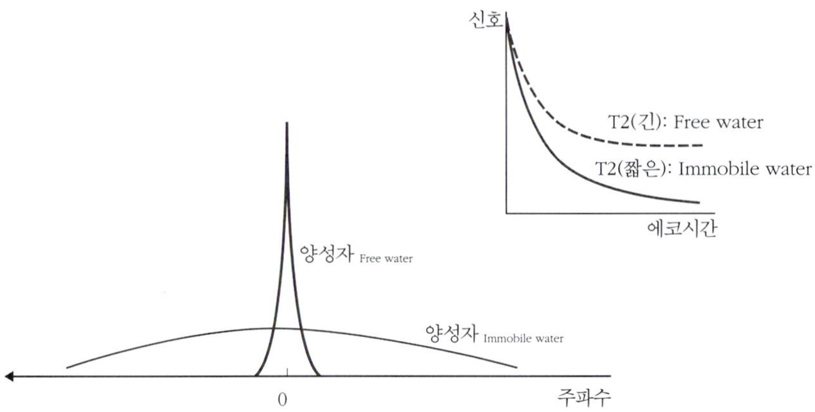

그림 9-13
물의 ^{1}H 스펙트럼
T2가 긴 자유상태의 물 성분*free water*과 생체 내 거대물질에 결합되어 운동상태에 제약이 있어 T2가 상대적으로 짧은 물 성분*immobile water*의 ^{1}H 스펙트럼.

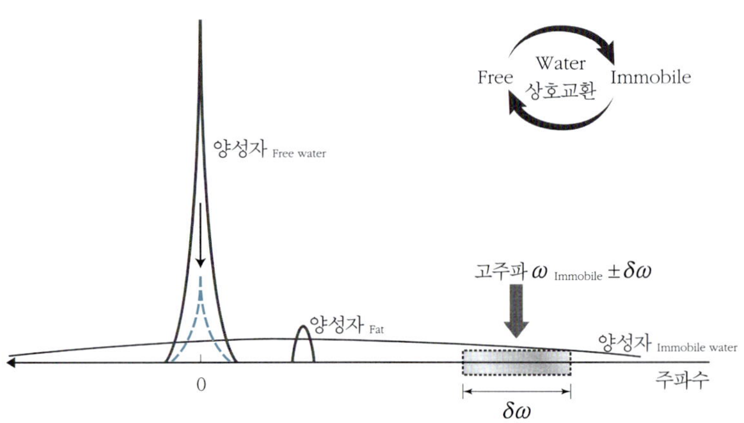

그림 9-14
자화전이
물은 생체 내에서 자유상태와 운동제약이 있는 2가지 상태를 상호교환하게 되는데 이때 2가지 상태의 서로 다른 T2 성질 때문에 한쪽의 자화상태에 영향을 주게 되면 다른 한쪽의 자화상태가 영향을 받는다. 보통 자유상태의 물 성분 공명주파수에서 멀리 떨어진 주파수 영역(운동제약이 있는 물 성분의 공명주파수)에서 일정한 주파수 범위를 가진 강한 고주파 펄스를 가한다. 포화된 자화상태의 상호교환으로 자유상태의 물 성분 크기가 감소된다.

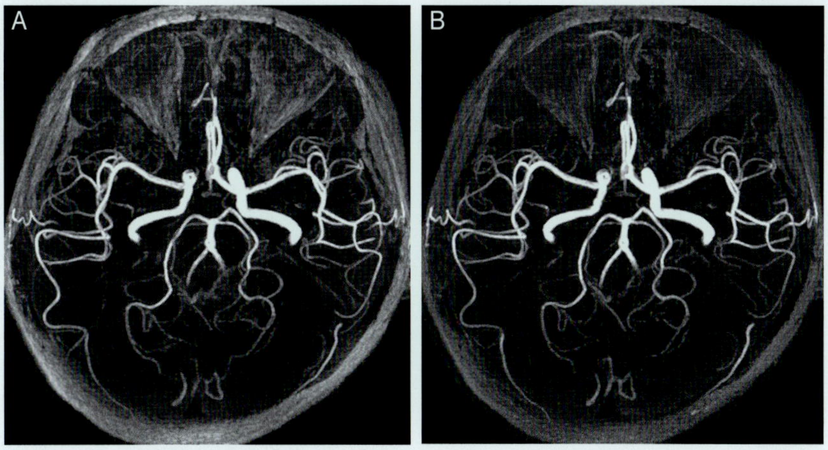

그림 9-15
자화전이 고주파 펄스를 적용한 3차원 유체속도 강조 혈관조영술
자화전이 고주파 펄스를 적용한 3차원 TOF 혈관조영술영상(A)에서 자화전이 펄스를 사용하지 않은 영상(B)보다 혈관 대조도가 증가되어 작은 혈관이 더 선명하게 보인다.

은 자화전이*magnetization transfer; MT*를 통하여 어느 한쪽의 자화상태에 영향을 줌으로써 자기공명 신호에 변화를 일으킬 수가 있다. 거대물질에 결합된 물 분자의 스펙트럼은 거대물질 내 수소원자 간의 작용*dipolar interaction* 때문에 넓은 주파수 영역에 걸쳐 분포하는 반면에, 자유로운 물 분자는 이에 비해 좁은 주파수 영역에 있기 때문에 이 좁은 주파수 영역에서 벗어난 특정한 주파수 영역만을 포함하는 고주파 펄스는 거대물질에 결합된 물 분자의 신호를 포화시켜 두 상태의 스핀교환에 영향을 미칠 수가 있다. 이는 부분적으로 다른 상태의 한쪽 분포를 변화시켜 결국 영상 신호를 결정하는 다른 한쪽 상태의 신호 크기의 변화 즉 신호 크기의 감소로 나타난다(그림 9-14). 두 상태의 상호교환이 있는 환경에서 어느 한쪽의 신호를 억제함으로써 다른 한쪽의 신호 크기의 변화로부터 교환상태에 대한 정보와 거대분자의 존재 여부를 알 수가 있다. 즉, 자화전이 고주파 펄스 사용 전후의 영상 크기 변화로부터 이들 두 상태의 교환에 대한 정보를 얻을 수가 있다. 만약 신호 크기에 변화가 없다면 그 영역에 거대물질이 없거나 그 영향이 매우 작다는 것을 알 수 있다. 보통 스핀에코 기법에 사용된다. 자화전이에 필요한 고주파 펄스는 보통 가우시안*gaussian* 형태의 모양이고 물 분자의 공명주파수에 비해 약 수백 헤르츠*Hz* 벗어난 중심주파수 중심으로 약 수천 헤르츠 주파수 영역을 포함한다. 한편 자화전이 고주파 펄스의 사용은 보통 뇌실질 영상 신호의 감소로 이어지기 때문에 뇌혈관영상 기법인 유체속도 강조*TOF* 신호 기법은 혈관의 대조도를 높이기 위하여 사용한다(그림 9-15).

Ⅳ 요약

지방 신호의 억제는 T1 강조영상 기법과 조영증강영상 기법의 일부 측정방법에서 보이는 강한 지방 신호에 가려 질환 감별의 대조도가 떨어지는 것을 줄일 수 있는 방법으로 유용하다. 크게 두 성분 간의 화학적 이동과 이완시간 차이를 바탕으로 한 방법들이 개발되었다. 화학적 이동 차이를 이용한 방법으로 고주파 펄스를 이용하여 지방 신호를 포화시키거나 물 분자의 신호만을 선택적으로 사용하여 영상에서 지방 신호를 없애는 것과 두 성분 간의 화학적 이동 차이를 바탕으로 위상 차이를 이용한 것을 들 수가 있다. 이완시간 차이를 이용한 방법으로는 물 분자에 비교하여 지방 성분의 짧은 이완시간 T1을 바탕으로 한 역전회복 방법을 들 수가 있다. 이 두 부류의 방법들은 임상에서 그 특성에 맞게 성공적으로 사용되고 있다. 뇌척수액의 강한 영상 신호는 뇌실질 내의 물 분자와 비교하여 긴 이완시간 T1의 특성을 이용하여 역전회복 방법을 통하여 억제할 수 있어 강한 신호에 가려질 수가 있는 뇌실 주변영역 질환을 관찰하는 데 도움을 주고 있다. 자화전이는 동일한 물질의 다른 물리적 환경으로의 화학적 상호이동에 따른 스핀의 분포 변화에 따른 이완시간의 T1 차이를 이용하여 새로운 대조도의 영상을 보여준다.

참고문헌

Dixon WT. Simple proton spectroscopic imaging. Radiology 1984;153:189-194.

Earls JP, Krinsky GA. Abdominal and pelvic applications of opposed-phase MR imaging. AJR Am J Roentgenol 1997;169:1071-1077.

Edzes HT, Samulski RT. Cross relaxation and spin diffusion in the proton NMR of dehydrated collagen. Nature 1977;265:521-523.

Fleckenstein JL, Archer BT, Barker BA, et al. Fast short-tau inversion recovery MR imaging. Radiology 1991;197:499-504.

Forsen S, Hoffman RA. Study of moderately rapid chemical exchange reactions by means of nuclear magnetic double resonance. J Chem Phys 1963;39:2892-2901.

Glover GH, Schneider E. Three-point Dixon technique for true water/fat decomposition with B0 inhomogeneity correction. Magn Reson Med 1991;18:371-383.

Hore PJ. Nuclear magnetic resonance: solvent suppression. Methods Enzymol 1983;176:64-77.

Keller PJ, Hunter WW, Schmalbrock P. Multisection fatwater imaging with chemical shift selective presaturation. Radiology 1987;164:539-541.

Koenig SH, Bryant RG, Hallenga K, et al. Magnetic cross-relaxation among protons in protein solution. Biochemistry 1978;17:4348-4358.

Muller RN, Marsh MJ, Bemardo MI, et al. True 3D imaging of limbs by NMR zeugmatography with off-resonance irradiation. Eur J Radiol 1983;3:286-290.

Reeder SB, Pineda AR, Wen ZF, et al. Iterative decomposition of water and fat with echo asymmetry and least-squares estimation (IDEAL): application with fast spin-echo imaging. Magn Reson Med 2005;54:636-644.

Wolff SD, Balaban RS. Magnetization transfer contrast(MTC) and tissue water proton relaxation in vivo. Magn Reson Med 1989;10:135-144.

Zhong J, Gore JC, Armitage IM. Relative contributions of chemical exchange and other relaxation mechanisms in protein solutions and tissues. Magn Reson Med 1989;11:295-308.

제10장

자기공명 혈관조영술

홍관수, 정태섭

I 유동 현상

전산화단층촬영술*computed tomography; CT*과는 다르게 자기공명영상*MRI*에서는 혈관을 흐르는 혈류를 어느 곳에서 관측할 것인지에 따라 혈류 관측이 좀더 복잡해진다. 자기공명영상에서는 여러 인자들에 따라 혈류나 뇌척수액이 밝거나 어둡게 나타날 수 있다.

혈액과 뇌척수액의 흐름은 주기적인 운동을 하는데, 혈류는 그 흐름의 유형에 따라 다음 4가지로 나뉜다(그림 10-1).

① 층류*laminar flow*

② 전류*plug flow*

③ 와류*turbulent flow*

④ 유동 분지*flow(stream) separation, vortex flow*

1. 층류

이 유형의 흐름은 혈관의 크기가 중간이거나 작은, 거의 일반적인 혈관들에서 보

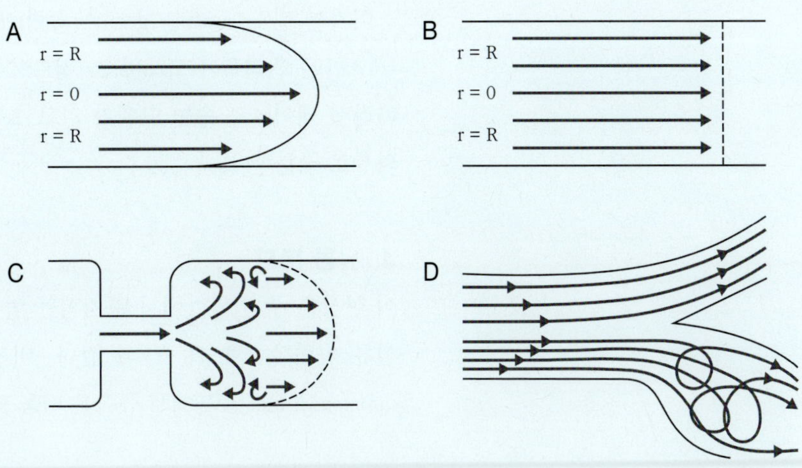

그림 10-1
흐름의 유형
A: 층류. B: 전류. C: 와류. D: 유동 분지.
(R = 혈관의 반지름, r = 혈관 중심으로부터의 거리)

이는데 나선형 모양으로 흐른다. 이 흐름은 혈관벽과 혈액을 구성하는 여러 가지 물질들의 마찰력 때문에 혈관벽 쪽 유속이 혈관 가운데보다 느려져 생긴다. 이때 혈관 내에서의 속력 분포는 혈액의 점성, 속력, 혈관 크기 등에 좌우된다.

내강*lumen*의 직경을 R이라 할 경우 위치 r에서의 속력 υ는

$$\upsilon(r) = V_{\max}(1 - r^2/R^2)$$

으로 표현되며, 이때 V_{max}는 내강 가운데에서의 최대속력이다. 따라서 내강에서의 평균속력 V_{ave}은

$$V_{ave} = V_{\max}/2$$

로 나타낼 수 있다.

2. 전류

가장 이상적인 형태의 흐름으로 내강 단면을 가로지르는 속력이 모두 일정한 경우이다. 그러나 실제로 혈관 단면 내 모든 점에서의 혈류 속력이 같을 수는 없다. 그러므로 혈관 단면 내에서의 속력 분포가 혈관벽 쪽을 제외한 그 외 모든 곳에서 일정한 분포를 갖는 경우를 전류라 한다. 이 흐름은 상행대동맥과 같은 큰 혈관에서 나타나는데, 심장박동에 의한 맥동류의 영향을 받기 때문이다.

3. 와류

이 현상은 비정상적인 혈관(예를 들어 협착증*stenosis*이 있는 경우)이나 혈관 분지 등과 같이 좁은 혈관을 지나서 갑자기 혈관이 커진 곳에서 불규칙한 운동이 생긴 것을 말한다.

층류와 와류는 레이놀즈 수*Reynolds number* Re로 구분한다.

$$Re = (density \times velocity \times diameter)/viscosity$$

여기서 밀도*density*는 g/cm^3, 속력*velocity*은 cm/sec, 직경*diameter*은 cm, 점성*viscosity*은 센티푸아즈*centipoise*(점도의 CGS 단위)나 g/cm·sec 단위로 나타내며, 따라서 레이놀즈 수는 단위가 없고, 2,100보다 작으면 층류이고 2,100보다 크면 와류로 구분한다.

4. 유동 분지

이 현상은 주된 혈관에서 분지되는 혈관의 혈관벽 근처에서 관찰된다. 인체 내 혈류 속력은 〈표 10-1〉과 같다. 비정상적인 경우, 예를 들어 동정맥루*arteriovenous fistula; AVF*에서 유속은 더욱 빨라진다.

표 10-1
인체 내 다른 혈관에서의 혈류 속력 차이

혈관	혈류 속력(cm/sec)
대동맥*aorta*	140 ± 40
표면 넓적다리동맥*superficial femoral artery*	90 ± 13
척추동맥*vertebral artery*	36 ± 9
정맥류*venous flow*	< 20

Ⅱ 자기공명 혈류 현상

1. 혈류 신호강도의 변화 요인

자기공명영상에서는 아래와 같은 여러 인자들 때문에 혈류가 밝거나 어둡게 나타날 수 있다.

① 속력

② 펄스열*pulse sequence*

③ 영상단면의 위치

④ 대조*contrast*(에코시간과 반복시간을 조절하여)

⑤ 에코 수(홀수인지 짝수인지)

⑥ 단면 두께

⑦ 숙임각*flip angle*

⑧ 경사 강도*gradient strength*와 상승시간*rise time*

⑨ 경사모멘트무효화 기법*gradient moment nulling technique* 사용

⑩ 공간적 사전포화펄스*spatial presaturation pulse* 사용

⑪ 심장동기*cardiac gating* 사용

⑫ 가동기*pseudogating*

이제 각각의 인자들이 어떻게 신호강도*signal intensity* 변화에 관여하는지에 대해 살펴보도록 하자.

2. 혈류의 일반적인 영상화

자기공명영상에서 대부분의 유동현상은 다음 효과 중 하나에 의한 신호강도로써 나타난다.

① 유체속도 강조*time of flight; TOF* 효과

② 위상*phase* 효과(운동유발 위상변화*motion-induced phase changes*)

3. 유체속도 강조 효과

유체속도 강조 효과는 신호감소와 신호증가를 둘 다 야기할 수 있다.

(1) 빠른 유속에 따른 신호감소*high velocity signal loss*(TOF loss)

스핀에코 영상에서 양성자*proton*가 신호를 내기 위해서는 90° 와 180° 고주파 펄

스RF *pulse*에 노출되어야 한다. 빠른 유속에 따른 신호감소나 증폭이동 효과에 따른 신호감소는 스핀에코에서 90° 펄스만 맞고 180° 펄스를 충분히 맞지 못한 양성자가 재위상화*rephased*되지 못하여 자화가 소실됨으로써 신호가 보이지 않는 것을 의미한다(그림 10-2).

일반적으로 속력은

$$velocity = distance / time \equiv d/t$$

로 계산된다. 단면 간 이동하는 혈류 내 각 양성자들의 이동길이는 단면 두께 Δz이며 90° 펄스와 180° 펄스 간의 시간은 $TE/2$이다. 따라서 만약 혈류 속력 v가

$$v = \Delta z / (\frac{1}{2} TE)$$

가 되면, 단면 내로 흘러드는 양성자는 90° 펄스에만 노출될 뿐 180° 펄스에는 노출되지 않는다. 따라서 신호가 없거나 제대로 된 스핀에코가 생기지 않는다. 이 속력을 v_m이라 하면,

$$v_m = \Delta z / (\frac{1}{2} TE)$$

만약 속력이 0이면(예를 들면 피가 고여 있는 경우) 스핀에코는 제대로 수행될 것이다. 만약 속력이 0이 아니라면 오직 일부만이 스핀에코에 반영될 것이며, 180° 펄스에 노출되지 못한 일부는

$$v / v_m = v (\frac{1}{2} TE) / \Delta z$$

의 비율로 될 것이다. 따라서 고주파 펄스를 받은 일부는

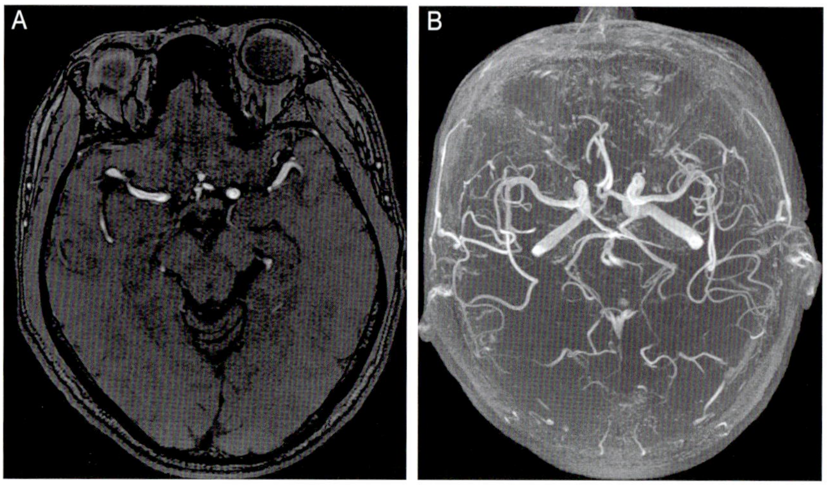

그림 10-2
유체속도 강조 자기공명 혈관조영술의 빠른 유속과 신호감소 예

유체속도 강조 자기공명 혈관조영술(TR/TE = 23/3.6msec)에서는 배후 조직의 신호가 감소되어 검게 보일 때 새로 유입되는 혈류가 유속에 의한 신호증대로 밝게 보이는 혈관영상을 얻을 수 있다. 그러나 혈류가 너무 빠르면 새로 유입되는 혈류의 신호를 획득하기 이전에 혈류가 빠져나가서 신호감소로 나타난다. 특히 동맥의 중심부는 바깥에 비해서 속력이 빠르기 때문에 신호감소 현상이 잘 생긴다. 왼쪽 영상(A)의 기초절편영상에서 중뇌동맥의 중심부에 신호감소가 보이며, 최대강도투사영상(B)에서도 중뇌동맥의 중심을 따라서 신호감소 띠가 보인다.

$$1-\upsilon/\upsilon_m=1-\upsilon\left(\frac{1}{2}TE\right)/\Delta z$$

의 비율이 되며, 이 경우 신호세기는

$$I \propto (1-\upsilon \cdot TE/2\Delta z)$$

의 비례로 증감하게 됨을 알 수 있다.

그림 10-3은 신호감소의 양이 어떻게 속력과 관련되는지를 보여주며, 그림 10-4는 신호 세기와 속력 간의 선형적 비례관계를 보여준다. 그림 10-4에서 속력이 υ_m에 가까워질수록 신호감소가 증가함을 알 수 있다.

그림 10-3
혈류의 속력과 신호강도 사이의 관계
에코를 만들기 위해 양성자는 90° 와 180° 펄스에 노출되어야 한다. 속력이 증가함에 따라 흐르는 양성자 중 90° 에만 노출되고 180° 펄스에 노출되지 않는 양성자가 늘어나는데 이것이 신호감소의 원인이 된다.

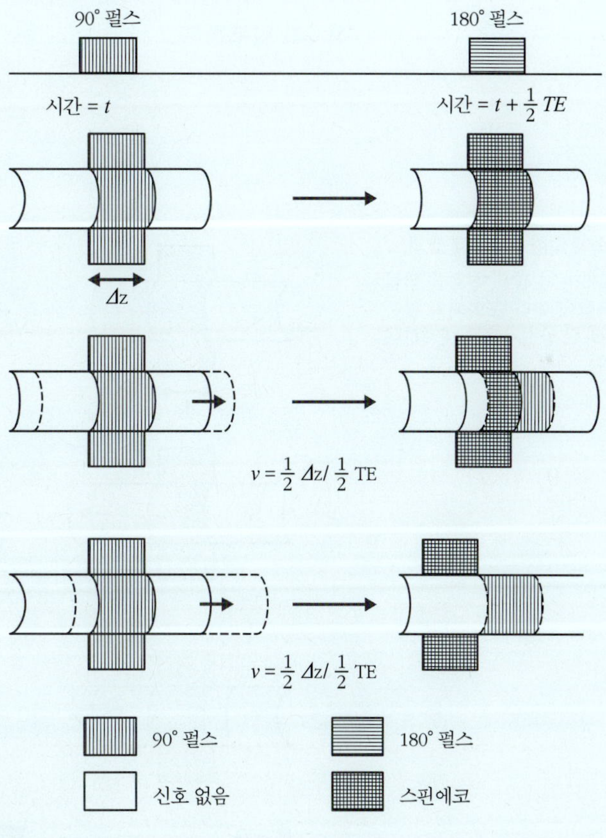

그림 10-4
신호강도와 속력 간의 관계
속력이 높아질수록 신호감소는 심해진다.

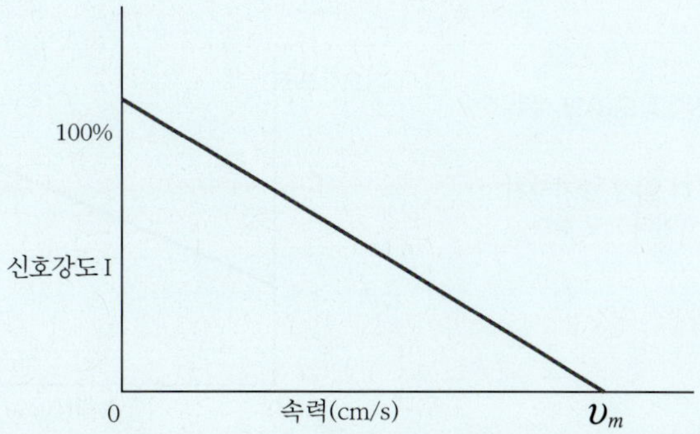

(2) 유속에 의한 신호증대*flow-related enhancement; FRE*

새로이 영상단면으로 유입된 양성자에서 나오는 신호강도는 영상단면 내의 정지된 양성자에서 나오는 신호강도보다 더 크게 나타나며, 이 현상은 새로운 유입 혈류에 기인한 일종의 유체속도 강조 효과이다. 반복적인 고주파 펄스에 노출되는 경우 영상단면의 첫 번째 단면으로 유입되는 혈액은 완전히 비포화된 상태이다. 이는 이전의 고주파 펄스에 의해 아직 포화되지 않은 상태를 의미하며 두 번째 고주파 펄스에 의해 모두 자화*magnetization*된다. 반면에 주변의 고정된 조직은 이전의 고주파 펄스에 의해 이미 포화된 상태이므로 반복되는 고주파 펄스에 의해 신호강도가 줄어들게 된다.

그림 10-5는 유속에 의한 신호증대와 혈류 속력과의 관계를 보여준다. 시간마다 반복적으로 고주파 펄스를 가해주는 경우 $v=0$일 때 양성자는 포화되어 있다. 그렇지만, $v=\Delta z/TR$일 때 비포화된 유입 양성자*inflowing proton*는 이전의 포화된 양성자를 대신하게 된다. 유입되는 양성자의 속력을 v_M이라 하면 유입 양성자의 일부는

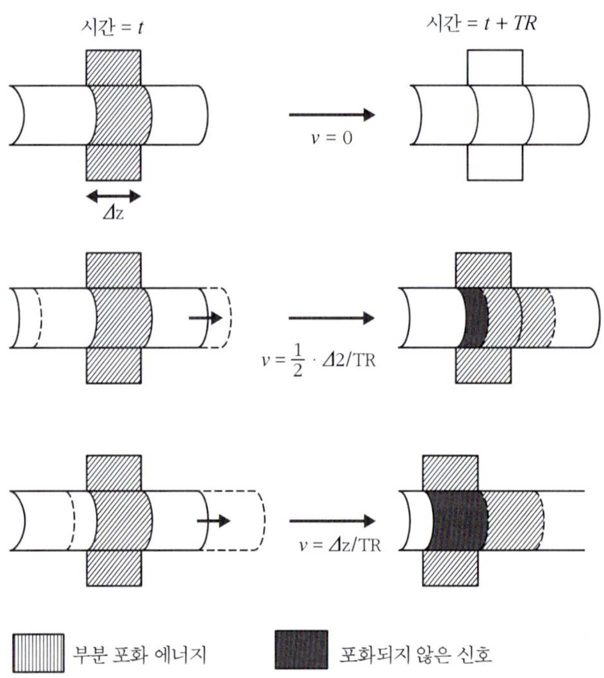

그림 10-5
느린 혈류에서의 유속에 의한 신호증대 효과
포화되지 않은 양성자가 더 많은 신호를 만들어낸다. 속력이 증가함에 따라 포화되지 않은 더 많은 양성자가 포화된 양성자들을 대체하여 신호강도가 증가한다.

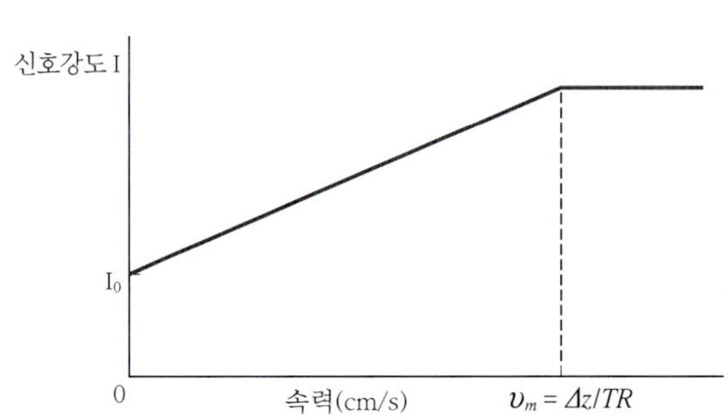

그림 10-6
유속에 의한 신호증대에서 신호강도(I)와 속력(v)과의 관계
v_m 보다 빠르면 신호강도는 더 이상 증가하지 않는다. 따라서 v_m을 임계속력이라고도 한다.

$$\upsilon / \upsilon_M = \upsilon (TR / \Delta z)$$

의 비율로 존재하게 된다. 그러면 유입되는 양성자에 의한 혈관 내 신호강도와 속력과의 관계는

$$I \propto I_0 + (TR / \Delta z)\, \upsilon$$

인 비례관계가 성립된다. 그림 10-6은 두 값의 비례관계를 그래프로 나타낸 것이다. 여기서 I_0는 고정된 조직(즉, $\upsilon = 0$)의 신호강도이다. 여기서 유의해야 할 점은 속력이 증가할수록 신호강도가 계속 증가하지는 않는다는 것이다. $\upsilon = \Delta z / TR$의 값을 가지게 되면 영상단면의 양성자는 새로이 유입된 비포화 상태의 양성자로 모두 대체되어 가장 큰 신호강도를 나타내기 때문이다(그림 10-7).

유속에 의한 신호증대는 대부분 혈류가 맨 처음 유입되는 첫 번째 영상단면의 혈관에서만 나타난다. 그러나 υ가 $\Delta z / TR$보다 빠른 경우에는 다르다. 이 경우 비포화된 양성자가 한 영상단면의 두께 Δz보다 좀더 깊숙이 유입되어 첫 번째 영상단면과 함께 좀더 안쪽 영상단면에서도 유속에 의한 신호증대를 유발한다. 그리고 유입되는 양성자는 영상단면들을 통과하면 할수록 고주파 펄스를 계속 받게 되어 점점 포화된다. 그로 인해 유속에 의한 신호증대는 항상 첫 번째 영상단면에서 가장 높게 나타나며 안쪽 영상단면으로 들어갈수록 약하게 나타난다. 이러한 현상 때문에 유속에 의한 신호증대를 유입절편현상*entry phenomenon*이라 부르기도 한다(그림 10-8).

이와 같은 유속에 의한 신호증대의 특징을 이용하여 영상단면과 수직인 혈관

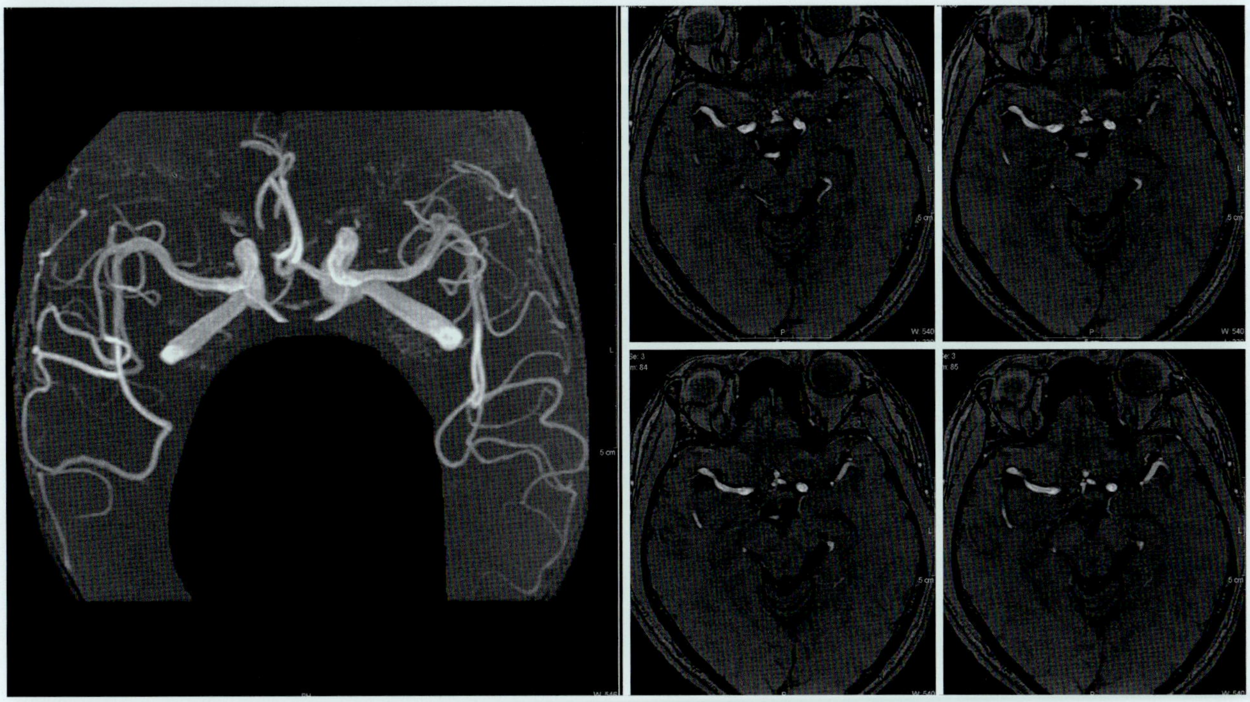

그림 10-7
영상에 나타난 신호강도와 속력 간의 관계
속력이 높아질수록 신호감소는 심해진다. 유입 혈류의 유속에 따른 신호증대 효과로 동맥의 중심부에서는 검게 신호 손실이 나타나는 반면, 비교적 속도가 느린 바깥 부위에서는 밝은 신호로 보인다. 즉, 유입 혈류의 속력이 어느 정도 작아야 다음 영상에서 신호를 내는 지점까지 이동이 가능하며, 너무 빠른 경우에는 다음 영상면을 촬영하기 이전에 신호를 내지 못하고 빠져나가기 때문에 속력이 작을수록 신호가 높고 클수록 신호감소가 심해진다.

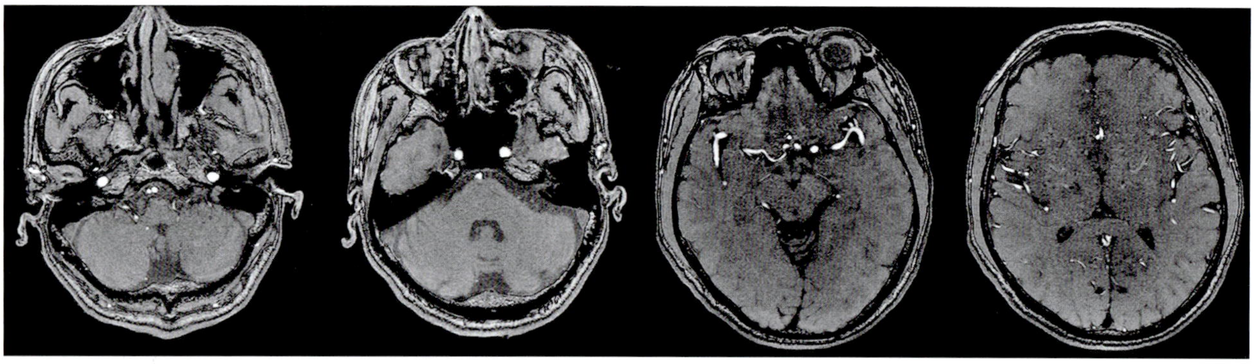

그림 10-8
유속에 의한 신호증대 효과의 예
유체속도 강조 자기공명 혈관조영을 할 때 각 단면마다 유속에 의한 신호증대로 보이는 동맥의 밝은 신호를 여러 단계로 얻어서 차례로 쌓아 올리고 3차원 그래픽 최대강도투사 작업을 하면 입체적인 뇌동맥의 영상을 선택적으로 얻을 수 있다.

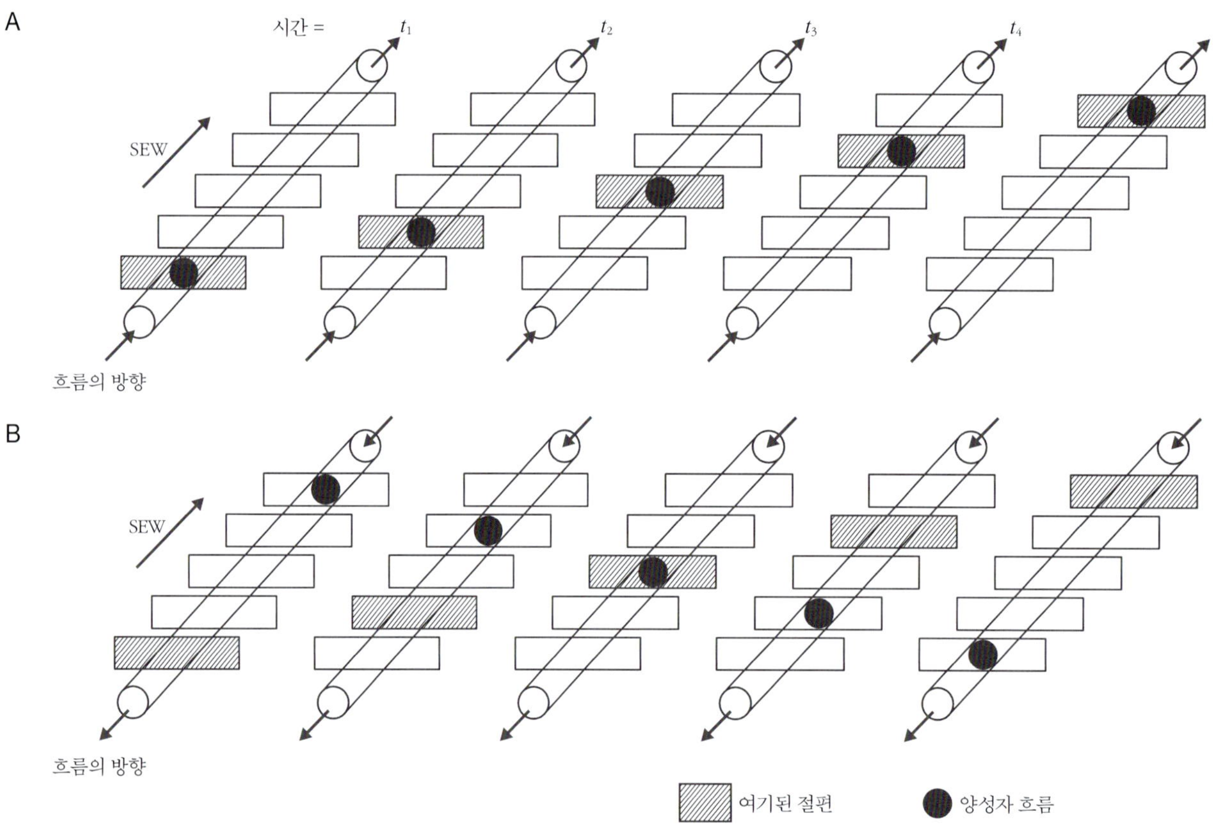

그림 10-9
영상을 이용한 정류와 역류의 구분
A: 정류(영상단면 여기파와 흐름이 같은 방향)인 경우. B: 역류(영상단면 여기파와 흐름이 반대 방향)인 경우.

에서의 혈류가 영상단면 여기파*slice excitation wave; SEW*와 같은 방향*concurrent*(정류)인지 반대 방향*countercurrent*(역류)인지를 구분할 수 있다. 같은 방향이라면 첫 번째 영상단면에서는 혈류가 밝게 나타나고 반대 방향이라면 어둡게 나타난다. 그와 반대로 마지막 영상단면에서는 영상단면 여기파와 같은 방향으로 흐르는 혈류는 어둡게 나타나는 반면, 반대 방향의 혈류는 밝게 나타난다(그림 10-9). 또한 같은 방향의 혈류는 각 영상단면을 통과하며 고주파 펄스에 반복적으로 노출되는 반면, 반대 방향으로 흐르는 혈류는 각 영상단면을 통과해도 고주파 펄

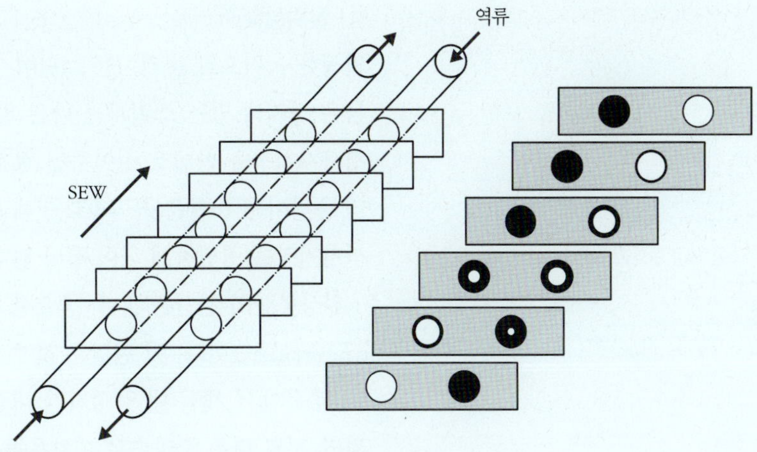

그림 10-10
유속에 따른 신호증대
정류보다 역류에서 더 깊은 단면까지 유속에 의한 신호증대가 관찰된다.
밝기 정도를 흰색과 검은색의 상대적 비율로 나타내었는데, 반대 방향 혈류의 경우인 오른쪽 열에서 상대적으로 많은 영상단면에서 유속에 의한 신호증대 효과가 나타난다(반대 방향 혈류=6단면 중 5단면에서, 같은 방향 혈류=6단면 중 3단면에서).

스에 반복적으로 노출되지 않으므로 유속에 의한 신호증대가 반대 방향 혈류에 대해 좀더 안쪽에 위치한 단면에서도 나타난다(그림 10-10).

그런데 경사회복에코*gradient recalled echo; GRE* 영상획득에서는 대부분 모든 단면에 있는 혈관들이 밝게 보이는 것을 확인할 수 있다. 여기에는 3가지 주요한 이유가 있다.

① 경사회복에코 영상획득은 보통 순차적 방식(한 번에 한 단면씩 얻음)으로 수행된다. 즉, 모든 단면이 유입단면*entry slice*이 된다.

② 180° 재초점*refocusing*이 펄스가 없고 재초점 경사*refocusing gradient*에 대한 단면선택*slice selectivity*이 없으므로 유체속도 강조 감소가 심하지 않다.

③ 경사회복에코 영상획득에서 보통 에코시간이 매우 짧아 위상분산*phase dispersion*(incoherence)에 따른 신호감소가 최소화된다.

(3) 전포화

유속에 의한 신호증대는 비포화된 양성자가 영상단면으로 유입되어 생기는 것이다. 따라서 영상단면의 앞뒤로 전포화*presaturation* 고주파 펄스를 가하면 영상단면으로 유입되는 혈류가 포화상태일 것이며, 따라서 비포화 혈류의 유속에 의한 신호증대가 없어질 것이다. 이 방법은 동맥맥박*arterial pulsation*에 의한 유령허상*ghost artifact*을 줄이고 혈전과 혈류를 감별하기에 용이하다.

4. 위상 효과

일정한 경사자기장을 흐르는 스핀의 위상변위*phase shift* Φ는

$$\Phi = \gamma \cdot G \cdot \upsilon \cdot \tau \cdot T$$

로 나타낼 수 있으며, 여기서 γ는 자기회전비, G는 경사자기장의 세기, υ는 혈류의 속력, τ는 펄스지속시간, T는 펄스 간격이다. 용적요소(화적소*voxel*) 내에서 신호강도는 위상변위가 작을수록 커진다.

(1) 탈위상*dephasing*

일정한 속력으로 움직이는 스핀이 일정한 크기의 경사자기장을 거치는 경우 이들은 정지해 있는 스핀과는 다른 위상변위를 가지게 된다. 이때 똑같은 크기의 경사자기장을 반대로 걸어주면 정지해 있는 스핀은 원래의 위상으로 모이는 반면 움직이는 스핀은 속력 v로 인해 처음 겪었던 경사자기장과는 다른 세기의 경사자기장을 경험하게 되어 결국 원래의 위상으로 모이지 못하게 된다.

위상분산의 원인은 많다. 중요한 원인 중 하나는 이른바 홀수에코 탈위상*odd-echo dephasing*이다. 이 현상은 첫 번째와 그 외 홀수에코에서의 무신호를 야기한다. 층류에서 체적 내 양성자가 내강을 가로질러 같은 속력으로 움직이지 않게 되면, 서로 다른 주파수로 세차운동을 하며 서로 다른 위상으로 축적된다. 또 다른 원인은 용적요소 내 탈위상*intravoxel dephasing*이다. 층류로 인해 체적 내에 다른 속력이 존재할 수 있게 되며 이것은 위상분산과 신호감소를 야기한다.

아래와 같은 방법으로 용적요소 내 탈위상 효과를 줄이고 신호대잡음비*SNR*를 증가시킬 수 있다.

① 공간해상도를 키우거나 행렬의 크기를 늘리거나 영상영역*field of view; FOV*을 줄인다.
② 에코시간을 줄인다(예를 들면, 분할에코*fractional echo* 사용).
③ 흐름보상 기법*flow compensation technique*을 추가한다.

(2) 짝수에코 재위상*even-echo rephasing*

이 현상은 홀수에코 탈위상과 반대되는 현상이다. 이것은 오직 대칭에코*symmetric echo*를 포함하는 스핀에코 영상획득*spin echo imaging*에서만 나타난다(두 번째 에코지연시간이 첫 번째의 2배, 즉 TE2 = 2TE1인 경우. 예를 들어 30/60/90/120msec, 40/80/120/160msec 등). 홀수에코와 비교했을 때 짝수에코에서 신호강도가 더 높다.

이 현상을 이해하기 위해서는 우선 위상과 속력 간의 상관관계를 알아두어야 한다. 판독경사*readout gradient*에서 각주파수 ω 는

$$\omega = \gamma B_x = \gamma G_x$$

이며, 일정한 속력 v, 시간 t에서 위치 x는

$$x = vt$$

이다. 그러면 위 두 식으로부터

$$\omega = \gamma G v t$$

를 얻을 수 있다. 위상변위*phase change* $\Delta\Phi$와 각주파수*angular frequency* ω 는

그림 10-11
정지해 있는 양성자와 흐르는 양성자에서의 위상 누적*phase accumulation*효과

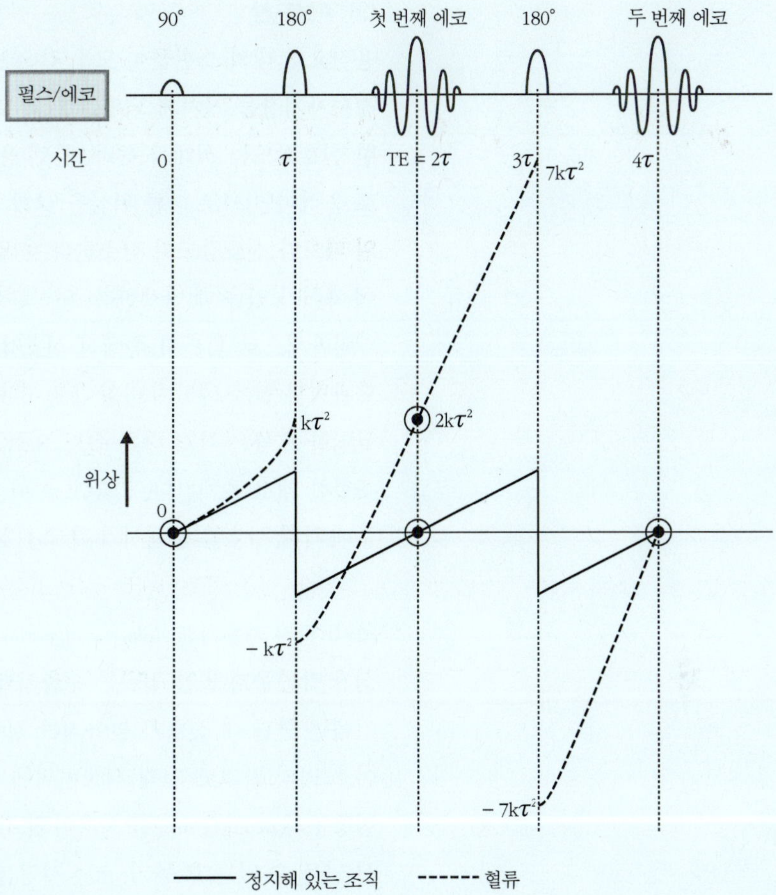

$$\Delta\Phi = \omega \Delta t$$

의 관계식으로 표현되며, 따라서 위상 Φ는

$$\Phi = \int \omega \, dt = \int (\gamma G v T)\, dt$$
$$= \gamma G v \int t \, dt = \gamma G v (t^2/2)$$

이다. 위 식으로부터 위상 Φ와 속력 v는 서로 비례하고 위상 Φ와 시간 t는 제곱에 비례함을 알 수 있다.

그림 10-11에서 정지해 있는 조직과 혈류에서 한 주기 동안의 위상변화를 살펴보면 정지해 있는 조직은 첫 번째 에코와 두 번째 에코에서 위상이 0임을 알 수 있다. 그러나 혈류는 다르다. 첫 번째 에코에서 혈류는 양성 위상*positive phase*을 갖는 데 반해 두 번째 에코에서의 위상은 0으로 돌아온다. 따라서 첫 번째 에코에서 양성자는 결맞음*coherence*을 잃게 되지만(홀수에코 탈위상), 두 번째 에코에서 결맞음을 다시 얻는다(짝수에코 재위상). 이 현상 때문에 두 번째 에코에서 혈류 신호가 높아지게 된다. 이것은 오직 비대칭에코가 아닌 대칭에코에서만 가능하다.

(3) 위상분산

용적요소 내의 스핀들이 모두 같은 방향, 같은 속력으로 움직일 때 이들이 같은 경사자기장을 거치게 되면 이들의 위상 또한 같아진다. 따라서 이들의 합에 의한 신호강도는 최대가 된다. 반면 용적요소 내의 스핀들이 제각각 다른 방향으로 움직이면 서로 다른 위상을 갖게 되어 이로 인한 상쇄 효과 때문에 같은 방향일 때보다 신호강도가 감소한다. 이런 위상분산은 영상단면에서 혈류 속력 분포에 차이가 있을 때 발생한다. 위상분산은 혈관벽 쪽에서 가장 크게 나타난다.

일반적으로 혈관벽 쪽에서 신호감소가 가장 많은데 이는 위상분산과 더불어 혈관벽과 혈류 사이에 마찰이 일어나 와류가 발생하기 때문이다. 와류에서의 불규칙한 흐름은 각기 다른 속도 요소(즉 서로 다른 속력과 서로 다른 흐름의 방향)를 포함한 채로 존재한다. 그러므로 이 성분들은 서로가 가지고 있는 다른 위상 때문에 각각 서로를 상쇄시켜 결국 신호가 없는 상태가 된다.

(4) 이완기 가동기*diastolic pseudogating*

심장 박동주기 동안 혈류는 수축기에는 빨라지고 이완기에는 느려지는데, 이완기에는 혈관 내 신호가 높아지는 것이 관측된다. 이는 이완기에서 혈류의 속력이 느려지고 그로 인해 위상변위에 따른 신호감소 효과가 줄어들기 때문이다. 심장동기*cardiac gating*를 사용하면 각 영상단면은 심장 박동주기의 고정된 점에서 얻을 수 있는데, 동기*gating* 시점을 조절하여 이완기에 맞추어 영상을 획득하면 강한 신호를 얻을 수 있다. 심장동기 펄스열에서 반복시간*TR*은 심장박동수*heart rate; HR*의 역수값보다 몇 배로 커야 한다. 예를 들어 만약 HR = 60bpm이면 심장 박동 간의 시간이 1초이므로 TR = 1,000msec, 2,000msec, 3,000msec 아니면 그 이상이어야 한다. 일반적으로 TR = 1/HR을 적당한 값으로 본다.

(5) 경사운동 재위상*gradient motion rephasing(motion compensation)*

이 방법은 짝수에코 재위상 원리에 기인하며 유동허상*flow motion artifact*을 최소화하는 방법 중 하나이다. 짝수에코 재위상은 첫 번째 에코 탈위상을 제거하기 위해 경사 펄스*gradient pulse*를 추가함으로써 이루어진다. 따라서 짝수에코 펄스열을 사용하지 않고도 재위상 효과를 얻을 수 있다.

그림 10-12와 10-13은 경사에코와 스핀에코 영상획득에서의 흐름보상*flow compensation; FC*을 보여준다. 두 경우 모두 혈류 양성자의 총 위상*net phase*은 에코의 중심에서 0이 될 것이다. 흐름보상은 경사 성분*gradient lobe*이 추가된다. 예를 들어 경사에코에서는 이 성분과 관련된 경사 강도가 1 : 2 : 1의 비율로 되어 있다. 추가하는 보충 경사 성분*extragradient lobe*의 형태는 혈류변화 형태에 따라 달라지는데, 경사에코에서 일정한 속력의 흐름을 보이는 경우는 3중 형태를, 가속된 흐름이면 4중 형태를 그리고 율동성 흐름이면 5중 형태의 경사 성분을 걸어주어야 한다(그림 10-14). 그러나 경사 성분을 추가할수록 반복시간이 길어져 영상획득시간이 늘어난다. 만약 해당시간 내에 영상을 얻어야 한다면 에코시간을 최소값으로 설정하여 영상단면 개수를 줄여야 하는 단점이 있다. 흐름보상은

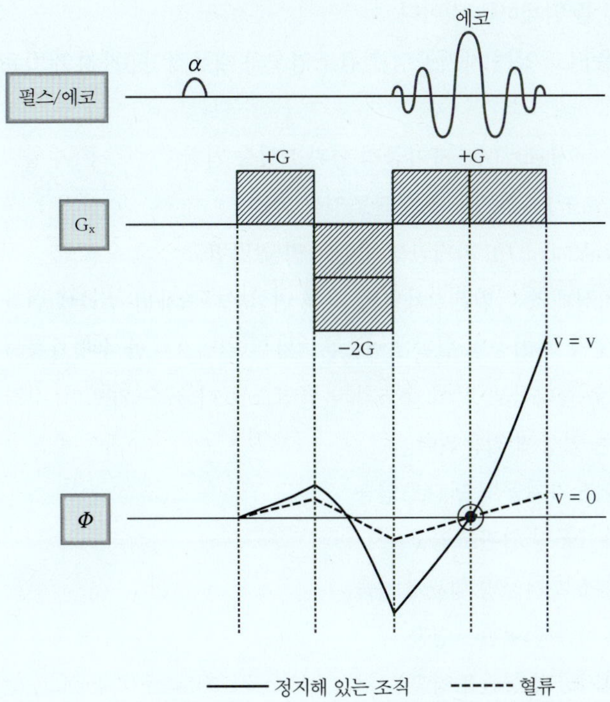

그림 10-12
경사에코에서의 흐름보상

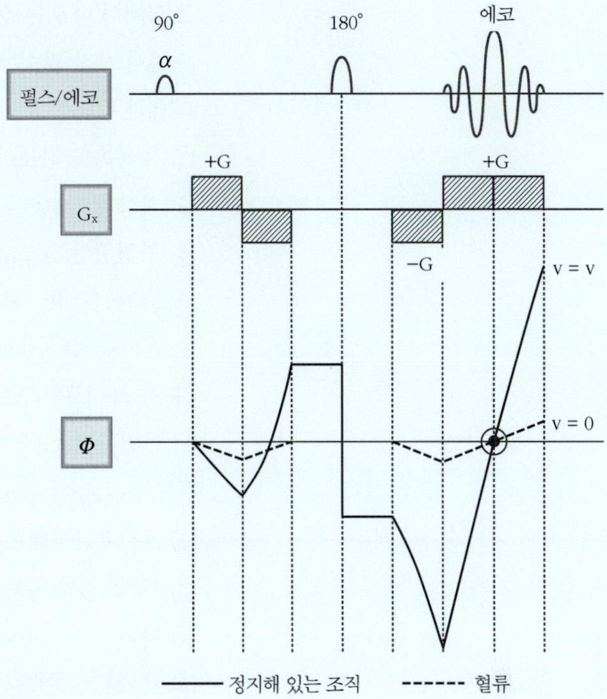

그림 10-13
스핀에코에서의 흐름보상

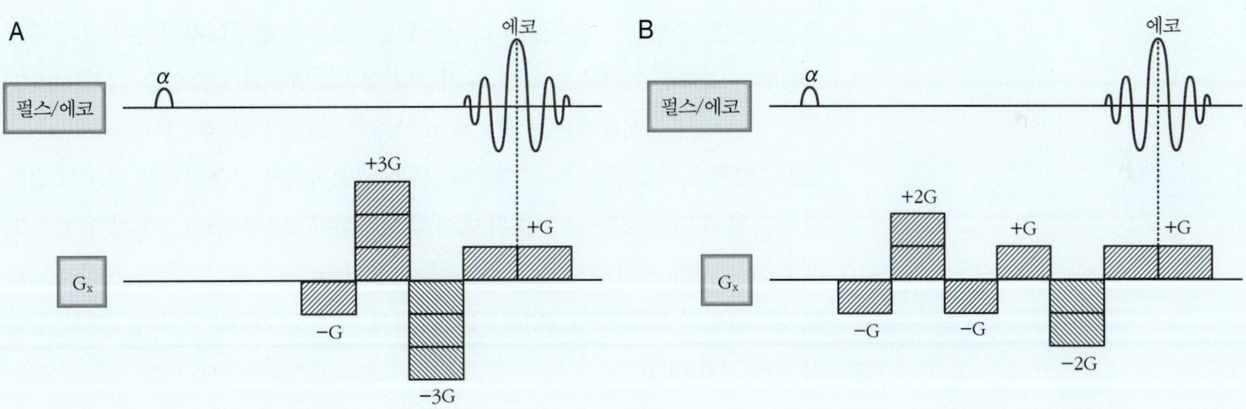

그림 10-14
4중 이상의 경사 성분이 필요한 경우의 펄스열
A: 이차*second-order* 흐름(가속 보상). B: 3차*third-order* 흐름(반사행동 또는 박동).

x, y, z의 3개 좌표 방향으로 각각 또는 모두에 적용할 수 있다.

Ⅲ 자기공명 혈관조영술

이 장에서는 자기공명 혈관조영술*MR angiography; MRA*의 주된 3가지 방법에 대해 언급할 것이다. 유속에 의한 신호증대*FRE*를 이용하면 주변조직에서는 신호가 없고 오로지 혈관에서만 신호가 커진 영상을 얻을 수 있다. 유속에 의한 신호증대로부터 자기공명 혈관조영술을 수행할 때 가장 중요한 문제는 혈관 이외의 조직에서 나오는 신호를 억제하는 것이다.

현재 가장 많이 사용되고 있는 자기공명 혈관조영술의 대표적인 3가지 기법은 다음과 같다.

① 유체속도 강조*time-of-flight; TOF* 자기공명 혈관조영술 기법

② 위상대조*phase contrast; PC* 자기공명 혈관조영술 기법

③ 조영증강*contrast-enhanced; CE* 자기공명 혈관조영술 기법

유체속도 강조와 위상대조 기법은 2차원 푸리에 변환이나 3차원 푸리에 변환으로 가능하나, 조영증강 자기공명 혈관조영술은 3차원 기법으로만 수행가능하다. 따라서 세부적으로는 다음과 같이 총 5가지 방법으로 나눌 수 있으며, 각각의 기법들은 각기 다른 임상에 적용된다.

① 2차원 유체속도 강조 자기공명 혈관조영술

② 2차원 위상대조 자기공명 혈관조영술

③ 3차원 유체속도 강조 자기공명 혈관조영술

④ 3차원 위상대조 자기공명 혈관조영술

⑤ 3차원 조영증강 자기공명 혈관조영술

1. 유체속도 강조 자기공명 혈관조영술

유체속도 강조 자기공명 혈관조영술*TOF MRA*은 2차원이나 3차원 경사에코에서의 유체속도 강조를 기반으로 한다. 이때 흐름보상은 혈관내강의 수직면에 대해 적용된다. 2차원 유체속도 강조 자기공명 혈관조영술의 펄스열을 살펴보면 맞은편 혈관에서 흘러들어오는 신호를 제거하기 위해 각 단면의 위나 아래쪽으로 사전포화펄스*presat pulse*를 가해준다. 보통 에코시간과 반복시간은 짧게 조절하며 적당한 숙임각(45°~60°) 범위 내에서 수행된다(그림 10-15). 2차원 유체속도 강조 자기공명 혈관조영술은 영상획득시간이 짧으며 경사에코를 사용하므로 각 영상단면이 모두 유입단면이 되어 유속에 의한 신호증대가 최대가 되는 장점이 있다(그림 10-16).

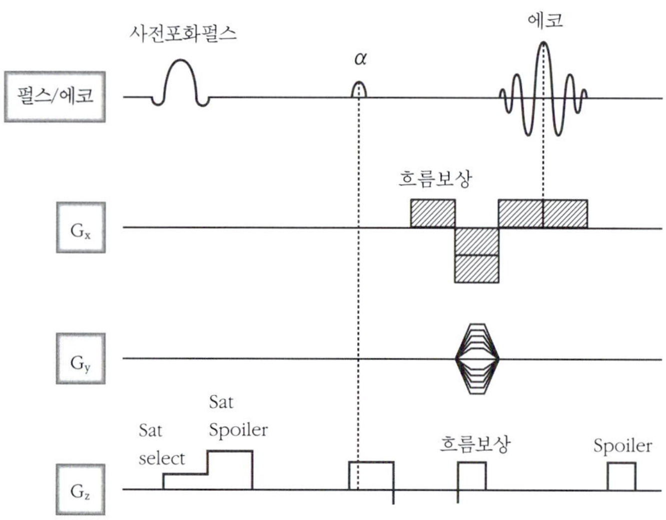

그림 10-15
2차원 유체속도 강조 자기공명 혈관조영술 펄스열

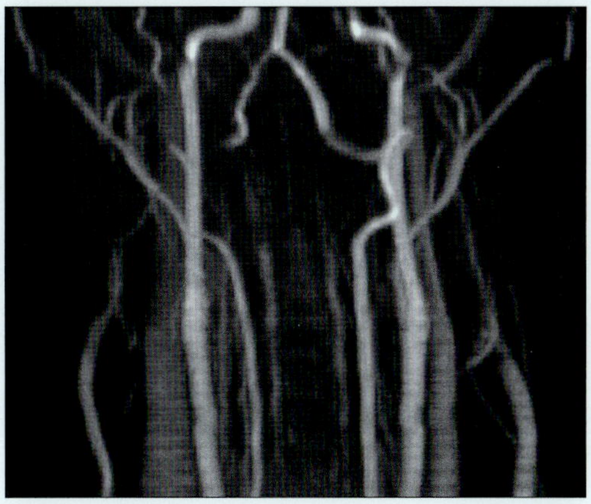

그림 10-16
2차원 유체속도 강조 자기공명 혈관조영술 영상의 예

주로 경동맥의 영상을 촬영할 때 2차원 유체속도 강조 자기공명 혈관조영술(TR/TE = 25/7.2msec)을 많이 이용한다. 이때는 주로 2~3mm 정도의 두꺼운 단면을 2차원으로 차례로 얻어서 쌓은 후 3차원 그래픽 최대강도투사 영상법을 이용하여 영상처리한다. 경동맥을 촬영하려면 단면 두께가 두껍고 영상이 거칠며 촬영시간이 오래 걸려서 점차 조영증강 혈관조영술을 많이 이용하는 추세이다.

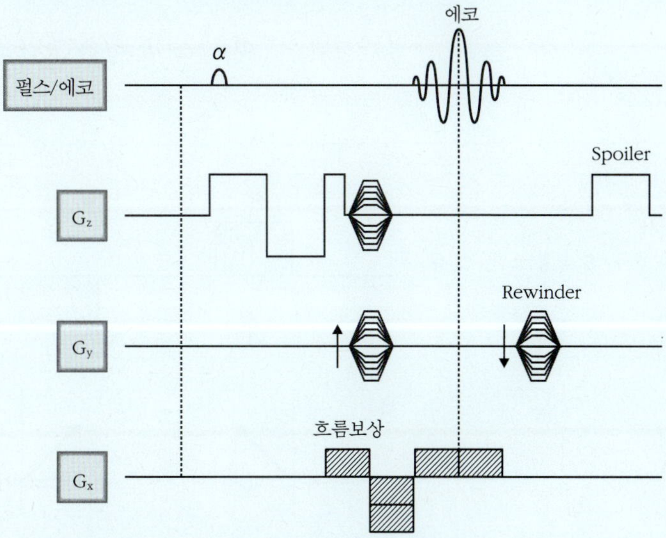

그림 10-17
3차원 유체속도 강조 자기공명 혈관조영술 펄스열

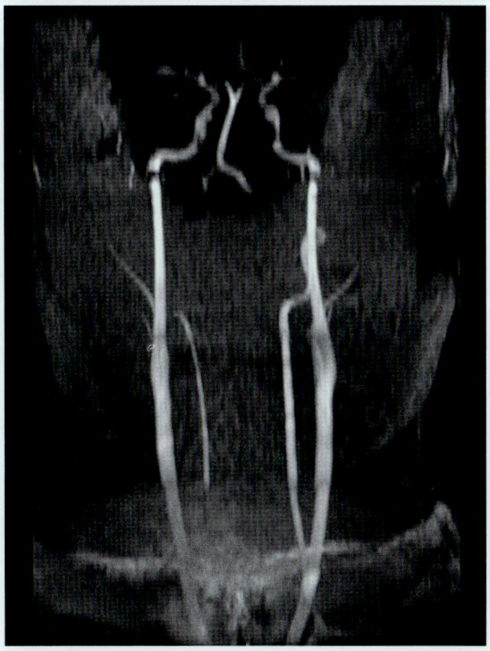

그림 10-18
3차원 유체속도 강조 자기공명 혈관조영술 영상의 예

같은 경동맥을 3차원 유체속도 강조(TR/TE = 23/3.6msec) 방법으로 촬영하는 경우 2차원(그림 10-16) 방법에 비해서 단면 두께가 얇기 때문에 훨씬 정밀하고 부드럽게 표현된다. 따라서 3차원 유체속도 강조 다층중복 자기공명 혈관조영술은 최근에 주로 뇌동맥을 정밀하게 표현하기 위해서 많이 사용된다.

3차원 유체속도강조 자기공명 혈관조영술은 보통 센티미터 단위의 판상물(5cm 정도)에서 얻는데 이 판상물은 최대 60개 정도의 영상단면으로 나누어 얻는다(그림 10-17). 이 기술은 큰 부피에서 얻을 수 있기 때문에 신호대잡음비가 크다는 장점이 있다. 또한 공간해상도도 향상시킬 수 있다. 반면 포화 효과에 민감하고 느린 유속에 대해서는 강조영상획득이 어렵다는 단점이 있다(그림 10-18).

2. 위상대조 자기공명 혈관조영술

위상대조 자기공명 혈관조영술*PC MRA*은 경사자기장이 가해진 혈류에서의 위상획득이 혈류의 속력에 비례한다는 사실에 기초한다. 앞에서도 살펴보았듯이 위상 Φ 와 속력 v 는 다음 식과 같은 관련이 있다.

$$\Phi = \int \omega \; dt = \int (\gamma G v t) \; dt = 1/2 \gamma G v t^2$$

그림 10-19
쌍극 유동부호화 경사
A: 쌍극 유동부호화 경사. B: 부동 스핀. C: 유동 스핀.

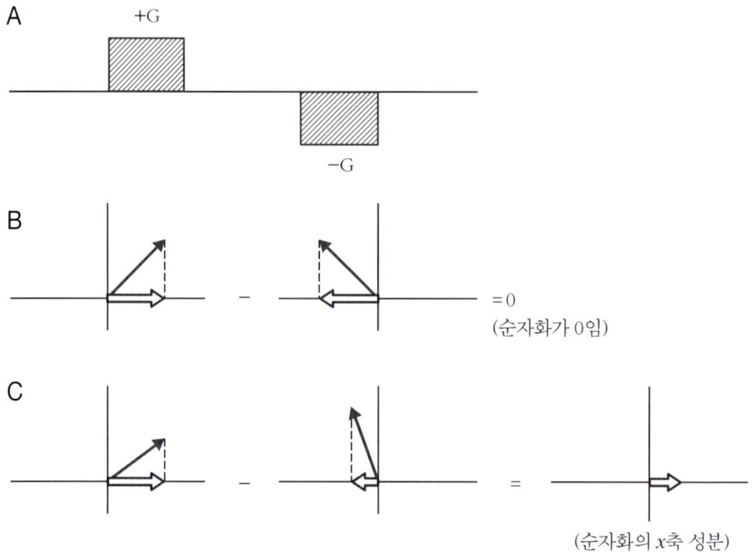

그림 10-20
2차원 위상대조 자기공명 혈관조영술 펄스열

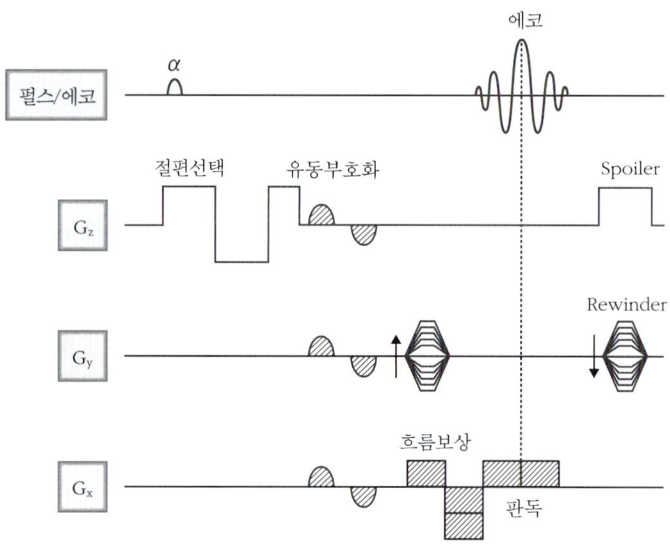

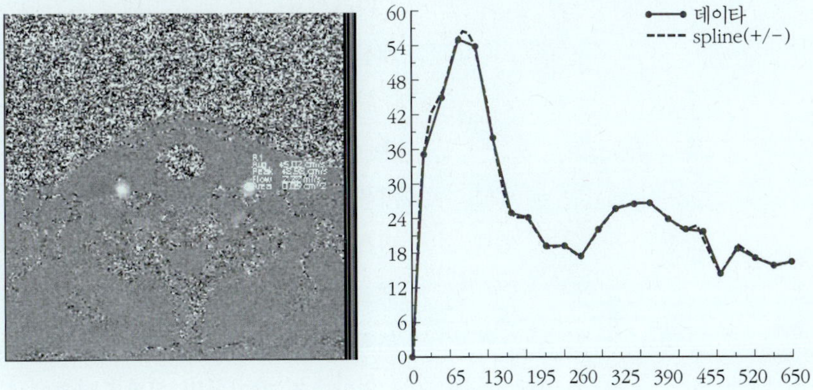

그림 10-21
2차원 위상대조 자기공명 혈관조영술 영상 예

반복시간과 에코시간을 각각 275msec와 7.33msec로 하여 2차원 위상대조 자기공명 혈관조영술로 영상을 얻으면 혈류 내의 속력에 따른 위상부호 변화 측정이 가능하다. 따라서 심박동과 동조하는 촬영으로 심수축 이완기에 따른 경동맥 혈류속력 측정이 가능하다.

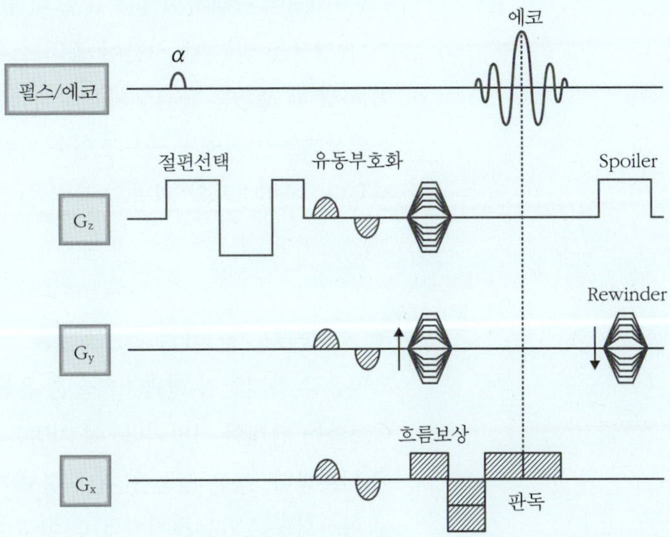

그림 10-22
3차원 위상대조 자기공명 혈관조영술 펄스열

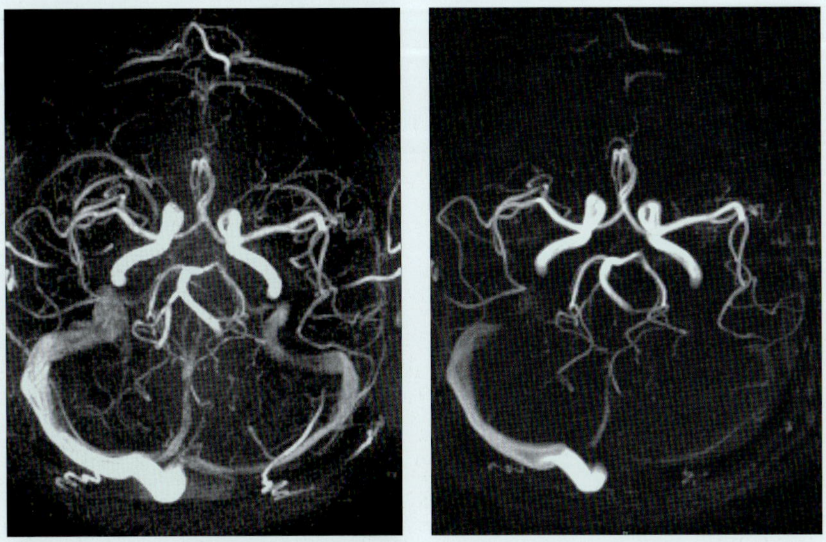

그림 10-23
3차원 위상대조 자기공명 혈관조영술 영상 예

A: 혈류속력을 10cm/sec로 맞추어서 반복시간과 에코시간을 55.95msec과 8.85msec로 했을 때 3차원 위상대조 자기공명 혈관조영술 영상에서 비교적 혈류속력이 작은 작은 혈관과 정맥 등이 잘 보인다. B: 혈류속력을 75cm/sec로 하고 반복시간과 에코시간을 각각 49.55msec, 7.25msec로 촬영한 영상으로 혈류속력이 빠른 비교적 큰 동맥은 잘 표현되는 데 반하여 작은 동맥과 정맥은 나타나지 않는다. 3차원 위상대조 자기공명 혈관조영술을 이용하여 혈류속력을 잘 조정하여 관찰하면 혈류의 속력 유형과 상태를 아는 데 유용하다.

따라서 위 식으로부터 해당 시간에 어떤 점에서의 위상을 알면 혈류의 속력을 계산할 수 있음을 알 수 있다.

위상대조 자기공명 혈관조영술의 가장 일반적인 방법은 쌍극경사*bipolar gradient*를 사용하는 것이다. 이 과정을 유동부호화*flow encoding*라 일컫는다. 쌍극경사에서 2개의 엽*lobe*은 같은 공간을 가지므로 정지해 있는 조직에 의한 총 위상변화는 관측되지 않는다. 그러나 혈류는 그들의 속력에 비례하여 총 위상변화를 겪고 이러한 차이 때문에 위상대조 자기공명 혈관조영술 영상에서 정지해 있는 조직과 혈류 간에 신호 차가 발생한다(그림 10-19).

위상대조 자기공명 혈관조영술에서는 혈류의 정도에 대한 영상뿐만 아니라 혈류의 방향을 나타내는 영상까지도 얻을 수 있다. 그리고 바탕억제*background suppression*에 탁월하며 용적요소 내 탈위상과 포화 효과에 영향을 덜 받는다. 그러나 영상을 얻는 데 시간이 좀더 소요되며 와류에 따른 신호감소와 혈관 경로가 바뀔 때 생기는 탈위상에 민감하다는 단점이 있다.

위상대조 자기공명 혈관조영술 기법은 3차원 기법에 비해 2차원 기법이 좀더 빠르다. 반면 3차원 기법은 좀더 높은 신호대잡음비를 보여준다(그림 10-20~23).

3. 조영증강 자기공명 혈관조영술

조영증강 자기공명 혈관조영술은 유동의 특성을 이용한 유체속도 강조와 위상대조와는 별개의 기법이다. 이 기법은 주로 혈관 내 가돌리늄*gadolinium* T1 특성에 의존한다. 높은 성능을 지닌 경사 시스템이 개발됨에 따라 매우 빠른 경사에코 영상획득이 가능해졌고 이로 인해 T1 감소효과를 가지는 가돌리늄 상자성 조영제*contrast agent*를 사용할 수 있게 되었다. 이 기법은 조영제를 표재정맥*intravenous*을 통해 일시주사*bolus injection*한 후 조영제가 처음으로 동맥 내를 통과*first pass*하는 동안에 영상을 얻는다(그림 10-24).

조영증강 자기공명 혈관조영술은 T1 감소효과 때문에 빠른 시간 내에 영상을 얻을 수 있으며 또한 탈위상에 따른 효과가 적다. 그리고 조영제가 퍼져 있는 넓은 영역에 대해 영상영역을 설정하여 영상을 얻을 수 있으며 분해능이 좋고 신

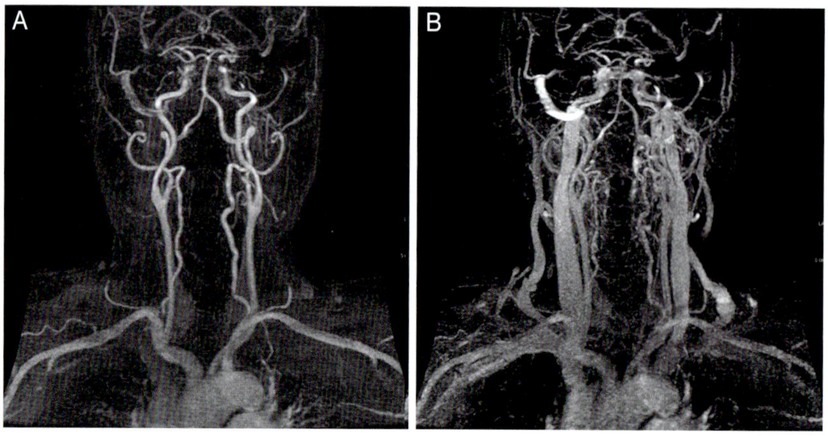

그림 10-24
경동맥 조영증강 자기공명 혈관조영술의 정상 경동맥의 동맥기와 정맥기 영상 예
짧은 반복시간과 에코시간을 이용한 경사에코 촬영법(TR/TE = 4.9/1.2msec, 측정시간 = 36msec)으로 주입된 조영제의 조영 효과를 이용한 T1 효과를 얻을 수 있어서 단시간 내에 전체 경동맥을 쉽게 촬영할 수 있다. 왼쪽 영상(A)은 팔의 정맥에 일시주입한 조영제가 심장을 거쳐 경동맥에 도달할 때 관상면 촬영으로 대동맥궁에서 기저부까지 일시에 전체의 정상 경동맥을 촬영한 것이다. 오른쪽 영상(B)은 일시 주입한 조영제가 혈류와 함께 뇌동맥에서 뇌정맥으로 이동해 경정맥으로 내려온 후 7~8초 후에 촬영한 정상 정맥기영상이다.

표 10-2
주요 자기공명 혈관조영술 기법들이 임상적으로 쓰이는 예

기법	임상 적용 예
2차원 유체속도 강조 자기공명 혈관조영술	경동맥과 추골동맥 정맥구조
3차원 유체속도 강조 자기공명 혈관조영술	뇌혈관 뇌혈관 기형 및 동맥류
2차원 위상대조 자기공명 혈관조영술	문맥*portal vein* 뇌척수액 흐름
3차원 위상대조 자기공명 혈관조영술	뇌혈관 뇌혈관 기형 및 동맥류
3차원 조영증강 자기공명 혈관조영술	경동맥과 추골동맥 대동맥궁*aortic arch*, 신장동맥

호대잡음비가 높다. 그러나 조영제가 혈관 내에 있는 동안 영상을 얻어야 하므로 제한시간 내에 영상을 얻어야 하는 단점이 있다. 또한 조영제를 표재정맥으로 주사해야 하며 혈류 방향에 대한 정보를 얻을 수 없다.

〈표 10-2〉는 이제까지 살펴본 자기공명 혈관조영술 기법들이 임상에서 주로 어떻게 쓰이는지를 보여준다.

참고문헌

Caro C, Pedley J, Schroter R, et al. The Mechanics of Circulation. Oxford: Oxford University Press, 1978.

Edelman RR. Magnetic resonance angiography. An overview. Invest Radiol 28 Suppl 1993;4:S43-46.

Hahn E. Detection of sea water motion by nuclear precession. J Geophys Res 1960;65:776-777.

Hahn E. Spin echoes. Phys Rev 1960;80:580-594.

Kilner PJ, Yang GZ, Mohiaddin RH, et al. Helical and retrograde secondary flow patterns in the aortic arch studied by three-directional magnetic resonance velocity mapping. Circulation 1993;88:2235-2247.

Masaryk TJ, Laub GA, Modic MT, et al. Carotid-CNS MR flow imaging. Magn Reson Med 1990;14:308-314.

McDonald D. Blood Flow in Arteries. London: Edward Arnold, 1974.

Milnor W. Hemodynamics. Baltimore: Williams and Wilkins, 1989.

Saloner D, Chien D. Historical development of MRA. In: Anderson C, Edelman RR, Turski P, eds. Clinical Magnetic Resonance Angiography. New York: Raven Press, 1993.

Suryan G. Nuclear resonance in flowing liquids. Proc Indian Acad Sci 1951;A33:107-113.

제11장

자기공명영상의 최적화

이수열, 박철민

자기공명영상도 기타 의학영상과 마찬가지로 영상의 질을 공간해상도*spatial resolution*, 신호대잡음비*signal to noise ratio; SNR*, 대조도*contrast* 측면에서 평가한다. 공간해상도는 얼마나 작은 부위까지를 판별할 수 있는지를 나타내는 것으로 임상진단에서 매우 중요한 요소이다. 단층촬영시스템 중에서는 X선 전산화단층촬영술*CT*이 가장 좋은 공간해상도를 가지고 있고 그 다음으로 자기공명영상이 좋은 공간해상도를 가지고 있다. 자기공명영상에는 항상 잡음이 섞여 있다. 잡음이 섞여 있는 정도, 즉 신호대잡음비는 자기공명영상 촬영방법에 따라, 그리고 촬영 부위에 따라 크게 달라질 수 있다. 잡음은 무작위한 성질을 가지고 있기 때문에 정확한 진단에 방해가 되는 요소이다. 정확한 진단을 위해서는 병변 부위와 정상 부위의 신호차, 즉 대조도가 커야 하며 잡음은 작아야 한다. 공간해상도, 신호대잡음비, 대조도는 서로 연관되어 있기 때문에 이들 모두를 한꺼번에 좋게 할 수는 없다. 이 장에서는 공간해상도, 대조도, 신호대잡음비 측면에서 자기공명영상을 최적화하는 것에 대해 알아보기로 한다. 이들 이외에도 인공물*artifact*의 크기 및 형태도 영상의 질 판단에 중요한 기준이 되지만 이 장에서는 고려하지 않기로 한다.

I 자기공명영상에서 신호와 잡음

1. 자기공명영상 신호의 크기

자기공명영상 신호의 근원은 수평자화벡터*transversal magnetization vector*이다. 수평자화벡터는 수직자화벡터*longitudinal magnetization vector*가 외부로부터 라모*Larmor* 공명주파수의 전자기파를 흡수할 때 x-y 평면으로 누움으로써 생기는데, 이 수평자화벡터는 수평면에서 라모주파수로 회전한다. 수직자화벡터는 수소 원자들이 주자기장 내에 들어가면 형성된다. 수직자화벡터의 크기는 수소원자의 수가 많을수록, 주자기장의 세기가 강할수록 크게 형성된다. 자기공명영상에서는 수직자화벡터 자체를 신호로 감지하지 않는다. 대신 수직자화벡터를 수평자화벡터로 변환한다. 이를 위해 수직자화벡터에 라모주파수를 가진 고주파 펄스*RF pulse*를 인가한다. 수직자화벡터는 고주파 펄스를 인가하는 동안 수평면 쪽으로 기울게 되는데 이 기움 각도를 숙임각*flip angle*이라 부른다. 따라서 숙임각을 α라 하면 수평자화벡터의 크기는 수직자화벡터 크기에 $\sin\alpha$를 곱한 것이 된다. 수평자화벡터가 회전하고 있을 때 이 주위에 코일을 놓으면 페러데이*Faraday* 법칙에 따라 기전력이 유도되는데 이 기전력을 자기공명영상 신호라 부른다. 자기공명영상 신호는 수평자화벡터가 클수록, 그리고 수평자화벡터가 빨리 회전할수록 커진다. 수평자화벡터의 크기는 통상 화소*voxel* 단위로 생각하기 때문에 화소가 클수록, 화소 내에 수소원자가 많을수록, 그리고 숙임각이 90° 에 근접할수록 커질 것이다. 패러데이의 유도법칙에 따라 자기공명영상 신호의 크기는 수평자화벡터의 회전주파수, 즉 라모주파수에 비례하는데 이 라모주파수는 주자기장의 크기에 비례하므로 자기공명영상 신호의 크기는 주자기장 세기의 제곱에 비례한다. 코일에 유기되는 기전력은 코일의 감도*sensitivity*에 비례한다. 즉, 수평자화벡터가 만드는 자속*magnetic flux*이 코일을 많이 통과할수록 자기공명영상 신호는 커진다. 통상 자속이 코일을 통과하는 정도를 코일의 감도라 부른다. 코일의 감도를 좋게 하기 위해 각종 표면코일*surface coil*이 자주 사용된다. 자기공명영상 신호의 크기에 영향을 주는 이들 변수를 모두 고려하여 자기공명영상 신호의 크기를 표현하면 다음과 같다.

$$S \propto B_0^2 \cdot B_{RF} \cdot \Delta V \cdot \sin\alpha \quad \cdots\cdots\cdots\cdots (1)$$

식 (1)에서 B_0는 주자기장의 세기를, B_{RF}는 코일의 감도를, ΔV는 화소의 체적을, α는 숙임각을 나타낸다. 단면 두께를 Δz, 영상면 내 공간해상도를 Δx, Δy라 하면 화소의 체적 $\Delta V = \Delta x\ \Delta y\ \Delta z$가 될 것이다.

2. 자기공명영상 잡음

모든 계측에서와 마찬가지로 자기공명영상 신호를 획득할 때에도 항상 잡음이 동반된다. 자기공명영상에서 잡음원은 크게 3가지로 분류할 수 있다. 첫 번째로 촬영 대상물, 즉 인체가 유발하는 잡음이 있다. 모든 물질 내 원자들은 절대온도로 0° 가 아닌 상황에서는 무작위적인 진동을 한다. 따라서 코일을 인체 주위에 놓으면 이들 원자의 무작위한 진동은 코일에 무작위하게 변동하는 신호를 유발한다. 이를 잡음이라 생각할 수 있다. 두 번째로 자기공명영상 신호를 수신하는 코일이 자체적으로 발생하는 잡음이다. 코일은 대부분 구리와 같은 전기 전도체를 사용하여 제작되는데, 전기 전도체도 절대온도로 0° 가 아닌 상황에서는 잡음이 발생한다. 코일에서 발생되는 잡음의 크기는 코일의 성능에 따라 많이 좌우된다. 따라서 좋은 영상을 얻기 위해서는 우수한 성능을 가진 코일을 사용하는 것이 중요하다. 코일에서 발생하는 잡음을 줄이기 위해 초전도체*superconducting* *material*를 이용하여 코일을 만들기도 하지만 아직 임상적으로 쓰이는 수준은 아니다. 마지막으로 자기공명영상 신호를 수신한 뒤 이를 처리하는 부분, 즉 증폭기*amplifier*, 여과기*filter*, 복조기*demodulator* 등의 전자회로에서도 잡음이 발생한다. 코일이 수신하는 자기공명영상 신호는 μV 이하의 매우 미약한 신호로 이를 증폭할 필요가 있으며, 자기공명영상 신호를 디지털로 변환하여 컴퓨터로 보내기 전에 라모주파수 대역의 자기공명영상 신호를 기저대역*base-band*으로 주파수를 이동시킬 필요도 있다. 이들 신호처리 부분에서도 잡음이 발생한다.

자기공명영상 잡음은 일정 대역폭을 가진 백색잡음*band-limited white noise*으로 모델링할 수 있다. 백색잡음이란 일정 대역폭 내에서 각 주파수 성분이 일정한 크기를 가지는 잡음을 말한다. 백색잡음의 크기는 시간 대역에서 무작위로 변하므로 백색잡음의 미래 행태를 전혀 예측할 수 없다. 따라서 잡음을 신호에서 완벽하게 분리하는 것은 불가능한 일이다.

경사자기장을 인가하여 얻은 자기공명영상 신호는 이른바 공간주파수 영역(k-공간)을 주사하게 된다. 따라서 자기공명영상을 재구성*reconstruction*하기 위해 자기공명영상 신호에 대해 푸리에 변환*Fourier transform*을 하게 된다. 자기공명영상 신호에 실리는 잡음도 k-공간 내에 있다. 따라서 자기공명영상을 재구성하는 과정에서 자기공명영상 신호뿐만 아니라 잡음도 푸리에 변환된다. 자기공명영상 신호를 수신할 때 동반되는 잡음은 자기공명영상의 각 화소에 영향을 미치는데, 그 정도는 무작위하다. 따라서 자기공명영상에 나타나는 잡음도 백색잡음으로 모델링할 수 있다.

자기공명영상은 전산화단층촬영술 영상에 비해 잡음이 상대적으로 크다. 따라서 잡음의 영향을 적게 하기 위해 같은 영상을 여러 번 받아 평균화*averaging*하는 경우가 많다. 같은 조건으로 N번 받은 자기공명영상 신호를 더할 경우 자기공명영상 신호는 N배 커지지만 잡음의 크기, 즉 잡음의 표준편차는 $\sqrt{N}$배 커진다. 신호는 항상 같은 모양이 나오므로 더하는 횟수에 비례해서 커지지만 잡음은 상호 상관관계가 없기 때문에 표준편차가 $\sqrt{N}$배로 커지는 것이다. 따라서 N번 평균화할 경우 자기공명영상의 신호대잡음비는 $\sqrt{N}$배 커진다. 물론 총 촬영시간은 N배 증가할 것이다.

$$1\text{회 평균} : SNR_1 = \frac{S}{\sigma_n}$$

$$N\text{회 평균} : SNR_N = \frac{N \cdot S}{\sqrt{N}\sigma} = \sqrt{N}\, SNR_1$$

Ⅱ 자기공명영상의 신호대잡음비 최적화

자기공명영상의 화소 크기가 일정한 상황에서 자기공명영상의 신호대잡음비를 개선하기 위해서는 코일의 감도를 높이고 주자기장의 세기를 크게 하는 것이 가장 직접적인 방법이다. 그러나 주자기장의 세기를 크게 하는 것은 여러 가지 문제점을 수반한다. 일반적으로 주자기장의 세기가 커지면 초전도 자석의 가격이 높아진다. 또한 주자기장의 세기가 너무 높아지면 라모주파수 대역의 전자파 파장이 인체 크기와 비슷해지거나 혹은 더 짧아질 수 있다. 물은 극성이 강하여 전자파 파장을 단축시키는 성질을 가지고 있다. 인체 내에는 물 분자가 많이 있기 때문에 인체 내에서의 전자파 파장은 공기 중에서의 파장보다 8~9배 짧다. 파장이 짧아지면 고주파 펄스를 균일하게 인체 내에 인가하기가 어려워지는데, 이 경우 숙임각이 위치에 따라 달라지기 때문에 영상의 균일도가 떨어진다. 이런 이유 때문에 3T 이상의 주자기장에서는 균일한 자기공명영상을 얻기가 힘들다. 최근 이러한 문제를 극복하기 위해 RF shimming, Transmit SENSE 등 여러 가지 방법이 개발되고 있다.

주자기장의 세기가 일정한 상황에서 자기공명영상의 신호대잡음비를 개선하기 위해서는 고주파 코일의 감도를 개선하는 것이 무엇보다도 중요하다. 초전도 자기공명영상 시스템에 사용되는 고주파 코일로는 birdcage 코일, TEM 코일, phase array 코일 등 매우 다양한 종류가 있다. 같은 종류의 코일이라고 해도 머리 촬영용, 몸통 촬영용, 허리 촬영용 등 촬영 부위별로 크기와 모양이 다양한 것이 일반적이다.

화소 크기, 주자기장의 세기, 그리고 고주파 코일의 성능이 고정된 상황에서 자기공명영상의 신호대잡음비를 개선하는 쉬운 방법은 평균화 횟수를 늘리는 것이다. 자기공명영상의 신호대잡음비는 이론적으로는 평균화 횟수를 늘림으로써 무한히 개선할 수 있다. 그러나 평균화 횟수를 늘리면 촬영시간이 길어지므로 촬영시간당 신호대잡음비를 고려하는 것이 중요하다. 촬영시간이 길어지면 환자의 고통도 커질 뿐만 아니라 환자의 움직임에 따른 인공물도 커지는 문제가 있으므로 자기공명영상의 신호대잡음비를 고려할 때는 반드시 촬영시간도 함께 고려되어야만 한다.

자기공명영상 신호의 크기는 앞에서 고려한 것 이외에도 자기공명영상의 여러 변수들, 즉 반복시간*repetition time; TR* 또는 에코시간*echo time ; TE*에도 큰 영향을 받는다. 반복시간 및 에코시간은 자기공명영상의 대조비를 좌우하는 매우 중요한 영상변수이기 때문에 신호대잡음비만을 고려하여 반복시간과 에코시간을 결정할 수는 없다. 신호대잡음비를 희생해서라도 병변세포를 찾기 위한 대조비를 확보하는 것이 중요할 때가 많기 때문이다. 이 절에서는 반복시간 및 에코시간, 그리고 숙임각을 제외한 여러 영상변수들, 즉 인코딩*encoding* 수, 평균화 수, 대역폭*bandwidth*, 표본화 시간*sampling time* 등이 자기공명영상의 신호대잡음비에 미치는 영향을 알아보기로 한다.

자기공명영상 화소의 신호대잡음비는 다음의 식으로 표현된다.

$$SNR \propto \frac{\Delta x \Delta y \Delta z \sqrt{N_{acq}}}{\sqrt{\frac{BW}{N_x N_y N_z}}} \cdots\cdots (2)$$

식 (2)에서 Δx, Δy, Δz는 x, y, z 방향으로의 화소 크기를, N_{acq}는 평균화 횟수를, BW는 자기공명영상 신호의 대역폭을, N_x, N_y, N_z는 x, y, z방향으로의 데이터 표본화*sampling* 수를 나타낸다. 자기공명영상 신호의 표본화 간격*sampling interval* Δt는 $\Delta t = 1/BW$를 만족하므로 식 (2)는 다시 아래의 식으로 표현할 수 있다.

$$SNR \propto \Delta x \Delta y \Delta z \sqrt{N_{acq} N_x N_y N_z \Delta t} \cdots\cdots (3)$$

식 (1), (2), (3)은 자기공명영상의 신호대잡음비를 나타내는 기본식이다. 이들 식에는 자기공명영상과 관련된 많은 변수들이 포함되어 있는데 이들 중 일부는 상호 연관되어 있어 신호대잡음비를 고려하는 데 주의가 필요하다. 그러면 판독*readout* 방향과 위상부호화*phase encoding* 방향과 관련된 변수들에 신호대잡음비가 어떻게 영향을 받는지 살펴보도록 하자.

1. 판독 방향의 영상변수들이 신호대잡음비에 미치는 영향

판독 방향으로 일정한 크기의 경사자기장을 인가하는 동안 자기공명영상 신호를 표본화하여 컴퓨터에 보내게 된다. 판독 방향을 x 방향이라 한다면 판독 경사자기장이 인가되는 동안에는 x 방향에서 서로 다른 위치에 있는 스핀들은 서로 다른 라모주파수를 가진다. 이런 이유로 판독 경사자기장을 주파수부호화*frequency encoding* 경사자기장이라고도 한다. 판독 경사자기장의 세기가 크면 촬영 대상물이 발생시키는 자기공명영상 신호의 대역폭도 커진다. 일반적으로 신호의 대역폭이 커지면 수반되는 잡음의 전력도 증가하게 된다. 따라서 자기공명영상 신호의 대역폭을 결정하는 판독 경사자기장의 크기를 설계할 때에는 잡음 영향을 반드시 고려해야 한다.

판독 방향으로의 영상변수들로는 표본화 간격(Δt), 경사자기장 강도, 화소 크기(Δx), 자기공명영상 신호 표본화 수(N_s), 신호획득시간(T_s) 등이 있다. $T_s = N_x \Delta t$이기 때문에 판독 방향으로의 신호대잡음비 의존성은 아래의 식으로 간단히 표현할 수 있다.

$$SNR\big|_{read} \propto \Delta x \sqrt{T_s} \cdots\cdots (4)$$

위의 식에서 판독 방향으로의 화소 크기에 신호대잡음비가 비례함을 알 수 있다. 예를 들어 판독 방향으로 화소 크기를 0.5mm로 하면 1.0mm일 때에 비해 신호대잡음비가 50% 감소한다. 화소의 크기를 일정하게 하는 경우 신호대잡음비는 신호획득 시간의 제곱근에 비례한다. 신호획득 시간을 크게 한다는 것은 표본화 간격을 넓게 한다는 것을 의미한다. 이것은 자기공명영상 신호의 대역폭을 작게 함을 의미하며 또한 판독 방향의 경사자기장을 작게 한다는 것을 의미한다. 신호대잡음비를 개선하기 위해서는 신호획득 시간을 길게 하는 것이 바람직하지만 이를 너무 길게 하면 크게 2가지의 부작용이 발생한다. 첫째로는 T2 감소 영향이 너무 커질 수 있어 신호대잡음비가 오히려 감소할 수도 있다는 것이다. 자기공명영상 신호를 받는 동안에도 T2 영향 때문에 자기공명영상 신호는 계속하여 지수적*exponentially*으로 감소한다. 따라서 대역폭 감소로 인해 얻은 신호대잡음비 이득 효과를 T2 감쇄가 상쇄할 수도 있다. 둘째로는 판독 경사자기장을 너무 작게 하면 주자기장 및 자화율*susceptibility*의 비균일성 때문에 영상 왜곡이 커질 수 있다는 것이다. 초전도 전자석이 발생시키는 주자기장은 완벽하게 균일하지는 않다. 설혹 주자기장이 완벽하게 균일하다고 해도 인체 내부조직의 자성*magnetic property*이 서로 다르기 때문에 인체 내부의 자기장은 균일하지 않을 수 있다. 예를 들어 뇌촬영에서는 두부 공동*sinus* 부위의 자성과 뇌조직의 자성이 서로 달라서 공동 주위에 상당한 양의 자기장 비균일성이 형성된다. 이를 자화율 효과*susceptibility effect*라 부르는데 이 자화율 효과는 주자기장이 강할수록 크게 발생한다. 판독 경사자기장의 크기를 정할 때에는 이들의 영향과 신호대잡음비를 함께 고려하는 것이 필요하다.

2. 위상부호화 방향의 영상변수들이 신호대잡음비에 미치는 영향

위상부호화 방향으로의 영상변수들로는 경사자기장 강도, 화소 크기, 부호화*encoding* 수 등이 있다. 3차원 촬영에서 y 및 z방향으로 위상부호화를 한다면 신호대잡음비 의존성은 아래의 식으로 간단히 표현될 수 있다.

$$SNR\Big|_{encoding} \propto \Delta y \Delta z \sqrt{N_y N_z} \cdots\cdots\cdots\cdots\cdots\cdots (5)$$

위 식에서 Δy와 Δz는 각각 y와 z방향으로의 화소 크기를 나타내며 N_y와 N_z는 y와 z방향으로의 부호화 수를 나타낸다. 위상부호화 방향으로 신호대잡음비를 생각할 때는 y방향으로의 $FOV_y = N_y \Delta y$, z 방향으로의 $FOV_z = N_z \Delta z$를 함께 고려해야 한다. 예를 들어 위상부호화 y방향으로 화소 크기를 1mm에서 0.5mm로 줄이는 경우를 생각해보자. 이 경우 2가지 방법이 있다. 첫 번째로는 FOV_y를 고정하고 부호화 수를 2배로 하는 것이다. 이 경우 신호대잡음비는 화소 크기 1mm인 경우에 비해 $1/\sqrt{2}$ 배로 나빠질 것이다. 물론 촬영시간은 2배로 늘어난다. 두 번째로는 부호화 수를 고정하고 FOV_y를 1/2배로 줄이는 것이다. 이 경우 촬영시간은 늘지 않으나 신호대잡음비는 1/2배로 나빠질 것이다.

3. 2차원 영상에서의 신호대잡음비

자기공명영상에서 2차원 영상은 제일 자주 쓰인다. 3차원 영상에 비해 촬영시간이 상대적으로 짧기 때문이다. 2차원 자기공명영상을 위해서는 단면을 선택해야 한다. 단면의 두께에 따라 화소의 체적이 달라지므로 단면 두께는 자기공명영상의 신호대잡음비에 큰 영향을 미친다. 단면 두께가 TH인 2차원 영상의 신호대잡음비는 다음의 식으로 표현될 수 있다.

$$SNR\big|_{2D} \propto \Delta x \Delta y T H \sqrt{N_y N_s} \cdots\cdots\cdots\cdots\cdots\cdots (6)$$

4. 자기공명영상의 신호대잡음비 사례

자기공명영상의 신호대잡음비는 균일 팬텀*uniform phantom*을 이용해 비교 측정할 수 있다. 균일 팬텀이란 팬텀 내부를 물 등 균일한 물질로 채운 것을 말한다. 균일 팬텀을 사용해 영상을 얻은 후 팬텀 내부에 적당한 크기의 관심영역*region of interest; ROI*을 잡고 관심영역 내부 신호의 평균값과 표준편차를 구하고 평균값을 표준편차로 나누면 관심영역 내부의 신호대잡음비값을 구할 수 있다. 보통 관심영역은 20×20 정도 크기로 획정하면 무난하다. 관심영역이 너무 크면 신호대잡음비값을 추정하는 데 여러 가지 종류의 인공물에 의해 오류가 생길 수 있고 반대로 관심영역이 너무 작으면 통계적 신뢰도가 낮아지기 때문이다. 경우에 따라서는 영상 중앙부위의 직선을 따라 이 직선상의 화소값을 그래프로 보는 것도 효과적이다. 자기공명영상의 신호대잡음비는 자기공명영상 기계 상태에 따라 변할 수 있다. 따라서 신호대잡음비를 측정하기 위한 표준촬영법을 정해 놓고 일정한 시간 간격으로 균일 팬텀을 이용해 신호대잡음비를 측정하는 것은 매우 바람직한 일이다.

그림 11-1에 2차원 스핀에코영상법으로 얻은 영상들의 신호대잡음비를 나타내었다. 각기 단면 두께를 2mm, 4mm, 8mm로 하여 얻은 것으로 같은 위치의 관심영역 내부 신호대잡음비를 그림에 표시하였다. 단면이 두꺼워질수록 신호대잡음비가 향상됨을 알 수 있다. 이론적인 신호대잡음비는 단면 두께에 정비례하지만 실제 신호대잡음비는 그렇지 않을 수 있다. 이것은 단면 두께와 상관없이 자기공명영상 신호처리부 잡음은 일정한 크기로 더해지며 또 자기공명영상 내부의 각종 인공물도 잡음으로 계산되기 때문이다.

그림 11-2에 신호 평균화 횟수에 따른 신호대잡음비를 비교한 예를 보였다. 그림 A, B, C는 각기 평균화 횟수를 1, 2, 4로 하여 얻은 것으로 같은 위치의 관심영역 내부 신호대잡음비를 그림에 표시하였다. 평균화 횟수가 많을수록 신호대잡음비가 향상됨을 알 수 있다.

그림 11-1
신호대잡음비 비교
A: 단면 두께 2mm. B: 단면 두께 4mm. C: 단면 두께 8mm.

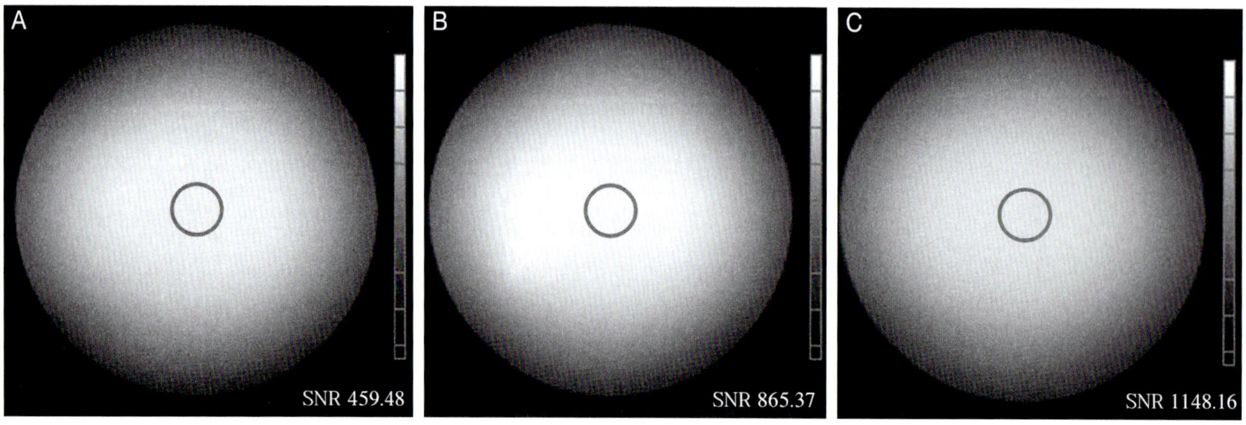

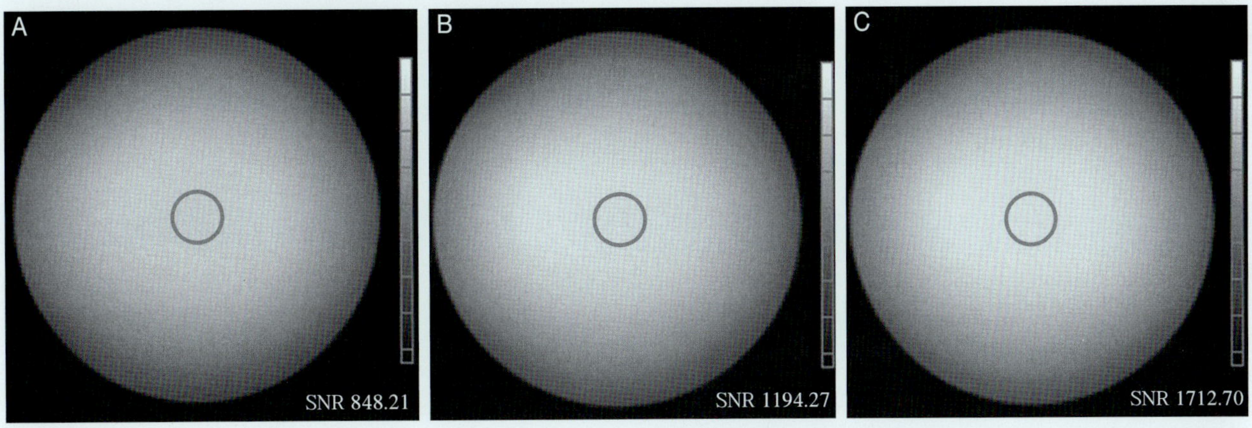

그림 11-2
신호대잡음비의 비교
A: 평균화 횟수 1. B: 평균화 횟수 2. C: 평균화 횟수 4.

자기공명영상의 신호대잡음비는 자기공명영상 시스템의 튜닝 상태, 특히 고주파 코일을 포함한 고주파 시스템의 튜닝 상태에 민감하게 영향을 받는다. 따라서 주기적으로 자기공명영상의 신호대잡음비를 측정하여 최적의 상태로 시스템을 튜닝하는 것이 필요하다.

Ⅲ 자기공명영상의 대조도

영상의 신호대잡음비가 아무리 좋아도 정상조직과 병변조직이 구별되지 않는다면 진단에 도움이 되지 않을 것이다. 자기공명영상이 전산화단층촬영술 영상에 비해 가진 큰 장점 중의 하나는 연부조직*soft tissue*의 대조도가 월등히 좋다는 것이다. 전산화단층촬영술*CT* 영상의 경우 대조도가 형성되는 주요 기전은 전자밀도 분포여서 전산화단층촬영술 영상은 전자 밀도가 거의 균일한 신경조직의 각 부분을 잘 구별하지 못한다. 그러나 자기공명영상에서는 대조도가 스핀밀도뿐만 아니라 스핀 격자 이완시간(T1), 스핀 스핀 이완시간(T2), 확산계수, 자화율, 혈류 등 다양한 물리변수들에 영향을 받기 때문에 연부조직에서 좋은 대조도를 보인다.

1. 대조대잡음비

영상의 대조도가 아무리 좋더라도 잡음이 너무 크면 영상 진단이 어려워질 것이다. 따라서 대조도와 잡음을 같이 고려한 대조대잡음비*contrast to noise ratio; CNR*가 큰 의미를 가진다. A, B 두 영역에서 자기공명영상 신호 크기를 각각 S_A, S_B라 하면 대조도는 다음과 같이 정의할 수 있다.

$$\text{Contrast} = S_A - S_B \quad \cdots\cdots (7)$$

A, B 두 영역의 대조대잡음비는 아래의 식으로 정의된다.

$$CNR_{AB} = \frac{S_A - S_B}{\sigma_0} = SNR_A - SNR_B \quad \cdots\cdots\cdots\cdots\cdots\cdots (8)$$

위 식에서 σ_0는 영상 잡음의 표준편차를 나타낸다.

2. 대조도의 최적화

앞서 언급한 바와 같이 자기공명영상의 대조도는 매우 많은 변수에 영향을 받는다. 이들 변수 중 가장 주요한 것으로 스핀밀도(ρ), 스핀 격자 이완시간, 스핀 스핀 이완시간이 있다. 이들 세 변수는 임상적으로 매우 중요한 의미를 갖기 때문에 여기서 살펴보기로 한다.

자기공명영상 화소값이 스핀밀도, 스핀 격자 이완시간, 스핀 스핀 이완시간에 의해서 정해진다고 할 때 A, B 두 영역 사이의 대조도는 아래의 식으로 표현된다. 단, 영상은 90° 숙임각을 가진 경사에코 펄스열*gradient echo pulse sequence*을 사용했다고 가정한다.

$$C_{AB} = \rho_A (1 - e^{-TR/T_{1,A}}) e^{-TE/T^*_{2,A}} - \rho_B (1 - e^{-TR/T_{1,B}}) e^{-TE/T^*_{2,B}} \quad \cdots\cdots (9)$$

위 식에서 T2*는 자기장의 비균일도를 고려한 T2값이다. 스핀에코영상법에서는 위 식에서 T2*를 T2로 바꾸면 된다. 식 (9)에서 대조도를 제공하는 물리변수 3가지는 서로 연결되어 있다. 반복시간과 에코시간을 달리 하여 여러 번 촬영하면 이들 물리변수 분포를 나타내는 영상을 얻을 수는 있으나 촬영시간이 많이 걸리는 문제가 있다. 따라서 실제 임상에서는 이들 물리변수값을 정확히 영상화하는 것보다는 3가지 물리변수 중 어느 1가지가 지배적으로 나타나게 하는 것이 더 효과적이다. 이러한 영상을 보통 스핀밀도 강조영상*spin density weighted imaging*, T1 강조영상, T2 강조영상이라고 부른다. 특히 T1 및 T2는 병변조직에 따라 민감하게 변하기 때문에 T1 강조영상과 T2 강조영상은 아주 널리 쓰인다.

(1) 스핀밀도 강조영상

식 (9)에서 T1 및 T2에 의한 가중 효과를 없애기 위해서는 반복시간 ≫ T1, 에코시간 ≪ T2* 조건을 만들면 된다. 물론 조직마다 T1 및 T2* 값이 차이가 나기 때문에 이러한 조건을 만족하는 반복시간과 에코시간값은 촬영 부위에 따라 달라진다. 이들 조건이 만족된다면 식 (9)는 아래의 식으로 근사화할 수 있다.

$$C_{AB} \cong \rho_A - \rho_B \quad \cdots\cdots\cdots\cdots\cdots\cdots\cdots\cdots\cdots (10)$$

반복시간을 길게 하는 것은 기술적으로 어렵지 않다. 다만 반복시간이 길어지면 촬영시간이 길어지기 때문에 반복시간을 너무 길게 하는 것은 현실적이지 못할 때가 있다. 에코시간을 짧게 하는 것은 기술적으로 어려울 수 있다. 예를 들어

T2가 수msec 정도로 작은 조직을 촬영하는 경우 에코시간은 이보다 더 작은 값, 즉 1msec 이하로 해야 한다. 에코시간값을 작게 하기 위해서는 신호획득시간(T_S)도 작게 해야 하는데 그렇게 되면 판독 경사자기장을 크게 해야 한다. 자기공명영상 신호의 대역폭은 판독 경사자기장의 크기에 비례하고 자기공명영상 신호의 잡음은 신호의 대역폭에 비례하여 커지므로 에코시간을 너무 작게 하면 자기공명영상 신호의 잡음이 크게 늘어날 수도 있다.

(2) T1 강조영상

식 (9)에서 에코시간≪T2* 조건을 만들면 식 (9)는 아래의 식으로 변형된다.

$$C_{AB} \cong (\rho_A - \rho_B) - (\rho_A e^{-TR/T_{1,A}} - \rho_B e^{-TR/T_{1,B}}) \cdots (11)$$

식 (11)에서 두 부위 A, B에서의 스핀밀도 차이가 크지 않다면 반복시간값을 적당히 취할 경우 대조도는 T1에 지배를 받게 할 수 있다. 대조도 C_{AB}를 최대화하는 최적의 반복시간값을 구해보면 아래와 같다.

$$TR_{opt} = \frac{\ln(\frac{\rho_B}{T_{1,B}}) - \ln(\frac{\rho_A}{T_{1,A}})}{(\frac{1}{T_{1,B}} - \frac{1}{T_{1,A}})} \cdots\cdots\cdots\cdots (12)$$

위의 식은 두 부위의 T1 값에 대해 최적의 반복시간을 나타내는 것으로 촬영 부위에 보다 다양한 값의 T1을 가진 조직이 분포해 있는 경우 최적의 반복시간을 정의하는 것은 가능하지 않다. 뇌영상에서는 백색질, 회색질, 뇌척수액, 종양 조직의 평균적인 T1, T2 값을 가지고 어느 두 조직 사이의 대조도를 최대화하든지 아니면 모든 조직이 골고루 분별되도록 대조도를 조정해야 할 것이다. 조직의 T1, T2 값은 주자기장의 세기에 따라 달라진다. 일반적으로 주자기장이 세지면 T1값은 증가하고 T2값은 감소한다. 따라서 주자기장 세기에 따라 최적의 반복시간 값은 달라지게 된다.

(3) T2 강조영상

식 (9)에서 반복시간≫T1 조건을 만들면 식 (9)는 다음의 식으로 변형된다.

$$C_{AB} \cong \rho_A e^{-TE/T^*_{2,A}} - \rho_B e^{-TE/T^*_{2,B}} \cdots\cdots\cdots\cdots (13)$$

식 (13)에서 두 부위 A, B에서의 스핀밀도 차이가 크지 않다면 에코시간값을

표 11-1
적당한 대조도를 만들기 위한 영상 조건

대조도 종류	반복시간	에코시간
스핀밀도	가능한 한 길게	가능한 한 짧게
스핀 격자 이완시간	조직의 평균 T1값	가능한 한 짧게
스핀 스핀 이완시간	가능한 한 길게	조직의 평균 T2값

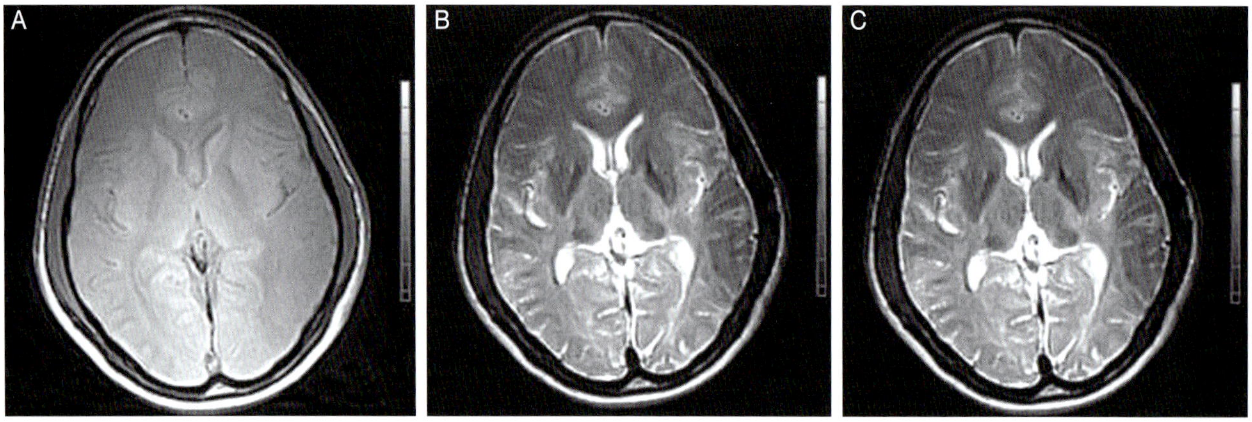

그림 11-3
3T 자기공명영상
A: 스핀밀도 가중영상. B: T1 가중영상. C: T2 가중영상.

적당히 취할 경우 대조도는 T2에 지배를 받게 할 수 있다. 대조도 C_{AB}를 최대화하는 최적의 에코시간값을 구해보면 아래와 같다.

$$TE_{opt} = \frac{\ln(\frac{\rho_B}{T^*_{2,B}}) - \ln(\frac{\rho_A}{T^*_{2,A}})}{(\frac{1}{T^*_{2,B}} - \frac{1}{T^*_{2,A}})} \cdots\cdots (14)$$

위의 식도 두 부위의 T2값에 대해 최적의 에코시간을 나타내는 것으로 촬영 부위에 더 다양한 값의 T2를 가진 조직이 분포해 있는 경우 최적의 에코시간을 정의하는 것은 가능하지 않다.

위에서 3가지 종류의 강조영상을 살펴보았다. 이들 강조영상의 대조도를 최대화하는 영상변수값을 일률적으로 말할 수는 없으나 대체로 〈표 11-1〉에 요약한 조건을 사용하는 것이 일반적이다.

그림 11-3은 3T 자기공명영상으로 얻은 영상이다. 그림 11-3A는 스핀밀도 가중영상을, 그림 11-3B는 T1 가중영상을, 그림 11-3C는 T2 가중영상이다. 그림 11-3에서 사용한 반복시간/에코시간값은 각각 4000/20msec, 700/20msec, 4000/80msec이다.

Ⅳ 자기공명영상의 공간해상도

자기공명영상의 원리는 푸리에 영상법에 기초하고 있다. 따라서 자기공명영상의 해상도는 전산화단층촬영술이나 핵의학영상 시스템과는 전혀 다른 원리로 결정된다. 전산화단층촬영술 영상의 해상도는 주로 디텍터*detector*의 크기, x-ray 선원의 초점*focal spot* 크기, x-선의 산란 정도에 따라 결정된다. x-선의 산란을 무시한다면 디텍터의 크기를 작게 할수록, 그리고 x-ray 선원의 초점 크기를 작게 할수록 공간해상도를 높일 수 있다. 그러나 자기공명영상은 전혀 다른 원리로써 공간해상도가 결정되는데 이를 살펴보기로 하자.

1. 단면 방향으로의 해상도

자기공명영상의 단면은 고주파 펄스의 모양에 따라 결정된다. 사각형 모양의 단면을 만들기 위해 일반적으로 Sinc 형태의 고주파 펄스가 많이 사용된다. Sinc 고주파 펄스를 경사자기장과 함께 인가하면 Sinc 고주파 펄스의 대역폭에 해당하는 두께의 단면이 선택된다. Sinc 고주파 펄스 모양이 고정되어 있다면 동시에 인가하는 경사자기장의 세기가 클수록 더 얇은 단면이 선택된다.

단면 방향의 해상도는 단면 두께라 할 수 있다. 따라서 단면 두께가 얇을수록 단면 방향의 해상도는 개선될 것이다. 그러나 단면 두께를 얇게 하면 영상의 신호대잡음비가 나빠지므로 단면 두께의 적당한 선택이 필요하다.

2. 영상 평면 내에서의 해상도

자기공명영상에서 판독 방향과 위상부호화 방향으로의 영상원리는 서로 같다. 즉, 경사자기장을 인가하면서 자기공명영상 신호를 받으면 이 자기공명영상 신호는 공간주파수 공간인 k-공간을 주사하게 된다. 따라서 판독 방향과 위상부호화 방향의 공간해상도는 자기공명영상 신호가 얼마나 높은 주파수의 k-공간까지 주사를 하느냐에 따라서 결정된다.

판독 방향인 x방향으로 N개의 데이터를 표본화한다고 하자. 푸리에 영상의 x 방향 영상영역을 L_x라 하면 x 방향의 공간해상도는 아래의 단순한 식으로 결정된다.

$$\Delta x = \frac{L_x}{N} \quad \cdots\cdots (15)$$

예를 들어 영상영역을 256mm로 하고 데이터 표본화 수를 256으로 하면 x 방향의 해상도는 1mm가 되는 것이다. 물론 이 경우 데이터 표본화 간격은 나이퀴스트 표본화주파수*Nyquist sampling frequency* 원리로 결정된다고 가정하였다. 위상부호화 방향의 공간해상도도 식 (15)와 같은 원리로 결정된다. 즉, 위상부호화 단계*phase encoding step* 수를 늘리면 공간해상도가 비례해서 향상되는 것이다. 그런데 판독 방향으로의 표본화 간격은 micro second 간격으로 표본화 수를 늘린다고 해서 촬영시간이 늘어나지는 않는다. 그러나 위상부호화 방향으로의 표본화 간격은 반복시간과 같으므로 위상부호화 수를 늘리면 바로 촬영시간이 늘어나게 된다. 따라서 위상부호화 방향으로 공간해상도를 개선하면 촬영시간이 길어지는 것은 불가피하다고 할 수 있다.

판독 방향이든 위상부호화 방향이든 표본화 수는 한정될 수밖에 없다. 즉 k-공간을 주사할 때 어느 특정주파수 이상으로 더 나아갈 수 없다. 인체 크기는 한정되어 있으므로 이를 푸리에 변환하면 이론적으로 무한주파수 성분까지를 갖는다. 그러나 대부분의 에너지는 저주파 성분에 밀집되어 있다. 따라서 자기공

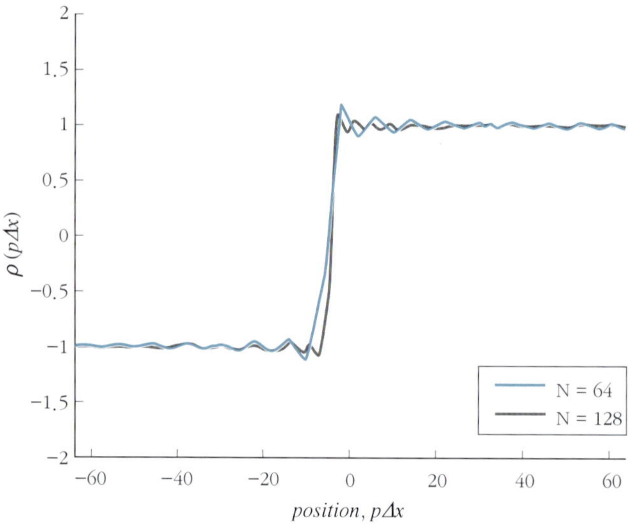

그림 11-4
Gibbs ringing 현상

명영상을 위해 k-공간을 주사할 때 저주파 대역은 반드시 포함하고 고주파 대역의 어느 특정 부분까지만을 주사하는 것이 실용적이다. 이를 공학적으로 데이터 자름*data truncation*이라 부른다. 이 데이터 자름에 의해 Gibbs ringing 현상이 나타난다. Gibbs ringing은 화소의 크기가 갑자기 변하는 경계 부분에서 자주 관찰된다. 그림 11-4에 Gibbs ringing 현상을 그래프로 나타내었다. 사각형 모양의 물체에 대해 데이터 표본화 수를 각각 64와 128로 해 자기공명영상을 했을 때 Gibbs ringing을 보인 것이다. Gibbs ringing의 진폭은 데이터 표본화 수에 관계없이 일정하다. 다만 데이터 표본화 수가 많을수록 경계에서 멀어질 때 진폭이 더 빨리 감쇄하므로 ringing 현상이 더 적어 보일 것이다. Gibbs ringing 현상은 적당한 필터를 가하여 완화할 수 있다. 그러나 이 경우 공간해상도가 나빠지는 것을 감수해야만 한다(그림 11-4).

그림 11-5에 256×256, 128×128, 64×64로 데이터 표본화 수를 취했을 때의 영상을 보였다. 데이터 표본화 수를 늘릴수록 공간해상도가 좋아지고 Gibbs ringing도 줄어드는 것을 볼 수 있다.

그림 11-5
데이터 표본화 수에 따른 자기공명영상의 변화
A: 데이터 표본화 수 = 256×256. B: 데이터 표본화 수 = 128×128. C: 데이터 표본화 수 = 64×64.

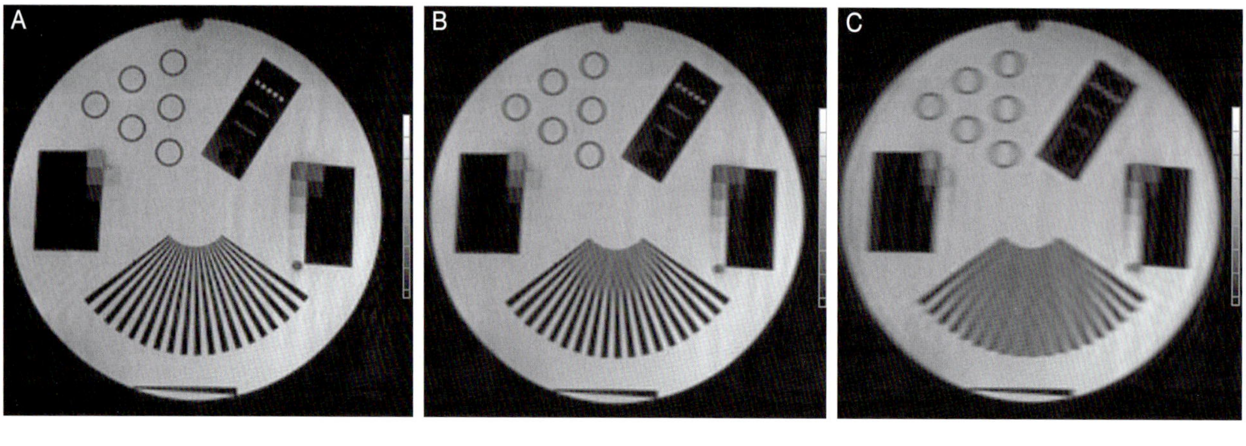

참고문헌

Amh Accreditation Manual for Hospitals, Volume I-Standards. Oakbrook Terrace, IL: Joint Commission on Accreditation of Healthcare Organizations, 1994.

Brummett RE, Talbot JM, Charuhas P. Potential hearing loss resulting from MR imaging. Radiology 1988;169:539-540.

Freinhar JP, Alvarez WA. Organic claustrophobia: an association between panic and carbon dioxide? Int J Psychosom 1987;34:18-19.

Holshouser BA, Hinshaw DB, Shellock F. Sedation, anesthesia, and physiologic monitoring during MR imaging: evaluation of procedures and equipment. J Magn Reson Imaging 1993;3:553-558.

Kangarlu A, Burgess RE, Zu H, et al. Cognitive, cardiac and physiological studies in ultra high field magnetic resonance imaging. Mag Reson Imaging 1999;17:1407-1416.

Luechinger R, Zeijlemaker VA, Pedersen EM, et al. In vivo heating of pacemaker leads during magnetic resonance imaging. Eur Heart J 2005;26:376-383.

Sakakibara Y, Mitsui T. Concerns about sources of electromagnetic interference in patients with pacemakers. Jpn Heart J 1999;40:737-743.

Saunders RD, Smith H. Safety aspects of NMR clinical imaging. Br Med Bull 1984;40:148-154.

Schenck JF. Safety of strong, static magnetic fields. J Magn Reson Imaging 2000;12:2-19.

Slifer KJ, Penn-Jones K, Cataldo MF, et al. Music enhances patients' comfort during MR imaging. AJR Am J Roentgenol 1991;156:403.

제12장
자기공명영상 인공물

김윤현, 이정한, 정순철

자기공명영상의 왜곡은 영상의 기하학적 구조왜곡*geometrical distortion*과 영상의 품질을 떨어트리는 영상오류로 나뉘며, 영상오류에는 허상*ghost*과 인공물*artifact*이 있다. 영상의 품질을 떨어트리는 것으로 대표적인 불규칙 잡음*random noise*은 영상오류에 포함하지 않았다. 허상과 인공물 모두 정상적인 영상에 더해져 영상의 품질을 저하시켜 영상을 이용한 진단의 정확성을 떨어뜨리거나 진단을 불가능하게 할 수도 있다. 보통 허상은 특정한 형상이 영상에 더해지는 형태를 말하는데, 예를 들어 머리의 다중단면영상에서 영상기법의 오류로 대뇌부 단면영상에 턱 부위 영상이 겹쳐 나타났다면 턱 부위 영상은 허상이 된다. 다른 예로 심장이나 동맥 부위 영상에서 주기성이 있는 혈액의 흐름 때문에 혈관이나 심장이 영상에서 여러 개로 나타나는 경우도 있다. 허상은 정상인 영상과 비교해 더 흐릿하거나 크기가 다른 것이 보통이다. 이와 달리 인공물은 주로 영상에 불규칙한 형태가 겹쳐 나타나는 것을 말하는데, 때로는 허상과 인공물을 혼용하여 사용하기도 하며 모두 인공물로 부르기도 한다. 이러한 영상오류 원인은 자기공명영상 장치 자체에 기인하는 것과 영상대상인 환자나 시료의 특성에 기인하는 것으로 나눌 수 있다. 자기공명영상 장치에 기인하는 것은 주자석의 자기장 이상, 경사자기장*gradient field* 장치의 이상, 고주파 코일*RF coil*의 특성, 영상기법 관련 등으로 나뉘며, 환자나 시료 관련 현상은 움직임*motion*과 유체 흐름*flow*, 화학적 이동*chemical shift*, 자화율*susceptibility* 차이 등으로 나누어볼 수 있다.

I 자기공명영상 장치 관련 인공물과 허상

1. 주자석 자기장의 공간 불균일에 따른 영상왜곡

자기공명영상의 기본원리에서 공간위치 정보를 얻는 방법으로 주자석의 일정하고 강한 균일 자기장의 위치에 따라 자기장 세기가 일정하게 변하는 경사자기장

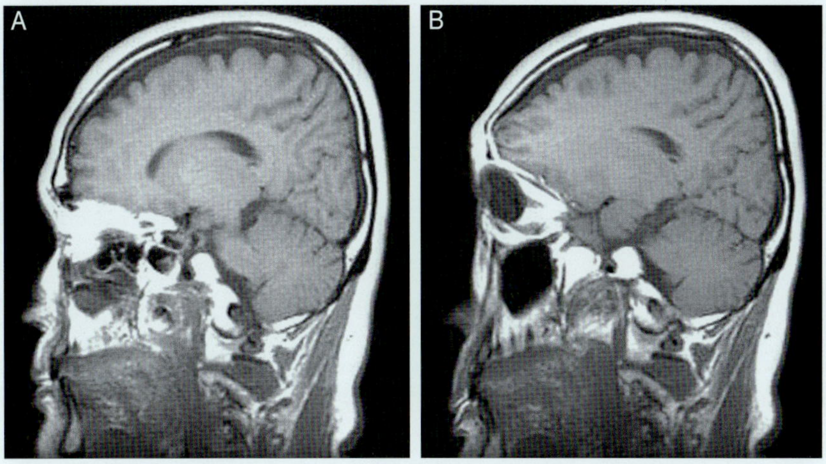

그림 12-1
주자석 자기장의 공간 불균일 때문에 공간왜곡이 발생한 영상
A: 정상 영상, B: 전두골 부분이 왜곡된 영상(1.5T 주자기장 내에서의 스핀에코 스핀 격자 강조영상).

을 중첩시켜 공간위치에 따라 자기공명 신호의 주파수를 다르게 하는 방법을 사용한다. 만약 주자석이 만들어내는 자기장이 영상공간 안에서 균일하지 않고 위치에 따라 세기에 차이가 있을 경우, 선형성이 매우 좋은 경사자기장을 중첩시켰을 때 경사자기장 방향으로 자기공명 신호의 주파수가 직선적으로 변하지 않고 비직선성이 발생하여 영상의 공간왜곡을 일으키고 매우 심한 불균일이 있을 경우에 다른 위치에 있는 수소원자핵이 동일한 주파수의 신호를 발생시켜 영상에서는 동일한 위치에 겹쳐지기까지 한다(그림 12-1). 이러한 현상은 임상용 자기공명영상 장치에서는 주자석의 자기장이 제한된 영상공간 안에서 매우 균일하게 조정되어 있어 잘 발생하지 않으나, 영상대상이 너무 커서 주자석의 균일 자기장 범위를 넘어가면 발생하게 된다. 주자석의 자기장 균일도를 유지하는 보정장치*shimming system*에 이상이 있거나, 주자석 내외부에 철과 같은 강자성체 조각이 부착되어 있을 경우에도 주자석의 자기장 균일도를 크게 손상시켜 영상의 공간왜곡을 크게 일으킬 수 있으므로 주자석 부근에 자성체를 접근시키지 않도록 조심하여야 한다.

2. 경사자기장의 비직선성에 따른 인공물과 허상

경사자기장의 공간 불균일은 자기공명영상에서 영상단면 선택과정과 공간위치 정보획득 과정에 모두 영향을 준다. 경사자기장의 불균일은 영상의 공간왜곡으로 나타나며, 이 왜곡은 기본적으로 주자기장의 불균일에 따른 왜곡과 차이가 없다. 영상단면은 두께가 수 mm 정도로 매우 얇기 때문에 일반적으로 경사자기장의 불균일이 영상단면에 뚜렷한 영향을 주지 않으나, 불균일이 매우 심할 경우에는 부분적으로 선택단면의 두께가 달라져 영상의 밝기에 영향을 줄 수 있다. 최근의 임상용 자기공명영상 장치의 경사자기장 발생장치는 와전류*eddy current*를 잘 보상하면서 영상공간에서 충분한 직선성을 갖도록 설계 및 제조되고 있어 자기공명영상의 임상 이용에서 문제가 되지는 않는다.

3. 경사자기장의 와전류 효과

경사자기장의 와전류는 경사자기장을 발생시키는 경사자기장 코일에 강한 펄스 전류가 흐를 때 이 코일을 둘러싸고 있는 주자석의 금속 구조물에도 경사자기장의 발생을 억제하는 방향으로 전류가 흐르는 현상을 의미한다. 와전류가 발생하면 발생한 경사자기장의 직선성이 시간축 방향으로 나빠진다. 영상단면 선택 경사자기장에 와전류가 있을 경우 선택단면형상*slice profile*이 나빠져 영상의 신호대잡음비가 나빠진다. 만약 주파수부호화*frequency encoding* 경사자기장에 와전류가 있을 경우에는 주파수부호화 방향으로 k-공간에서 불균등 표본화를 하게 되므로 영상의 분해능이 나빠지고, 경계 부분에 줄무늬*ringing* 발생과 해상도 저하 현상인 영상흐림*blur*이 발생한다. 와전류가 매우 클 경우에는 실효경사자기장을 감소시키기도 한다. 또한 와전류가 심하게 발생할 경우 주파수부호화 경사자기장의 와전류가 단면선택 순간까지 남아 두 방향의 경사자기장에 의해 단면선택이 되는 기울임*oblique* 단면이 선택될 수도 있다. 와전류의 영향은 영상기법에 따라 다르게 나타나며, 경사자기장 에코영상과 고속영상에서 더욱 크게 나타난다. 최신 자기공명영상 장치는 주자석의 무와전류*eddy-current-free* 구조와 능동차폐*active shield* 경사자기장코일 등의 기술을 적용하여 와전류를 거의 완벽하게 억제하고 있어 거의 영상에 영향을 주지 않는다.

Ⅱ 신호획득 방법과 관련 있는 왜곡

1. 위상부호화 방향의 영상겹침

2차원 자기공명영상은 한축 방향의 주파수부호화와 다른 한축 방향의 위상부호화 과정으로 2차원 위치정보를 얻는다. 주파수부호화 방향의 신호수집은 매우 짧은 시간동안 k-공간 한 열의 신호를 수집하며, 이 과정에는 표본화 이론*sampling theorem*이 적용된다. 따라서 디지털 표본화에 따른 신호의 왜곡인 주파수 성분 겹침*aliasing*을 제거하기 위해 디지털 신호수집 장치인 아날로그-디지털 변환기*analog-to-digital converter; ADC* 앞에 신호 표본화 주파수의 1/2 이하 대역폭을 갖는 저역통과필터*low pass filter; LPF*가 있어 표본화하는 신호의 주파수대역폭을 제한한다. 자기공명영상에서 이러한 과정은 k-공간에서 주파수부호화 방향의 고주파 성분을 제거하는 것으로, k-공간 신호를 푸리에 변환*Fourier transform*한 결과인 자기공명영상에서는 주파수부호화 방향으로 관심영역*region-of-interest; ROI*을 넘는 신호를 차단하는 역할을 한다. 이 역할과 주파수부호화 방향으로 과대 표본화*over sampling*를 하기 때문에 주파수부호화 방향으로는 영상겹침이 발생하지 않는다(그림 12-2).

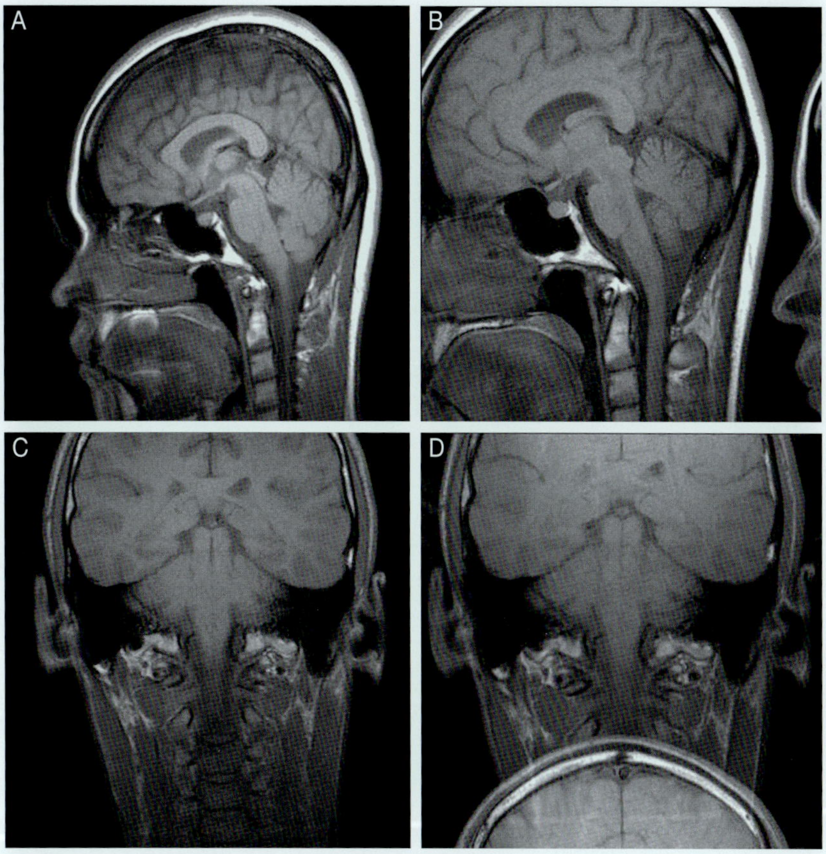

그림 12-2
위상부호화 방향으로의 영상겹침 현상

A: 정상. B: 과소 관심영역에 따른 영상겹침. A와 B에서 주파수부호화와 위상부호화 방향은 각각 수직 방향과 수평 방향으로 동일할 때 관심영역 축소에 따른 영상겹침의 발생을 볼 수 있다. 위상부호화 방향의 관심영역이 머리 단면을 모두 포함한 경우(A)와 머리 전면이 바깥으로 나간 경우(B)의 비교 영상에서 (B)는 관심영역 바깥 부분인 머리 앞쪽이 영상의 머리 뒤쪽으로 겹쳐 나왔다. 관심영역을 (B)보다 작게 하면 머리 앞부분의 영상이 머리 뒷부분의 영상과 서로 겹쳐 나타나 판독을 불가능하게 한다. C: 정상. D: 적절하지 않은 부호화 방향 선택에 따른 영상겹침. (C)와 (D)는 관심영역을 동일하게 하고, 주파수부호화와 위상부호화 축을 서로 바꾸었을 때 나타나는 영상겹침 현상을 보여준다. (C)는 관심영역 바깥에도 신체 부위가 있는 수직 방향으로 주파수부호화를 하였기 때문에 영상겹침이 나타나지 않으나, (D)는 수직 방향으로 위상부호화를 하였기 때문에 영상겹침이 발생하였다.

2. 위상부호화 방향 과소표본화에 따른 해상도 저하

자기공명영상의 영상시간은 반복시간*TR*과 위상표본화 개수로 결정되며, 위상표본화 개수는 영상의 행렬 크기로 결정된다. 즉 512×512의 2차원 자기공명영상을 얻으려면 512단계의 위상표본화 신호를 수집하여야 하며, 이 수를 줄이면 영상시간은 줄어드나 영상의 분해능*resolution*이 위상표본화 방향으로 나빠진다. 그러나 k-공간에서 위상표본화 방향으로 높은 공간주파수 정보의 일부를 사용하지 않아도 영상의 분해능이 현격하게 나빠지지는 않으므로 영상시간을 줄이

그림 12-3
위상부호화 방향으로 영상겹침의 모의 실험

A: 정상 영상. B: 위상부호화 방향으로 낮은 공간주파수 성분만 수집. C: 수집한 신호를 k-공간 신호로 재구성한 영상.

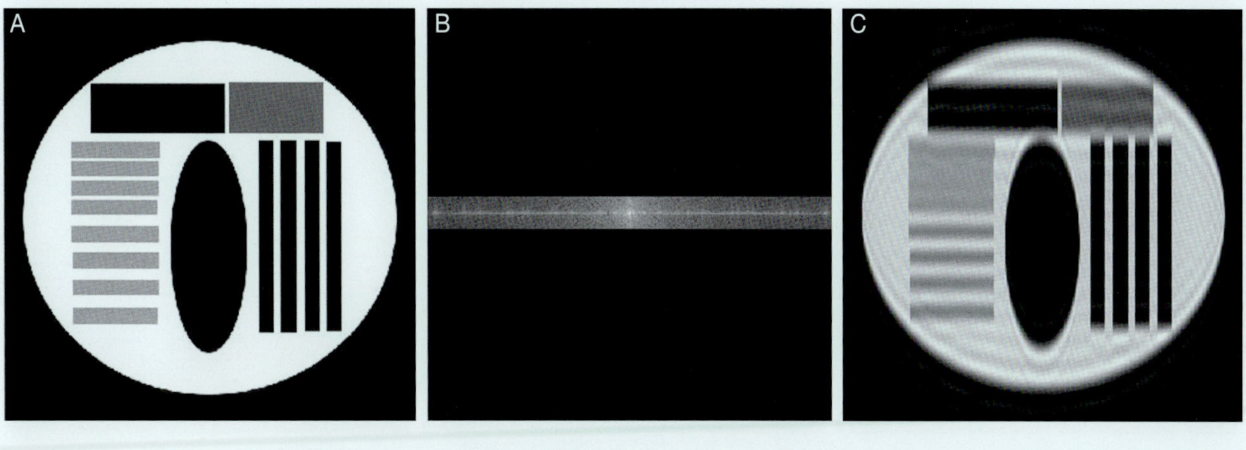

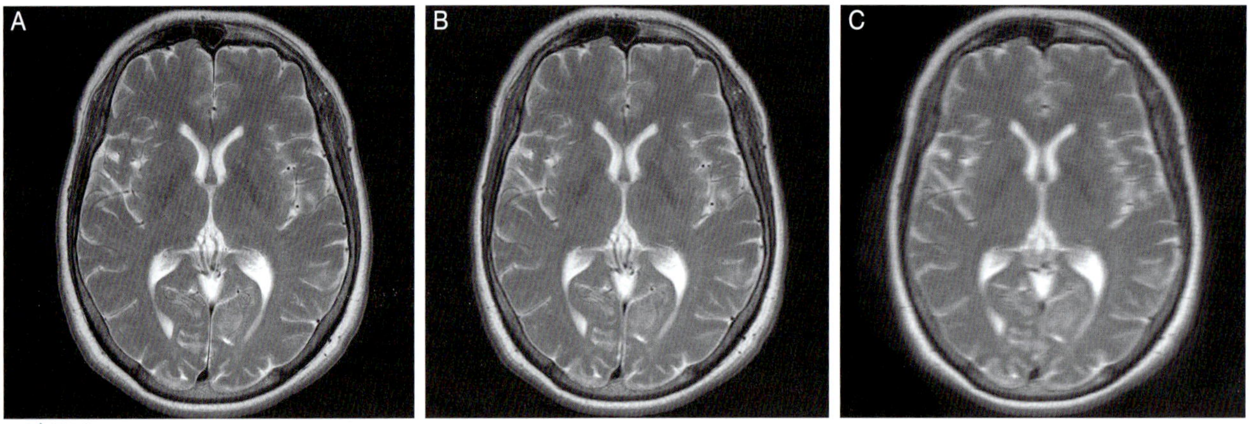

그림 12-4
512×512 행렬의 스핀에코영상에서 위상부호화 단계가 512(A), 256(B), 128(C)인 영상
위상부호화 단계가 줄어들수록 위상부호화 방향으로 영상의 분해능이 나빠진다.

기 위해 위상표본화 단계를 약간 줄이기도 하지만, 과도하게 줄일 경우 분해능이 확연히 저하된다(그림 12-3, 12-4).

3. 부분체적 효과

자기공명영상은 유한한 두께의 단면에 대한 2차원 영상을 제공하며, 3차원 영상도 2차원으로 도시해야 하므로 유한한 두께의 단면에 대한 2차원 영상이 된다. 영상영역의 구조가 단면 방향으로 모두 수직이 아니므로 영상단면이 두꺼워지면 영상의 분해능도 나빠지게 된다. 이러한 현상이 부분체적*partial volume* 효과이다. 영상단면을 얇게 하면 자기공명 신호가 작아져 영상의 신호대잡음비가 나빠지고, 충분한 신호대잡음비를 확보하기 위해 영상단면을 두껍게 하면 분해능이 나빠진다. 신호대잡음비의 저하와 분해능 저하는 모두 영상의 품질을 떨어뜨려 판독을 어렵게 하므로 신호대잡음비와 분해능을 모두 만족하는 최적 영상단면 두께는 주자기장의 세기와 영상기법에 따라 실험적으로 결정하여 사용한다. 주자석이 강할수록 신호대잡음비가 높아져 고자기장의 장치일수록 얇은 단면선택이 가능하기 때문에 고해상도 영상을 얻을 수 있다(그림 12-5, 12-6).

그림 12-5
1.5T 스핀에코(반복시간/에코시간 = 3000/108msec) 뇌영상에서 선택단면 두께 차이에 따른 해상도 차이와 신호대잡음비 비교
선택단면의 두께는 각각 3mm(A), 10mm(B), 20mm(C)이다.

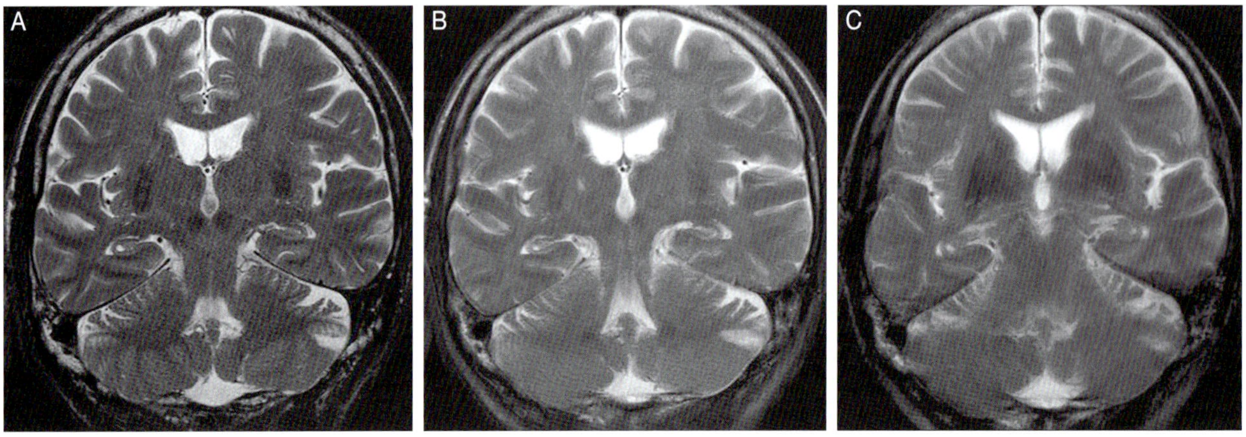

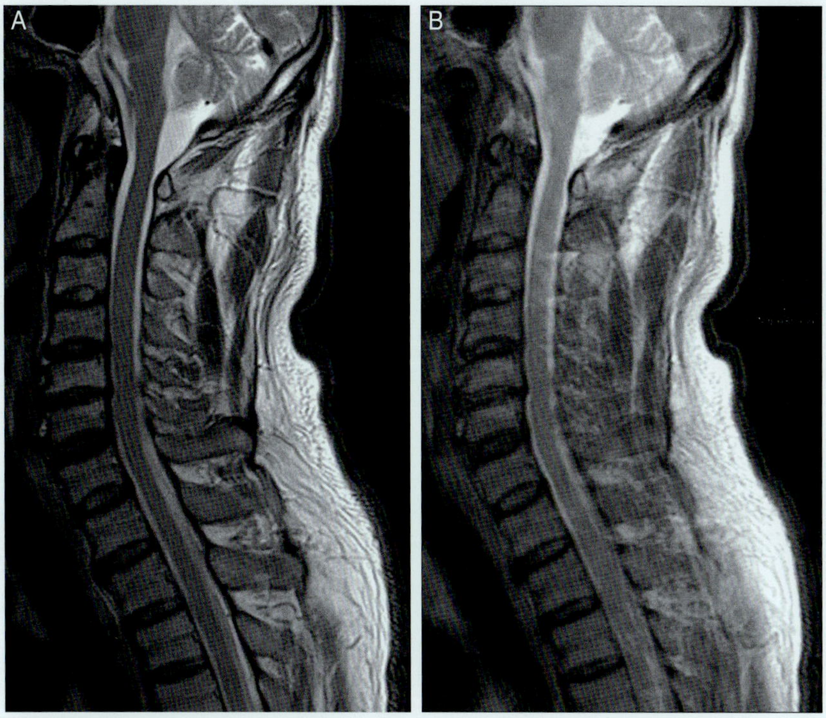

그림 12-6
1.5T 스핀에코(반복시간/에코시간 = 3500/96msec) 경추부영상에서 선택단면 두께 차이에 따른 해상도 차이와 신호대잡음비 비교
선택단면의 두께는 각각 4mm(A), 10mm(B)이다.

4. 신호포화*signal clipping* 효과

자기공명영상 장치에서 신호수집계통의 이득이 너무 크면 증폭과정이나 아날로그-디지털 변환(ADC) 과정에서 자기공명 신호 자유유도붕괴의 첨두 부분이 잘려나가는 현상으로 발생하며, 이럴 경우 영상의 대조도 왜곡과 경계선 강화 현상이 일어난다. 자기공명 신호에서 첨두값은 k-공간에서 영상의 대조도를 결정하는 공간주파수 0 및 매우 낮은 공간주파수 영역이 되므로 영상에서 심한 대조도 왜곡과 경계선 강화 효과가 나타난다. 실제 영상에서는 영상에 필요한 자기공명 신호를 수집하기 전에 미리 자기공명 신호를 수집한 다음 신호의 최대크기를 판독해 신호포화가 발생하지 않도록 신호수집계통의 이득을 조절하여 신호포화에 따른 영상의 훼손을 막는다(그림 12-7).

5. 구적법*quadrature* 인공물

자기공명 신호는 복소수 형태로 실수부와 허수부로 구성되는데, 수학적으로 실수부와 허수부는 각각 코사인(cos) 함수와 사인(sin) 함수 형태로 표현되며 서로 90°의 위상 차이가 난다. 매우 높은 주파수인 자기공명 신호에서 주자기장에 의해 결정되는 높은 고정주파수(f_0) 성분을 제거하는 복조과정에서 90° 위상 차이가 나는 $cos\,2\pi f_0 t$와 $sin\,2\pi f_0 t$인 신호를 사용한다. 이 과정에서 사인 신호와 코사인 신호의 위상이 정확하게 90° 차이가 나지 않으면 복조된 자기공명 신호인 복소 k-공간 신호에서 실수부와 허수부 성분이 서로 섞이게 된다. 이때 정확한 k-공간 신호로 재구성된 영상과 서로 섞여 실수부와 허수부가 바뀐 k-공간 신호 성분으로 재구성된 영상은 서로 180° 회전한 상태가 된다. 따라서 재구성된 영상은 이 두 영상 성분이 더해진 것이 된다. 푸리에 변환은 복소 회전대칭 특성

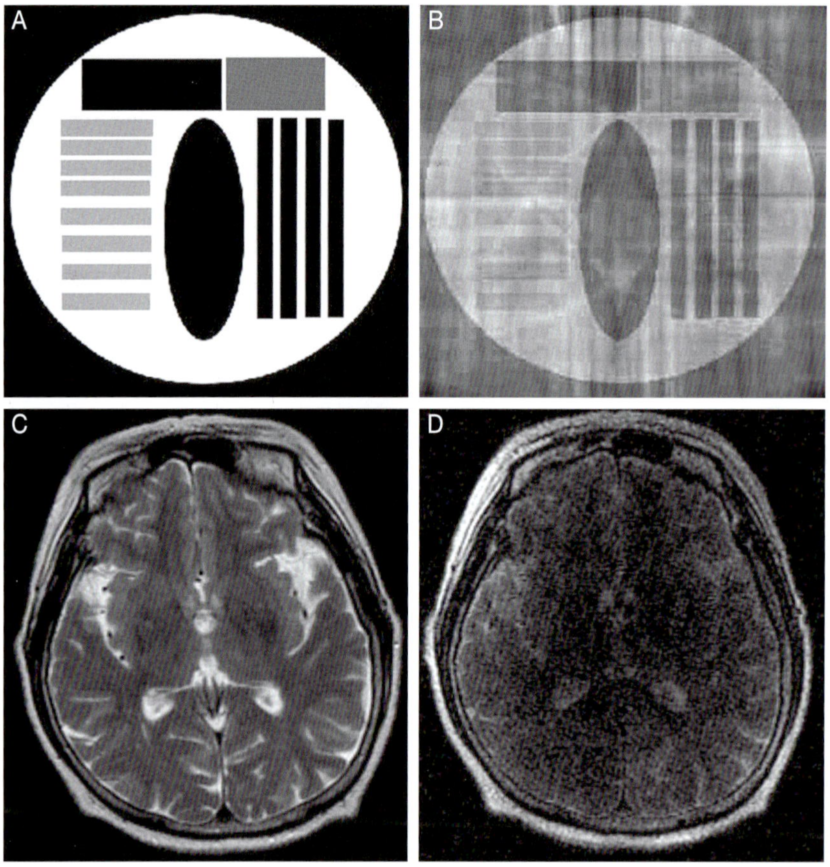

그림 12-7
모의실험과 뇌영상에서 자기공명 신호포화에 따른 영상왜곡

A: 왜곡 없는 모의실험 영상. B: 저주파 성분 신호의 포화가 발생한 k-공간 신호를 사용하여 재구성한 모의실험 영상. C: 정상인 머리 영상. D: 신호포화가 발생한 머리 영상.

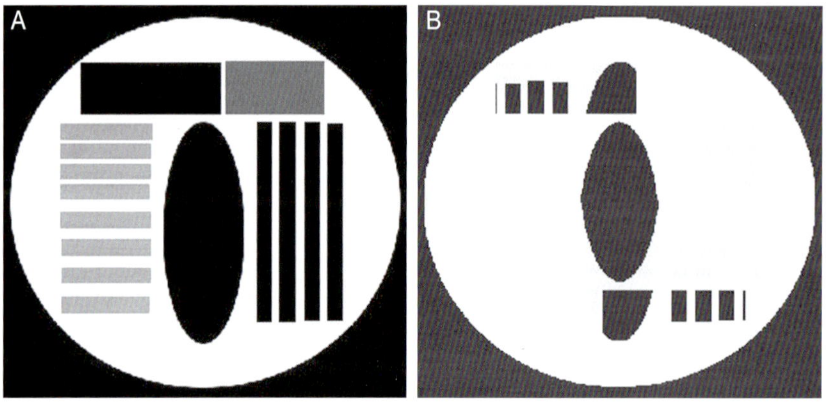

그림 12-8
구적법 인공물의 모의실험

A: 왜곡 없는 정상 영상. B: 복소 k-공간 신호에서 실수부와 허수부의 신호를 각각 5%씩 서로 섞은 다음 재구성한 영상.

이 있기 때문에 신호가 강한 원래의 영상에 대하여 180° 회전한 흐린 허상영상이 겹쳐진다(그림 12-8).

Ⅲ 자기화감수성 및 화학적 이동 효과

1. 자기화감수성 효과

여러 가지 물질의 자기적 특성에는 약간씩 차이가 있는데, 이 차이를 자기화감

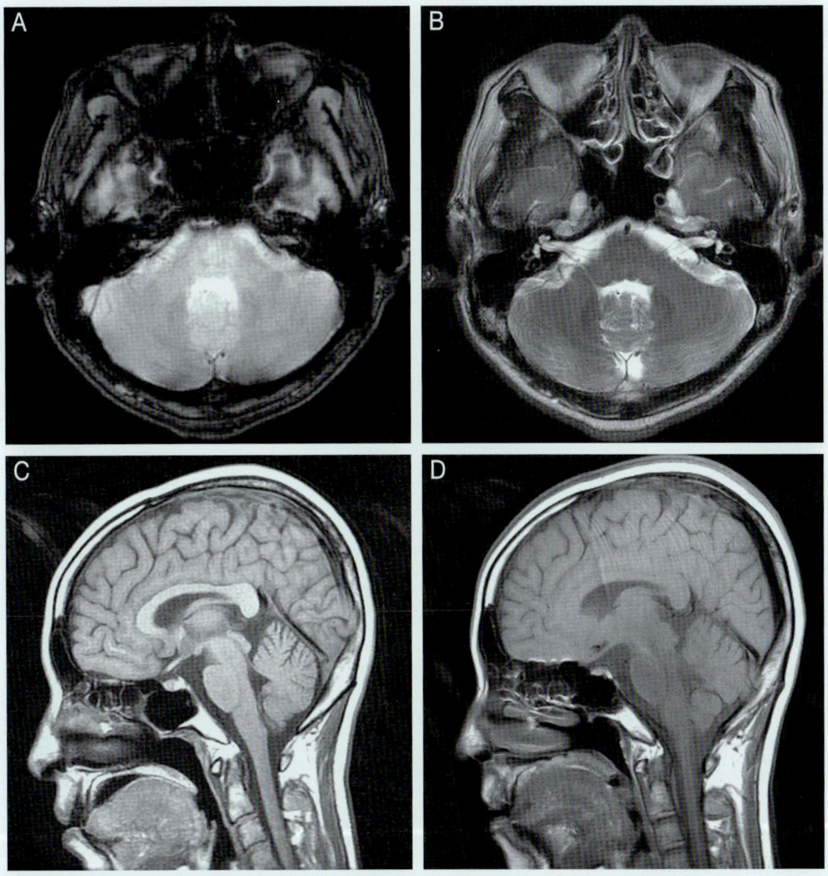

그림 12-9
영상기법과 주자석 자기장에 따른 자기화감수성 영향 비교
경사에코 영상기법(GRE-echo 3T)(A)과 스핀에코 영상기법에서 나타나는 비강의 공기와 조직 사이의 자기화감수성 차이 때문에 생긴 영상왜곡 SE-T2 3T(B)의 비교. (A)에서 비강 주위의 공간왜곡이 심하고 영상의 밝기왜곡도 역시 심하게 일어나 있다. (B)는 스핀에코영상으로 경계면에 밝은 띠가 나타나는 등 일부 왜곡이 있지만 (A)보다 현격하게 왜곡이 적게 일어나는 것을 알 수 있다. SE 1.5T(C)와 SE 3T(D)에서 얻은 스핀에코영상. 1.5T보다 3T에서 사골동의 공기 접촉면에 더 강한 밝기왜곡이 나타난다.

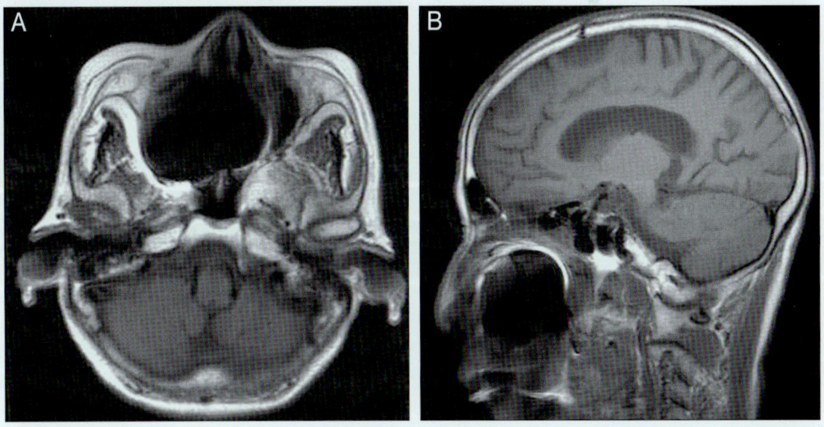

그림 12-10
머리단면영상에서 의치 때문에 발생한 금속성 영상왜곡
A, B: 1.5T 스핀에코 스핀 격자 강조영상(SE-T1WI 1.5T).

수성*magnetic susceptibility*으로 표시한다. 일반적으로 비자성체로 여겨지는 생체 조직도 공기와 작은 자기화감수성 차이가 있으며, 철, 니켈 등 강자성체 금속과는 매우 큰 차이가 있다. 근접해 있는 두 물질 사이에 자기화감수성 차이가 있으면 경계면에서 자기장의 왜곡을 일으켜 자기장 불균일과 같은 효과가 자기공명영상에 나타난다. 이 영향은 영상기법에 따라 정도 차이가 있으며, 자기공명 신호의 위상왜곡을 보정할 수 없는 경사에코*gradient echo*를 사용하는 영상기법에서 더욱 강하게 나타난다. 동일한 영상기법을 사용할 경우 주자기장이 강할수록 영상왜곡이 심하게 일어난다(그림 12-9).

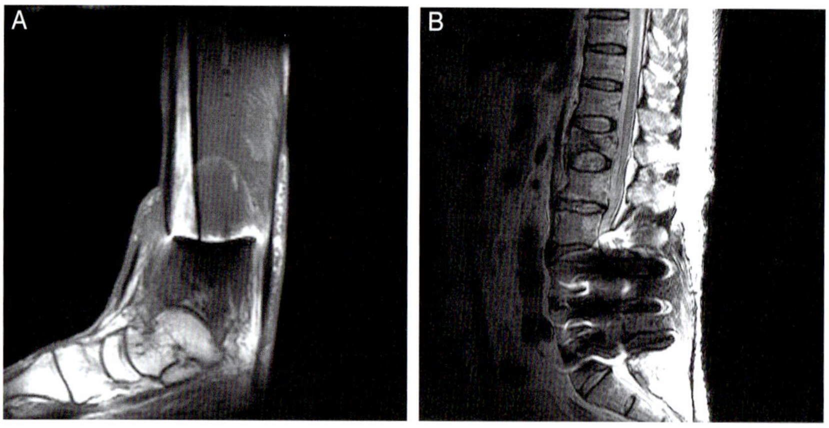

그림 12-11
신체에 삽입된 보철물(티타늄 합금)이 일으키는 왜곡의 형태
A: 1.5T 스핀에코 스핀 격자 강조영상(SE T1WI 1.5T). B: 1.5T 고속스핀에코 스핀 스핀 강조영상(FSE T2WI 1.5T).

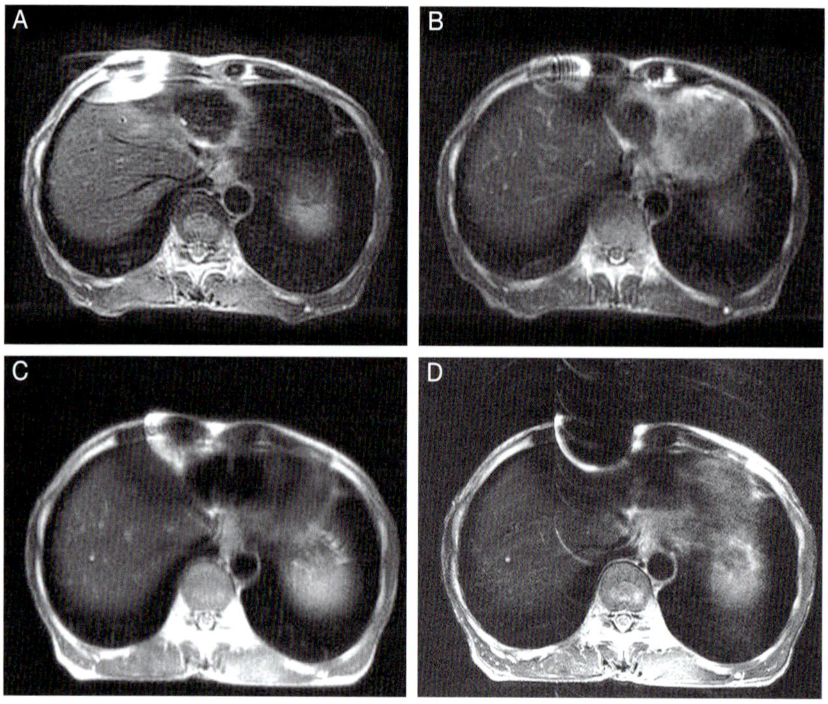

그림 12-12
신체 외부의 자성체(단추)에 의한 왜곡 현상
A: 1.5T 고속스핀에코 스핀 스핀 강조영상. B: 1.5T SSFSE(single shot fast spin echo) 영상. C: 3T 고속스핀에코 스핀 스핀 강조영상. D: 3T SSFSE 영상. 동일 영상기법에서 주자석의 자기장이 강할수록 영상왜곡이 심해진다.

자기화감수성에 의한 영상왜곡의 다른 원인은 신체에 삽입된 보철물이다. 특히 금속성 보철물의 자기화감수성은 조직에 비해 매우 차이가 나므로 보철물 주변의 자기장을 심각하게 왜곡시키고, 영상에서도 매우 심한 공간과 밝기의 왜곡을 초래한다. 그림 12-10과 12-11은 보철물이 일으키는 자기화감수성 차이에 의한 영상왜곡의 예이다.

이 밖에 자기화감수성 왜곡은 옷핀이나 작은 철 조각 등 의도하지 않은 자성체가 영상부위 부근에 유입되어서도 발생한다. 철과 같은 자성체가 자기공명영상 장치의 주자석 근처에 유입되면 주자석 중심 쪽으로 강하게 끌려가므로 위험을 초래할 수 있을 뿐만 아니라 영상에도 심각한 손상을 초래하므로 주의해야 한다. 그림 12-12는 의도적으로 작은 자성체(단추)를 환자의 배 위에 올려 놓은 상태에서 영상을 얻은 것이다. 넓은 영역에 걸쳐 강한 왜곡이 발생한 것을 볼 수 있다.

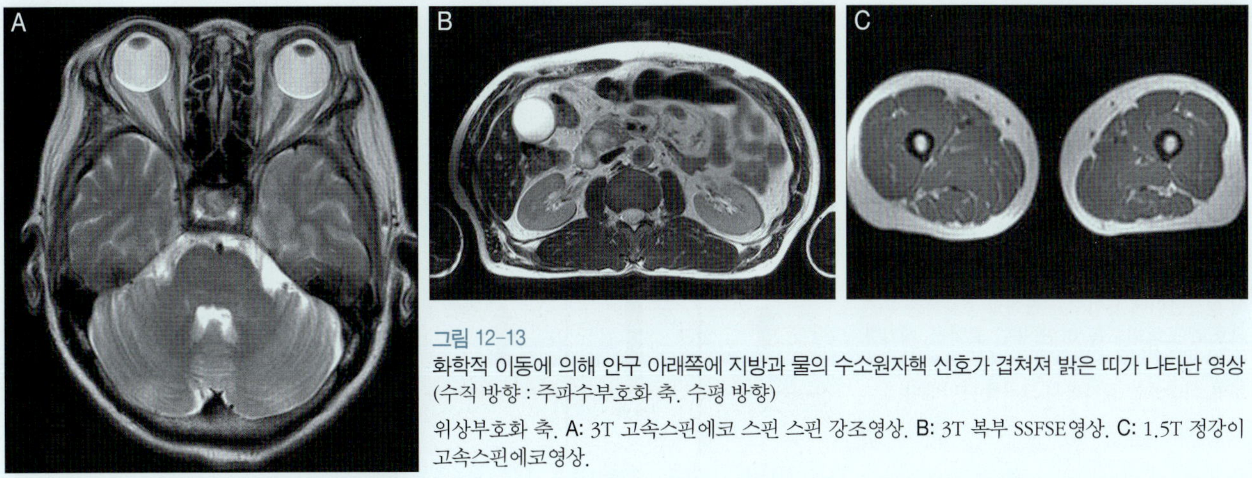

그림 12-13
화학적 이동에 의해 안구 아래쪽에 지방과 물의 수소원자핵 신호가 겹쳐져 밝은 띠가 나타난 영상 (수직 방향 : 주파수부호화 축, 수평 방향)
위상부호화 축. A: 3T 고속스핀에코 스핀 스핀 강조영상, B: 3T 복부 SSFSE영상, C: 1.5T 정강이 고속스핀에코영상.

2. 화학적 이동 효과

수소원자의 분자결합 상태에 따라 수소원자핵에 직접 가해지는 주자기장의 세기에 미세한 차이가 발생하며, 이 때문에 분자결합 구조에 따라 수소원자핵의 라모주파수*Larmor frequency*가 달라진다. 인체의 대표적인 구성물인 물과 지방을 비교하면 물의 수소원자핵의 자기공명주파수는 지방의 수소원자핵보다 약 3.5ppm이 높다. 1.5T에서 이 차이는 약 220Hz가 되며, 주자기장이 강할수록 이 주파수 차이가 커진다. 동일한 위치에 있는 지방과 물의 자기공명영상을 얻을 때, 이 주파수 차이는 주파수부호화 방향의 위치이동으로 나타난다. 이 위치이동은 주파수부호화 자기장의 세기가 작을수록 커진다. 이 결과 영상에서 해부학적 구조의 이동이 발생하며, 지방조직이 근육 등에 대하여 화학적 이동에 의해 위치이동을 했을 때 두 조직이 겹쳐질 경우 겹친 부분이 매우 밝게 나타난다. 진단에 필요한 조직이 지방을 포함하지 않을 경우 지방에서 신호가 나오지 않는 영상기법을 사용하여 화학적 이동에 따른 영향을 제거할 수 있다(그림 12-13).

Ⅳ 움직임과 혈류 효과 인공물

1. 유입혈류 효과

스핀 격자 강조영상에서 반복시간 주기 동안 스핀 격자 이완시간이 긴 부위는 종자화 회복이 늦어 신호강도가 낮아 영상이 어두워진다. 그러나 영상단면에 수직한 혈관이 있는 경우 반복시간 기간 동안 고주파 펄스를 겪지 않은 혈액이 유입되어 스핀 격자 효과가 전혀 나타나지 않으면 최대의 신호가 나타나 영상에서 혈관이 밝게 나타난다. 유입혈류*in-flow* 때문에 혈관이 매우 밝게 나오는 현상은 유입되는 혈액에 미리 사전포화펄스*pre-saturation pulse*를 사용하여 제거할 수 있다(그림 12-14).

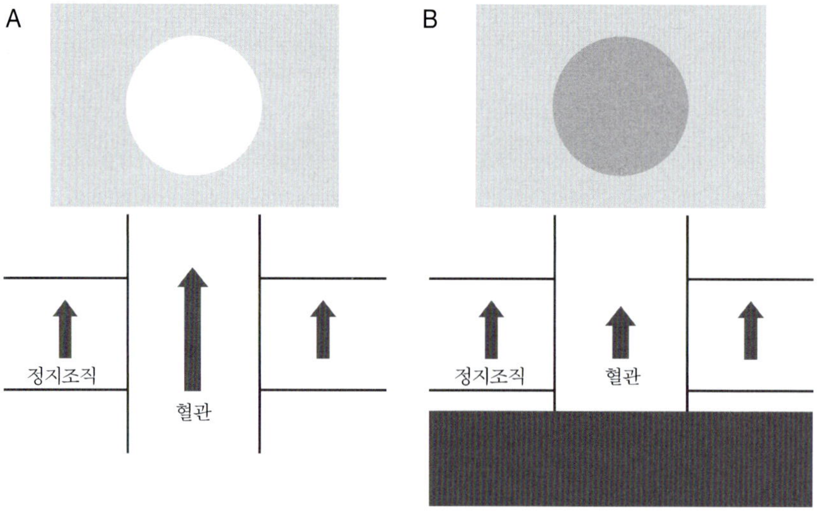

그림 12-14
유입혈류 효과와 사전포화 펄스를 사용한 유입 혈류 효과의 제거
A: 반복된 고주파 자극에 의해 정지조직의 종자화가 부분적으로 포화되어 있다. 그러나 혈관에서는 포화되지 않은 새로운 혈액이 계속 유입되어 종자화의 크기가 정지조직보다 커지고 이로 인해 영상에서는 밝은 신호가 나타난다. B: 혈액이 영상단면에 유입되기 전에 영상단면 옆(검은 부분)에 사전포화 펄스를 사용하여 영상단면에 유입되는 혈액의 종자화를 부분적으로 포화되도록 하면 유입 효과를 제거할 수 있다. 그림에서 혈관의 혈액은 위쪽으로 흐르며, 화살표는 종자화의 크기를 나타낸다.

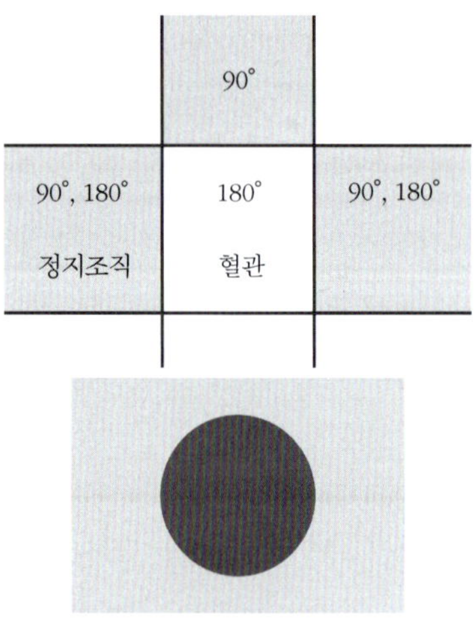

그림 12-15
혈류 효과와 사전포화펄스에 의한 혈관영상 모식도
90° 와 180° 고주파 펄스를 모두 겪은 정지조직에서는 신호가 나타나지만, 90° 와 180° 펄스 사이에 혈액이 영상단면을 빠져나가 두 고주파를 동시에 겪지 않은 혈액에서는 신호가 나타나지 않는다. 그림에서 혈액은 위쪽으로 빠르게 흐르는 것으로 가정하였다.

2.유출혈류 효과

에코시간이 비교적 긴 영상에서 영상단면에 수직한 혈관이 있고, 혈액의 유속이 빠른 경우 혈액의 신호가 전혀 나오지 않아 혈관이 검게 나타난다. 이 현상은 90° 고주파 펄스 이후 180° 고주파 펄스를 인가할 때 90° 펄스를 겪은 혈액이 영상단면 위치를 벗어나기 때문에 발생한다(그림 12-15, 12-16).

그 외에도 혈액의 흐름으로 발생되는 인공물은 아래와 같이 여러 가지가 있다.

① 저속혈류 인공물

혈액의 유속이 빠르다면 90° 고주파 펄스를 경험한 혈액은 180° 고주파 펄스가 인가되기 전에 다른 곳으로 이동하게 된다. 이때는 신호가 생성될 수 없다(유출혈류 효과). 그러나 혈액의 이동 속도가 매우 느려 90° 펄스에 의해 자극된 혈액이 계속 남아 있다가 180° 고주파 펄스도 경험하게 되면 신호가 발생하게 된다. 이렇게 나타나는 인공물을 저속혈류*slow flow* 인공물라고 한다.

② 유동 오등록*flow misregistration* 인공물

혈류 때문에 영상에서 공간정보의 이상이 나타난 것으로서, 영상단면 내에서 비스듬하게 흐르는 스핀은 여기*excitation*된 후 위상부호화의 주파수부호화를 하는 동안에 위상이동이 일어나 외관상 혈관의 위치가 이동되어 보인다.

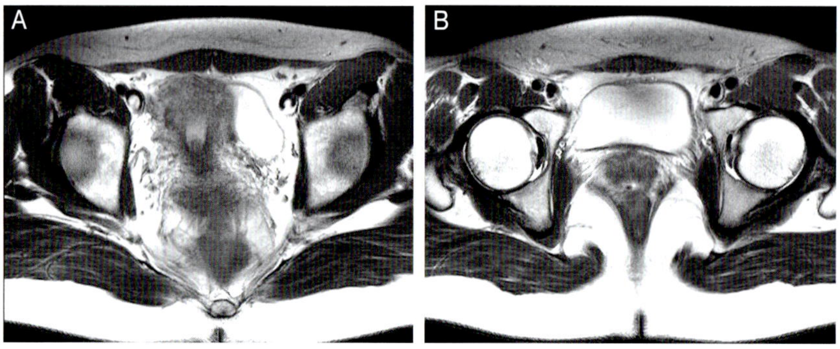

그림 12-16
혈류 효과를 보이는 현상
A: 혈류 때문에 혈관이 매우 밝게 나타나는 영상(3T, FSE T2WI). B: 혈류 때문에 혈관이 검게 나타나는 영상(3T, SE T2WI).

3. 불규칙 및 맥동성 혈류에 따른 허상 인공물

맥동성 혈류로 인한 신호강도의 시간적 변화 때문에 위상부호화 방향으로 허상이 발생할 수 있는데, 짧은 에코시간이나 경사에코 영상에서 심하고, 결과영상에서는 S자 정맥동 주변의 후두개 병변, 해면동 주위 병변, 특히 해마*hippocampus* 주위 병변 관찰 시 인공물이 문제가 된다. 이러한 경우에는 움직임 때문에 흩어진 위상을 보상하는 경사자기장을 적용하거나, 심전도 동기화*ECG triggering*로 반복시간을 심장 주기에 동기화시키거나, 유입혈류에 대한 사전포화, 피하지방을 억제하는 지방포화 그리고 부호화 방향을 바꾸어 적용함으로써 허상을 피해서 구조물을 관찰할 수 있다.

비틀린 혈관이나 협착부 주변의 혈관에서는 혈액의 흐름이 정상적이지 못하고 소용돌이가 일어날 수 있으며 역류하기도 하지만 결국엔 앞으로 진행하게 된다. 이런 난류가 있는 혈관 내에서는 단편적이고 불규칙적인 신호가 발생한다. 만약 다중에코영상을 얻는다면 혈액의 이동이나 난류가 일어난 후에 두 번째 에코의 재초점화 펄스가 부여되므로 신호의 형태는 변화되어 나타난다. 영상에서 심전도 동기화가 진행되는 동안 혈액이 재초점화 펄스에 노출될 정도로 긴 시간 동안 남아 있다면 수축기 동안에는 새로운 형태의 신호 증강을 보인다.

혈액의 맥동성은 정맥보다 동맥에서 강하고 심장 수축기의 혈액은 상대적으로 움직임이 적기 때문에 신호의 방출이 가능한 것이다. 이때 방출되는 신호는 반복시간이 짧을수록 강하게 나타난다. 만약 혈액이 영상화되는 면에 직립해 있지 않고 사위면에 위치한다면 유출되는 쪽 사위면의 가장자리에서 강한 신호를 얻게 되어 자기공명 혈관조영술*MRA*이나 다른 영상으로 재검사를 해야 한다. 스핀에코영상에서 다중에코*multi echo* 수집을 시행할 경우 30msec, 60msec, 90msec 등 다양한 에코시간 동안 데이터 수집이 이루어진다면 최초 30msec에서 신호를 발생시키지 못하는 스핀*spin*은 그 후에 신호를 발생시키기 때문에 두 번째 신호를 수집하는 시간인 60msec에서는 신호를 생성하지 못하지만 짝수 번째의 에코에서는 신호를 만든다는 것을 알 수 있다.

(1) 주기적인 움직임으로 생긴 허상 : 호흡, 심박동, 혈액순환, 뇌척수액, 맥동

호흡*respiratory*, 심박동*cardiac*, 혈액순환*blood flow*, 뇌척수액*CSF*, 맥동*pulsation*과 같은 계속적이며 주기적인 움직임 때문에 생긴 인공물은 위상부호화 방향으로 흔들림이나 허상으로 나타난다. 인공물을 감소시키거나 제거하기 위해 신호평균화*signal averaging* 하거나, 반복시간을 움직임 주기의 정수배로 동기화하는 방법 등을 사용한다.

1) 호흡에 따른 인공물

그림 12-17과 같이 가슴이나 복부를 영상화할 때 호흡 때문에 허상이나 흔들림 등이 나타난다. 대부분 위상부호화 방향으로 인공물이 발생하는데 위상부호화 방향과 주파수부호화 방향을 바꾸거나, 신호평균화 방법을 이용하면 인공물에 따른 영향을 줄일 수 있다.

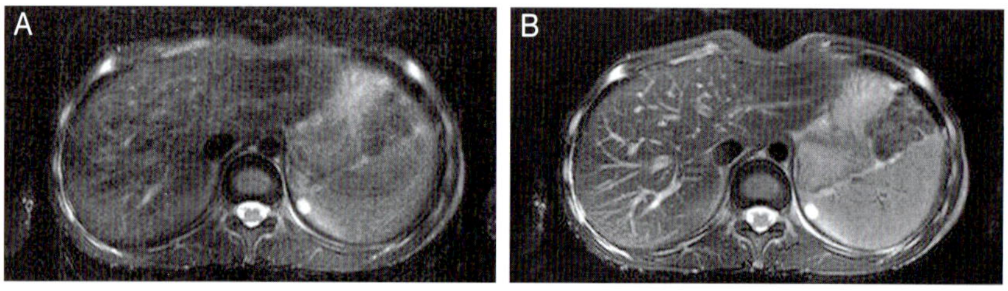

그림 12-17
3T 고속스핀에코영상에서 호흡에 따른 인공물
A: 주기적인 운동인 호흡으로 발생하는 인공물(FSE 3T). B: 인공물을 제거한 영상(심전도 유발 기법 사용, FSE 3T). 수직 : 위상부호화 방향. 수평 : 주파수부호화 방향.

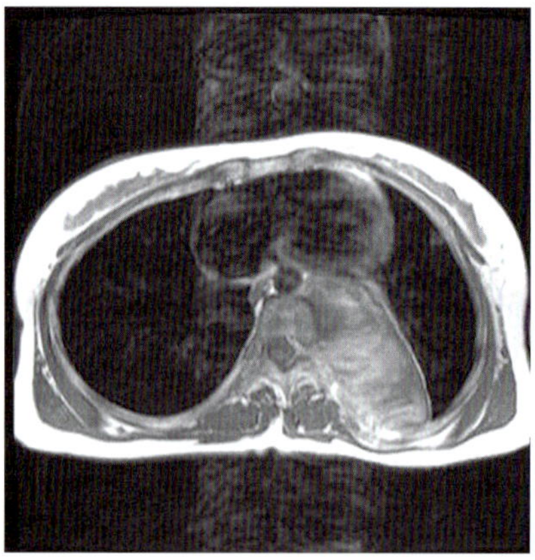

그림 12-18
3T SPGR 영상에서 심장박동에 따른 인공물
수직 : 위상부호화 방향. 수평 : 주파수부호화 방향.

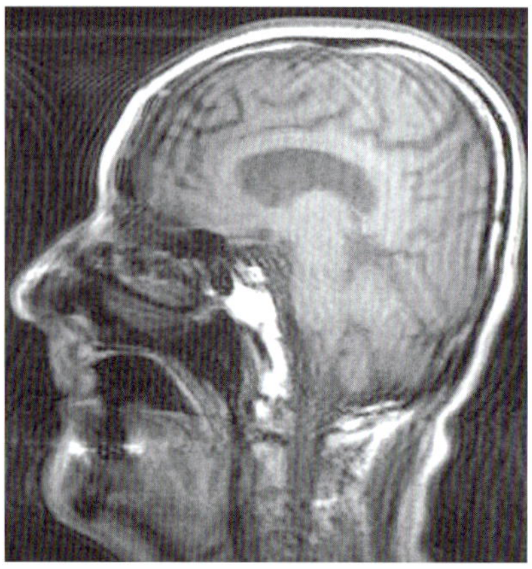

그림 12-19
환자의 움직임에 따른 인공물
3T 스핀에코영상. 수평 : 위상부호화 방향. 수직 : 주파수부호화 방향.

2) 심박동에 따른 인공물

심장의 박동 역시 호흡과 마찬가지로 흔들림 또는 허상을 발생시킨다(그림 12-18). 심장의 한 주기는 P, QRS, T파로 이루어지며 이 주기는 끊임없이 주기적으로 반복된다. 심장의 주기 중 R파가 수축기의 시작이며 이는 심실의 강력한 수축운동으로 인한 심장운동의 최대치이기 때문에 R파 바로 뒤에서의 영상획득은 인공물을 야기한다. 이를 최소화하기 위해 심장이 움직이는 주기에 동기화를 시키는 심전도 동기화 방법을 사용한다. 이 동기화 방법으로 조직의 신호강도를 높이고 위상오차*phase error*를 줄일 수 있다. 또한 고속영상 기법을 이용하여 움직임에 따른 인공물을 줄일 수도 있다.

(2) 비주기적 움직임에 따른 허상 : 불규칙 움직임, 연동

불규칙 움직임*random motion*은 반복시간을 주기에 동기시킬 수 없어 항상 위상부호화*phase encoding* 방향으로 다중선*multiple line* 인공물이 발생한다. 고속영상이나 신호평균화로 영향을 줄일 수 있다.

1) 불규칙 움직임

환자의 의식적이거나 무의식적인 움직임 때문에 주로 발생하는데, 대부분 영상에서 흔들림 형태의 허상으로 나타난다. 이를 제거하기 위해 환자의 움직임을 제한하거나 진정제를 투여한다(그림 12-19).

2) 연동*peristalsis*

장의 연동운동 때문에 생기는 흔들림에 따른 인공물이다. 연동운동에 따른 움직임은 허상 인공물을 발생시킬 만큼 크지는 않다. 고속영상 기법을 사용해 인공물을 제거한다.

V 고주파 장치와 영상기법 오류 관련

1. 위상간섭에 따른 줄무늬 인공물

일반적인 영상기법에서 수집된 k-공간 신호는 주자기장의 불균일과 화학적 천이, 혈류, 경계면의 자기화감수성, 와전류 등에 의한 위상오류가 주파수부호화

그림 12-20
위상간섭 때문에 나타난 얼룩말무늬 현상
A: 3T, FSE T2WI. B: 3T, GRE T2*.

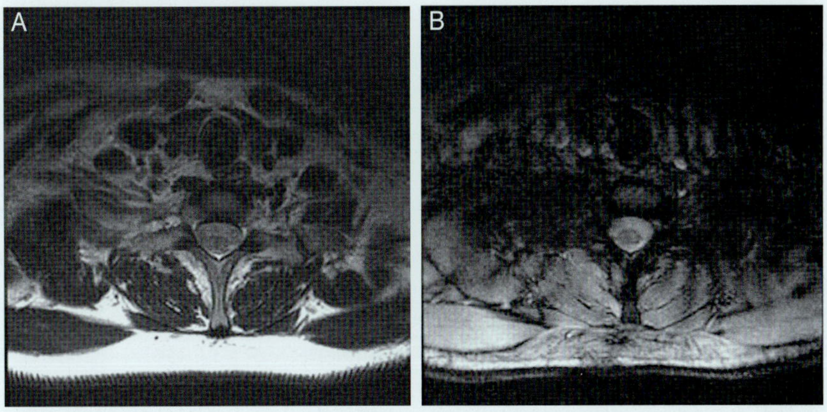

와 위상부호화에 의한 위상정보에 중첩되어 나타난다. 실함수*real function*인 임의 선택단면에서 자기공명 신호를 얻어 푸리에 변환으로 복원한 영상도 실함수가 되어야 하지만, 이러한 위상오류 때문에 복원된 영상은 허수*imaginary* 값을 포함한 복소함수가 된다. 이러한 위상오류의 영향은 보통 복원한 복소영상의 절대값을 취하는 것으로 간단하게 제거할 수 있다.

다중단면영상을 얻을 때 한 단면의 신호에 다른 단면의 신호가 일부 겹쳐 표본화되면, 두 단면 신호는 k-공간에서 합쳐지게 되고 푸리에 변환으로 복원된 영상에서도 겹쳐 나타난다. 만약 겹쳐진 두 단면의 신호에 위상오류가 서로 다르게 있다면 두 단면 사이의 위상간섭에 의해 신호의 위상이 180° 차이가 있는 영역에서는 서로 상쇄되어 사라지고, 위상이 동일한 구간은 신호가 서로 강화되어 밝게 나타난다. 이런 현상이 줄무늬*zebra*로 반복되어 나타난 것이 얼룩말무늬 현상이다. 이 현상은 복원된 복소영상의 절대값을 취해도 사라지지 않는다. 이 현상은 다수의 수신코일로 신호를 수신하였을 때, 각 수신 코일로 수신된 신호 사이에 존재하는 공간위상 차이를 정확하게 보정하지 않았을 때도 발생한다.

푸리에 변환으로 복원된 영상의 공간위상 정보가 중요한 영상기법에서는 복소영상의 절대값을 취할 수 없기 때문에 주자기장의 불균일이나 와전류에 의해 특정 방향으로 완만하게 변하는 위상오류가 발생할 수 있는데, 이 경우 위상변화 방향과 수직한 방향으로 줄무늬 형태가 나타난다(그림 12-20).

2. 고주파 코일 관련 인공물

고주파 코일의 감도*sensitivity*가 영상공간 전 영역에서 균일하지 않으면 영상의 위치에 따른 밝기왜곡이 발생한다. 원통 형태로 영상공간 전체를 감싸는 몸통코일이나 머리코일 등에서는 전 영상영역에 대하여 매우 균일한 감도를 갖기 때문에 영상에서 감도 불균일에 따른 밝기왜곡은 거의 나타나지 않는다. 그러나 표면코일*surface coil*은 코일에서 멀어지면 수신감도가 급격하게 감소하기 때문에 수신코일에 가까운 부위에서는 매우 큰 신호가 검출되어 정상적인 영상을 얻을 수 있으나 코일에서 떨어진 부위일수록 신호는 작아져 영상이 어두워진다.

송신코일의 감도가 공간에 따라 불균일하면 하나의 고주파 펄스에 의해 발생하는 자화의 숙임각*flip angle*이 공간위치에 따라 달라진다. 예를 들어 90° 고주파 펄스를 사용할 때 전 영상영역의 평균 숙임각은 90° 이지만, 코일의 감도가 큰 영역의 숙임각은 90° 보다 커지고 감도가 낮은 영역의 숙임각은 90° 보다 작아진다. 따라서 숙임각이 90° 보다 크거나 작은 영역의 자기공명 신호는 90° 인 영역보다 작아져 영상이 어두워진다. 만일 송신코일의 감도가 공간에 따라 매우 다르다면 숙임각이 180° 의 정수배가 되는 영역은 신호가 나오지 않아 영상에 검은 줄이 생기게 된다. 하나의 고주파 코일을 송신과 수신 겸용으로 사용할 경우에 코일의 감도 차이에 따른 영향은 숙임각에 따른 신호의 크기 차이와 수신 감도 차이에 따른 신호의 차이가 겹쳐져 발생하므로 영상에 주는 영향이 더 크다. 표면코일로 송신과 수신을 모두 할 경우 영상에 검은 줄무늬가 나타난다.

3. 외부 고주파 잡음의 혼입

자기공명영상에서 수소원자핵의 라모주파수는 0.5T, 1T, 1.5T, 3T에서 각각 21.3MHz, 42.6MHz, 63.9Mhz, 128MHz의 고주파이고, 이 주파수 대역은 라디오, 텔레비전, 산업기기 등에서 사용하는 무선주파수*radio frequency* 범위에 들어간다. 따라서 매우 넓은 주파수 범위의 전자기파(흔히 전파로 부름)는 어느 곳에나 존재하며, 이 전자기파 신호가 자기공명 신호와 같은 주파수로 섞여 수신되면 영상에서는 주파수부호화 축으로 잡음의 주파수에 맞는 위치에서 펄스 형태로 나타난다. 이 전자기파 잡음은 위상부호화 과정과 무관하므로 위상부호화 방향의 직선 형태로 영상에 나타난다. 이러한 전자기파 잡음은 의료 환경에서 사용하는 컴퓨터를 비롯한 각종 전자기기에서도 발생한다. 자기공명영상 장치에서 전자기파 잡음은 수신계통으로 유입되는데, 특히 수신코일은 매우 뛰어난 성능의 전자기파 안테나이기도 하므로 아주 미약한 전자기파도 수신코일로 유입될 수 있다. 그러므로 수신계통을 포함한 주자석 주변장치를 모두 높은 주파수의 전자기파를 차단하는 고주파 차폐실*RF shield room* 안에 설치하여 자기공명 신호에 전자기파 잡음이 혼입되는 것을 막고 있다. 고주파 차폐실 벽은 전기 전도도가 매우 높은 비자성체인 구리판 또는 알루미늄판으로 덮여 있다. 고주파 차폐실이 정상적인 역할을 수행하면 외부 고주파 잡음이 영상에 나타나지 않으나, 영상시간에 전자파 차폐실의 문을 열어두었거나, 고주파 차폐실 또는 고주파 차폐실 유입전선의 고주파 잡음을 차단하는 여파기*filter*가 고장 났을 경우에는 영상에 위상부호화 방향으로 여러 줄의 잡음이 나타난다. 이 외부 고주파 잡음의 주파수와 세기는 지역과 시간대에 따라 크게 달라지므로 영상마다 다르게 나타날 수도 있다.

자기공명영상 장치의 고주파 차폐실이 외부 고주파 잡음을 완벽하게 차단하는 것은 아니므로 가까운 거리에 라모주파수 대역의 강한 고주파를 사용하는 장비가 작동 중이면 고주파 차폐실이 정상이더라도 외부 고주파 잡음 영향이 영상에서 보일 수 있다(그림 12-21).

4. 중앙선*central line* 인공물

자기공명 시스템이 불안정할 경우 또는 영상기법에서 오류가 있을 경우 영상의

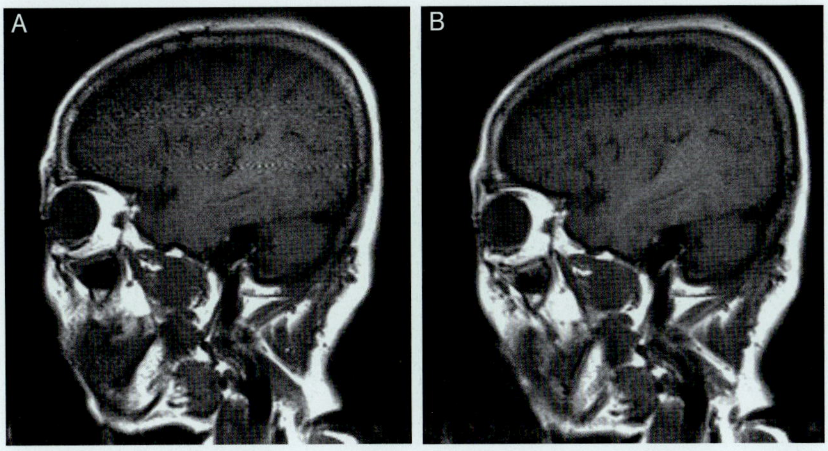

그림 12-21
외부 고주파 잡음의 영향
A: 고주파 차폐실 문을 완전히 열고 얻은 영상. B: 문을 닫고 얻은 영상. (A)에서 외부의 특정 주파수 고주파 잡음이 신호에 섞였기 때문에 나타나는 가로방향 줄을 볼 수 있다. 모두 3T 스핀에코 스핀 격자 강조영상.

중앙 부근에 위상부호화 방향으로 뚜렷하게 한 줄 또는 여러 줄이 나타날 수 있는데, 이 현상의 원인은 5가지가 있다. 첫째, 자기공명 신호를 수신하여 복조*demodulation*한 저주파 신호 이후의 증폭 단계나 디지털 변환 단계에 60Hz 전원선 교류의 잡음이 유입되는 경우이다. 일반적인 영상에서 한 화소*pixel*의 주파수 폭이 200Hz 내외이므로 60Hz 또는 2배 고조파인 120Hz는 모두 주파수부호화 축의 중심에 위치하는 잡음이면서 위상부호화 축으로는 매번 전원선 잡음의 위상과 파형이 달라질 수 있어 영상에서는 불연속적인 선으로 나타난다. 둘째, 자기공명 신호 수신회로의 저주파 부분에 출력표류*output drift* 현상이 있으면 전원선 잡음과 마찬가지로 주파수부호화 축으로는 중앙에 위치하며 위상부호화 축으로는 매번 파형이 달라져 불연속선으로 나타난다. 셋째, 불완전한 부호화 과정을 겪은 자기공명 신호에 의한 중앙선 인공물이 있다. 예를 들어 스핀에코영상에서 위상부호화 경사자기장이 90°와 180° 펄스 사이에 있고, 180° 펄스에 의한 단면선택 특성이 좋지 않다면 단면 중심에서 벗어난 단면의 양 끝쪽에서는 180°보다 작은 각도의 숙임각이 발생하고, 이것에 의한 자유유도붕괴가 검출될 수 있다. 이 자유유도붕괴는 90°와 180° 펄스에 의한 스핀에코와 달리 위상부호화 경사자기장을 겪지 않아 위상부호화 쪽으로 동일한 신호가 얻어지며, 불완전한 주파수부호화 경사자기장을 겪게 된다. 이 신호만으로 영상을 재구성하면 위상부호화 축으로는 중앙에 위치하며 주파수부호화 축 방향의 선으로 나타난다. 이 현상은 각 위상부호화 순서마다 180° 펄스의 위상을 다르게 하는 것으로 해결할 수 있다. 만일 자기공명 신호 수신계통의 저주파회로 또는 디지털 변환회로에 직류편이*dc offset*가 있다면, 이 분지는 주파수와 위상부호화 과정과 관계없이 항상 동일한 값이 되므로 k-공간 신호에 상수가 더해진 것과 같아진다. k-공간 전체의 상수는 푸리에 변환으로 재구성하는 영상에서는 중앙의 강한 점으로 나타난다. 즉 직류편이가 있으면 영상의 정중앙에 매우 밝은 점이 나타나는데, 불완전 부호화 자유유도붕괴에 의한 영향을 제거하는 것처럼 위상부호화 신호마다 위상을 180° 다르게 하면 이 점을 영상의 바깥으로 옮길 수 있다.

5. 환자의 고주파 코일 접촉에 따른 영향

고주파 코일은 모두 환자를 비롯한 물체가 고주파 코일의 회로구성 요소인 구리 도체 및 공진회로 부품에 직접 접촉하지 않는 것을 전제로 설계 및 조정되어 최고의 성능을 발휘하도록 되어 있다. 만일 구리도체에 환자가 접촉을 하면 고주파 코일의 수신감도가 급격하게 떨어져 영상의 신호대잡음비가 매우 나빠질 뿐만 아니라, 고주파 코일의 공간감도 특성도 변하므로 영상의 부분적인 밝기 변화도 크게 일어난다. 이러한 문제는 몸통코일이나 머리코일 등에서는 일어날 수 없지만, 표면코일에서는 발생 가능성이 있는 편이다. 송신 고주파 코일에는 매우 강한 고주파 전력이 공급되므로 환자가 직접 접촉하면 위험할 수 있고, 몸통코일과 머리코일을 비롯한 임상용 고주파 코일은 구리도체에 환자가 직접 접촉할 가능성은 전혀 없으나, 고주파 코일을 개조하거나 직접 제작하여 사용할 때 도체를 노출시키면 이러한 일이 발생할 수 있다.

참고문헌

Bulte JW, Ben-Hur T, Miller BR, et al. MR microscopy of magnetically labeled neurospheres transplanted into the Lewis EAE rat brain. Magn Reson Med 2003;50:201-205.

Hill JM, Dick AJ, Raman VK, et al. Serial cardiac magnetic resonance imaging of injected mesenchymal stem cells. Circulation 2003;108:1009-1014.

Hinds KA, Hill JM, Shapiro EM, et al. Highly efficient endosomal labeling of progenitor and stem cells with large magnetic particles allows magnetic resonance imaging of single cells. Blood 2003;102:867-872.

Hwang KP, Flask C, Lewin JS, et al. Selective missing pulse steady state free precession (MP-SSFP): inner volume and chemical shift selective imaging in a steady state sequence. J Magn Reson Imaging 2004;19:124-132.

Jendelova P, Herynek V, DeCroos J, et al. Imaging the fate of implanted bone marrow stromal cells labeled with superparamagnetic nanoparticles. Magn Reson Med 2003;50:767-776.

Kraitchman DL, Heldman AW, Atalar E, et al. In vivo magnetic resonance imaging of mesenchymal stem cells in myocardial infarction. Ciculation 2003;107:2290-2293.

Quick HH, Vogt FM, Madewald S, et al. High spatial resolution whole-body MR angiography featuring parallel imaging: initial experience. Rofo 2004;176:163-169.

Van Geothem JW, van den Hauwe L, Ozsarlak O, et al. Phase-contrast magnetic resonance angiography. JBR-BTR 2003;86:340-344.

Walter GA, Cahill KS, Huard J, et al. Noninvasive monitoring of stem cell transfer for muscle disorders. Magn Reson Med 2004;51:273-277.

Zelivyanskaya ML, Nelson JA, Poluektova L, et al. Tracking superparamagnetic iron oxide labeled monocytes in brain by high-field magnetic resonance imaging. J Neurosci Res 2003;73:284-295.

제13장

뇌기능 자기공명영상

박현욱, 정경호

자유로운 상태에 있는 체내의 양성자는 강한 자기장(0.1~2T, 1T = 10,000gauss) 내에서는 일정한 방향으로 정렬한다. 이렇게 정렬된 체내의 양성자(대개는 수소의 원자핵)를 여기*excitation*시키고, 여기 상태의 양성자를 다시 이완*relaxation*시키면 여기된 양성자가 이완되면서 외부로 에너지를 방출한다. 이때 방출되는 에너지는 체내 각 부위의 원자 개수, 종류, 주변조직과의 관계에 따라 다양한 특성을 갖게 되며 이렇게 경사자기장에 의해 공명*resonance*되는 주파수의 전자파 신호를 검출하여 컴퓨터로 계산한 후 인체의 각 부위의 신호강도*signal intensity*를 단면상으로 나타내면 자기공명영상을 얻을 수 있다. 이때 자기장 내에서 조직에 따라 종축/횡축으로 일어나는 이완에 걸리는 시간이 다르기 때문에 얻을 수 있는 신호의 변화나 양자농도*proton density*에 따라 달라지는 신호의 크기를 강조하여 영상을 만들면 조직의 특성에 관한 다양한 정보를 알아낼 수 있다. 이러한 방식들은 대체로 인체의 해부학적인 특성에 대한 영상을 얻기 위해 사용되었다. 또한 1990년대 초반에 뇌가 기능을 하면 혈류 내의 산소량이 변화한다는 사실을 기반으로 뇌의 기능에 대한 영상을 획득하는 뇌기능 자기공명영상 기술*functional MRI; fMRI*이 개발되었다. 외부 자극에 따라, 또는 자체적으로 뇌가 반응하면 활성화된 뇌의 특정부분에는 혈류가 증가하기 때문에 혈류 증가에 따른 신호 변화량을 자기공명영상으로 감지하면 뇌의 기능적 영상을 얻을 수 있게 되는 것이다. 이렇게 기능에 따른 뇌의 활성화 지도를 얻기 위해서는 뇌의 일부가 활성화되었을 때 그 부분이 생리학적으로 어떻게 변화하는지를 알고 활성화되지 않은 상태와의 상대적인 차이를 영상화하는 것이 필요한데, fMRI에 사용되는 뇌기능의 생리학적 특징은 다음과 같다.

뇌의 각 부분에 산소를 공급해주기 위해서 헤모글로빈*hemoglobin*은 산소와 결합된 산화헤모글로빈*oxyhemoglobin*의 형태로 공급되는 혈액 내에 존재한다. 평상시의 뇌는 필요한 만큼의 산소를 옥시헤모글로빈에서 공급받고 에너지 생성을 위해 산소를 공급해준 옥시헤모글로빈은 다시 산소가 결합되지 않은 탈산화헤모글로빈*deoxyhemoglobin*의 형태로 변하기 때문에 평상시 조직 속의 혈액에는 일정한 비율의 산화헤모글로빈과 탈산화헤모글로빈이 존재한다. 하지만 뇌의 일부분이 활성화되면 뇌의 활동에 필요한 에너지를 생성하기 위해서 평소보다 많은 양의 산소가 필요해지는데 그 결과 활성화 영역에서는 부분적 산소 요구량이 증가한다. 이러한 산소 요구량을 충족시켜주기 위해서 해당 영역에는 필요한 양보다 더 많은 혈액이 유입되며 결과적으로 활성화된 조직 내에는 산화헤모글로빈의 양이 탈산화헤모글로빈의 양보다 많아진다. 서로 다른 자기장 특성을 가지고 있는 산화헤모글로빈과 탈산화헤모글로빈은 국부적 자기장 균일도에 변화를 주고 결국 자기공명 신호 크기에 영향을 주며, 결과적으로 활성화 영역은 활성화되지 않은 영역보다 큰 자기공명 신호를 발생시키게 되는 것이다.

간단히 설명하자면, 뇌기능 자기공명영상이라는 것은 뇌가 활성화될 때 일어나는 변화를 혈류 내의 산소 용존량 변화라는 과정으로 단순화하고 산소량의 변화에 따른 자기공명 신호의 크기 변화를 측정하여 뇌의 어떠한 부분이 활성화되었는지를 찾아내는 방식이라고 할 수 있다.

이러한 생리학적 특성을 바탕으로 기능적 자기공명영상 실험을 수행하기 위해서 피실험자는 자기공명영상 기기 안에서 실험 목적에 적합한 과제를 부여 받는다. 피실험자가 과제를 수행하고 있을 때와 수행하고 있지 않을 때 각각의 뇌영상을 실시간 자기공명영상으로 얻는 실험을 하여 두 자기공명영상 간의 차이를 비교해보면 피실험자가 과제를 수행하고 있는 동안에 뇌의 어느 부분이 활성화되었는지를 알 수 있다. 결과적으로 뇌기능 자기공명영상의 최종 목적은 이런 일련의 과정들을 거쳐 뇌의 각 부분이 신체 활동 중에서 어떠한 부분을 담당하고 있는지를 알아내는 것이다.

뇌기능 자기공명영상은 방사능을 이용한 양전자방출단층촬영술*positron emission tomography; PET*이나 단일양전자방출전산화 단층촬영술*single photon emission computed tomography; SPECT* 또한 뇌의 전기 자기적인 미세신호를 측정하는 EEG(electro-encephalography)나 MEG(magneto-encephalography)에 비하여 공간해상도가 월등하다는 이점이 있다. 즉, 뇌기능 자기공명영상은 다른 영상기법보다 공간해상도가 뛰어나면서 비침습적인 특성이 있기 때문에 뇌과학 연구에 많이 사용되고 있다. 특히 최근에는 3T 이상의 고자기장 자기공명영상 기기가 빠른 속도로 이용되고 있기 때문에 좀더 좋은 신호와 고해상도의 화질을 바탕으로 기능적 자기공명영상 연구에도 새로운 발전 가능성을 제시하고 있다. 이는 결과적으로 실제 뇌신경의 활동과 공간적으로 좀더 밀접한 유사도를 가져옴으로써 고해상도의 뇌기능 지도 작성에 도움이 될 것으로 보인다.

뇌기능 자기공명영상 데이터를 가공하고 분석할 때 주로 사용하는 프로그램에는 SPM(Statistical Parametric Mapping)과 Brain Voyager가 있다. 다음은 이들을 이용하여 뇌기능영상 신호를 분석하는 방법에 대해 설명하겠다.

I SPM과 Brain Voyager의 분석방법과 결과

1. SPM(Statistical Parametric Mapping)

SPM은 뇌기능 자기공명영상 데이터 처리용 프로그램 중 가장 널리 사용되고 있으며 매트랩(MATLAB) 언어로 제작되어 있다. 이 툴은 통계적 분석을 통해 자극을 주지 않거나 휴지*resting* 상태에 있을 경우에 비해 자극을 주거나 간질 같은 뇌의 내부에서 신호가 발생한 경우 뇌의 어느 영역이 얼마만큼 활성화가 되었는지를 다양한 방법으로 보여준다. 각 화적소*voxel*에서의 시간에 따른 신호 변화도 볼 수 있고, 나온 결과를 2차원뿐만 아니라 3차원으로도 볼 수가 있다. 또한 여러 사람의 데이터를 이용한 그룹 분석도 가능하다. 기능적 자기공명영상 데이터뿐만 아니라 PET, SPECT 데이터 분석에도 사용되고 있다.

(1) 분석방법

SPM을 이용한 기능적 자기공명영상 데이터 분석은 크게 두 단계로 이루어져 있다. 우선 통계처리에 앞서 전처리 단계가 필요하다. 아래의 그림 13-1은 전처리 단계를 도식화한 것이다.

뇌기능영상은 뇌기능의 시간별 분해능이 필요하므로 고속영상법을 이용한다. 따라서 0.1초 이내에 뇌의 한 단면의 영상을 얻을 수 있는 대표적인 고속영상법

그림 13-1
SPM의 전처리 단계

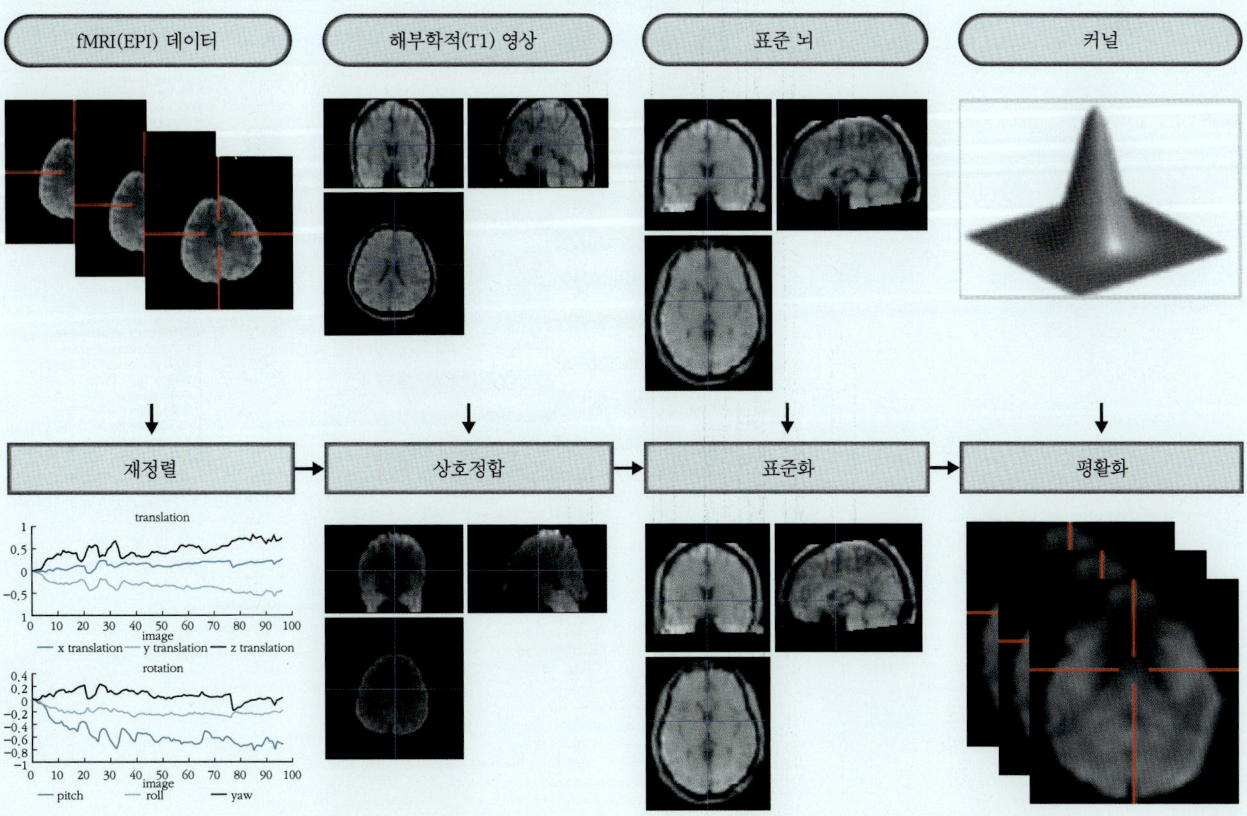

으로 에코평면영상*echo planar imaging; EPI* 방법이 주로 이용된다. 뇌기능이 활성화되었을 때와 비활성화 시의 신호 변화를 알아내기 위해 에코평면영상을 주기적으로 반복하여 얻으며, 대개 이러한 반복은 수분에서 수십 분에 걸쳐서 진행된다. 이처럼 수분~수십 분에 걸쳐서 에코평면영상을 반복해서 얻을 때 피험자가 움직일 수 있다. 따라서 피험자의 움직임을 보정하기 위해 에코평면영상 간에 affine transform을 이용하여 전위*translation*와 회전*rotation*을 정렬시키는 '재정렬*realign*' 과정이 필요하다. 이 과정에서 ±2mm나 ±2° 이하의 움직임이라면 데이터 처리에 별 문제가 없지만, 이 이상의 움직임은 인공물*artifact*을 발생시켜 분석한 결과의 신뢰도가 떨어지게 된다. 재정렬 과정 후 재정렬된 에코평면영상과 해부학적 영상 사이에 공간상의 위치 차이를 보정하기 위한 '상호정합*coregistration*' 과정이 필요하다. 상호정합 과정을 수행할 때는 2가지 방법을 사용할 수 있다. 첫째는 에코평면영상에 해부학적 영상을 맞추는 방법으로, 이 경우는 에코평면영상에 자화율*susceptibility* 등으로 인한 공간왜곡이 있어서 해부학적 영상을 왜곡시키는 단점이 있다. 반면, 1장의 해부학적 영상을 변환하므로 계산 시간이 짧게 걸리는 장점이 있다. 둘째 해부학적 영상에 에코평면영상을 맞추는 방법으로, 이 경우는 모든 에코평면영상을 해부학적 영상에 맞추기 때문에

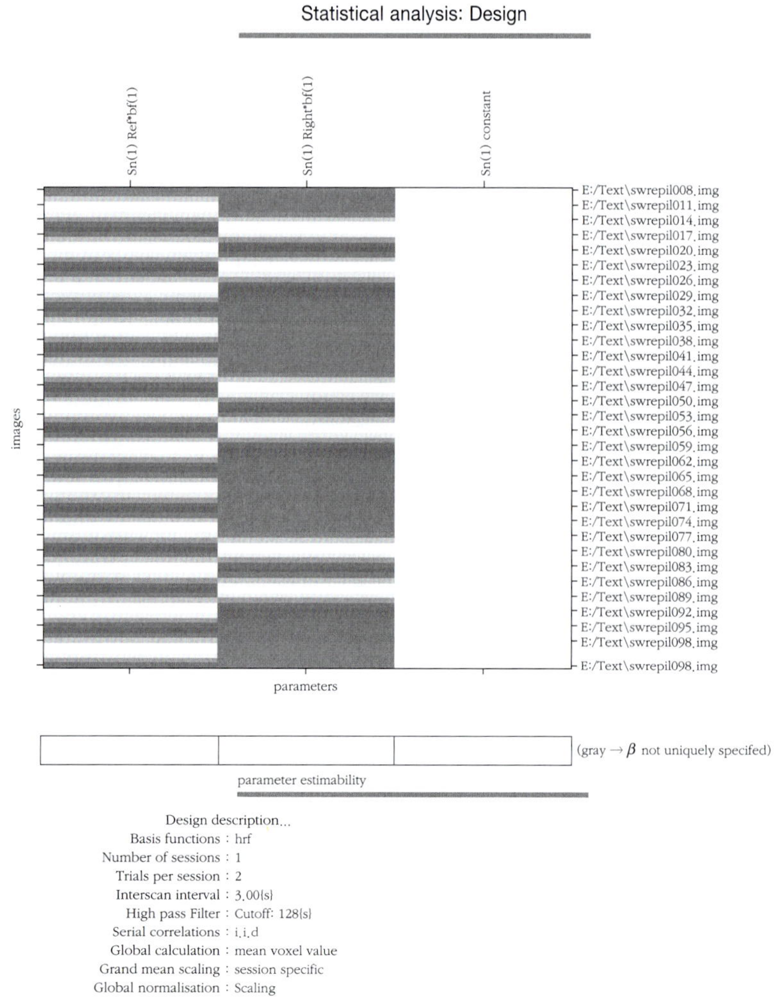

그림 13-2
SPM의 모델 선별화

계산 시간이 첫째 경우보다 길어진다. 하지만 해부학적 영상에 맞추므로 위의 방법보다 정확하게 상호정합할 수 있다. 그 다음 단계로 결과 분석을 위해, 상호정합된 해부학적인 위치를 SPM에 내장된 표준 뇌의 Talairach 공간으로 평준화시키는 '표준화*normalization*' 과정이 필요하다. 이 과정은 여러 사람의 데이터를 사용하여 그룹 분석을 할 경우에 사람마다 뇌의 모양 차이를 극복하기 위해 표준화된 공간상으로 옮기는 데 필요하다. 마지막으로 영상의 평면해상도와 일정한 절편*slice* 두께로, 격자화되어 있는 데이터를 가우시안*gaussian* 커널*kernel*을 이용하여 비격자화하는 '평활화*smoothing*'를 한다.

전처리 단계가 끝나면, 실질적으로 데이터 분석을 위한 기능적 자기공명영상 모형*model*을 만들어야 한다. 이 과정은 기능적 자기공명영상 실험을 위해 만든 프로토콜에 기반한 파라미터값과 일반 선형모델*general linear model; GLM*의 형태를 결정할 옵션값 등을 설정하는 모델설계*model specification* 과정과 실제 일반 선형모델을 얻는 파라미터 추정*parameter estimation* 과정으로 나뉜다. 그림 13-2는 일반 선형모델을 얻기 위해 모델설계 과정을 거친 후의 결과이다.

그림 13-3
SPM 결과

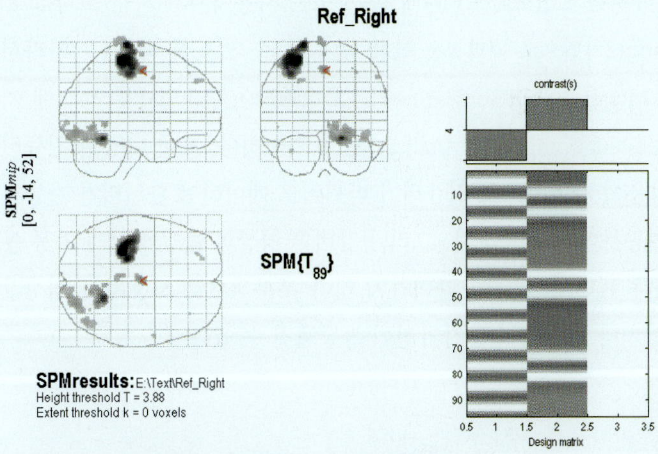

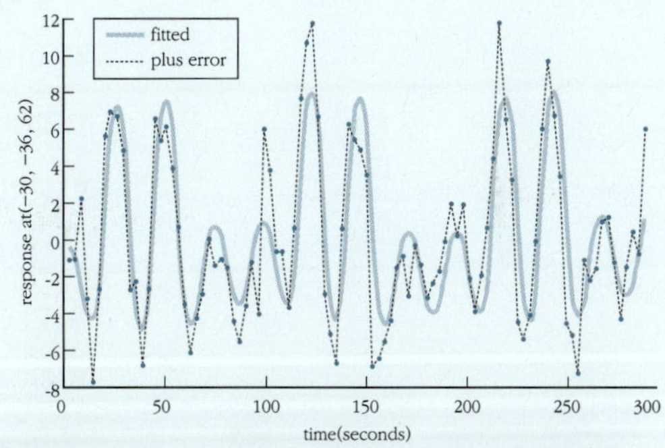

SPMresults: E:\Text\Ref_Right
Height threshold T = 3.88
Extent threshold k = 0 voxels

Statistics: ***p-values adjusted for search volume***

set-level		cluster-level			voxel-level					x,y,z {mm}
p	c	$p_{corrected}$	k_E	$p_{uncorrected}$	$p_{FWE-corr}$	$p_{FDR-corr}$	T	$(Z_{\equiv})$	$p_{uncorrected}$	
0.001	**16**	**0.000**	**1131**	**0.000**	**0.000**	**0.000**	**15.22**	**Inf**	**0.000**	**-30 -36 62**
					0.000	0.000	12.96	Inf	0.000	-22 -28 78
					0.000	0.000	10.70	Inf	0.000	-36 -28 50
		0.000	**305**	**0.000**	**0.000**	**0.000**	**11.22**	**Inf**	**0.000**	**18 -54 -18**
					0.015	0.000	5.67	5.23	0.000	12 -66 -8
		0.001	**66**	**0.000**	**0.000**	**0.000**	**6.96**	**6.20**	**0.000**	**0 -14 52**
		0.000	**243**	**0.000**	**0.000**	**0.000**	**6.58**	**5.92**	**0.000**	**24 -82 -12**
					0.020	0.000	5.61	5.18	0.000	16 -90 -16
					0.571	0.001	4.54	4.29	0.000	8 -96 -10
		0.486	**9**	**0.110**	**0.045**	**0.000**	**5.38**	**5.00**	**0.000**	**4 -52 -4**
		0.000	**82**	**0.000**	**0.070**	**0.000**	**5.26**	**4.89**	**0.000**	**42 -72 -18**
					0.717	0.002	4.41	4.18	0.000	44 -64 -18
		0.015	**40**	**0.003**	**0.134**	**0.000**	**5.06**	**4.73**	**0.000**	**-4 -36 84**
		0.268	**14**	**0.052**	**0.319**	**0.001**	**4.78**	**4.50**	**0.000**	**0 -14 80**
		0.812	**4**	**0.277**	**0.626**	**0.002**	**4.49**	**4.25**	**0.000**	**0 -12 68**
		0.744	**5**	**0.225**	**0.639**	**0.002**	**4.48**	**4.24**	**0.000**	**56 0 44**
		0.486	**9**	**0.110**	**0.813**	**0.003**	**4.32**	**4.10**	**0.000**	**-28 46 42**
					0.897	0.004	4.22	4.02	0.000	-22 52 42
		0.812	**4**	**0.277**	**0.829**	**0.003**	**4.30**	**4.09**	**0.000**	**8 -72 -16**

table shows 3 local maxima more than 8.0mm apart

Height threshold: T = 3.88, p = 0.000 (0.998)
Extent threshold: k = 0 voxels, p = 1.000 (0.998)
Expected voxels per cluster, <k> = 3.649
Expected number of clusters, <c> = 6.05
Expected false discovery rate, <= 0.01

Degrees of freedom = [1.0, 89.0]
Smoothness FWHM = 7.9 8.4 7.4 {mm} = 3.9 4.2 3.7 {voxels}
Search vol: 1673280 cmm; 209160 voxels; 3135.8 resels
Voxel size: [2.0, 2.0, 2.0] mm (1 resel = 61.18 voxels)
Page 1

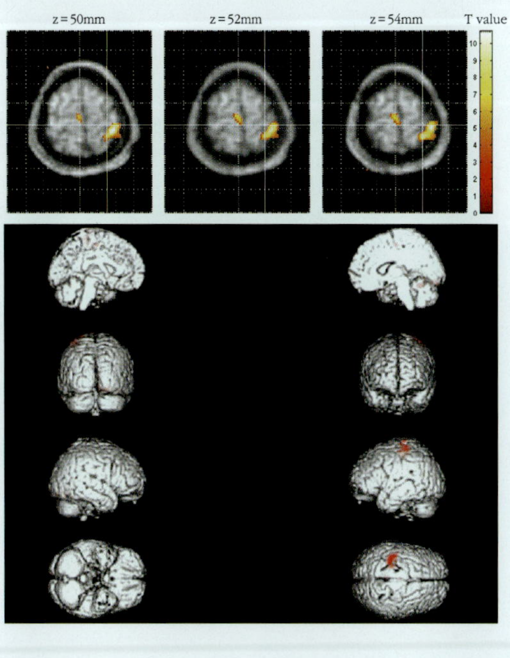

(2) 결과

SPM에서 분석한 결과는 자극이 있을 때와 없을 때의 영상 데이터를 모아서 확률적 통계처리를 함으로써 뇌의 활성화된 영역을 보여준다. 이때 활성화된 영역은 *p*-value의 조정을 통해 활성화되는 정도를 조절할 수 있다. 뇌에서 활성화된 영역은 Talairach 좌표값이나, 2차원 해부학적 영상, SPM에서 제공하는 3차원 뇌 템플릿*template*을 이용하여 확인할 수 있다. 또한 각 화적소에서 시간 변화에 따른 신호의 변화도 확인할 수 있다. 그림 13-3은 오른손을 쥐었다 폈다를 반복할 때의 SPM 결과를 보여준다.

2. Brain Voyager

Brain Innovation에서 개발한 상용 소프트웨어이다. 이 분석프로그램의 특징은 SPM과 비교하여 전처리 과정에서 향상된 속도와 그래픽 사용자 인터페이스*GUI* 화면에서 분석 절차와 옵션값을 입력할 수 있어서 더욱 사용자 중심으로 쉽고 편리하게 실험분석을 할 수 있는 용이성 그리고 비교적 빠른 시간에 실험결과를 확인해볼 수 있는 장점이 있다. 또한 2차원, 3차원적인 부피*volume*와 피질*cortex* 상에서 GLM 분석 등이 가능하며 여러 시각적 프로그램 툴을 사용하여 더욱 해부학적으로 자세한 실험결과를 알 수 있다. 무엇보다 이 프로그램의 장점은 뇌피질의 가시화인데 우리 뇌의 굴곡진 부분의 가시화를 inflation(풍선을 부는 것처럼 뇌의 주름진 부분을 표면으로 드러나게 해줌) 또는 사용자가 원하는 고랑*sulcus*을 따라 flattening(2차원으로 뇌피질을 펼침)하여 볼 수 있도록 해준다. 따라서 VOI(Volume Of Interest), POI(surface Patch Of Interest), Volume Cortex에 기반한 ICA(Independent Component Analysis) 등이 가능하다. 또한 다양한 컴퓨터 운영시스템에 적용이 가능하므로 컴퓨터가 바뀌어도 데이터 호환처리가 가능하며 EEG/MEG 연동분석이 가능하다. 그러나 장비와 영상의 품질에 따라 자동 분획화*segmentation*나 표면처리 등이 완벽하지 않아 부분적으로 사용자가 영상값을 맞춰주어야 하거나 영상처리 중간과정이 복잡해질 수 있다.

그림 13-4
Brain Voyager 분석 과정

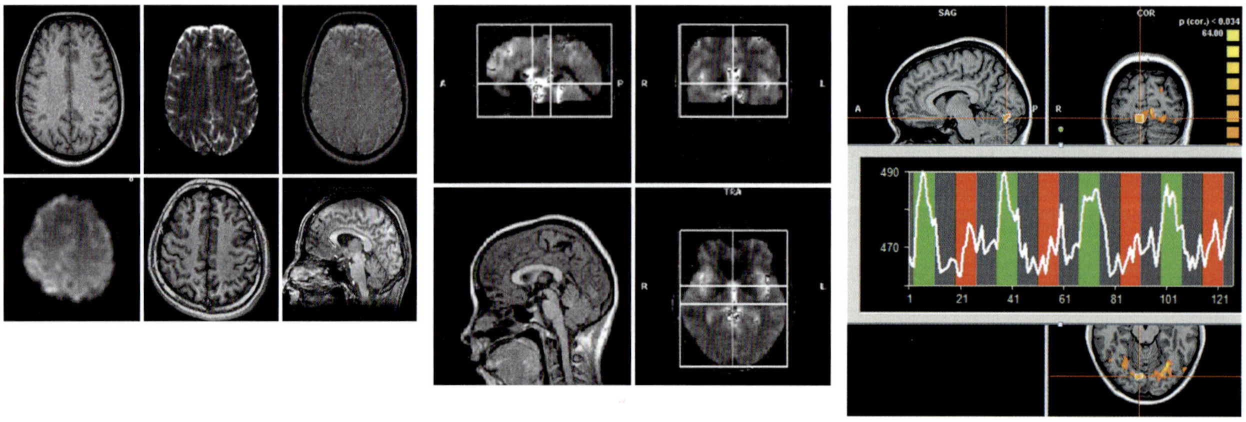

2차원과 3차원 데이터 재정합 | 3차원 에코평면영상 생성 | 3차원에서의 활성화 영역 표시와 시간에 따른 신호 변화

(1) 분석방법

Brain Voyager는 피험자별 실제 해부학적으로 활성화된 뇌의 영역을 확인하기 위해 2차원 및 3차원 해부학적 영상을 이용하여 실험결과 표시와 뇌의 피질 처리분석에도 이용할 수 있다.

데이터 분석을 위해 SPM의 전처리 과정과 같이 기능적 자기공명영상 실험 중 발생할 수 있는 피험자의 미세한 움직임을 보정하는 재정렬 과정, 에코평면영상에서의 노이즈를 줄이기 위한 평활화 과정이 필요하다. 전처리 과정을 거친 후, 실험에 사용된 자극의 제시 패러다임에 기반하여 시뮬레이션 프로토콜 테이블을 만들고 GLM, t-Test나 Kolmogorov-Smirnov map 등과 같은 확률적 분석을 통해 2차원적 뇌활성화된 영역을 관찰할 수 있다. 3차원적으로 실험결과를 보려면 우선 2차원 에코평면영상과 해부학적 영상에 대한 재정합 과정을 거친다. 실험을 할 때, 축*axial* 방향으로 관심영역*region of interest; ROI*을 커버하기 위해 여러 장의 2차원 에코평면영상을 갖게 되므로, 이를 재구성하여 3차원 에코평면영상을 만든다. 또한 표준 뇌에서의 뇌활성화 영역을 관찰하기 위해 3차원 해부학적 영상과 Talairach 좌표계를 이용하여 표준화 과정을 거친다. 최종적인 3차원 뇌활성화 영역을 보기 위해서는 3차원 에코평면영상과 표준화된 3차원 해부학적 영상 간의 재정합 과정을 거친다(그림 13-4).

(2) 결과

1) 3차원 입체 툴*volume tools* 사용하기

3차원 영상의 분석 툴을 사용하여 입체 렌더링*volume rendering*을 거쳐 다양하고 입체적인 실험결과 분석표시가 가능하고, 3차원의 뇌 활성화 영역 구분을 용

그림 13-5
Brain Voyager 3차원의 뇌 활성화 영역 구분

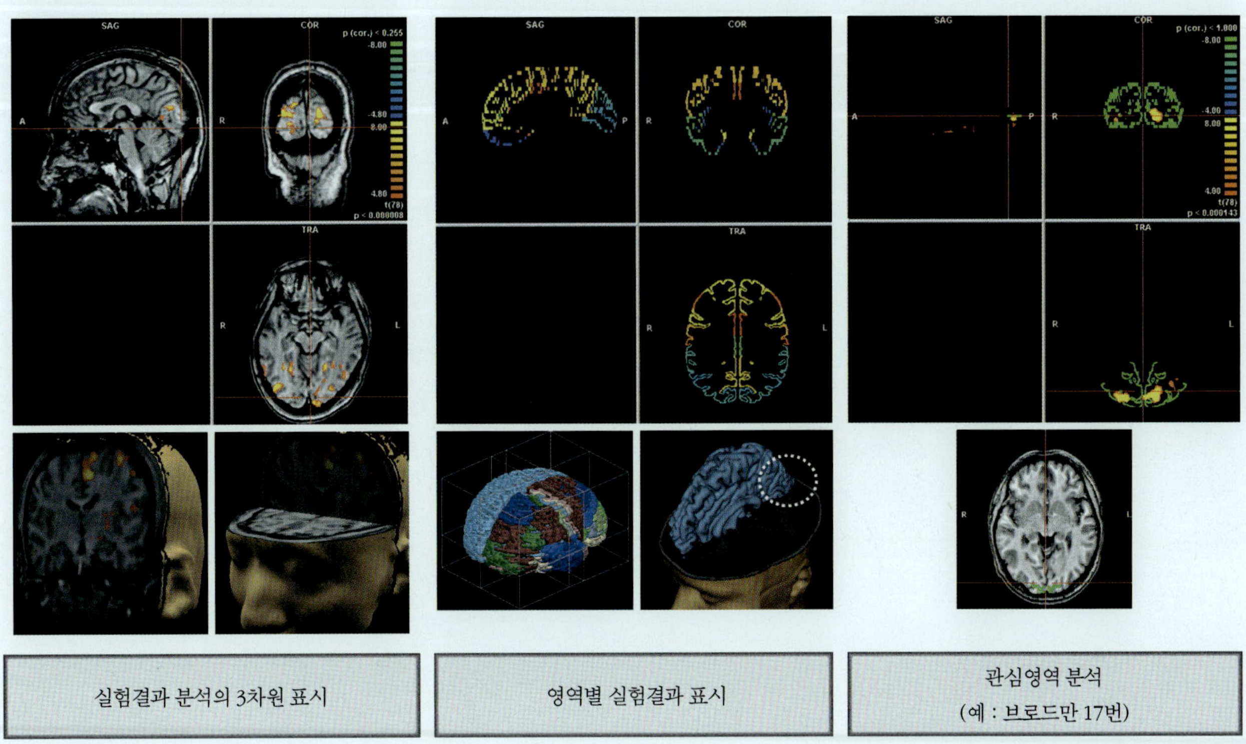

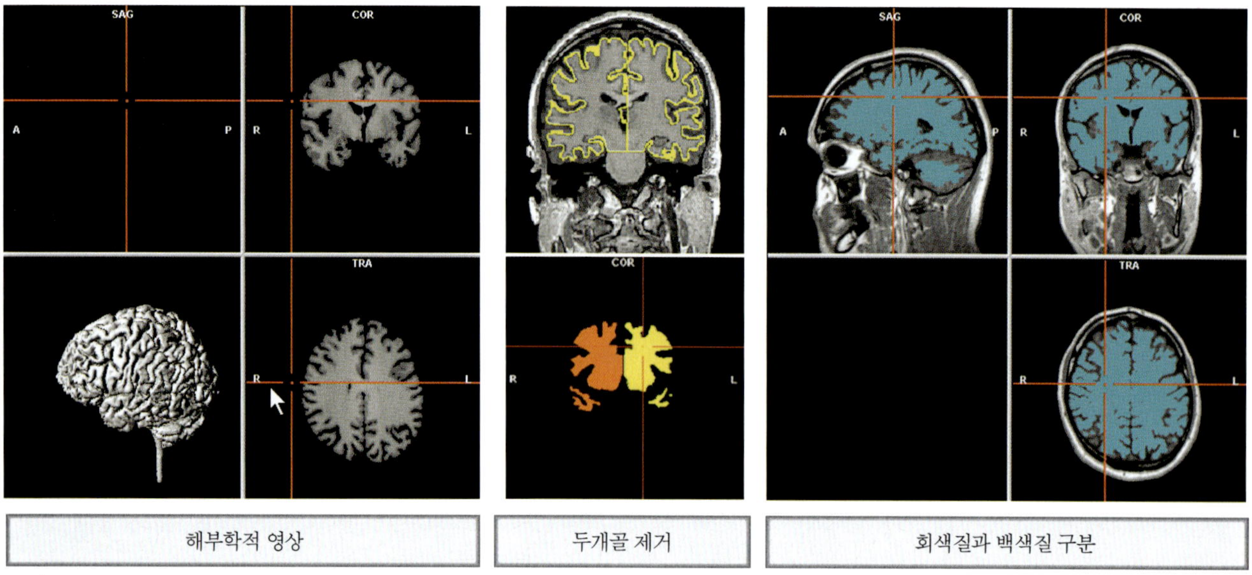

그림 13-6
Brain Voyager(회색질과 백색질 구분)

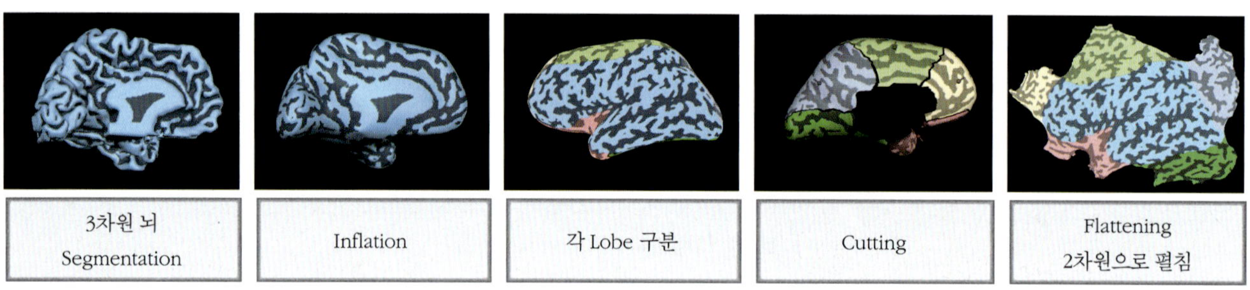

그림 13-7
Brain Voyager(inflation & flattening)

이하게 해주며, 관심 있는 특정 영역 분석 등이 가능하다(그림 13-5).

그림 13-5의 그림들 중 왼쪽 그림에서 사람의 뇌를 각 x, y, z 방향으로 구분하여 내부의 자세한 활성화 영역을 볼 수 있다. 가운데 그림은 브로드만*Broadmann* 영역 중 어느 영역이 활성화되었는지를 쉽게 확인할 수 있다. 오른쪽 그림은 관심영역 분석 예로 그림에서는 피험자들의 브로드만 17번 시각 1번 영역을 중심으로 활성화된 것을 비교할 때 사용한 예이다.

2) 회색질, 백색질 구분 및 inflation과 flattening

굴곡진 뇌 표피처리 과정을 위해 스컬을 제거하고 뇌의 회색질과 백색질을 구분한다(그림 13-6). 이 결과는 inflation과 flattening 과정에 사용된다(그림 13-7).

기능적 자기공명영상 실험 예시

조기/후기 영어교육 관련 뇌 영역 활성화 차이(2개 국어 사용 관련)

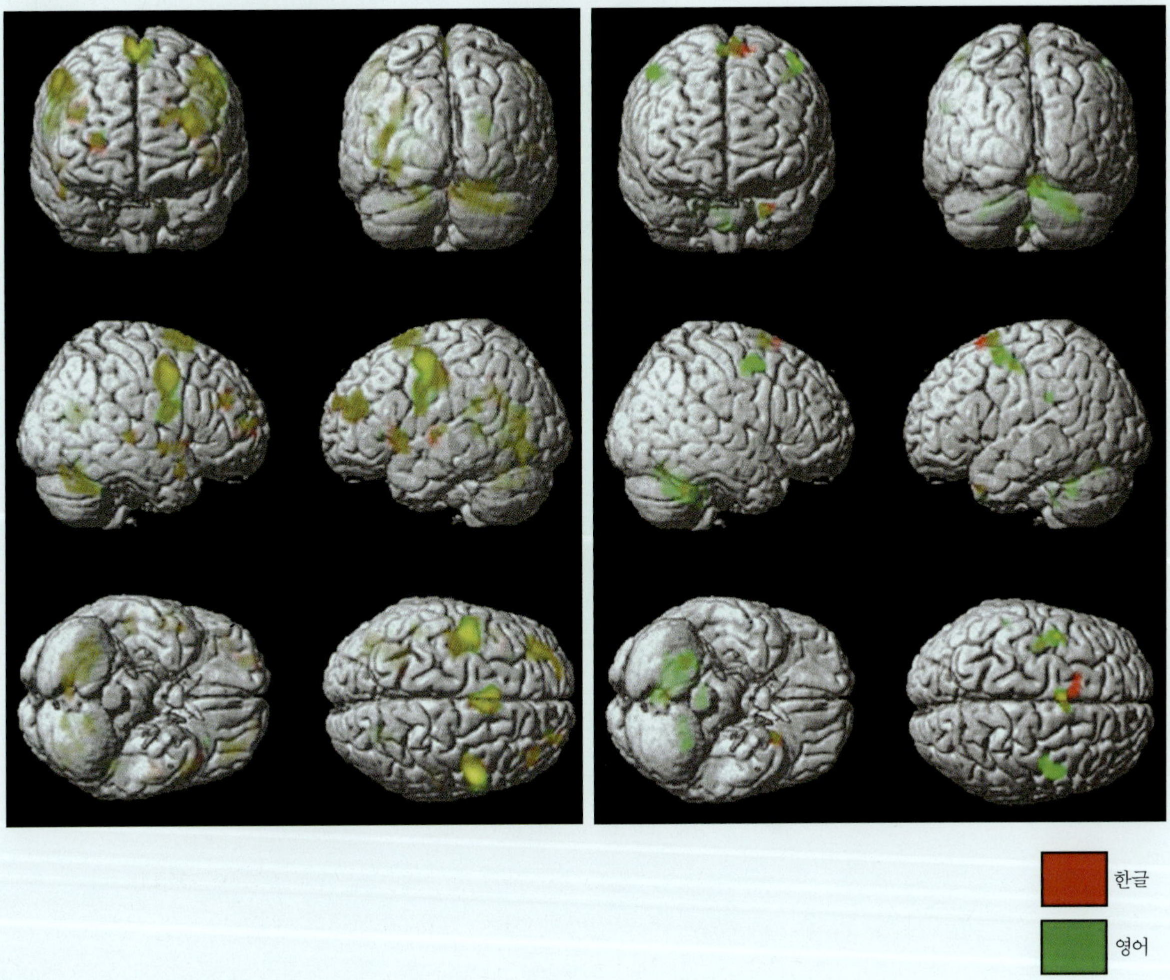

대상 : 13세 이전에 외국에서 2년 이상 체류한 경험이 있는 고등학생과 대학생 6명.

왼쪽 : 조기 습득자의 한글/영어 실험 시의 반응(노란색은 빨강과 초록이 겹쳐 있는 부분임).

오른쪽 : 일반 고등학생과 대학생들의 한글/영어 실험 시의 반응.

이 실험의 결과에서 조기 습득자는 한글과 영어를 특별히 다르게 인식하지 않고 단일한 언어처리 과정을 거쳐 인식하는 반면, 조기 습득자가 아니면 한글과 영어를 다르게 인식하여 다른 경로로 처리한다는 것을 추론해볼 수 있다.

참고문헌

Bandettini PA, Wong EC, Hinks RS, et al. Time course EPI of human brain function during task activation. Magn Reson Med 1992;25:390-397.

Constable RT, McCarthy G, Allison T, et al. Functional brain imaging at 1.5 T using conventional gradient echo MR imaging techniques. Magn Reson Imaging 1993;11: 451-459.

Frahm J, Bruhn H, Merboldt KD, et al. Dynamic MR imaging of human brain oxygenation during rest and photic stimulation. J Magn Reson Imaging 1992;2:501-505.

Kwong KK, Belliveau JW, Chester DA, et al. Dynamic magnetic resonance imaging of Human brain activity during primary sensory stimulation. Proc Natl Acad Sci USA 1992;89:5675-5679.

Ogawa S, Lee TM, Nayak AS, et al. Oxygenation-sensitive contrast in magnetic resonance image of rodent brain at high magnetic fields. Magn Reson Med 1990;14:68-78.

Ogawa S, Tank DW, Menon R, et al. Intrinsic signal changes accompanying sensory stimulation: functional brain mapping with magnetic resonance imagin. Proc Natl Acad Sci USA 199289;5951-5955.

Pauling L, Coryell CD. The magnetic properties and structure of hemoglobin, oxyhemoglobin, and carbonmonoxyhemoglobin. Proc Natl Acad Sci USA 1936;22:210-216.

Thulborn KR, Waterton JC, Matthews PM, et al. Oxygenation dependence of the transverse relaxation time of water protons in whole blood at high field. Biochim Biophys Acta 1982;714:265-270.

Turner R, Le Bihan D, Moonen CT, et al. Echo-planar time course MRI of cat brain oxygenation changes. Magn Reson Med 1991;27:159-166.

Turner R, Jezzard P, Wen H, et al. Functional mapping of the human visual cortex at 4 and 1.5 tesla using deoxygenation contrast EPI. Magn Reson Med 1993;29:277-279.

FMRI 분석프로그램 인터넷 사이트

SPM : http://www.fil.ion.ucl.ac.uk/spm/
Brain voyager : http://www.brainvoyager.com/
AFNI : http://afni.nimh.nih.gov/afni

제14장

확산강조영상과 확산텐서영상

박해정, 김대진, 이승구

확산강조영상*diffusion weighted imaging; DWI*은 물 분자의 확산성을 생체 내에서 정량화함으로써 생체조직의 생리학적 특성과 이상 유무를 판단하는 자기공명영상 기법 중 한 종류이다. 우리 몸에서 물 분자가 확산되는 형태는 물 분자가 놓여 있는 생체조직의 구성에 따라 달라진다(그림 14-1). 예를 들어 뇌척수액*cerebrospinal fluid; CSF* 같은 액체에서의 물 분자는 모든 방향에 대해 같은 확률로 확산되는 등방성 확산의 형태를 보인다. 그러나 대뇌 백색질에서는 말이집신경섬유 *myelinated nerve fiber* 다발과 같은 방향성이 있는 조직들 때문에 물 분자가 신경섬유의 수직 방향으로 움직이는 데 제한을 받는 반면, 신경섬유에 평행한 방향으로 비교적 자유롭게 움직이는 비등방성*anisotropy* 확산을 한다. 대뇌 회색질에서는 축삭*axon*, 가지돌기*dendrite*, 세포체*soma*가 겉질층*cortex*을 따라 서로 복잡하게 연결되어 있어서 물 분자의 자유로운 확산에 제약을 받게 되어 뇌척수액보다는 크기는 작지만 대략적으로 등방성 확산을 보인다. 대뇌에서 물 분자의 확산영상을 통해 특정 조직에서의 확산성과 나아가서는 해부학적 연결 관계에 대한 정량화된 정보를 얻을 수 있는데, 이 장에서는 확산강조영상과 이를 3차원으로 확장한 확산텐서영상*diffusion tensor imaging; DTI*의 기본원리, 분석기법과 각종 질환에서 적용 가능성을 소개할 것이다.

그림 14-1
생체 내에서 물 분자의 확산
A: 등방성 확산. B: 방향성을 가진 조직에서의 비등방성 확산. C: 복잡한 조직 내에서의 확산.

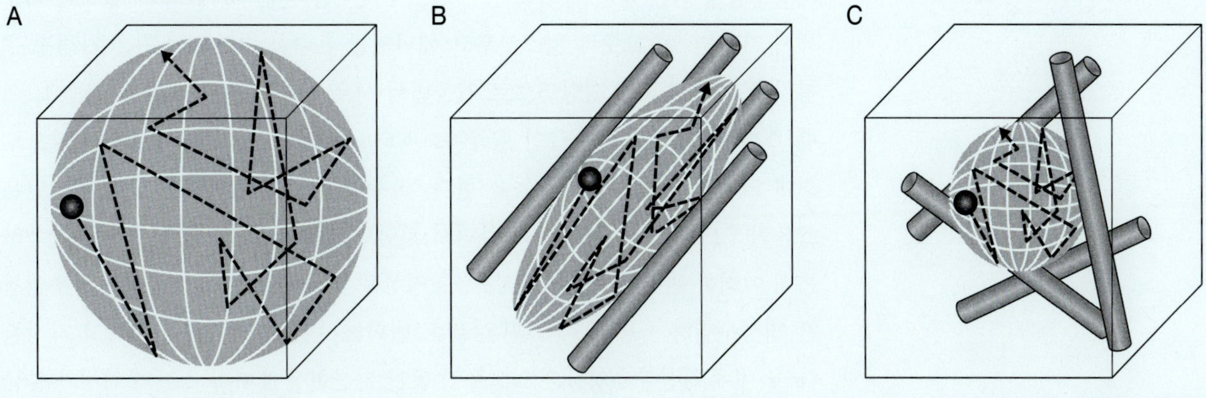

I 확산강조영상

1. 확산계수

매질 내에서 입자가 확산되는 정도를 나타내는 확산계수는 1855년 독일의 피크 *Adolf Fick*가 처음으로 정리하였다. 피크의 확산법칙이라 불리는 이 관계식에서 단위시간당 단위면적을 통해 확산된 입자의 양(j)은 매질의 확산계수(D)와 농도 기울기(∇c)의 곱으로 다음과 같이 정의된다.

$$j = -D\nabla c \quad \cdots\cdots (1)$$

한편, 피크의 확산법칙에 따라 확산계수를 구하는 것과는 달리 아인슈타인 *Albert Einstein*은 단위시간당 입자가 확산된 평균거리를 이용하여 확산계수를 구하는 방법을 발견하였다. 아인슈타인은 d차원 공간에서 입자의 단위시간당 평균확산거리를 다음과 같은 관계식으로 표현하였다.

$$r_{rms} = \sqrt{2dDt} \quad \cdots\cdots (2)$$

위의 관계식에 따라 물 분자의 3차원 평균확산거리를 자기공명 신호를 이용하여 측정할 수 있다면 곧바로 생체조직의 확산계수를 측정할 수가 있다. 확산강조영상은 이러한 확산계수 D를 얻기 위한 자기공명영상 기법이라 할 수 있다.

2. 자기공명과 확산

자기장 내에서 양성자*proton*는 가해진 주 자기장 B_0의 방향을 축으로 세차운동을 하는데 그 세차운동은 다음과 같은 라모주파수*Larmor frequency*(f)를 갖는다.

$$f = \gamma B_0 \quad \cdots\cdots (3)$$

여기서 γ는 회전자기비율을 나타내는 상수로서 MHz/T의 단위를 사용한다. 세차운동을 하는 많은 수의 스핀에 라모주파수를 갖는 90° 고주파 펄스를 외부에서 가하면, 이 고주파 펄스로부터 에너지를 흡수한 수많은 스핀은 가해진 주 자기장 B_0에 수직인 횡단면으로 기울면서 서로 간에 동일한 위상을 갖는다. 이때 스핀 전체의 벡터 총합인 평균자화벡터*net magnetization*는 횡단면 방향으로 최대 크기를 가지고 세차운동을 한다. 고주파 펄스가 없어지면 각각의 스핀은 고유의 T2 상수에 의해 탈위상하면서 횡단면의 평균자화벡터가 급격히 감쇄하는데 이러한 원리를 이용하여 T2 강조영상을 얻을 수 있다. 이러한 T2 강조영상은 영상수집하는 동안 각 스핀은 위치 변화하지 않고 고정되어 있다고 가정한다. 반면에 확산강조영상은 영상수집 동안 확산현상에 따라 스핀의 위치가 불규

그림 14-2
확산경사자기장과 스핀
확산경사자기장 안에서 각 스핀이 받는 자기장의 크기는 스핀의 위치에 따라 다르기 때문에 스핀의 회전주파수가 변하게 된다. 자기장이 큰 위치에서는 빨리 회전하고 작은 위치에서는 천천히 회전하므로 각 스핀이 움직여온 이동경로에 따라 누적된 위상에 차이가 난다.

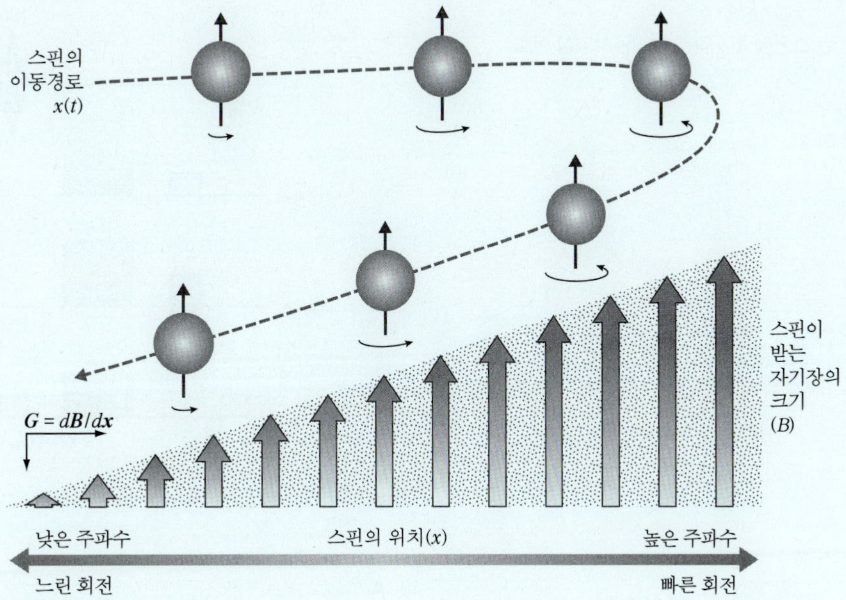

칙적으로 움직이는 특성을 강조하기 위해 확산경사자기장을 도입하여 스핀 전체의 확산 정도를 측정한다. 확산경사자기장은 3차원 벡터로서 방향과 크기를 갖는데 방향은 자기장의 크기가 점진적으로 변해가는 방향에 따라 결정되며, 크기는 '단위거리당 자기장 크기의 변화율' 로서 미분값으로 표현된다. 확산경사자기장이 가해진 자계에서 각 스핀이 받는 자기장의 크기(B)는 경사자기장의 크기($\boldsymbol{G}=d\boldsymbol{B}/d\boldsymbol{x}$)와 스핀의 위치($x$)의 내적으로 결정된다. 일정시간($\delta$) 동안 받는 스핀의 누적된 위상 변화($\phi$)는 다음과 같다.

$$\phi = \int_0^{\delta} f(t)\,dt = \int_0^{\delta} \gamma \boldsymbol{B}(t)\,dt = \gamma \int_0^{\delta} \boldsymbol{G}\cdot \boldsymbol{x}(t)\,dt \quad \cdots (4)$$

확산경사자기장이 가해지는 동안 스핀의 위치가 변하지 않을 경우($x(t)=x_0$) 스핀의 위상은 경사자기장과 위치의 내적에 비례하는 값으로 간단히 구할 수 있다($\phi=\gamma\delta\boldsymbol{G}\cdot\boldsymbol{x}_0$). 그러나 만일 스핀이 확산경사자기장의 방향으로 이동하면 위상은 좀더 복잡하게 바뀐다. 스핀이 이동할 때마다 각각의 위치에서 서로 다른 크기의 자기장을 받기 때문에 스핀은 처음 위치의 세차주파수에 비해 상대적으로 더 높거나 더 낮은 라모주파수를 가지고 회전한다(그림 14-2). 그 결과 불규칙하게 움직였던 각 스핀은 각기 지나온 경로에 따라 서로 다른 위상을 갖게 되고 각 스핀의 평균 합인 평균자화벡터는 크기가 감소하게 되어 측정되는 자기공명 신호가 감쇄하는 효과를 가져온다.

3. 확산 신호의 검출

감쇄된 확산강조 신호를 얻는 방법에는 여러 가지가 있지만 주로 경사에코 *gradient echo*나 스핀에코*spin-echo*를 이용한 방법이 사용된다. 경사에코 기법에서는 세기와 지속시간이 같고 서로 반대 방향의 기울기를 가지는 2개의 확산강

그림 14-3
스핀에코에 따른 확산텐서영상 신호

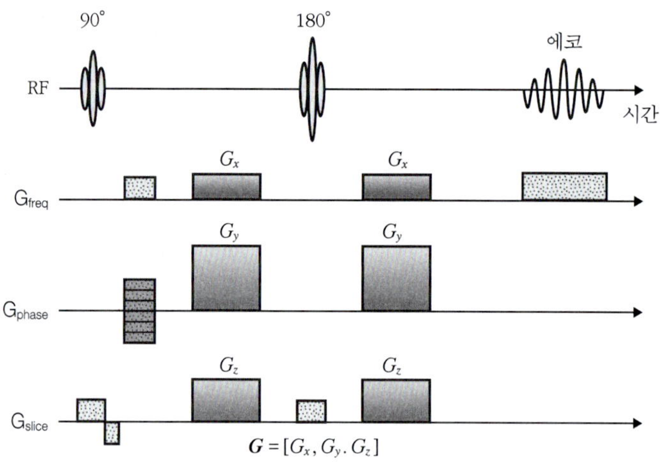

그림 14-4
경사에코 기법을 이용한 확산 신호의 검출
A: 경사에코 기법. B: 고정스핀에 의한 위상축적은 모든 스핀에 일정하기 때문에 평균자화 벡터의 크기는 유지된다. C: 무작위 이동스핀에 의해 각 스핀의 위상축적에 차이가 생겨 평균자화 벡터가 감소한다.

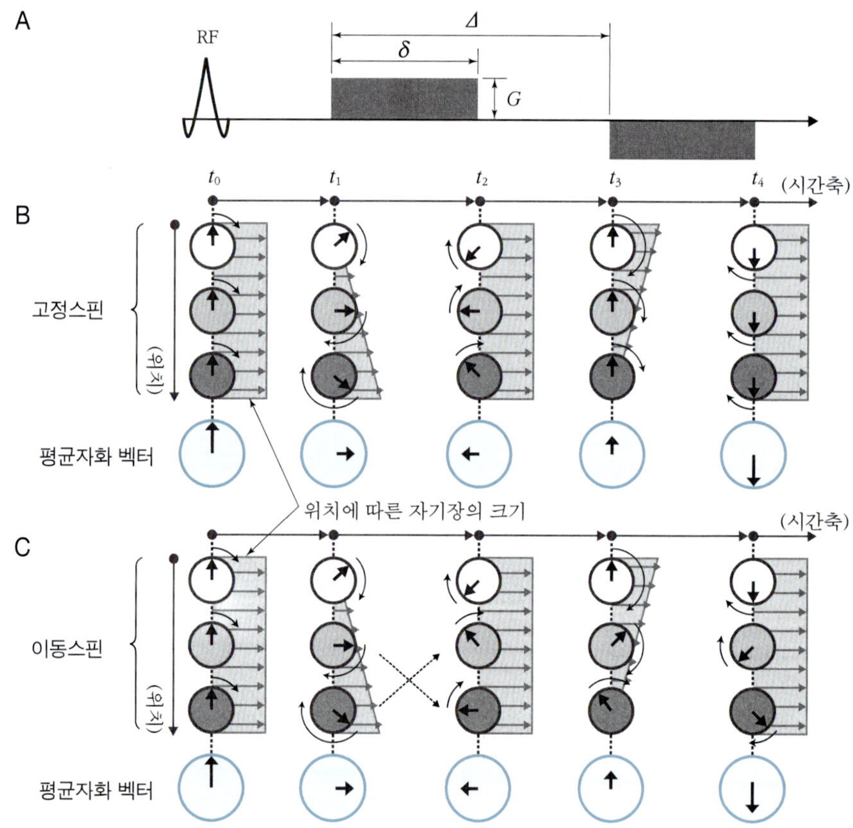

조경사자기장을 이용하고, 스핀에코 기법에서는 서로 같은 방향을 가지는 확산강조경사자기장을 180° 고주파 펄스의 전후 대칭이 되는 시점에 가하여 확산을 측정한다(그림 14-3).

확산을 검출하는 원리는 기본적으로 경사에코와 스핀에코가 서로 같은데 스핀에코 기법에서는 2개의 확산경사자기장의 방향을 같게 하되 180° 고주파 펄스에서 스핀의 방향을 역전시킴으로써 경사에코의 반대 경사자기장의 효과를 만들어낸다. 여기서는 경사에코 기법을 중심으로 설명할 것이다(그림 14-4). 먼저 서로 다른 세 위치에 놓여 있는 3개의 고정 스핀을 생각해보자(그림 14-4B). 90° 고주파 펄스가 가해지면(t_0) 모든 스핀은 횡단면상에서 같은 위상을 갖게 된다. 여기에 확산경사자기장이 가해지면(t_1) 스핀의 라모주파수는 스핀의 위치에 따라 달라진다. 즉 약한 경사자기장을 받는 스핀은 좀더 천천히, 강한 경사자기장을 받는 스핀은 더 빠르게 회전하여 각 스핀 간에 위상 차이가 발생한다. 경사자기장이 소멸되면(t_2) 각 위치에서 스핀은 달라진 위상 차이를 그대로 유지하면서 서로 같은 라모주파수를 가지고 회전한다. 이후 두 번째 경사자기장을 가해주면(t_3) 이전에 약한 경사자기장을 받은 스핀은 더 강한 경사자기장을 받아서 더 빨리 회전하게 되고, 이전에 강한 경사자기장을 받은 스핀은 더 천천히 회전하게 된다. 두 번째 경사자기장이 소멸되면(t_4) 모든 스핀이 다시 같은 위상을 가지고 회전하게 되는데 이것은 경사자기장을 가해주기 전과 가해준 이후의 자기공명 신호의 크기가 같다는 것을 의미한다. 단, 이는 이해를 돕기 위해 T2 감쇄가 없다는 가정에서의 설명이다.

다음으로 스핀의 위치가 변할 경우를 생각해보자(그림 14-4C). 확산경사자기장이 가해지고 난 이후(t_1) 각 스핀에 생긴 위상 차이는 확산시간(Δ) 동안 스핀의 위치가 변했기 때문에 원래 위치에서와 다르게 회전을 하고 그 결과 두번째 경사자기장이 가해지고 난 이후에도(t_4) 서로 스핀 간에 동일 위상을 갖지 않게 된다. 그 결과 자기공명 신호는 위치가 바뀐 스핀 간의 위상 차이 때문에 경사자기장을 가해주기 전보다 더 작게 감쇄한다.

4. 확산계수 측정

이처럼 물 분자의 확산에 따른 자기공명 신호 감쇄에 대한 모델은 1965년 스핀에코 기법을 사용하여 처음으로 연구되었는데, 확산경사자기장을 가하여 얻은 신호 S와 확산경사자기장을 가하지 않고 얻은 신호 S_0 간의 관계식은 다음과 같다.

$$S = S_0 \exp(-bD)$$
$$b = \gamma^2 |G|^2 \delta^2 (\Delta - \delta/3) \qquad \cdots\cdots (5)$$

여기서 b값은 확산경사자기장의 방향으로 가해진 경사자기장의 세기와 지속시간 그리고 확산시간 간격 등으로 구성된다. 최종적으로 구하고자 하는 확산계수 D는 가해진 경사자기장 방향으로의 물 분자의 확산성을 나타낸다. 확산계수 D는 순수한 물 분자의 확산 외에도 혈류 등 다른 요소들이 포함되어 있기 때문에 일반적으로 겉보기 확산계수*apparent diffusion coefficient; ADC*라고 불린다. 확산계수 D는 크기가 다른 2개 이상의 서로 다른 b값에서의 확산강조영상들을 얻었을 때 수식 (5)에 근거하여 계산해낼 수 있다.

$$S(b_0) = S_0 \exp(-b_0 D)$$
$$S(b_1) = S_0 \exp(-b_1 D) \qquad \cdots\cdots (6)$$
$$D = -\frac{1}{b_1 - b_0} \ln\left(\frac{S(b_1)}{S(b_0)}\right) = \frac{\ln(S(b_1)) - \ln(S(b_0))}{b_1 - b_0}$$

그림 14-5
확산경사자기장의 b값과 확산영상 신호의 관계

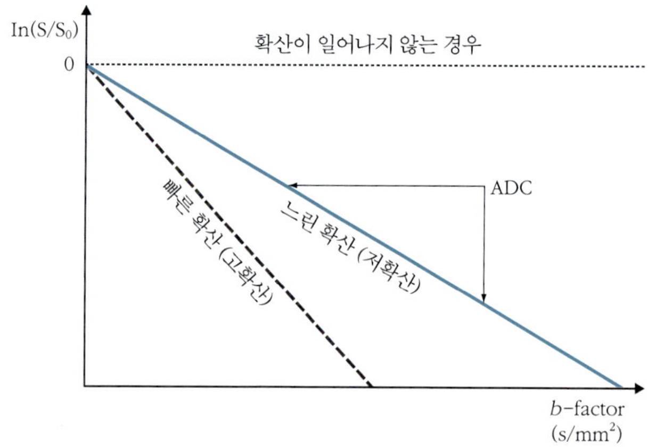

위 수식 (6)처럼 확산계수 D는 방향은 같지만 크기가 서로 다른 b값에서 측정된 확산강조영상 신호들의 로그 기울기로써 이해할 수 있다(그림 14-5). 그러므로 확산계수를 구하기 위해서는 최소한 2개의 b값에서 측정된 영상이 필요한데 일반적으로 $b_0=0$, 즉 확산강조경사자기장이 없는 기준 영상 S_0〔$S(b_0) = S_0$〕와 특정한 b값(일반적으로 1000sec/mm^2 정도)의 확산강조영상을 얻어서 경사자기장이 가해진 방향에 대한 확산계수를 구하고 있다.

Ⅱ 확산텐서영상

1. 3차원 확산과 텐서

일반적으로 생체조직에서 물 분자의 불규칙적인 움직임은 3차원으로 일어나기 때문에 한 방향의 확산경사자기장에 대한 확산계수만으로는 물 분자의 3차원 확산을 정확하게 표현할 수 없다. 과거에는 3차원 공간에서 서로 수직인 x, y, z 축 3방향에 대한 확산계수(D_{xx}, D_{yy}, D_{zz})를 구하여 등방성 확산과 비등방성 확산

그림 14-6
확산계수를 이용한 3차원 확산의 표현
A: 등방성 확산. B: 비등방성 확산. C: 확산의 축이 확산경사자기장의 방향과 같지 않은 비등방성 확산.

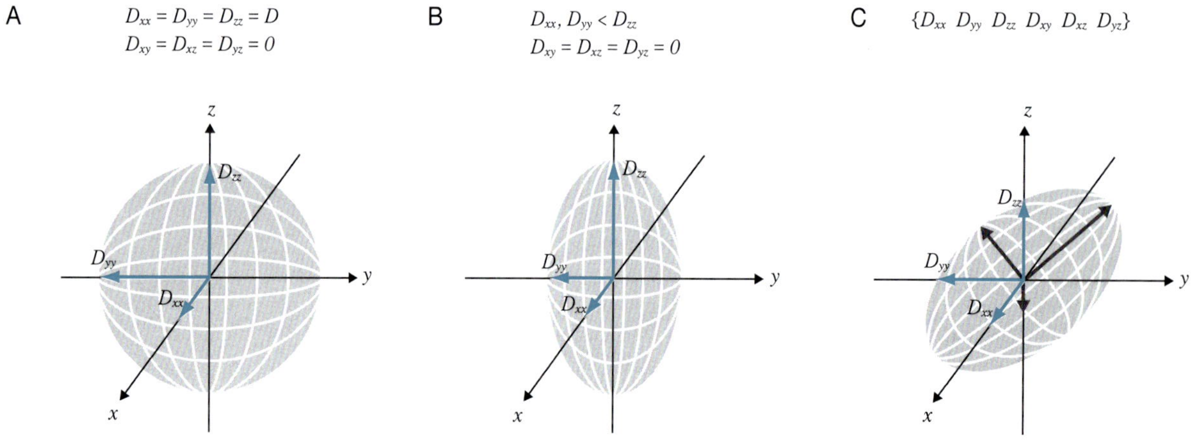

을 표현하였다. 그러나 분자의 확산 특성이 경사자기장의 방향과 일치하지 않는 경우에는 서로 수직인 3방향의 경사자기장만으로는 3차원 확산을 올바르게 표현하지 못할 수 있다(그림 14-6).

3차원 공간에서 일어나는 확산을 표현하기 위해서는 3좌표축 방향의 확산계수(D_{xx}, D_{yy}, D_{zz})뿐 아니라 추가적으로 공분산 확산계수(D_{xy}, D_{xz}, D_{yz})를 구해야만 한다. 이렇게 얻은 정보로 나타낸 3차원 확산을 수학적으로 표시할 때 다음과 같은 3×3 대칭행렬인 텐서*tensor*를 사용하고 있다.

$$\boldsymbol{D} = \begin{pmatrix} D_{xx} & D_{xy} & D_{xz} \\ D_{yx} & D_{yy} & D_{yz} \\ D_{zx} & D_{zy} & D_{zz} \end{pmatrix} \quad \cdots\cdots\cdots\cdots\cdots\cdots\cdots\cdots\cdots\cdots\cdots \ (7)$$

즉 x축, y축, z축 방향뿐 아니라 xy 방향, yz 방향, xz 방향으로의 확산계수를 구해야만 3차원 공간상에서 일어나는 확산을 올바르게 표현할 수 있다. 여기서 확산계수 $D_{xy} = D_{yx}$, $D_{xz} = D_{zx}$, $D_{yz} = D_{zy}$로 대칭행렬을 구성한다. 그러므로 이러한 확산계수를 구하기 위해서는 최소한 6방향 이상에서의 확산강조영상을 측정해야 한다.

2. 확산텐서 계산

3차원 확산 현상을 기술하기 위해 수식 (5)에서 구한 단방향의 확산계수를 다방향으로 확장한 확산텐서를 구해야 하는 것을 앞서 확인하였다. 방향성을 가진 확산경사자기장이 가해질 때 그 방향으로의 확산에 따른 확산강조 신호 S는 확산텐서 $\boldsymbol{D}$를 이용하여 다음과 같이 다시 쓸 수 있다.

$$S = S_0 \exp(-\boldsymbol{b} \cdot \boldsymbol{D}) = S_0 \exp(-\textstyle\sum_{i=1}^{3} \sum_{j=1}^{3} b_{ij} D_{ij}),\ i, j = x, y, z \quad (8)$$

여기서 $\boldsymbol{b}$는 영상을 얻기 전에 설정하는 확산 가중치 행렬로서 $\boldsymbol{b}$의 성분 b_{xx}, b_{xy}, b_{xz}, b_{yy}, b_{yz}, b_{zz}는 각각 D_{xx}, D_{xy}, D_{xz}, D_{yy}, D_{yz}, D_{zz}에 해당하는 가중치를 나타낸다. 식 (8)은 앞서 설명한 식 (5)보다 더 일반적인 표현으로 3차원 확산을 기술하는 데 사용할 수 있다. 식 (8)을 전개하면 다음과 같다.

$$\begin{aligned} \ln\left[\frac{S_i}{S_0}\right] &= -\boldsymbol{b}_i^{\smile} \cdot \boldsymbol{D} \\ &= -\left[b^i_{xx} D_{xx} + b^i_{yy} D_{yy} + b^i_{zz} D_{zz} + 2b^i_{xy} D_{xy} + 2b^i_{xz} D_{xz} + 2b^i_{yz} D_{yz} \right] \end{aligned} \quad \cdots \ (9)$$

일반적으로 동일한 크기의 각기 서로 다른 6개 방향의 $\boldsymbol{b}_i$($b_1 \sim b_6$)를 사용자가 설정하였을 때 얻어진 6개의 확산가중영상($S_1 \sim S_6$)과 확산가중이 되지 않고 방향성이 없는 기준 영상(S_0)을 합하여 총 7개의 영상을 수집함으로 확산텐서 $\boldsymbol{D}$의 6개 확산계수를 구하게 된다.

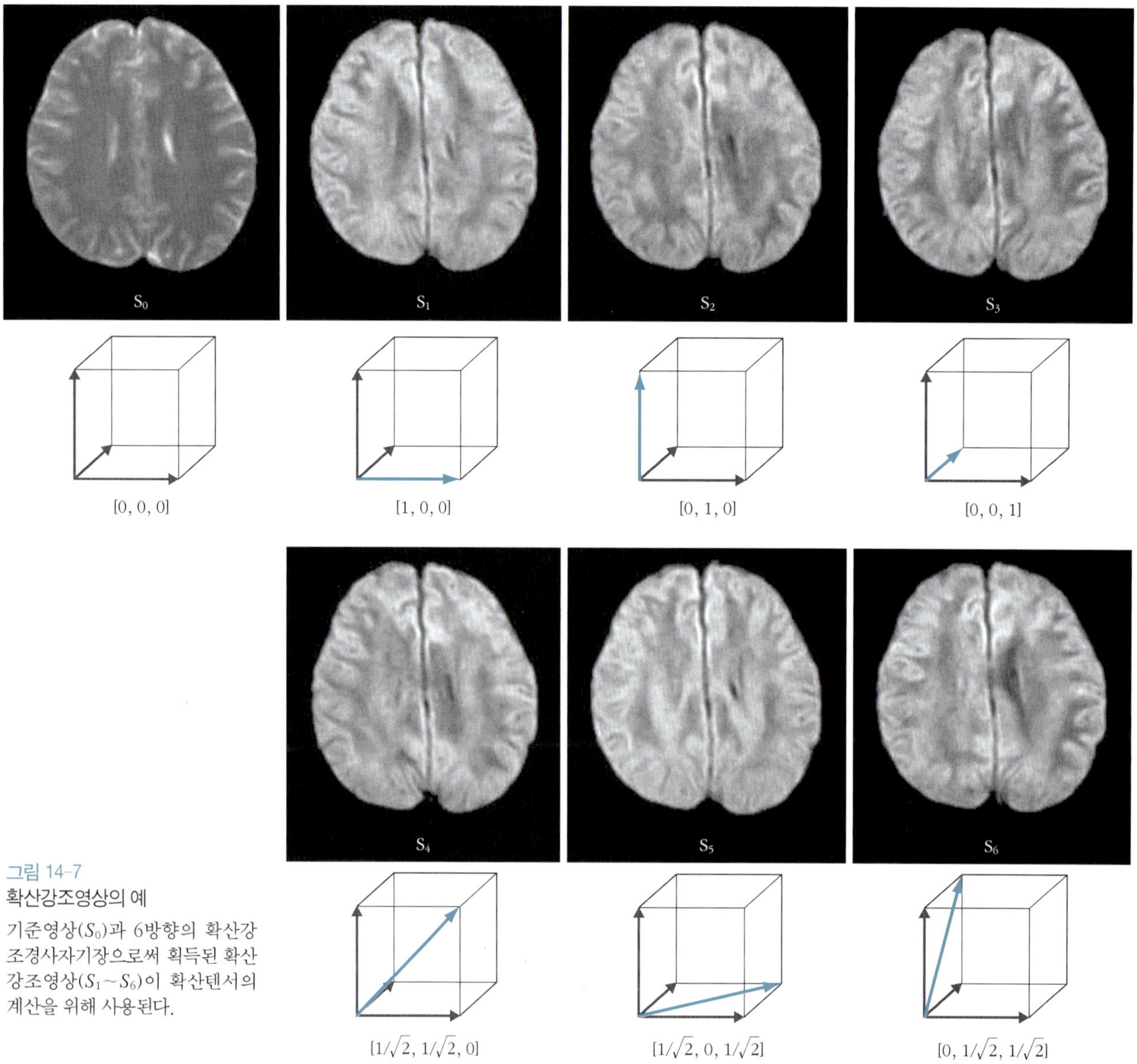

그림 14-7
확산강조영상의 예
기준영상(S_0)과 6방향의 확산강조경사자기장으로써 획득된 확산강조영상($S_1 \sim S_6$)이 확산텐서의 계산을 위해 사용된다.

그림 14-7은 확산텐서를 구하기 위해 얻은 7개 확산강조영상의 예이다. 기준영상 S_0와 미리 정의된 방향에 따른 일정 크기의 $\boldsymbol{b}_1 \sim \boldsymbol{b}_6$에 의해 생성된 확산강조영상 $S_1 \sim S_6$으로부터 6개의 확산텐서 계수를 구한다. 확산텐서는 화적소*voxel* 단위로 계산되기 때문에 그림 14-8과 같은 확산텐서영상을 얻기 위해서는 확산강조영상의 모든 화적소에 대하여 식 (9)의 해를 구해야 한다.

3. 확산텐서의 정량화와 가시화

확산텐서는 고유벡터*eigenvector*와 고유치*eigenvalue*를 이용하여 다음과 같이 분해할 수 있다.

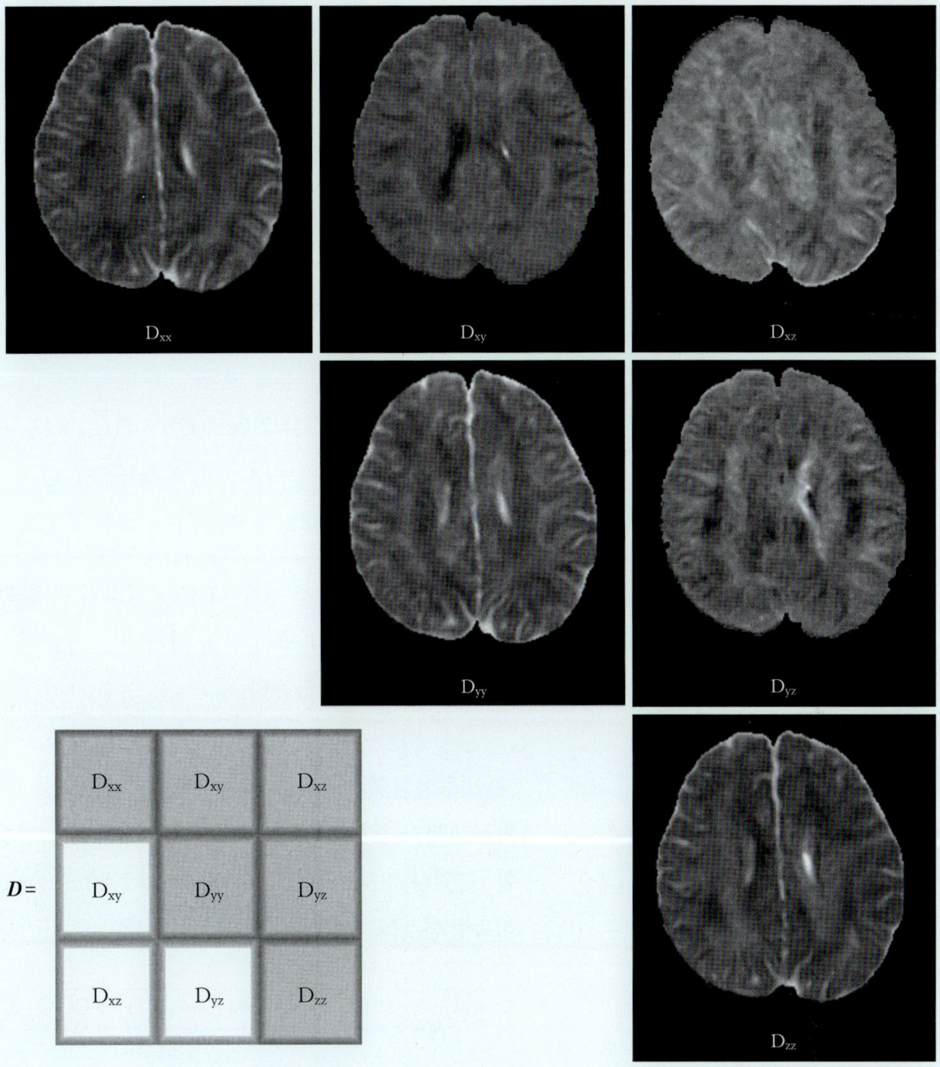

그림 14-8
전체 대뇌의 확산텐서영상
밝은 부분 확산계수가 더 높다.

$$\boldsymbol{D} = \begin{pmatrix} D_{xx} & D_{xy} & D_{xz} \\ D_{xy} & D_{yy} & D_{yz} \\ D_{xz} & D_{yz} & D_{zz} \end{pmatrix} = [\boldsymbol{e}_1\ \boldsymbol{e}_2\ \boldsymbol{e}_3]^T \begin{pmatrix} \boldsymbol{\lambda}_1 & 0 & 0 \\ 0 & \boldsymbol{\lambda}_2 & 0 \\ 0 & 0 & \boldsymbol{\lambda}_3 \end{pmatrix} [\boldsymbol{e}_1\ \boldsymbol{e}_2\ \boldsymbol{e}_3] = \boldsymbol{\lambda}_1 \boldsymbol{e}_1 \boldsymbol{e}_1^T + \boldsymbol{\lambda}_2 \boldsymbol{e}_2 \boldsymbol{e}_2^T + \boldsymbol{\lambda}_3 \boldsymbol{e}_3 \boldsymbol{e}_3^T = \sum_{k=1}^{3} \boldsymbol{\lambda}_k \boldsymbol{e}_k \boldsymbol{e}_k^T \quad \cdots (10)$$

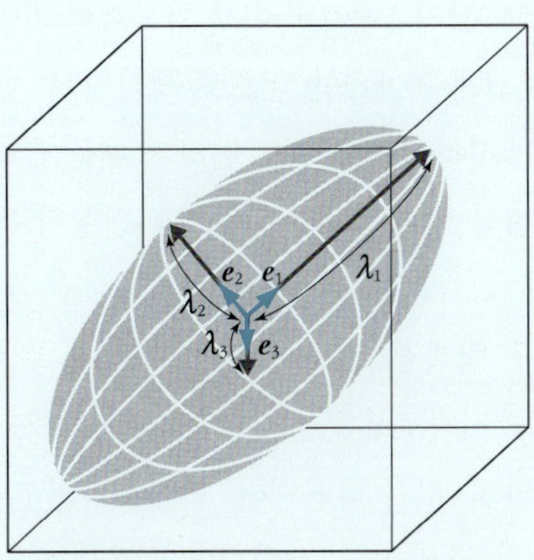

그림 14-9
확산텐서의 고유벡터($e_1 \sim e_3$)와 고유치($\lambda_1 \sim \lambda_3$)

여기서 $\boldsymbol{e}_1 \sim \boldsymbol{e}_3$은 고유벡터이고 $\boldsymbol{\lambda}_1 \sim \boldsymbol{\lambda}_3$는 각 고유벡터에 대한 고유치로 고유벡터 방향으로의 확산성을 의미한다. 각 고유치들은 크기 순서대로 정렬하여 표현되고($\boldsymbol{\lambda}_1 > \boldsymbol{\lambda}_2 > \boldsymbol{\lambda}_3$), 가장 큰 고유치 $\boldsymbol{\lambda}_3$에 대응하는 고유벡터 $\boldsymbol{e}_1$의 방향을 확산의 주방향*principal direction*이라 하며 신경다발을 추출해낼 때 중요한 정보로 사용한다.

그림 14-9에서와 같이 확산텐서는 각각의 고유벡터를 축으로 하는 3차원 타원으로 표현할 수 있다. 확산텐서는 각 화적소 위치에서의 확산의 방향, 크기 및 모양에 대한 정보를 제공한다. 확산의 방향은 고유벡터($\boldsymbol{e}_1$)에 의해 결정되고 확

산의 크기와 모양은 고유치의 조합으로 정의할 수 있다. 확산텐서의 고유치는 생체조직의 방향, 가해진 경사자기장, 실험좌표의 방향 등에 상관없이 일정하기 때문에 확산 특성을 정량화하는 데 중요하게 사용된다. 고유치를 사용하여 확산 특성을 나타낼 때 주로 평균 ADC와 비등방성을 가장 많이 사용한다.

(1) 평균 ADC

평균 ADC는 다음과 같은 수식으로 계산한다.

$$\begin{aligned} \langle ADC \rangle &= Trace(\boldsymbol{D})/3 = (D_{xx} + D_{xy} + D_{zz})/3 \\ &= (\lambda_1 + \lambda_2 + \lambda_3)/3 = \langle \lambda \rangle \end{aligned} \quad \cdots (11)$$

등방성 확산의 경우 평균 ADC는 임의의 한 방향에 대한 ADC값과 같다. 평균 ADC는 단지 확산의 크기 만을 나타내는 지표일 뿐 확산이 얼마나 방향성을 가지는지는 나타내지 않는다.

(2) 비등방성 지수*anisotropic index*

확산텐서가 표현하는 타원이 얼마나 방향성을 가지는지를 비등방성값으로 표현할 수 있다. RA(relative anisotropy)와 FA(fractional anisotropy)가 대표적인 확산 비등방성값의 예이다.

$$\begin{aligned} RA &= \frac{\sqrt{(\lambda_1 - \langle \lambda \rangle)^2 + (\lambda_2 - \langle \lambda \rangle)^2 + (\lambda_1 - \langle \lambda \rangle)^2}}{\sqrt{3\langle \lambda \rangle}} \\ FA &= \frac{\sqrt{(\lambda_1 - \langle \lambda_2 \rangle)^2 + (\lambda_2 - \langle \lambda_3 \rangle)^2 + (\lambda_1 - \lambda_3)^2}}{\sqrt{2}\sqrt{\lambda_1^2 \lambda_2^2 \lambda_3^2}} \\ &= \frac{\sqrt{3\left[(\lambda_1 - \langle \lambda \rangle)^2 + (\lambda_2 - \langle \lambda \rangle)^2 + (\lambda_1 - \langle \lambda \rangle)^2\right]}}{\sqrt{2(\lambda_1^2 + \lambda_2^2 + \lambda_3^2)}} \end{aligned} \quad \cdots\cdots\cdots\cdots (12)$$

RA와 FA를 구하는 방식은 거의 비슷한데 둘 다 확산텐서의 등방성 성분과 비등방성 성분의 비율을 나타낸다. 예를 들어 비등방성값이 0이라면 확산텐서를 등방성 확산($\lambda_1 = \lambda_2 = \lambda_3$)으로 생각할 수 있고, 값이 1이라면 아주 가느다란 바늘과 같이 확산텐서에 비등방성 확산이 매우 크게 존재하는 것으로 생각할 수 있다($\lambda_2 = \lambda_3 = 0$). RA는 확산텐서의 비등방성에 따라 선형적으로 변하기 때문에 확산을 정량적으로 비교하는 데 적당하지만 잡음에 취약하기 때문에 비선형적 특성이 있음에도 FA를 더 많이 사용한다.

그림 14-10은 뇌량*corpus callosum*, 전전두 백색질*prefrontal white matter*, 속섬유막의 뒷가지*posterior limb of internal capsule*, 시각로부챗살*optic radiation* 그리고 뇌척수액에서 구한 확산텐서의 평균 ADC와 FA값을 나타낸다. 속섬유막의 FA는 거의 1에 가깝지만 평균 ADC의 값은 매우 작은 반면, 뇌척수액의 평균 ADC는 값이 매우 크고 FA는 거의 0에 가깝게 나타난다. 이러한 확산지수들은 대뇌

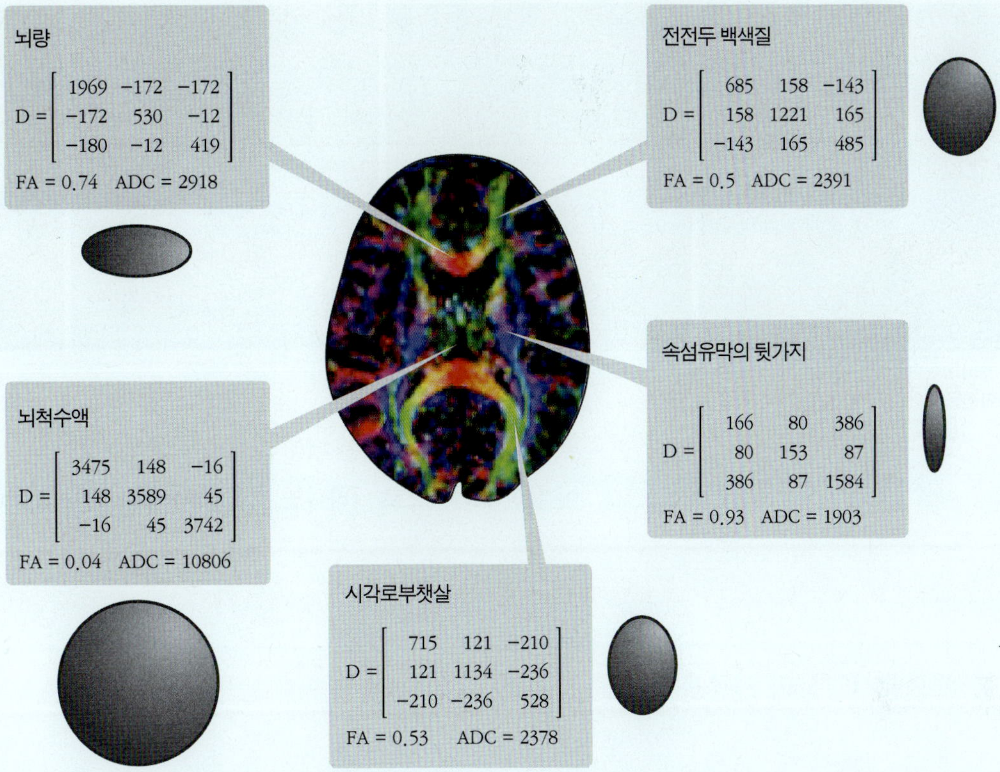

그림 14-10 대뇌 각 영역에서 확산텐서의 예

조직의 확산 특성에 따라 각기 다른 대조도를 보여준다.

확산텐서영상 연구에서 비등방성 확산의 원인을 밝히는 것은 매우 중요한데 아직까지 확실한 결론은 나지 않은 상태이다. 비등방성 확산에 영향을 주는 요소 중 하나로 말이집 축삭 섬유*myelinated axonal fiber*를 들 수 있다. 말이집은 이중 지질층으로 구성되어 있는데 신경섬유의 수직 방향으로 물 분자가 확산되는 것을 막는 특성이 있다. 그러나 말이집이 없는 동갈치*garfish*의 후각 신경이나 신생아의 대뇌에서도 비등방성이 발견되고 있기 때문에 확산 비등방성의 원인을 말이집으로만 해석하는 것은 논란의 여지가 있다. 미세관을 연결하는 축삭 운반과 신경원섬유는 확산 비등방성에 그다지 영향을 주지 않는다고 알려져 있고, 현재까지는 축삭을 감싸고 있는 세포막이 가장 중요한 역할을 하고 말이집은 단지 비등방성의 크기에 영향을 준다고 해석하고 있다.

4. 확산의 방향벡터지도

확산텐서는 확산의 모양과 크기 이외에 확산의 주 방향이라는 중요한 정보를 제공한다. 확산텐서의 주 방향을 시각적으로 표시하기 위해 대표적으로 사용되는 방법은 빛의 삼원색인 빨간색, 녹색, 파란색을 확산의 주 방향 벡터에 적용하는 것이다. 확산텐서에서 구한 주 확산 방향의 x, y, z 성분에 빨간색, 녹색, 파랑색을 각각 대입하면 확산 방향을 색으로 이해하는 것이 가능하다. 예를 들어 확산영상의 좌우를 빨간색, 전후를 녹색, 상하를 파란색으로 정의하면 이때 보이는 색깔은 뇌 신경의 방향에 따라 달리 나타나는데 대뇌의 좌우를 연결하는 뇌량에서는 빨간색으로, 전후를 연결하는 띠다발*cingulum bundle*은 녹색으로, 영상에서

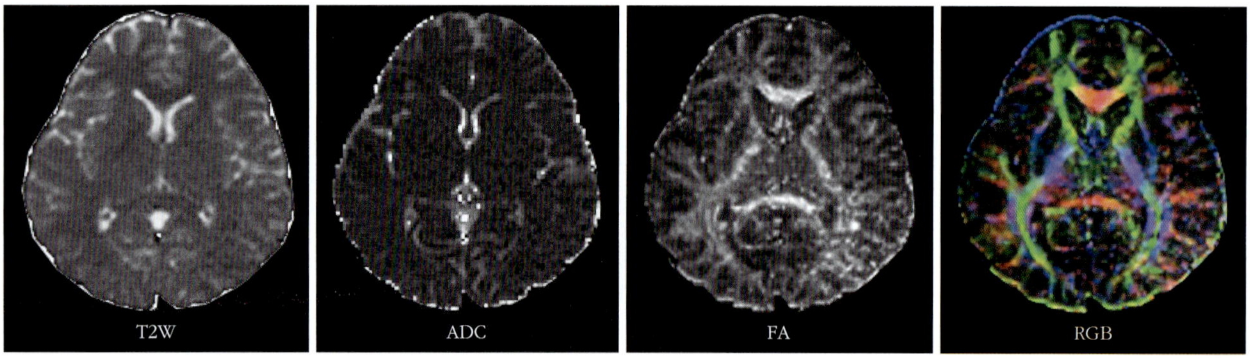

그림 14-11
확산텐서에서 구한 파라미터 지도

45° 방향으로 진행되는 것처럼 보이는 대뇌부챗살*corona radiata*은 빨강과 파랑이 섞인 보라색으로 나타나는 것을 확인할 수 있다(그림 14-11).

Ⅲ 확산텐서영상의 인공물

1. 운동인공물

확산 현상은 아주 작은 분자의 움직임과 관련되어 있기 때문에 피험자의 미세한 움직임조차도 영상에 커다란 영향을 미칠 수 있다. 또한 피험자의 호흡 또는 심장 박동으로 인한 대뇌의 움직임에 의해서도 운동인공물*motion artifacts*이 생겨날 수 있는데, 이는 확산영상에서 허상*ghosting*, 흐려짐*blurring*, 또는 영상변위*mi-salignment* 등의 형태로 나타난다. 피험자의 움직임은 3차원 영상 정합*registration*을 통해 보정할 수 있지만 호흡, 심박에 따른 움직임을 보정하는 것은 매우 복잡하다. 대뇌의 움직임은 일반적으로 그다지 크지 않기 때문에 무시하는 것이 보통인데 심장 수축 후 100~300msec 사이에 영상을 얻을 때는 뇌의 움직임이 영향을 줄 수 있음을 염두에 두어야 한다. 심박에 의한 영상왜곡이 클 경우 심전도를 측정하여 심박 사이에서만 확산영상을 얻을 수도 있으나 영상획득 시간이 매우 길어짐을 감안해야 한다. 일반적으로 운동인공물 없이 확산영상을 얻기 위해 고속영상기법이 사용되는 경우가 많은데, 대표적으로 100msec 정도의 짧은 시간에 전체 뇌영상을 얻는 SS-EPI(Signle Shot Echo Planar Imaging) 기법이 가장 많이 쓰인다.

2. 와전류에 의한 영상왜곡

와전류*eddy currents*는 짧은 시간 동안 경사자기장이 급격하게 변할 때 생체 내에서 발생하는 전류를 말한다. 확산경사자기장의 세기나 지속 시간을 길게 하면 더 큰 b값을 얻을 수 있지만, 에코시간 역시 증가하면서 영상획득 시간이 길어지고 이 때문에 획득된 영상의 대비도가 달라진다. 에코시간을 줄이기 위해 경사자기장의 slew rate를 높일 수도 있지만 경사자기장의 갑작스런 변화는 신경조직 내에 와전류를 발생시킨다. 결국 이러한 와전류에 의해서 추가적인 자기장이 발생하고 실제 b값과 미리 정의된 b값이 달라지면서 확산강조영상에 기하학적인 변형이 생긴다. 와전류에 의한 영상왜곡은 주로 위상부호화*phase encoding* 방향으로 발생하는데 왜곡된 확산영상을 사용하면 영상이 흐려지거나 확산 비등방성이 증가하는 현상이 뇌의 주변부에서 발생한다. 와전류에 의한 확산영상의 왜곡은 양극성 확산경사 또는 펄스고역필터 등의 기법을 사용해 줄이거나 영상 정합으로써 보정할 수 있다.

3. 자화율에 의한 영상왜곡

확산영상의 왜곡을 야기하는 또다른 요소는 생체조직 간 자화율*magnetic susceptibility*의 차이이다. 서로 다른 자화율을 가지는 인접한 두 조직의 경계면에서는 자기장의 국소적인 변화가 생긴다. 물과 공기, 공기와 지방, 또는 물과 지방 등과 같은 두 조직의 경계에서 자화율의 차이로 자기장이 발생하는데 이렇게 생긴 자기장은 마치 추가적인 확산경사자기장처럼 작용하여 확산영상 신호를 감쇄시키고 영상왜곡을 발생시킨다. 자화율 차이에 따른 인공물은 다량의 공기가 포함된 접형골동*sphenoid sinus* 등에서 쉽게 발견되는데 영상을 획득할 때 저자기장을 사용하거나 경사에코 대신 스핀에코를 사용하면 줄일 수 있다.

4. 백색잡음

백색잡음*white noise*은 확산영상의 신호대잡음비*signal to noise ratio; SNR*를 낮추고 궁극적으로 확산텐서의 품질을 떨어뜨린다. 백색 잡음이 많은 확산강조영상에서 구한 고유벡터의 방향은 잡음 없이 구해진 확산의 방향과 달라지고 고유치의 값 또한 실제의 값과 달라지는데 이로 인해 조직의 비등방성이 더 높게 해석될 수 있다. 등방성 조직이 비등방성 조직인 것처럼 보이기도 하고 비등방성이 더 증가한 것처럼 보이기도 하기 때문에 백색 잡음을 최소화하여 확산영상을 얻는 것은 매우 중요하다.

5. 확산영상을 획득할 때 주의사항

확산텐서를 구하기 위해서는 6방향의 확산강조영상으로도 충분하지만 일반적으로 많은 방향에 대한 확산강조영상을 얻어서 적은 수의 경사자기장 때문에 생길 수 있는 치우침*bias*을 최소화한다. 따라서 확산경사자기장의 수와 방향 분포는 확산텐서영상을 임상적으로 유용하게 사용하기 위해 매우 중요하다. 순수 연구를 위해서는 잡음에 견고하고 신뢰할 만한 확산텐서를 얻기 위해 3차원 공간에 고르게 분포된, 적어도 30방향 이상의 최적화된 경사자기장을 사용하여 FA와 ADC 등의 확산지수를 구하는 것이 추천된다. 또한 확산텐서영상을 얻을 때는 신호대잡음비, 공간해상도, 영상왜곡, 영상획득시간 등의 다양한 요소를 모두 고려해야 한다. 예를 들어 운동인공물을 줄이기 위해 고속영상 기법을 사용할 경우 낮은 공간해상도와 와전류에 의한 영상왜곡이 발생할 수 있다. 공간해상도를 높이면 신호대잡음비가 낮은 영상을 얻을 수 있고 이를 개선하기 위해 영상을 반복해서 얻으면 획득시간이 길어지고 운동인공물이 발생할 가능성이 높아진다. 더 강한 자기장을 사용하면 영상의 단면이 얇아지므로 공간해상도를 높일 수 있지만 운동인공물은 더 많이 발생할 수 있다. 각각의 요소를 모두 고려하여 최적의 영상획득 파라미터를 결정하는 것이 확산텐서영상 연구에서 매우 중요하다.

Ⅳ 신경경로 추적기법

앞 장에서 언급하였듯이 확산텐서는 각 화적소의 위치에서 확산의 주 방향 정보를 제공하고 텐서의 분해과정을 통해서 확산텐서의 주 방향을 시각화할 수 있다. 그러나 3차원 대뇌 공간에 분포하는 신경다발의 연결성을 보기 위해서는 각 위치에서 텐서가 표현하는 주 방향 정보를 이용하여 신경다발을 재구성하는 기법이 필요하다. 텐서의 방향을 이용하여 신경다발의 경로를 추적하는 기법을 트랙토그래피*tractography*라 하는데(그림 14-12), 이는 확산텐서에서 얻은 주 방향이 실제 신경다발의 방향과 일치한다는 가정에 근거한다. 확산텐서영상이 등장한 이후 수많은 신경경로 추적기법이 개발되었는데, 여기서는 기본적인 경로 추적기법과 문제점을 간단히 살펴보도록 하자.

1. 유선기법

신경경로 추적 원리는 한 초기 점이 주어졌을 때 그 지점 텐서에서 고유벡터를

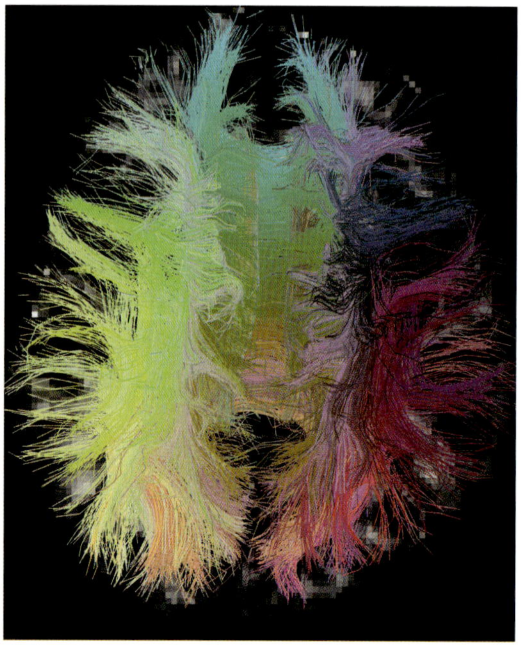

그림 14-12
트랙토그래피를 이용해 나타낸 대뇌 전체의 신경다발
4차 Runge-kutta 기법에 근거한 D_0DTI를 이용하여 전체 백색질에서 신경을 재구성하였다.

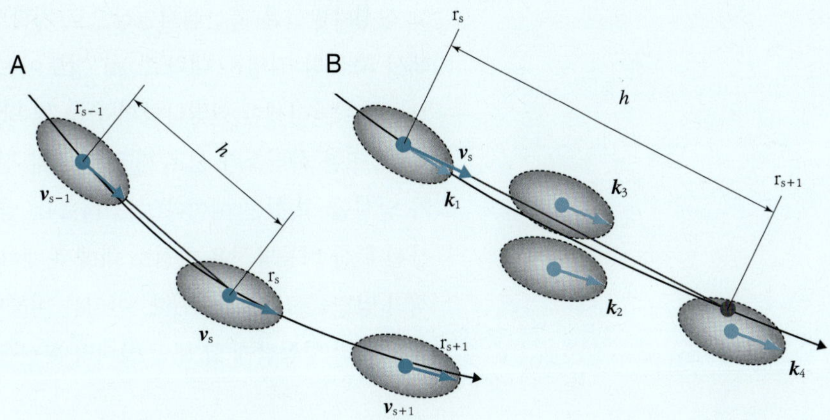

그림 14-13
Euler 기법과 4차 Runge-Kutta 기법
4차 Runge-kutta 기법은 현재 위치에서의 진행 방향을 결정하기 위해 4점의 텐서 정보를 이용한다.

계산하고, 계산된 주 방향으로 일정한 거리를 진행한 후 다시 이동한 지점에서 고유벡터를 구하여 새로이 구한 주 방향에 따라 진행을 계속 반복하는 것이다. 이렇게 구성된 신경경로를 유선*streamline*이라고 하는데, 신경경로에서의 위치 $\mathbf{r}$과 그 위치에서 경로의 진행 방향 $\boldsymbol{v}$는 다음과 같은 관계식을 갖는다.

$$\boldsymbol{r}_{s+1} = \boldsymbol{r}_s + h \cdot \boldsymbol{v}_s \quad \cdots\cdots (13)$$

즉, 신경경로의 다음 위치는 현재 위치에서 특정 벡터의 방향으로 일정한 간격 h만큼 이동하여 구할 수 있다. 유선기법*streamline tractography*은 각 위치에서 신경다발의 진행 방향을 구하는 방식에 따라 Euler 기법과 Runge-Kutta 기법으로 나눌 수 있다. Euler 기법(그림 14-13A)은 수식 (13)의 진행 방향을 나타내는 벡터 $\boldsymbol{v}$에 텐서의 고유벡터 $\boldsymbol{e}_1$을 적용하는 방식이며 진행 단위 h가 충분히 작지 않을 경우에는 신경경로 추적이 진행될수록 오차가 커지는 단점이 있다. 이를 개선한 것이 Runge-Kutta 기법인데(그림 14-13B), 수식 (13)의 진행 방향을 나타내는 벡터 $\boldsymbol{v}$에 현재 위치를 포함한 다음과 같은 4개 지점의 고유벡터를 종합함으로써 현 위치의 진행 방향을 결정한다.

$$\begin{aligned}
&\boldsymbol{v}_s = \frac{1}{6}(\boldsymbol{k}_1 + 2\boldsymbol{k}_2 + 2\boldsymbol{k}_3 + \boldsymbol{k}_4)\\
&\boldsymbol{k}_1 = sign(\boldsymbol{v}_{s-1} \cdot \boldsymbol{e}_1(\boldsymbol{r}_s))\, \boldsymbol{e}_1(\boldsymbol{r}_s),\\
&\boldsymbol{k}_2 = sign(\boldsymbol{v}_{s-1} \cdot \boldsymbol{e}_1(\boldsymbol{r}_s + h/2 \cdot \boldsymbol{k}_1))\, \boldsymbol{e}_1(\boldsymbol{r}_s + h/2 \cdot \boldsymbol{k}_1),\\
&\boldsymbol{k}_3 = sign(\boldsymbol{v}_{s-1} \cdot \boldsymbol{e}_1(\boldsymbol{r}_s + h/2 \cdot \boldsymbol{k}_2))\, \boldsymbol{e}_1(\boldsymbol{r}_s + h/2 \cdot \boldsymbol{k}_2), \quad \cdots\cdots (14)\\
&\boldsymbol{k}_4 = sign(\boldsymbol{v}_{s-1} \cdot \boldsymbol{e}_1(\boldsymbol{r}_s + h\boldsymbol{k}_3))\, \boldsymbol{e}_1(\boldsymbol{r}_s + h\boldsymbol{k}_3),\\
&sign(x) = \begin{cases} 1, & x > 0 \\ -1, & x < 0 \end{cases}
\end{aligned}$$

2. 신경경로 추적기법의 문제점

(1) 부분용적 효과

한 화적소 내에 서로 다른 조직이 있을 때 특정 신호가 왜곡되거나 감소되는 것을 부분용적 효과*partial volume effects; PVE*라고 한다. 부분용적 효과가 주로 발생하는 예로 신경다발들의 총 굵기가 측정된 화적소 크기에 비해 상당히 작다면 그 신경다발들은 확산텐서영상으로 정확히 검출되지 않는다. 실제 뇌 신경다발에서 축삭의 직경은 대략 10㎛ 정도이므로 자기공명영상의 화적소(약 2×2×2mm³)로는 미세한 신경다발의 유무 및 방향을 정확하게 표현하는 것이 매우 어렵다. 또한 화적소가 서로 다른 조직의 경계에 존재하는 경우도 부분용적 효과가 발생할 수 있는 예이다(그림 14-14). 방향성이 높은 백색질의 경계면에서 계산된 확산 비등방성은 화적소 내에 존재하는 뇌척수액과 같이 방향성이 없는 조직의 양만큼 감소하게 된다. 이러한 비등방성의 감소는 확산의 주 방향 추정을 잡음에 더 영향받게 할 뿐만 아니라 확산을 정량화하는 데 장애요소가 된다.

(2) 신경다발의 교차와 분리

신경경로를 추적할 때 확산텐서에서 구한 주 고유벡터의 방향은 실제 신경다발의 방향과 일치한다고 가정한다. 그러나 이런 가정이 낮은 공간해상도를 가지는 일반적인 확산텐서영상에서 항상 성립하는 것은 아니다. 대표적인 예로 서로 다른 방향의 두 신경다발이 확산텐서영상의 한 화적소에 동시에 존재할 경우가 문제가 된다. 이러한 경우를 기술적으로는 신경교차 문제라고 하는데 대뇌에서 신경다발이 서로 교차*crossing*하는 경우는 대뇌부챗살과 뇌량 또는 겉질척수로*corticospinal tract*와 다리뇌소뇌 신경*pontocerebellar tract*이 만나는 영역 등에서 자주 발견된다. 신경다발이 서로 교차하면 확산텐서의 비등방성이 감소하고 고유벡터의 방향을 정확하게 구하기 어렵기 때문에 신경경로를 정확하게 추적할 수 없다(그림 14-14A).

또한 유선기법을 이용하여 신경다발을 추적할 때, 한 신경다발이 서로 다른 두 가닥 이상으로 분리*branching*되는 경우를 구현하는 것은 어렵다(그림 14-14C). 이는 2개 이상의 지점에서 반대 방향으로 경로를 추적해내는 기법을 사용하여 부분적으로 해결할 수 있다(그림 14-14D). 일반적으로 전체 대뇌 백색질 영역을 출발점으로 신경경로를 추적하고 관심영역을 지나는 신경다발을 선택하는 방식을 이용해 신경다발 분리에 관한 문제를 해결한다.

그림 14-14

A, B: 확산텐서의 부분용적 효과. C, D: 신경다발의 분리를 해결하기 위한 신경경로 추적기법의 예.

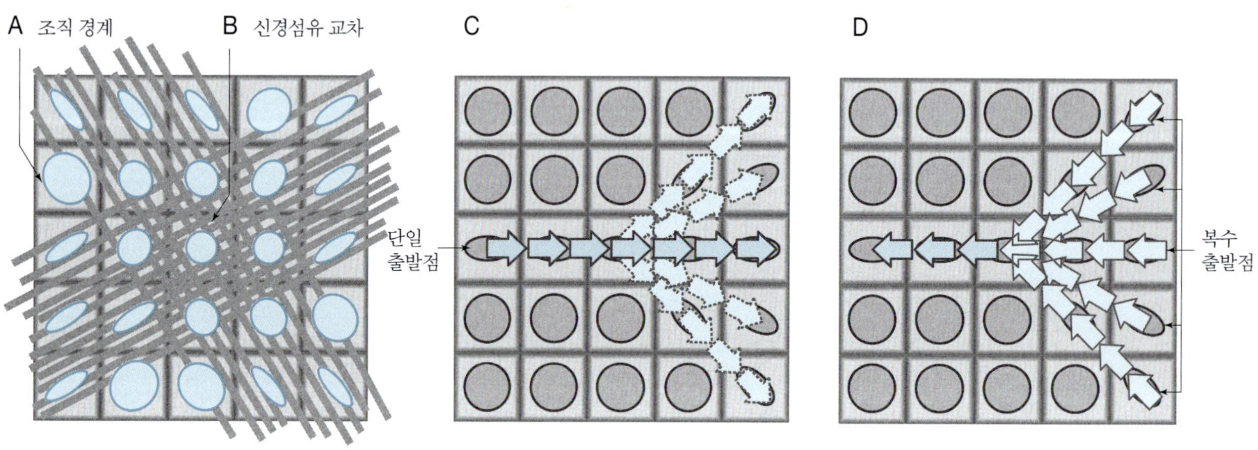

(3) 잡음

신경경로 추적기법은 확산영상을 얻을 때 생기는 각종 잡음*noise*에 매우 민감하다. 확산텐서에서 계산된 주 확산 방향은 다양한 잡음 때문에 실제 신경다발의 방향과 달라지는데, 확산 방향의 아주 미세한 변화조차도 신경경로 전체를 구할 때는 큰 변화를 만들어낼 수 있다. 따라서 영상획득 시 잡음을 최소화하는 것은 신경경로 추적기법의 신뢰성에 매우 중요하게 작용한다. 잡음을 제거하기 위한 기법으로는 영상 필터링이 있다. 확산강조영상의 품질에 큰 영향을 미치는 백색잡음은 가우시안 필터링*gaussian filtering*을 통해서 제거할 수 있다. 다만 가우시안 필터링은 영상을 흐리게 만들기 때문에 비등방성 평활화*anisotropic smoothing* 필터링 같은 기법을 사용하면 생체조직의 경계가 흐려지는 것을 막을 수 있다.

3. 진보된 신경경로 추적기법

(1) 고각해상도 확산영상

기존 확산텐서영상의 한계는 3차원 방향으로 일어나는 확산분포를 텐서를 통한 타원형*ellipsoid*으로 모델을 세운 것에 있다. 이러한 텐서를 추정하기 위해서는 최소 6방향에서 측정한 확산강조영상이 필요하지만, 이보다 더 많은 방향의 확산강조영상을 얻으면 잡음에 더욱 견고한 확산텐서를 추정해낼 수 있다. 하지만 아무리 많은 방향에서 확산강조영상을 얻었다 하더라도 한번 텐서로 치환하면 텐서의 속성상 단일 신경다발만을 표현할 수 있게 되어 신경다발이 교차하는 부분을 표현할 수 없다. 그 결과 손과 얼굴의 운동을 담당하는 피질과 관계된 겉질척수로나 겉질연수로*corticobulbar tract*는 확산텐서영상에서 추정하기 어렵다. 이는 그림 14-15에 설명하였는데 그림 14-15A처럼 단일 신경다발을 하나의 타원으로 표현할 때는 문제가 없으나 그림14-15B처럼 신경다발의 교차 지점에서는 하나의 타원으로 신경다발의 방향을 정확하게 추정할 수 없다. 그러나 만일 그림 14-15C와 같이 확산의 전체 프로파일을 계산한다면 신경교차가 있음에도 각 진행경로를 추정해낼 수 있다.

최근 텐서모델을 사용하지 않고 그림 14-15C와 같은 확산 프로파일을 계산해낼 수 있는 고각해상도 확산영상*high-angular resolution diffusion imaging; HARD*이

그림 14-15
확산텐서영상에서의 신경경로 방향과 신경다발 교차에서의 문제점

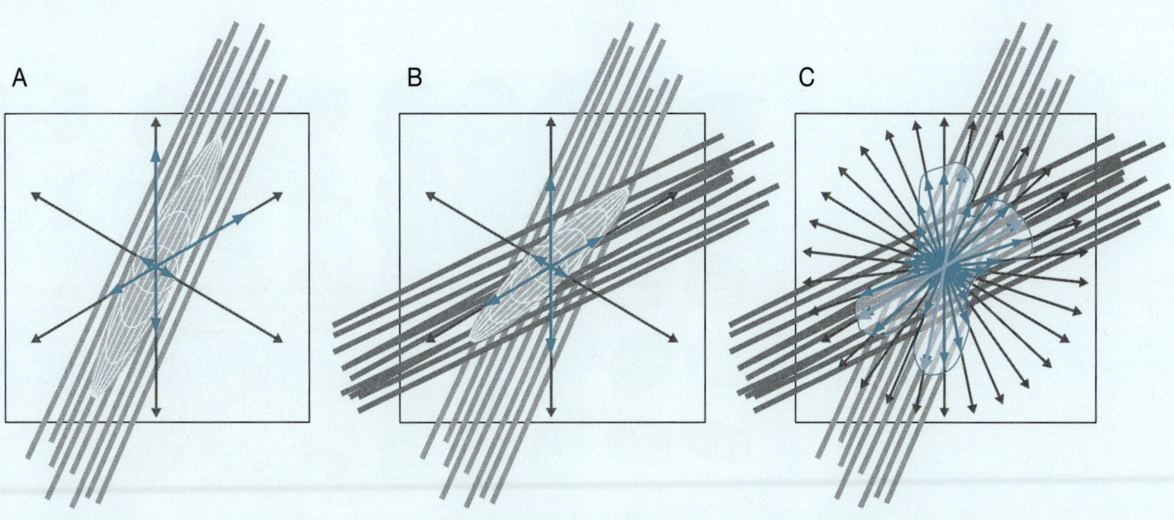

제시되었다. 고각해상도 확산영상은 수십에서 수백 방향의 경사자기장을 사용하여 화적소의 3차원 확산분포를 직접 구한다는 특징이 있다. 이러한 확산분포는 단일 가우시안 분포*gussian distribution*를 갖는 확산을 가정하는 확산텐서와는 달리 조직의 확산 특성에 대해 아무런 가정도 하지 않는다. 지금까지 고해상도 확산영상을 이용한 많은 기법들이 소개되었는데 몇가지 예로서 다중텐서영상*multi-tensor imaging*, 확산스펙트럼영상*diffusion spectrum imaging; DSI*, Q-ball 영상*Q-ball imaging; QBI* 등이 있다. 고각해상도 확산영상에서 구한 확산분포는 신경다발이 교차된 경우에 성공적으로 적용되었기 때문에 수많은 연구가 활발히 진행되고 있다.

그림 14-16은 신경교차가 있는 영역에서 기존 확산텐서영상과 Q-ball 영상을 비교한 것이다. 신경다발이 교차하는 부분에서 확산텐서영상(그림 14-16A)은 원형이 되어 방향성을 잃지만 Q-ball영상(그림 14-16B)에서는 교차하는 두 신경다발의 방향 정보가 그대로 나타나는 것을 볼 수 있다. 그림 14-17은 실제 뇌에서 확산텐서영상과 Q-ball영상의 차이를 보여준다. 확산텐서영상의 타원에 비해 Q-ball영상은 더욱 정교한 확산분포와 신경다발의 교차정보를 제공한다.

(2) 연결도를 추정하기 위한 확률기법

유선기법은 신경경로를 추적할 때 확산텐서의 고유벡터를 사용하기 때문에 고

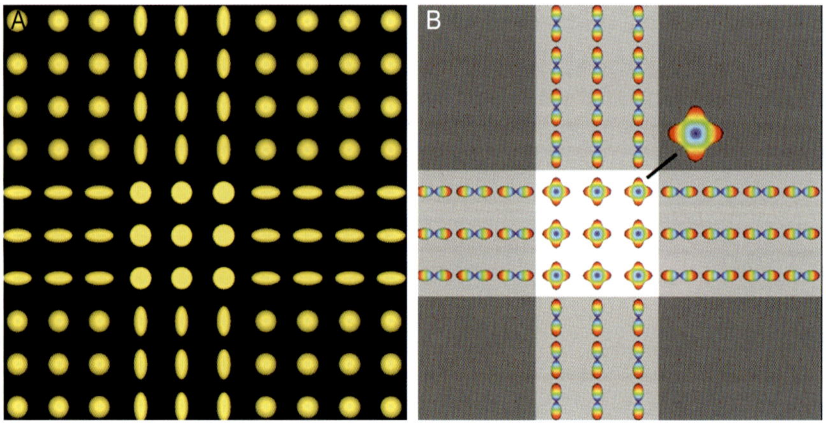

그림 14-16
확산텐서영상(A)과 Q-ball(B)의 신경 교차에서 방향정보

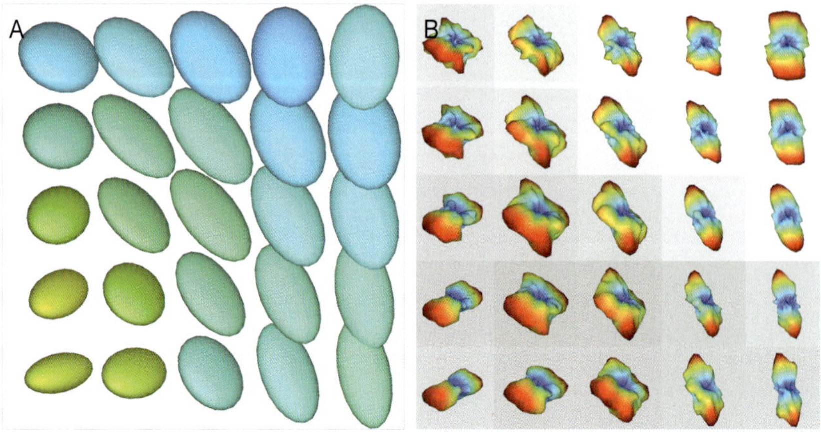

그림 14-17
실제 데이터에서 확산텐서영상(A)과 Q-ball(B)을 이용한 확산 프로파일 비교

유벡터의 방향이 실제 신경다발의 방향과 얼마나 잘 일치하는지에 대한 정보는 제공하지 못한다. 따라서 두 영역이 유선에 의해 서로 연결되었을 때 우리는 두 지점의 연결성이 얼마나 높은지 알 수가 없다. 두 지점이 얼마의 확률을 가지고 연결되었는지를 분석하는 것은 확산영상 연구에서 매우 의미 있는 분야인데, 영역 간의 연결확률을 계산하기 위해서는 신경경로의 모든 위치에서 확산의 확률 분포함수를 구해야 한다. 확률기법은 확산모델을 표현하는 데 잡음에 따른 불확실성*uncertainty*을 이용하는데, 임의의 지점에서 모든 방향에 대한 신경다발의 존재 가능성을 확률분포함수로 표현한다. 이러한 기법의 예로는 random walk 기법이나 FMT 기법, PICo 기법 등이 있다. 확률분포함수를 구하고 나면 일반적으로 몬테카를로*monte carlo* 기법을 사용하여 두 영역 간의 연결도*connectivity*를 측정한다. 즉 생체 내에서 물 분자가 확산되는 과정을 보통 무작위적*random*인 것으로 가정하여, 특정 위치의 분자가 주변으로 확산될 확률분포를 구하고 이 분포에서 신경경로의 확산 방향을 무작위 추출*random sapling*한다. 유선기법에서는 각 해당 위치에서 단 하나의 방향 벡터만 계산되지만, 이러한 확률기법은 시행마다 추출된 벡터의 방향이 확률분포에 따라 조금씩 달라지기 때문에 여러 번의 반복 시행 동안 한 지점에서 출발하여 다른 영역에 도달한 횟수를 세어 추출된 경로의 빈도*frequency*를 구할 수 있다. 이러한 빈도 수는 두 영역 간의 해부학적 연결도를 정의하는 유용한 측정치로 사용된다.

V 확산텐서영상의 임상응용

1. 뇌종양의 수술 전 평가

뇌종양의 등급을 수술 전에 판별하는 것은 환자의 예후와 치료방침을 결정하는 데 매우 중요한 의미를 가진다. 최근 연구에 따르면 확산텐서영상으로 종양의 등급을 결정할 수 있다는 보고가 있다. 종양의 종류를 가늠하고 주변조직과의 관계를 알 수 있다는 장점 이외에도 확산텐서영상은 종양 부위와 주요 신경로와의 관계를 명확하게 알려준다는 장점도 있다.

그림 14-18은 종양에 의해 겉질척수로가 밀려 있는지 침범되어 있는지를 확산텐서영상을 이용하여 보여주고 있다. 그러나 아직 종양 주변부 부종 부위에서 실제 종양세포에 의해 신경로가 침범되었는지 아니면 단순한 혈관성 부종에 의한 것인지 구별하지 못하는 것이 현재 확산텐서영상의 한계이다.

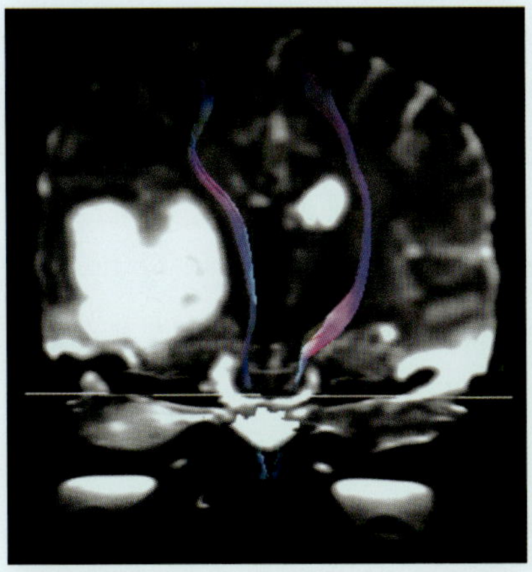

그림 14-18
우측 측두엽의 악성 뇌교종에 의해 우측 겉질척수로가 밀려 있는 소견
종양에 의해 신경로가 침범되지 않고 밀려 있는 소견으로 수술 후 기능 손상이 없었던 증례이다.

2. 소아 신경 질환

뇌신경계의 발달 단계에서 신경의 성장에 장애가 있을 경우 여러 다른 경로로 뇌신경의 성장이 이루어지는데 이에 대한 임상 평가를 할 수 있는 방법은 확산텐서영상이 유일하다. 특히 뇌량은 뇌의 양측 반구를 이어주는 가장 큰 신경다발인데 이 부위가 형성되지 않았거나 불완전하다면 변형된 대뇌 반구의 신경로 연결 양상을 확산텐서영상을 통해 정확히 파악할 수 있고, 겉질형성이상*cortical dysplasia; CD*에서도 확산텐서영상은 일반 T2 강조영상이나 다른 해부학적 영상에 비해 향상된 정보를 제공한다(그림 14-19).

3. 정신 질환

정신분열증은 확산텐서영상으로 가장 많이 연구된 질환이다. 특히 화적소 기반 분석법*voxel-based analysis*을 사용하여 광범위하게 연구되고 있는데 전두엽, 내각, 측두엽, 중소뇌각 및 방추형 신경로 등의 FA가 정상인에 비해 감소한다고 알려져 있다. 그러나 몇몇 연구에서는 정신분열증과 정상인 사이에 아무런 차이가 없다는 보고도 있으며, 현실적으로 정신 질환 진단에 화적소 기반 분석법의 성능이 그다지 좋지 않다는 단점이 있다. 그런데 더욱 진보된 기법인 확률 트랙토그래피를 사용할 경우, 정신 분열증 환자의 안와 전두피질*orbito-frontal cortex*로 연결되는 시상피질 신경다발*thalamo-cortical tracts*의 FA의 감소와 더불어 시상 크기의 현저한 감소를 볼 수 있다. 또한 정신분열증 환자에서 FA의 좌우 대칭성이 정상인보다 현저히 떨어지는 것이 보고되기도 하였다.

4. 뇌백색질 질환

근육위축가쪽경화증*amyotrophic lateral sclerosis; ALS*은 겉질척수로의 위축과 해당 신경로의 FA 감소를 보여준다. 다발성 경화증*multiple sclerosis; MS*은 일반적인 T2 강조 또는 T1 강조영상에서 정상적으로 보이는 뇌백색질이 확산텐서영상에서 FA가 감소되었다는 보고가 있으며, 이 외에도 알츠하이머 병 등에서도 이와 같은 확산텐서 데이터의 변화가 관찰되었다. 그러나 이들 질환은 굳이 확산텐서영상을 사용하지 않더라도 다른 핵의학영상으로써 더욱 정확히 진단할 수 있기 때문에 유용성은 떨어진다.

5. 뇌졸중

허혈성 뇌졸중*stroke*은 확산텐서영상의 좋은 응용분야라고 할 수 있으나, 급성기 환자에 대한 평가가 어렵고 대조군에 대한 설정이 거의 불가능한 관계로 현재는 제한적으로 응용되고 있다. 급성기 뇌경색의 경우 경색 부위에 일시적으로 FA가 증가한다는 보고가 있는데 그 원인은 아직 불분명하다. 확산텐서영상을 통해 뇌경색 후 겉질척수로의 손상 정도를 정확하게 평가할 수 있으며 예후를 예측하는 데 중요한 역할을 할 것으로 기대한다.

Ⅵ 결론

확산텐서영상은 대뇌 백색질을 속성 및 상호 연결성을 비침습적으로 분석할 수 있는 유일한 기법으로 뇌 연구에서 그 중요성이 높다. 특히 기능적 자기공명영상*fMRI* 등의 기능영상과 결합하여 대뇌의 구조와 기능 연결성을 탐구할 수 있게 한다. 현재 몇 가지 기술적인 한계가 있기는 하지만 최신기법이 계속해서 소개되면서 확산텐서영상의 임상응용이 점차 확대되고 있다. 특히 대뇌 백색질 신경다발 분석 외에도 근섬유 진단 등 균일하게 분포하는 섬유질 조직에 확산텐서영상이 이용되고 있다. 영상획득 방법과 분석기법이 더 발전하면 생체조직의 특성을 정량적으로 분석하여 진단의 중요한 정보를 제공하는 영상기술로 더 많이 사용될 것이다.

참고문헌

Basser PJ, Pajevic S, Pierpaoli C, et al. In vivo fiber tractography using DT-MRI data. Magn Reson Med 2000;44:625-632.

Beaulieu C. The basis of anisotropic water diffusion in the nervous system-a technical review. NMR Biomed 2002;15:435-455.

Begre S, Federspiel A, Kiefer C, et al. Reduced hippocampal anisotropy related to anteriorization of alpha EEG in schizophrenia. Neuroreport 2003;14:739-742.

Buchsbaum MS, Friedman J, Buchsbaum BR, et al. Diffusion tensor imaging in schizophrenia. Biol Psychiatry 2006;60:1181-1187.

Conturo TE, Lori NF, Cull TS, et al. Tracking neuronal fiber pathways in the living human brain. Proc Natl Acad Sci USA 1999;96:10422-10427.

Filippi M, Cercignani M, Inglese M, et al. Diffusion tensor magnetic resonance imaging in multiple sclerosis. Neurology 2001;56:304-311.

Foong J, Symms MR, Barker GJ, et al. Investigating regional white matter in schizophrenia using diffusion tensor imaging. Neuroreport 2002;13:333-336.

Ge Y, Law M, Grossman RI. Applications of diffusion tensor MR imaging in multiple sclerosis. Ann N Y Acad Sci 2005;1064:202-219.

Hanyu H, Shindo H, Kakizaki D, et al. Increased water diffusion in cerebral white matter in Alzheimer' s disease. Gerontology 1997;43:343-351.

Jones DK. The effect of gradient sampling schemes on measures derived from diffusion tensor MRI: a Monte Carlo study. Magn Reson Med 2004;51:807-815.

Kim DJ, Kim JJ, Park JY, et al. Quantification of thalamocortical tracts in schizophrenia on probabilistic maps. Neuroreport 2008;19:399-403.

Kim JJ, Kim DJ, Kim TG, et al. Volumetric abnormalities in connectivity-based subregions of the thalamus in patients with chronic schizophrenia. Schizophr Res 2007;97:226-235.

Kubicki M, Westin CF, Nestor PG, et al. Cingulate fasciculus integrity disruption in schizophrenia: a magnetic resonance diffusion tensor imaging study. Biol Psychiatry 2003;54:1171-1180.

Lee SK, Kim DI, Kim J, et al. Diffusion-tensor MR imaging and fiber tractography: a new method of describing aberrant fiber connections in developmental CNS anomalies. Radiographics 2005;25:53-65 ; discussion 66-58.

Mori S, Crain BJ, Chacko VP, et al. Three-dimensional tracking of axonal projections in the brain by magnetic resonance imaging. Ann Neurol 1999;45:265-269.

Mukherjee P, McKinstry RC. Diffusion tensor imaging and tractography of human brain development. Neuroimaging Clin N Am 2006;16:19-43, vii.

Park HJ. Quantification of White Matter Using Diffusion-Tensor Imaging. In: Glabus MF, ed. International review of neurobiology, Neuroimaging, Part A. Academic Press 2005;168-209.

Park HJ, Kubicki M, Westin CF et al. Method for combining information from white matter fiber tracking and gray matter parcellation. AJNR Am J Neuroradiol 2004;25: 1318-1324.

Park HJ, Westin CF, Kubicki M, et al. White matter hemisphere asymmetries in healthy subjects and in schizophrenia: a diffusion tensor MRI study. Neuroimage 2004;23: 213-223.

Rollins N, Reyes T, Chia J. Diffusion tensor imaging in lissencephaly. AJNR Am J Neuroradiol 2005;26:1583-1586.

Schonberg T, Pianka P, Hendler T, et al. Characterization of displaced white matter by brain tumors using combined DTI and fMRI. Neuroimage 2006;30:1100-1111.

Stadlbauer A, Ganslandt O, Buslei R, et al. Gliomas: histopathologic evaluation of changes in directionality and magnitude of water diffusion at diffusion-tensor MR imaging. Radiology 2006;240:803-810.

Stejskal EO, Tanner JE. Spin diffusion measurements: spin echoes in the presence of time-dependent field gradient. J Chem Phys 1965;42:288-292.

Wang S, Poptani H, Bilello M, et al. Diffusion tensor imaging in amyotrophic lateral sclerosis: volumetric analysis of the corticospinal tract. AJNR Am J Neuroradiol 2006; 27:1234-1238.

Yang Q, Tress BM, Barber PA, et al. Serial study of apparent diffusion coefficient and anisotropy in patients with acute stroke. Stroke 1999;30:2382-2390.

제15장

관류자기공명영상

장건호, 나동규, 이활

이 장에서는 관류자기공명영상*perfusion MRI; pMRI*과 그 임상적용에 대하여 살펴보겠다. 관류자기공명영상을 얻는 방법은 크게 2가지로 분류되는데 하나는 조영제를 투여하여 얻는 외인성*exogenous* 관류자기공명영상법이고, 다른 하나는 인체 내의 혈액을 이용하는 내인성*endogenous* 관류자기공명영상법이다. 인체에 적용되는 관류 현상이란 혈액이 항정상태*steady state*로 모세혈관을 통하여 뇌세포의 실질*parenchyma*로 전달되는 것이다. 관류자기공명영상을 이용하면 대표적으로 뇌혈류*cerebral blood Flow; CBF*, 뇌혈류량*cerebral blood volume; CBV*, 평균이동시간*mean transit time; MTT* 영상을 정량적으로 얻을 수 있다. 뇌혈류는 단위가 mL blood/100g tissue/minute이며, 정상 성인에서 얻을 수 있는 회색질*gray matter*에서의 관류값은 약 50mL/100g/min이고 뇌혈류량은 약 4mL/100g tissue, 그리고 평균이동시간은 약 5sec 정도이다.

자기공명 혈관조영술*magnetic resonance angiography; MRA*과 관류자기공명영상의 차이점은 우선, 자기공명 혈관조영술은 동맥이나 정맥 등 거시적인 맥관구조*macroscopic vasculature*의 혈류 흐름을 영상화하여 동맥협착증*artery stenosis* 같은 큰 동맥 혈류와 관련된 병을 진단하는 데는 유용하지만, 초기 단계의 병리 변화에는 민감하지 못하다. 하지만 관류자기공명영상은 미시적인 혈류의 흐름*microscopic flow*, 즉 모세혈관*capillary* 정도의 혈류 흐름을 영상화함으로써 모세혈관의 병리 변화에 민감하다.

I 관류영상법

1. 외인성 관류자기공명영상(조영증강 관류자기공명영상)

관류자기공명영상을 수행하는 가장 보편적인 방법은 조영제를 주입한 후에 조영제의 변화를 관찰하는 것이다. 외인성 관류자기공명영상에는 크게 2가지 영상법이 있다. 하나는 조영제 주입 후 신호의 증가를 이용한 T1 강조영상법(역동적 조영증강*dynamic contrast-enhanced; DCE* 또는 덩어리 통로*bolus passage* 또는 T1 강조)이고, 다른 하나는 조영제 주입 후 신호의 감소를 이용한 T2 또는 T2* 강조영상법(덩어리 추적방법*bolus tracking* 또는 역동적 자화율대조 조영증강*dynamic susceptibility-weighted contrast-enhanced; DSC* 또는 T2, T2* 강조)이다.

관류자기공명영상을 얻기 위해 주로 가돌리늄*gadolinium; GD* 조영제를 사용하여 자화감수성*susceptibility*을 유발한다. 가돌리늄은 첫째, T1을 짧게 하여 T1 강조영상에서 신호 증가를 유발한다. 둘째, 높은 농도에서 T2를 짧게 만들어 T2 강조영상이나 T2* 강조영상에서 신호를 감소시킨다. 그러나 T1 효과는 가돌리늄이 있는 곳에서만 일어나고 T2 효과는 가돌리늄이 있는 곳 이외의 주위에까지 자화감수성 효과를 유발한다. 따라서 모세혈관 외부에서도 자화감수성 효과를 잘 관찰할 수 있어 혈관 내 효과 외에 주변에서도 가돌리늄의 효과를 볼 수 있다. 자화감수성 효과는 가돌리늄이 없는 곳에서도 관찰할 수 있다. 그 대표적인 예가 혈액 내 산소량 의존*blood oxygen level dependent; BOLD* 뇌기능영상법이다. 하지만 내부 자화감수성*intrinsic susceptibility* 효과의 근본이 되는 혈색소*hemoglobin*의 양은 매우 적어 그 변화가 눈에 띌 만큼 크지 않다($<$ 1~3%). 따라서 자화감수성 효과를 매우 높게 하기 위해서 외부에서 주입하여 자화감수성을 유발할 수 있는 조영제가 필요한데, 이때 주로 사용하는 것이 바로 가돌리늄이다. 가돌리늄을 사용하면 신호의 변화를 약 20% 이상 높일 수 있다. 이것이 바로 관류영상에 조영제를 사용하는 대표적인 이유이다. 따라서 이 방법은 조영제를 사용하지 않는 동맥스핀표지*arterial spin labeling; ASL* 관류자기공명영상에 비하여 민감도가 매우 높아 현재 임상에 대표적으로 사용된다. 가돌리늄 외에 사용하는 다른 조영제에는 디스프로지움*dysprosium*(상자성 제제), 가돌리늄 결합 알부민*gadolinium bounded-albumin*(고분자 제제), 철 산화물(예 : Ferumoxides) 입자(초상자성 나노입자) 및 미세기포*microbubble* 등이 있다.

(1) 역동적 조영강조 관류자기공명영상

이 방법으로 얻을 수 있는 인자는 혈관외세포외공간*extravascular-extracellular space; EES* 용적, 뇌혈류, 뇌혈류량, 투과성*permeability*(K_{trans}) 등이다. Gd-DTPA 조영제를 주입하면 조영제는 혈장 영역으로 들어온 후 인체의 물 성분들과 빠르게 평형을 유지하며 신장을 통하여 배출되거나 혈관외세포외공간 영역으로 흘러들어 오게 된다. 이 조영제는 조직의 T1값을 감소시켜 T1 강조영상에서 신호강도를 높이는 역할을 한다. 조영제의 양에 따른 T1 감소는 다음과 같이 나타낼 수 있다.

$$R_1(t) = R_{10} + r_1 C(t)$$

여기서 R_1은 조영제 주입 후의 이완율*relaxation rate*(1/T1)이며 R_{10}은 조영제 주입 전의 R_1, r_1은 조영제의 단위농도당 이완율 증가*relaxivity*, $C(t)$은 조직의 시간에 따른 농도이다. 이 조영제는 정상세포에서는 혈뇌장벽*blood brain barrier*을

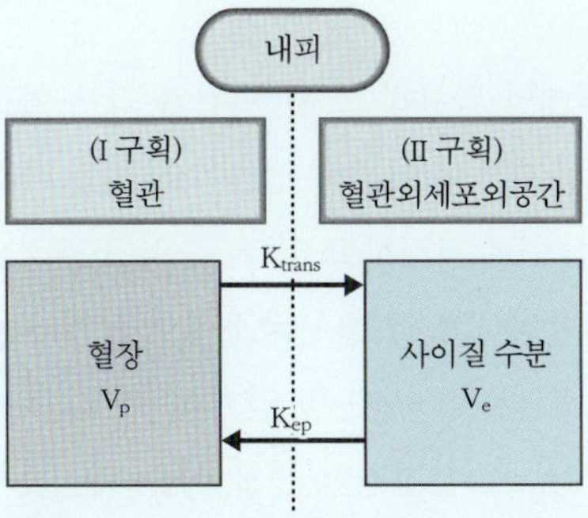

그림 15-1
조영제를 사용할 때 조영제가 혈관과 혈관외세포외공간 영역을 이동하는 원리를 보여주는 2구획 약물동력학 모형

통과하지 못하지만 종양이나 다발경화증*multiple sclerosis; MS* 등의 질환에서는 혈관외세포외공간으로 들어간다. 따라서 이들 환자에서는 기존에 얻었던 뇌혈류량과 평균이동시간, 뇌혈류 외에 최근 들어 다른 생리학적인 인자들에 관심을 갖게 되었는데 그 인자는 PS와 v_e이다. 하지만 이들 인자를 일일이 측정하기가 쉽지 않아서 상수율*constant rate* k_{ep}(=PS/v_e)을 대신 얻으려고 하고 있다. 역동적 조영증강 방법을 이용할 경우는 3차원 고속경사에코 T1 강조연쇄를 사용하게 되고 이완시간은 7msec보다 적게, 에코시간은 1.5msec보다 적게, 그리고 숙임각*flip angle*은 30° 정도로 사용한다.

현재 T1 강조 역동적 조영증강법이 직면하고 있는 문제는 첫째, 얼마나 정확하게 AIF(arterial input function)를 측정할 수 있는가, 둘째, 조영제가 얼마나 균일하게 조직 내에 분포되는가(세포 균일성), 셋째, 영상의 공간해상도와 시간해상도를 어떻게 향상시키는가, 넷째, 관류 및 투과성을 혈관 형성*angiogenesis*과 관련해 어떻게 해석해야 하는가 하는 것이며, 앞으로의 과제는 임상에서 K_{trans} 및 v_e를 손쉽게 얻을 수 있는 소프트웨어를 만들어야 한다는 것이다. 앞으로 기대되는 분야는 K_{trans}를 더욱 쉽게 얻기 위하여 새로운 형태의 조영제를 만드는 일일 것으로 예상한다. 그림 15-1는 조영제를 사용할 때 조영제가 혈관과 혈관외세포외공간 영역을 이동하는 원리를 보여주는 2구획 약물동력학 모형*two-compartment pharmacokinetic model*의 예이다. V_p와 V_e는 각각 혈장*plasma*과 혈관외세포외공간 영역의 체적을 나타낸다. K_{trans}는 혈관 영역에서 혈관외세포외공간 영역으로 흘러가는 조영제의 흐름 속*flux*을 나타내며, k_{ep}는 반대로 혈관외세포외공간에서 혈관 영역으로 역류하는 조영제의 흐름 속을 나타낸다.

(2) 역동적 자화율대조 조영증강 관류자기공명영상

이 방법으로 얻을 수 있는 인자는 뇌혈류, 뇌혈류량, 평균이동시간, 최고높이*peak height*, 신호회복 퍼센트*percent signal recovery* 등이다. Gd-DTPA를 환자 팔의 전주정맥*antecubital vein*에 주입하면 자화감수성이 증가하며, T2* 때문에 신호가 감소된다. 이 감소를 시간에 따른 T2* 이완상수 변화($\Delta R2^*$)로 나타낸다. T2* 강조-DSC 자기공명영상을 이용하여 위에서 언급한 T1 강조 역동적 조영증강 자기공명영상법에 비해 더 효과적으로 뇌혈류값을 얻을 수 있다. 영상은 에코평면영상*echo planar imaging; EPI* 연쇄를 이용하여 얻고 머리 전체를 한 번 영상화하는 데 약 1.5초에서 2초 정도 소요된다. 정량적인 관류를 얻기 위해서는 뇌영양동맥*brain-feeding artery*에서 조영제 농도의 변화를 알아야 하는데 이를 'AIF'라고 부른다. 미시적인 맥관구조에서 관류를 얻는 데는 경사에코*gradient echo*(T2* 강조)보다는 스핀에코*spin echo* 연쇄(T2 강조)가 선호되고 있다. 그러나 스핀에코를 이용하면 AIF를 얻기가 어려워 정량적인 분석을 하고자 할 때에는 경사에코가 선호된다. 대부분의 뇌혈류 계산을 위한 모델에서는 조영제의 농도와 R2*의 변화가 선형관계를 가지고 있다는 가정을 하는데 실제로는 비선형적 관계이다. 또한 조영제의 자화감수성에 따른 혈관 내 자기장이 변하여 선형적인 위상 변화를 유발하기 때문에 이 위상 변화에 기초를 둔 조영제의 변화를 이용해 정량화한 뇌혈류 계산법이 개발되고 있다.

주입된 조영제는 혈관 내와 세포 외 영역에만 작용하고, 큰 혈관과 작은 혈관 사이에 적혈구 용적률*hematocrit* 양 차이가 존재하여 이를 보정해야 하지만 각각의 환자에 대해서 측정하기가 불편해 일정상수로 처리하고 있다. 주입된 조영제의 분산*dispersion*에 대한 뇌혈류값 오차가 발생하고 있으나 국소적 AIF 방법을 이용해 수정하고 있다. 최적의 조영제 프로파일*bolus profile*을 얻기 위해서는 4~5mL/sec로 조영제를 주입하고 약 18게이지*gauge*의 경정맥 선을 이용하는 것이 좋다.

혈뇌장벽이 손상되지 않는 경우에 역동적 자화율대조-관류자기공명영상은 최근에 영상획득이나 정량적 분석을 위한 모델링과 그 분석방법 등에서 많은 진전을 보이고 있다. 그리고 이들을 기초로 하여 임상이나 기초연구에 많이 응용되고 있다. 역동적 자화율대조-관류자기공명영상은 덩어리 추적 자기공명영상으로 많이 알려져 있는데, 상자성 조영제(예 : Gadolinium-DTPA)를 매우 빠르게 주입하여 시간에 따라 감소된 신호의 변화를 얻는 것이다. 보통 경사에코 에코평면영상이나 스핀에코 에코평면영상을 이용하여 영상을 얻는다. 신호 감소는 상자성 조영제 때문에 발생하는 자화감수성과 관련이 있는데 이에 따른 T2*나 T2값의 감소 때문에 야기된다. 조영제는 혈뇌장벽이 정상이냐 혹은 손상을 입었느냐에 따라 관류영상을 얻는 데 다르게 기여한다. 조영제의 시간에 따른 변화가 자기공명영상의 신호 변화를 야기하는데, 혈뇌장벽이 손상을 입지 않는 경우에는 혈관 내에만 조영제가 존재하게 되어 약 1분 정도의 영상촬영시간 내에 매우 높은 대조도대잡음비*contrast-to-noise ratio; CNR*를 얻을 수 있고 뇌혈류, 뇌혈류량, 평균이동시간 등의 중요한 생리적 인자들을 얻을 수 있다.

(3) 최적 파라미터*optimum parameters*

최적의 관류자기공명영상을 얻기 위해서는 다양한 인자들을 고려해야 한다. 예를 들면 사용하는 펄스열, 이완시간, 에코시간, 조영제의 주입, 공간해상도와 시간해상도 등이 있다. 이들을 어떤 조합으로 이용할지를 결정하기에는 많은 경험이 필요하다. 환자의 상태에 따라 이들을 어떻게 사용할 것인지를 결정해야 한다. 한 예로 급성 뇌졸중*acute stroke* 환자는 매우 빠른 스캔*scan*이 최우선적인 인자이고, 뇌암 환자는 여러 물리적 인자를 고려해 스캔해야 한다. 아래의 〈표 15-1〉은 역동적 자화율대조-관류자기공명영상 촬영 시에 사용되는 보편적인 사항을 나열한 것이다.

역동적 자화율대조-관류자기공명영상을 얻을 때는 될 수 있는 한 빠르게 영상을 얻는 것이 중요하다. 그러기 위해서는 이완시간을 짧게 해야 하는데 이러한 경우에는 T1 강조영상이 되어 관류영상의 민감도가 낮아진다. 또한 얻고자 하는 절편 수에도 제한이 있다. 따라서 이완시간을 무작정 짧게 하여 영상을 가능한 한 빨리만 얻으려 하는 것은 역동적 자화율대조-관류자기공명영상법으로 좋지 않다. 이완시간을 1초보다는 길게 하여 약 1.5초에서 2초 사이로 하는 것이 절편 수를 많게 하여 전체 뇌영상을 얻을 수 있는 방법이다. 빠른 시간 안에 상대

표 15-1
뇌의 역동적 자화율대조-관류자기공명영상을 위한 일반 영상인자

영상인자	정형적인 값
연쇄	에코평면영상
이완시간	1,800msec
에코시간	40msec
영상영역	230×220mm
행렬	128×128
절편 두께/간격	5mm/1mm
역동 수	60
절편 수	17
전체 영상시간	1분 30초
주입하기 위한 역동 수	10
조영제 양	가돌리늄 킬레이트*chelates* 0.2 mmoL/kg
주입률	5mL/초
경정맥 카테터 크기	18게이지 이상

적으로 긴 이완시간 동안 영상을 얻기 위하여 역동적 자화율대조-관류자기공명영상에서는 에코평면영상 연쇄를 주로 사용한다. 그러면 스핀에코 에코평면영상과 경사에코 에코평면영상 중에서 어떤 것을 이용하는 것이 좋을까? 경사에코 에코평면영상을 사용할 경우에는 자화 민감성 효과를 높일 수 있어 좋다. 하지만 얻는 신호가 거시적인 혈관*macro-vascular*에 민감하기 때문에 얻은 영상에 높은 신호 강도를 보여 실제값보다 높은 값을 얻게 될 수 있다. 스핀에코 에코평면영상을 사용하면 미시적인 혈관*micro-vascular*에 민감하여 모세혈관계*capillary bed*의 신호가 더욱 많이 나타난다. 따라서 미시적 혈관의 관류를 얻기 위해서는 스핀에코 에코평면영상을 사용해야 한다. 하지만 신호대잡음비가 작고 경사에코 에코평면영상과 같은 관류 신호를 얻기 위해서는 조영제의 양을 높여야 한다. 〈표 15-2〉는 역동적 자화율대조-관류자기공명영상을 얻는 데 사용할 수 있는 최적의 영상인자들을 나열한 것이다. 이 값들이 가장 좋은 값이라고 단정할 수는 없지만, 이 값들을 이용할 경우 원하는 영상의 질을 구하는 데 큰 무리가 없으리라고 생각된다.

자화감수성은 자기공명영상의 자기장 강도에 따라 선형적으로 변화한다. 따라서 자기장의 세기가 강할수록 자화감수성 효과도 높아진다. 낮은 자기장의 세기에서는 조영제의 농도를 높여야 한다. 이 경우 0.5T나 1T에서도 역동적 자화율대조-관류자기공명영상을 얻을 수 있다. 하지만 3T 등의 고자기장 자기공명영상을 이용하면 조영제의 자화감수성 효과가 증가하기 때문에 신호대잡음비가 증가하게 되고 같은 신호대잡음비를 위해서는 저자기장 자기공명영상에 비해서 낮은 농도의 조영제를 사용할 수 있어 환자의 안전에도 도움이 된다. 또는 같은 신호대잡음비에서 절편 두께를 낮추거나 영역 크기를 줄일 수 있는 특징도 있어 고자기장에서의 역동적 자화율대조-관류자기공명영상이 선호되고 있다.

(4) 조영제 누수

높은 농도의 조영제를 주입하면 혈뇌장벽이 정상일 때 조영제는 혈관 내에만 존

표 15-2
역동적 자화율대조-관류자기공명영상을 위한 영상인자

	1.5T	3T	
이완시간	1,500msec	1,800msec	이완시간이 너무 짧으면 절편의 수에 제한이 생기며 너무 길면 시간해상도에 문제가 발생된다.
에코시간	65msec	48msec	적정한 신호의 감소는 약 1/e 정도이다. 따라서 에코시간값은 T2*값과 같으면 적당하다.
영상영역	22cm×22cm	22cm× 22cm	이 값은 사람 머리의 크기에 비례해 설정하며 대부분 22cm×22cm 정도를 사용한다.
행렬	128×128	128×128~144×144	단발포*single shot*를 이용하는 것이 적당하므로 신호대잡음비의 정도를 고려하여 설정해야 하고 SENSE를 이용할 경우 시간해상도를 좋게 만들 수 있어 192×192 정도도 가능하다.
절편 두께	6mm	5mm	약 5mm에서 10mm 이내로 사용하며 절편 두께가 너무 얇으면 신호대잡음비에 문제가 되고 너무 두꺼우면 부분용적*partial volume* 문제가 일어난다.
절편 간격	1mm	1mm	절편 두께의 약 15~20% 정도가 적당하다. 간격을 지정하는 이유는 순차적인 영상을 얻을 때 발생되는 교차대화*cross talk* 문제를 줄이기 위함이다. 삽입된 스캔을 권장하는 것이 아니다.
역동 수	60	60	적당한 수는 45~80개 정도이다. 조영제 주입 전에 충분한 기준영상이 필요하며(약 15번) 조영제 주입 후 회복되는 형태를 위해서는 조영제가 통과한 후에도 많은 영상이 필요하다. 이완시간이 상대적으로 적기 때문에 T1 효과가 발생하므로 처음 얻는 영상은 후처리에 넣지 않는 것이 좋다. 따라서 처음 2~3번의 영상을 버리면 기준영상은 실제 10~13번 정도가 된다.
절편 수	12	15	이완시간이 정해지면 절편 수가 정해진다. 3T에서 이완시간을 길게 설정하면 그에 따른 절편 수를 늘릴 수 있다.
총 영상시간	1~1.30분	1~1.30분	총 영상시간은 이완시간×dynamic 수로 결정된다. 역동적 자화율대조-관류자기공명영상은 2분 이하가 된다.
SENSE 인자의 개수	2.0	2.5	SENSE 부호화를 이용하여 에코평면영상에서 나타나는 자화감수성에 대한 인공물을 줄일 수 있으나 SENSE 인자를 너무 높이 쓰면 신호대잡음비가 낮아지는 문제가 발생한다.
주입시간	12dynamics	12dynamics	기준의 개수에 따라 결정된다. 1dynamic에 약 1초의 시간이 필요하고 약 10초에서 주입하면 된다. 조영제가 폐, 심장을 통해 뇌로 가는 데 약 10초가 소요되므로 실제 조영제가 뇌로 들어온 상태로 영상을 얻기 시작하는 것은 10초 정도의 기준과 10초의 순환을 합하면 약 20초 정도이다. 따라서 1첫 번째 재순환에 소요되는 시간을 약 15초에서 20초로 보면 최소한 40초 정도의 동영상이 필요하다.
조영제 양	0.2mmoL/kg (40mL for a 100kg person)	0.2mmoL/kg (40mL for a 100kg person)	보통 0.1~0.4mmoL/kg 정도이다. 많은 양의 조영제가 들어가면 들어갈수록 대조도가 좋아지지만 불필요하게 많이 주입하는 것은 좋지 않다. 특히 3T에서는 1.5T에 비해 적은 양을 주입해도 충분한 관류 신호를 얻을 수 있다.
주입률	5mL/sec	5mL/sec	2~5mL/sec 정도로 주입하면 된다. 너무 천천히 주입하면 T2* 변화가 발생한다.
식염수로 씻어내는 양	25mL	25mL	20~30mL가 적당하다. 식염수를 이용하는 이유는 조영제를 팔에서 심장으로 보내고 뇌로 조영제가 전달되게 하기 위함이다. 따라서 조영제가 심장까지 도달하는 데 도움이 되는 양만큼은 식염수만을 주입하면 된다. 심장으로 주입된 조영제는 심장의 작용으로 뇌로 전달되기 때문이다.
씻어내는 식염수 비율	5mL/sec	5mL/sec	약 5mL/sec가 적당하다.
경정맥 카테터의 크기	>18게이지	18게이지	18게이지가 적당하다. 경정맥 삽입관*cannula*의 직경이 너무 작으면(<18~20게이지) 조영제의 주입되는 비율로 줄여야 한다. 경정맥 선을 팔오금*antecubital fossa*에 주입하는데 경정맥 게이지가 너무 크면 큰 삽입관에 주입을 해야 되는 문제가 생긴다.

재하게 된다. 이 조영제 때문에 혈관과 혈관 주위의 세포 사이에 자기화와 자화감수성 차이가 발생하는데 이 차이는 영상 내의 각 화소에 대한 혈류량에 비례한다. 이 혈류량 차이는 세포의 종류(회색질 또는 백색질)나 정상 조직, 비정상 조직의 차이를 보여주기 때문에 새로운 영상법으로 사용하고 있다.

뇌암에 역동적 자화율대조-관류자기공명영상을 이용할 경우를 생각해보자. T2 강조영상이나 T1 강조영상, 혹은 조영제 주입 후 T1 강조영상에 비하여 rCBV를 이용할 경우는 종양 등급*grade*을 알아내는 데 효과적인 것으로 밝혀졌다. 또한 rCBV를 사용하면 아교세포*glial cell* 종양 등급을 더욱 정확하게 알 수 있으며 종양 재발과 치료 후의 변화를 더욱 더 잘 구별할 수 있다. 혈뇌장벽 손상에 따른 조영제 변화에 대한 정확한 뇌혈류량을 얻는 것은 쉬운 일이 아니다. 왜냐하면 조영제가 혈관외세포외공간으로 빠져나가 세포의 T1값을 짧게 만들어 신호를 증가시키거나 T2값이나 T2*값을 짧게 만들어 자화감수성에 따른 신호 감소를 야기하기 때문이다. T2*값의 변화는 실제값보다 많게 나타난다. 이 문제점을 최소화하기 위해 여러 가지 방법이 소개되었다. 낮은 숙임각을 사용하는 것이 높은 숙임각을 사용할 경우보다 좋다. 또한 하나의 에코시간을 사용하는 것보다 2개의 에코시간을 사용하면 T1 효과를 최소화할 수 있다. 그리고 실제로 조영제를 주입하기 전에 매우 작은 양의 조영제를 미리 주입하면 실제 조영제 주입에 따른 T1 변화를 최소화할 수 있다. 이 방법들은 혈뇌장벽 누수*leakage*에 대한 문제를 해결하려고 한 방법이며 이를 이용하여 새로운 인자를 얻으려고 시도하는 방법은 추후에 소개되었다.

그러면 누수된 혈뇌장벽의 경우에는 뇌혈류량값을 구하기 위하여 어떻게 역동적 자화율대조 데이터를 구해야 하는가? 여러 가지가 제시되고 있으나 그중의 한 방법이 소량의 가돌리늄(약 0.025~0.05mmoL/kg)을 서서히 주입하는 것이다. 이를 선도스*pre-dose*라고 부른다. 그 이후에 기존과 같이 조영제를 주입하면 된다. 이 경우 선도스로 주입된 가돌리늄이 누수된 혈뇌장벽 영역에서 T1값을 짧게 만든 상태를 유지시키고 실제 주입을 할 때는 추가적인 T1 이완을 없게 만드는 것이다. 다른 방법으로는 후처리를 하여 최소화하거나 조영제가 T1 효과를 최소화할 수 있는 철 산화물 조영제나 디스프로지움에 기초한 조영제를 이용해 T1 효과를 최소화하는 방법이 있다.

(5) 역동적 자화율대조-관류자기공명영상의 후처리

역동적 자화율대조-관류자기공명영상을 얻은 후에 그 데이터를 분석하는 목적은 뇌혈류영상을 얻기 위해서이다. 여러 가지 다양한 분석방법이 소개되었지만 주로 뇌혈류, 뇌혈류량, 평균이동시간을 얻는 것이 기초가 된다. 최근 들어서는 새로운 인자를 알 수 있는 분석방법들이 소개되고 있다. 영상을 얻을 때 사용한 정보를 기록하여 그 정보를 기초로 한 분석방법들이 대부분이다. 예를 들면 조영제를 주입하지 않고 얻은 기준*pre-baseline* 영상 숫자는 몇 번이고, 몇 번째 영상을 얻는 경우에 조영제를 삽입하였고, 언제 조영제의 일차 통과가 끝나고, 이완시간은 얼마이고, AIF는 어떤지 등의 정보를 이용하여 관류와 관련된 여러 인자들을 얻을 수 있다.

영상을 분석하기 전에 첫 단계로 하여야 할 것은 역동적*dynamic*으로 얻은 영상의 질을 평가하는 것이다. 이 경우에는 환자의 움직임에 대한 영상 평가, 조영제 주입 후에 조영제가 잘 주입되었는지에 대한 영상 평가 등을 필수적으로 확인하여야 한다. 만일 조영제가 잘 주입되지 않았다면 원인이 무엇인지를 확인하고 그 원인이 환자의 질병 상태와 무관할 경우에는 그 데이터를 사용할 수 없다. 또한 급성 뇌졸중 환자처럼 환자의 불수의*involuntary* 움직임이 많을 경우에는 영상을 사용하지 못하거나 환자의 움직임을 보정한 후에 사용해야 한다. 현재 자기공명영상 장비회사에서 제공되는 대부분의 분석도구에는 환자의 움직임을 보정하기 위해 재정렬*realignment*하는 것이 없다. 따라서 뇌기능영상*fMRI* 등에서 사용하는 재정렬 방법 등을 이용하여 환자의 움직임을 보정한 후에 사용해야 한다. 그림 15-2는 역동적 자화율대조-관류자기공명영상을 이용한 한 절편의 시간에 따른 경사에코 에코평면영상이다. 그림에서 조영제가 삽입되기 전의 영상은 첫 줄에 있으며 둘째 줄은 조영제 주입에 따른 회색질에서의 신호감소영상이며, 셋째 줄은 조영제 삽입 후에 회복되는 신호영상이다.

1) 시간 변화에 따른 조영제 농도 변화

대부분의 분석도구는 첫 단계로 각각의 영역에 대해 시간의 변화에 따른 조영제의 농도 변화를 나타낸다. 경사에코 에코평면영상 펄스열을 이용하면 얻는 신호 $S=S_0E^{-TE/T2^*}$로 나타난다. 여기서 S_0는 초기 상태($t=0$)의 신호이고, TE는 에코시간, T2*는 자화감수성에 대한 T2이다. 위의 식을 T2*에 대한 식으로 바꾸면,

$$\ln\left(\frac{S}{S_0}\right)=-\frac{TE}{T2^*}=-TE\times R2^*$$

가 된다. 여기서 $R2^*=1/T2^*$이다. 따라서 자기공명영상에서 얻은 신호의 자연로그값은 T2*율의 변화(R2*)에 대해 선형적으로 변화하는 것을 알 수 있다. 그러므로 조영제의 농도 변화는 기준에 대한 신호의 변화로 알 수 있다. 시간에 따른

그림 15-2
시간에 따른 한 절편에서의 역동적 자화율대조-관류강조영상

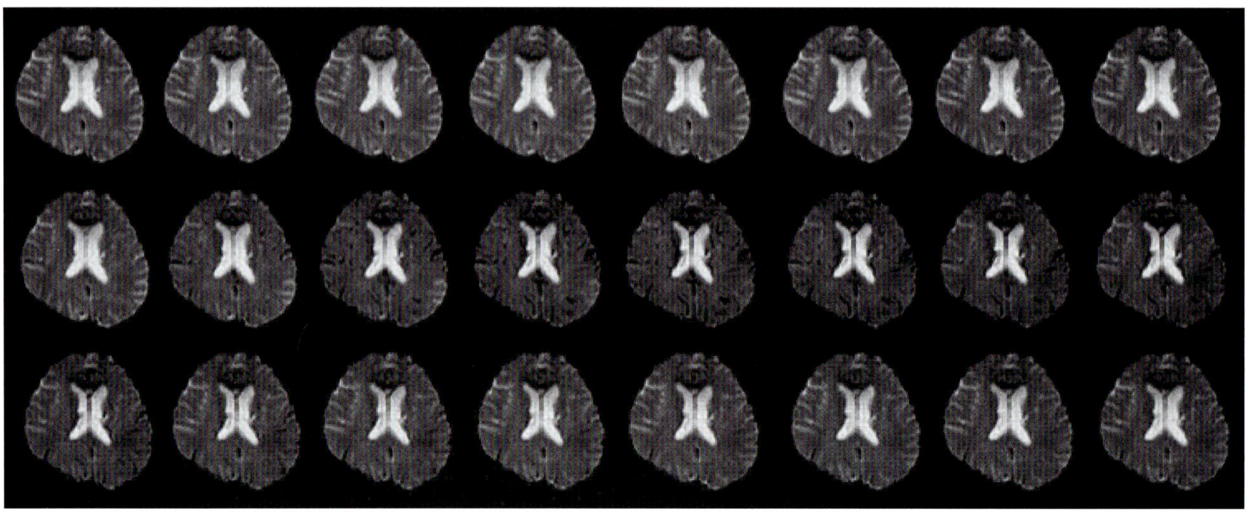

조영제 농도 변화를 알 수 있는 곡선을 조영제 농도 대 시간*concentration-versue-time* 곡선이라고 부른다. 그림 15-3은 조영제가 주입되면서 변화하는 한 영역에서의 신호 변화를 그래프로 나타낸 것이다. 그림에서 시간의 변화는 왼쪽에서 오른쪽으로 나타내었는데, 그에 따른 신호 강도가 점차 감소되다가 다시 회복되는 것을 볼 수 있다. 그림에서 약 14번까지는 조영제 주입 전의 신호를 나타내는데, 약 14번째의 영상이 조영제가 관심영역에 들어온 시간으로 조영제 도달시간 *arrival time*(T0) 이라고 부른다. 20번째 신호, 즉 약 20번째 영상에서는 조영제가 관심영역으로 가장 많이 주입된 것을 알 수 있으며 이를 최고도달시간*Time-to-peak; TTP*이라고 부른다. 최고점에 도달한 조영제는 관심영역을 빠져나갔다가 약 31번째 영상에서 다시 관심영역에 도달하게 되는데 이를 재순환시간 *recirculation time*이라고 부른다. 이후의 영상은 조영제 주입 후의 기준영상*post-contrast baseline*이라고 부른다. 또한 조영제가 들어왔다가 빠져나간 상태의 곡선 중간의 조영제가 머문 시간은 FWHM(Full Width Half Maximum)이라고 부른다.

좋은 역동적 자화율대조-관류자기공명영상을 얻기 위해서는 조영제 주입 전의 영상을 일정하게 얻어야 한다. 따라서 기준 스캔 수는 10번이나 그 이상이 되어야 한다. 기준영상을 얻은 후에 조영제를 주입하는데 이때는 대부분 수동 주입보다는 기계식 주입을 해야 한다. 조영제 주입 후에는 조영제가 한 영역에 도달하게 되며 이 시간을 도착시간*arrival time*(T0)이라고 부른다. 조영제가 한 영역에 도달한 후에는 계속되는 조영제의 주입으로 신호가 급격히 감소한다. 최대로 조영제가 한 영역에 주입된 시간을 최고도달시간이라고 부른다. 이 조영제는 시간이 경과하면 관심영역에서 빠져나가므로 신호가 다시 증가한다. 이 빠져나간 조영제는 다시금 재순환되어 관심영역에 도달하고 이때를 재순환 시간이라고 부른다. 이후에 형성되는 기준을 조영 후*postcontrast* 기준이라 부르고 대부분의 영역에서는 조영 전*precontrast* 기준에서의 신호 강도보다 약간 낮은 신호 강도를 보여준다. 이 조영 후에 따른 효과를 남아 있는 자화감수성 효과라고 부르며 질병의 종류나 단계에 따라 크게 다른 양상을 보인다.

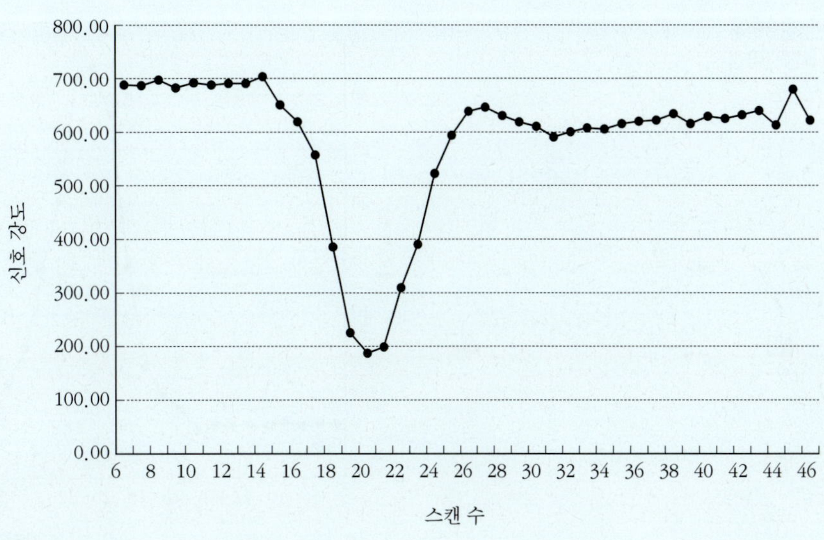

그림 15-3
정상인의 한 백색질 영역에서의 신호 변화

2) 뇌혈류량 지도 계산

시간 변화에 따른 조영제 농도의 변화곡선은 감소곡선이다. 따라서 조영제를 주입하면 신호 강도가 감소하게 된다. 이 곡선은 아래의 식처럼 뒤집을 수 있다.

$$R2^* = (-\frac{1}{TE})\ln(\frac{S}{S_0})$$

또한 기준에 대한 신호 강도의 변화는

$$\Delta R_2 \; or \; \Delta R2^* = -\frac{\ln(S/S_0)}{TE}$$

로 나타나는데 이 식을 ΔR2*(또는 ΔR2) 곡선이라고 부른다. ΔR2* 곡선은 그림 15-4처럼 변한다.

역동적 자화율대조-자기공명영상에서 가장 중요한 인자 중 하나가 뇌혈류량이다. 뇌혈류량을 얻기 위한 가장 간단한 방법은 시간의 변화에 따른 ΔR2* 곡선을 각각의 영역에 대하여 적분하여 그 면적을 얻는 것으로 그 곡선 밑의 면적이 뇌혈류량이다. 그러므로 뇌혈류량을 구하기 위해 반드시 필요한 것이 잘 얻어진 조영제 주입 전의 영상이다. 기준의 올바른 결정이 뇌혈류량을 구하는 데에 매우 중요하다. 또한 시작을 알리는 조영제 주입 전 기준*pre-baseline* 외에 조영제 주입 후 기준*post-baseline* 결정도 매우 중요하다. 두 기준이 결정되고 난 후에는 $CBV \propto \int_{pre}^{post} \Delta R2^*(t)\,dt$ 로써 뇌혈류량을 얻을 수 있다. 실제로 뇌혈류량을 구하기 위해 사용되는 구간을 정의하는 것이 중요하다. 위의 식에는 구간을 [pre, post]로 정의하였다. 실제로 총 뇌혈류량을 구하려면 적분하는 구간이 [0, ∞]가 되어야 하는데 이렇게 하면 혈관에 남아 있는 모든 조영제에 대하여 뇌혈류량을 얻을 수 있다. 이 경우 뇌혈류량 지도를 구하는데 이는 신호대잡음비를 향상시키는 역할을 하게 된다. 하지만 정상 세포가 아닌 질환이 있어 혈뇌장벽이 누출되는 경우는 다르다. 이 경우에는 적분 구간을 [0, ∞]으로 하는 것보다 [pre,

그림 15-4
ΔR2* 곡선

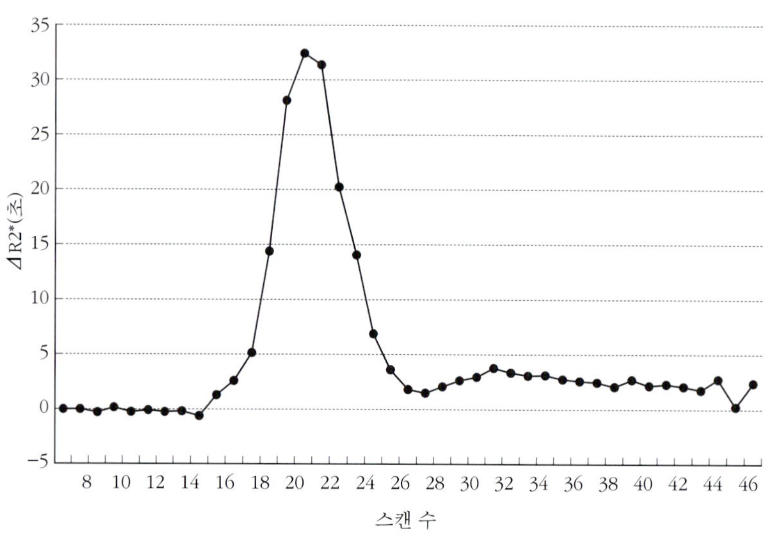

postI로 하는 것이 조영제의 T2*와 T1 효과를 고려할 때 더욱 적합하다. 이렇게 하면 재순환에 따른 뇌혈류량의 오류를 최소화할 수 있다. 이 경우에 사용되는 가장 적절한 방법 중의 하나가 감마변수*gamma variate* 방법이다.

낮은 뇌혈류는 국소 허혈*cellular ischemia*을 의미할 수 있으며, 높은 관류는 특정 뇌종양에서의 과다혈관*hypervascular* 영역을 의미할 수 있다. 뇌혈류량은 관류와 달리 어떤 주어진 시간 내에 주어진 세포에 전달되는 총 변동량으로 단위는 mL blood/100g tissue로 나타낸다. 따라서 뇌혈류와 뇌혈류량의 관계식은 뇌혈류×주어진 시간=뇌혈류량이 된다. 따라서 뇌혈류량이 증가하면 뇌혈류도 증가하게 된다. 하지만 특정한 경우에는 뇌혈류량 및 평균이동시간은 증가하지만 뇌혈류는 유지되는 경우도 있고, 또한 대뇌허혈*cerebral ischemia*도 관류압*perfusion pressure*의 감소 정도에 따라서 뇌혈류는 혈량감소(혈액결핍증*oligemia*) 시기 이후 (hemodynamic stage II)부터 점차 감소되지만 뇌혈류량은 이상성 곡선*biphasic curve*을 보이는 경우도 있다. 그리고 특정 상태에서 뇌혈류량의 변화와 뇌혈류의 변화가 상관관계를 보여주지 않는 경우도 있는데, 예를 들면 급성 허혈성 뇌졸중은 관류 압력의 감소로 혈관상*vascular bed*이 확장되기 때문에 뇌혈류량이 증가한다. 뇌혈류량은 뇌혈류보다 측정하기 쉽고, 주입된 조영제의 농도 변화에 비례하여 변화하는 신호의 변화량으로써 얻을 수 있다.

3) 뇌혈류 지도 계산

뇌혈류 지도를 구하는 것은 뇌혈류량보다 복잡하다. 시간의 변화에 따른 조영제 주입 시에 동맥 신호의 변화를 나타낸 곡선인 AIF를 지정해줘야 한다. 이를 tissue-versue-time이라고 부른다. AIF를 얻기 위해서는 추가적으로 영상을 얻는 것이 아니고 역동적 자화율대조-관류자기공명영상에서 얻은 영상을 이용하여 얻는다. AIF는 실제 조영제가 주입된 후에 뇌세포에 공급되는 정보를 얻기 위해서 사용되는 것이다. AIF를 정하는 것이 뇌혈류를 구하는 데 매우 중요하다. 통상적으로 역동적 자화율대조-관류자기공명영상을 이용하여 뇌혈류를 구하기 위해서는 아래의 것들이 포함되어야 한다.

첫째, 짧은 이완시간 동안에(보통 이완시간=2sec) 덩어리*bolus*의 변화를 관찰할 수 있는 매우 빠른 영상(보통 에코평면영상)이 필요하다. 조영제나 관심 부위의 세포에 도달하는 시간이 몇 초 내에 이루어지기 때문에 영상은 빠르고 자화감수성에 민감한 에코평면영상이 주로 사용된다. 에코평면영상을 이용하면 신호대잡음비가 좋고 시간 변화에 따른 해상도인 시간분해능*temporal-resolution*이 좋으며, 영상을 얻는 부분을 넓게 할 수 있다. 하지만 에코평면영상법은 조영제에 의한 자화감수성 외에 뼈와 공기 사이에서 발생되는 자화감수성과 관련한 영상의 변질이 많아서 뇌의 관자엽*temporal lobe* 및 기타 인체 부위에 적용하는 데 문제점이 있다. 또한 에코평면영상법은 지방에 의해 발생되는 화학적 이동*chemical shift*에 따른 민감성이 매우 높기 때문에 지방포화*fat saturation*를 매우 좋게 만들지 않는다면 뇌 외에 다른 부위에는 사용하기 어렵다. 그러나 최근에 병렬영상*parallel imaging* 기법(예 : SENSE 혹은 GRAPPA)이 개발되어 자화감수성 인공물을 줄일 수 있게 되었다. 에코평면영상법 외에 역동적 자화율대조-관류자기공명영상을 위하여 적용되는 다른 영상법으로는 3차원-PRESTO가 있는데 이 방법은 뇌 전체를 영상화하기 위해 사용한다. 또한 공간적인 해상도를 좋게 하거나 영상의 변질을 최소화하기 위해서는 분절*segmented* 에코평면영상이 사용되고 있다. 하지만 환자의 움직임이 많을 경우에는 이 방법을 사용하기가 어렵다. 최근에는 다중신호*multi-echo*를 한 번에 얻기 위한 연쇄가 이용되기도 한다.

둘째, 얻은 신호에 대해 조영제의 변화에 따른 농도곡선으로 변환이 필요하다. 정량적인 분석을 위해 조영제의 농도 변화를 이완 변화율(R2*)로 변환해야 한다. 대부분은 농도와 R2* 사이의 변화를 선형적으로 가정하여 이용하였다. 따라서 T1 효과를 무시할 경우 조영제 농도의 시간에 따른 변화 $C(t)$는 아래 식처럼 표현할 수 있다.

$$C(t) = -\frac{k}{TE}\ln[\frac{S(t)}{S_0}]$$

여기에서 k는 비례 상수로 세포의 형태, 조영제의 종류, 자기장의 세기, 사용되는 펄스열의 종류에 의존한다. TE는 에코시간이고 $S(t)$는 시간에 따른 신호의 강도이며 S_0는 조영제가 주입되지 않을 때의 신호값이다. 최근 연구에 따르면 조영제의 농도는 R2*의 비선형 관계를 갖으며, 특히 조영제의 농도가 높은 큰 혈관에서는 비선형을 보인다고 하였다. 따라서 큰 혈관에서 AIF를 얻는 경우에는 선형적 관계라고 가정했을 때 뇌혈류를 얻는 오차가 커진다. 이를 최소화하기 위해 영상의 위상 정보를 이용하는데, 자기장과 보통 평행을 이루는 속목동맥*internal carotid artery*은 위상 변화가 농도 변화에 대해 항상 선행된다.

셋째, 정량적인 뇌혈류값을 구하기 위하여 AIF를 측정해야 하는데, 이는 관심세포에서 조영제의 주입을 설명하는 함수이다. AIF를 얻기 위해서 대부분 큰 뇌혈관을 이용한다. 여기에서 얻은 AIF를 이용하여 뇌의 전체에 뇌혈류를 구하는데 뇌혈류를 정량적으로 얻는 데 관여하는 최대의 오차는 보통 이 AIF를 측정하는 데서 야기된다.

AIF를 얻기 위한 방법에는 여러 가지가 있다. 그 중에서 2가지를 살펴보면 다음과 같다. 첫째는 AIF를 큰 혈관에서 얻는 전체*global* AIF 방법이며 주로 사용되는 혈관은 중간대뇌동맥*middle cerebral artery; MCA* 영역이다. 두 번째 방법은 관심영역의 뇌세포 근처에 있는 작은 혈관을 이용하는 국소 AIF 방법이다. 특정 영역에서 조영제의 농도 변화는 혈류에 비례하여 나타난다. 그 관계는 다음과 같다.

$$C_{VOI}(t) = F_t\int_0^t C_a(t)R(t-\tau)\,d\tau$$

이 식에서 F_t는 세포에서의 혈류이며 $R(t)$은 혈관 내에 남아 있는 신호로 조영제 주입 후 일정 시간 t에서 관심영역의 혈관영역 내에 조영제가 남아 있는 것을 의미한다. 따라서 위의 식에서 C_{VOI}는 관심영역에서의 조영제 주입 후의 신호를 나타내기 때문에 우리가 알 수 있는 양이며, AIF인 $C_a(t)$ 또한 알 수 있는 양이다. 따라서 혈류 F_t 와 잔류물 $R(t)$을 얻을 수 있다. MCA 영역에서는 혈관의 크기가 크기 때문에 쉽게 AIF를 얻을 수 있다. 이때 실제 우리가 사용하는 것은 MCA의 내부 신호가 아니라 MCA 근처의 세포에서 얻은 AIF이다. MCA 내의 신호를 이용하여 AIF를 얻을 경우에는 MCA의 위치가 정자기장에 어떤 각도로 되어 있는지에 따라 자화감수성 효과가 다르기 때문에 각도에 따른 신호 변화를 고려해야 한다. 역동적 자화율대조-관류자기공명영상을 사용할 경우에는 절대적인 참 뇌혈류나 뇌혈류량를 측정하기 어렵기 때문에 상대적인 뇌혈류(rCBF) 또는 뇌혈류량(rCBV)을 사용한다.

AIF를 얻는 두 번째 방법인 MCA 근처의 큰 혈관을 이용하지 않고 관심영역 근처에서 AIF를 구하는 국소 AIF 방법은 실제 관심영역의 근처에서 얻기 때문에 그 영역에 공급하는 혈류를 대표적으로 나타낼 수 있는 좋은 방법이다. 예를 들면 후두엽*occipital lobe* 내 AIF와 전두엽*frontal lobe* 내의 AIF는 다르다. 따라서 각 영역에 대한 각각의 AIF를 이용하는 것이 관류를 결정하기에 올바른 방법이다. 하지만 이 방법의 단점은 조영제가 관심 영역에 도달하면서 일어나는 지연과 분산*dispersion* 현상이다. 조영제가 관심영역에까지 도달하는 데 발생되는 지연*delay*이란 조영제가 도착하면서 속도가 낮아지는 것을 말한다. 조영제가 긴 혈관을 통하여 관심영역으로 올 경우에는 지연이 발생하여 조영제가 주입되어 MCA에 들어와 관심영역에 도달한 경우에 도달시간 T0가 변하게 된다. 이들을 고려한 상태에서 뇌혈류를 구하려면 AIF를 얻기 위해 관심영역을 지정해주면 된다. AIF값은 신호 강도가 세포 관심영역에 비하여 많이 나타나고 $\Delta R2^*$ 값이 크고 좁게 나타난다. AIF 관심영역을 설정해준 후에는 조영제가 일차적으로 흐르는 구간을 지정해주면 된다. 그 이유는 재순환 효과를 배제하기 위해서이다.

그림 15-5는 MCA에서 얻은 AIF의 예이다. 뇌혈류를 얻기 위해서는 세포의 조영제 농도 변화로부터 AIF의 디콘볼루션*deconvolution*이 요구된다. 디콘볼루션을 할 경우에는 행렬*matrix*의 역전*inversion* 문제를 풀게 되는데 이 역전 문제는 다른 수학적인 문제에서와 같이 많은 문제로 나타난다. 그 대표적인 것이 잡음이다. 조영제 농도 변화에 대한 작은 양의 잡음량은 관류를 계산할 때 역전하는 데 큰 문제를 야기한다. 이 문제를 줄이기 위해서는 잡음이 존재하더라도 역전하는 데 큰 문제를 일으키지 않을 방법이 필요하며 이를 정규화*regularization*라고 부른다. 이 정규화는 디콘볼루션 문제를 풀고 있는 논리회로에 포함되어 어떤 형태의 잡음량에도 정확하게 뇌혈류를 얻을 수 있도록 만든다.

디콘볼루션으로 사용되는 대표적인 방법이 특이값 분해*singular value decomposition; SVD* 방법이다. 이 방법은 낮은 신호대잡음비와 잔류물*residue function*에 대해 독립적이기 때문에 사용이 편리하나 조영제의 지연에 의존도가 커서 최근에는 여러 다른 방법이 개발되고 있다. 현재 널리 사용되는 디콘볼루션 방법으로는 변형된 특이값 분해 방법*modified SVD*, 푸리에 변환 방법*Fourier transform method* 및 최대우도 기대치 추정*maximum-likelihood expectation maximization; MLEM* 방법 등이 있다. 관심영역을 이용해 분석할 때는 각각의 영역에 대하여 인자를 구하고 그 관심영역을 평균화하는 방법과 관심영역의 신호를 먼저 평균

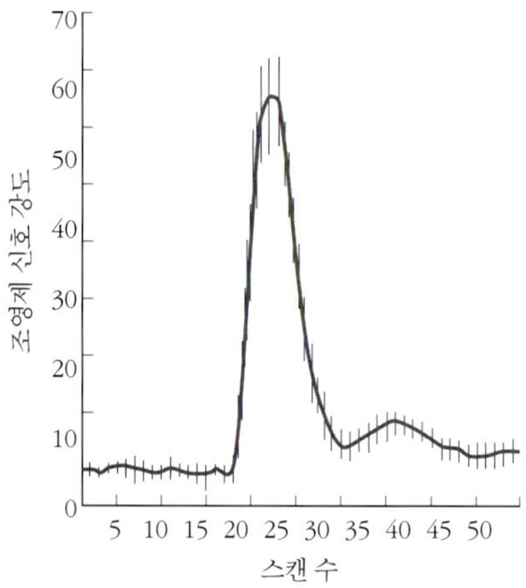

그림 15-5
중간대뇌동맥에서 얻은 AIF의 예

화하고 인자를 구하는 방법이 사용되고 있다.

4) AIF를 측정할 때 발생할 수 있는 문제점

혈류의 정량화를 위하여 AIF값이 필요하다. 그러나 현재 사용되는 경사에코영상에서는 영역 크기가 커서 부분용적 효과*partial volume effect*의 문제가 발생하고 있다. 예를 들어 동맥이 주자기장에 평행하다고 가정하면 동맥 내부의 신호만이 변화하게 되며 부분용적에 의한 영역 내의 총 신호는 혈액과 주위 세포의 합으로 나타난다. 따라서 어렵기는 하지만 부분용적 효과를 수정할 수가 있다. 하지만 동맥이 주자기장과 평행을 이루지 않을 경우는 조영제 때문에 혈관 이외의 세포 신호도 변하게 된다. 이는 AIF를 MCA 및 국소적 AIF 방법을 사용할 경우에 발생하고, 영역 내의 신호는 혈관의 직경, 혈관에 대한 영역의 위치, 주자기장에 대한 혈관의 각도 및 영역의 위치에 따라 변화하여 부분용적 효과를 보완하기가 매우 어렵다. 최근에는 국소적 AIF 방법이 개발되고 있는데 이 경우는 1개의 AIF가 아닌 각각의 영역에 대한 AIF값을 이용한다. 이때 정확한 AIF를 측정하는 것이 어려운 문제가 된다. 아래에 나열된 사항들이 AIF를 측정할 때 발생하는 문제점들이다.

첫째는 덩어리의 지연과 분산이다. 분산은 혈관 내의 비정상(예 : 협착증*stenosis*) 영역을 지나면서 덩어리가 퍼지게 되는 것을 의미한다. 이 경우는 주입되는 덩어리*bolus*의 모형이 분산되어 나타나며 뇌혈류량과 뇌혈류의 감소와는 무관할 수도 있고, 때로는 뇌혈류값을 낮게 만들 수도 있다.

만일 전체 AIF를 이용하면 덩어리의 지연과 분산에 대한 문제가 발생하게 되는데 이는 AIF를 측정하는 주 혈관에서 관심 있는 세포영역까지 조영제가 흘러가면서 발생하는 문제이다. 이 문제점은 혈액의 흐름이 비정상적인 환자에게서 매우 중요한데 특히 협착증, 폐색*occlusion* 또는 곁혈액*collateral blood* 공급이 있는 환자에게서 문제가 된다. 따라서 이 문제점은 급성 뇌졸중 환자에서의 관류 계산에 큰 오차를 발생시킬 수 있다. 이 문제점을 최소화하기 위해서는 관심 있는 세포영역에서 근접한 곳에서 AIF를 얻어야 하는데, 이 국소적 AIF에서는 지연과 분산 문제점을 많이 개선하였으나 AIF 모형의 변화에 대한 더 많은 연구가 필요하다.

둘째는 부분용적 효과*partial volume effect; PVE*이다. AIF를 측정하기 위해서는 큰 영역을 만들게 되는데 이때 발생하는 문제가 부분용적 효과이다. 이 문제는 특히 국소적 AIF를 이용할 경우 더욱 심각해진다. 부분용적 효과가 발생하면 얻고자 하는 AIF의 모형에 변화가 일어나게 된다. 아직까지는 부분용적 효과 문제를 수정 보안할 수 있는 쉬운 방법이 존재하지 않는다. 공간해상도를 높이는 방법이 주로 사용되고 있다.

셋째는 신호포화*signal saturation*이다. 역동적 자화율대조-관류자기공명영상을 얻기 위해 보통 경사에코 에코평면영상 연쇄를 사용한다. 하지만 미세혈관 효과를 보기 위해서는 스핀에코 에코평면영상 연쇄가 사용되는데 이때는 에코시간값이 상대적으로 길어진다. 이 때문에 조영제가 지나가는 첫 기간 동안, 동맥영역에서 신호포화가 발생한다. 신호 세기가 거의 잡음 정도로 떨어지게 되어

AIF를 실제값보다 낮게 얻게 된다. 이를 줄이기 위하여 여러 에코를 갖는 연쇄가 개발되고 있다. 멀티에코 연쇄는 신호포화를 줄일 수 있고 혈뇌장벽 누수가 있을 경우 T1의 변화와 관련된 것을 보정하는 데 유용하게 사용된다.

5) 시간 관련 지도의 계산(T0, TTP, MTT)

또 다른 인자는 조영제 주입 후에 시간에 대한 변화를 보는 것이다. 이때 조영제가 관심영역에 도달하는 시간을 도착시간(T0), 조영제가 제일 많이 주입되는 시간을 최고도달시간(TTP), 조영제가 관심영역에 머무는 시간을 평균시간이라고 부른다. 이들 시간에 대한 변화를 나타내는 인자를 각각의 영역에서 얻고 그것을 영상화하여 T0, TTP, MTT에 대한 지도를 얻게 되며 이는 급성 뇌졸중 환자에게 매우 유용하게 사용된다. 시간 지도를 얻는 것은 전의 뇌혈류나 뇌혈류량의 지도를 구하는 것보다 쉽게 할 수 있다. 또 하나의 중요한 시간 관련 인자는 조영제가 관심영역에 도달하여 머물다가 빠져나가는 시간을 나타내는 평균이동시간(MTT)이다. 이를 얻기 위해서 중앙 혈류량 이론*central volume theorem*을 사용하는데 이 이론에 따르면 뇌혈류 = 뇌혈류량/평균이동시간(CBF = CBV/MTT)로 나타낸다. 따라서 평균이동시간은 CBV/CBF로 쉽게 구할 수 있다. 이 값은 FWHM값과는 조금 다르다. FWHM은 뇌혈류량이나 뇌혈류의 변화 없이도 바뀔 수 있으나 평균이동시간은 뇌혈류량이나 뇌혈류가 변해야 변할 수 있다. 예를 들어 급성 뇌졸중 환자에서는 국소적 AIF값이 변화하거나 뇌혈류값이 감소되는 것이 보통이다. 하지만 덩어리의 지연을 나타내는 T0 지도가 이 혈류역학*hemodynamic* 변화를 아주 잘 반영해줄 수 있다. 따라서 급성 뇌졸중 환자는 시간과 관련된 지도가 뇌혈류값이나 뇌혈류량값에 비하여 민감도가 더 높을 수 있다. 하지만 시간과 관련된 지도들은 가끔 과대추정*over estimation*될 수가 있다. 예를 들어 편측*unilateral* 혈관협착증이 있는 경우 시간과 관련된 지도에서는 전 뇌에서 비정상적인 것이 나타날 수가 있다. 하지만 뇌혈류 등의 지도에서는 AIF의 디콘볼루션 과정에서 이를 보정해준다.

6) 기타 중요한 지도 : 투과성 지도*permeability map*

뇌에서는 혈뇌장벽이 존재함으로써 정상영역에서는 가돌리늄이 혈관에만 존재한다. 하지만 종양 같은 경우에는 혈뇌장벽이 손상을 받아 가돌리늄이 혈관 내뿐만 아니라 세포 외 영역까지도 들어오게 된다. 따라서 이때에는 음성*negative* 뇌혈류량으로 나타나게 되거나 누수를 보정하지 않으면 뇌혈류량이 없이 나타나므로 혈뇌장벽이 깨지는 곳에서는 이를 보정해주어야 하는데 이를 투과성 혹은 PSC, K_{trans}라고 부른다. 이 투과성 지도는 추가적으로 데이터를 얻지 않고 역동적 자화율대조-관류자기공명영상 데이터만을 이용해서도 얻을 수 있다.

투과성 지도를 얻는 데 사용되는 기본 가설은 조영제가 혈뇌장벽 손상 때문에 증가된다는 것을 바탕으로 하고 있다. 혈뇌장벽의 손상에 따른 누수현상은 지연된 영상획득시간과 고농도의 조영제 주입(약 3배)으로 최소화할 수 있다. 종양의 경우 조영제의 흡착이 투과성에 의한 효과가 아닌 단순히 혈류현상만을 반영할 수 있다. 따라서 혈류와 투과성을 감별하기 위하여 교환상수*transfer constant* K_{trans}를 PS 대용으로 사용하기도 한다. 그 대용 조건은 제한된 투과성 모델인 경우(예

: multiple screosis, MS) K_{trans} = PS(혈류>>PS)를 사용하고 제한된 관류 모델인 경우(예 : 종양) K_{trans} = 혈류(혈류<<PS)를 사용한다. 급성 MS 병변영역에서 K_{trans} = 0.050/min이고 사이질 수분 v_e = 21% 정도이며, 만성 MS 병변영역에서 K_{trans} = 0.013/min이고 v_e = 49% 정도이다. 대표적인 예로 유방암*breast cancer*과 전립선암*prostate cancer* 환자에서 얻은 K_{trans} 지도를 얻는 연구가 진행 중에 있다. 하지만 T1 강조 역동적 조영강조 자기공명영상을 이용해서 관류를 구하기 위해서는 낮은 PS(혈류제한 모델) 및 적당량의 혈장 부혈액(v_p) 조건을 만족해야 한다. 또다른 지도는 신호회복 퍼센트*percent signal recovery; PSR*이다. 이 지도는 조영제가 재순환 후에 조영제 주입 후 기준의 신호가 조영제 주입 전 기준의 신호 수준으로 얼마만큼 회복되는지를 이용하여 계산한다.

현재 관심은 PSR을 이용한 악성 신경아교종*malignant glioma*과 전이암*metastasis cancer*을 구별하는 것인데, 전이는 PSR값이 모세혈관에서의 가돌리늄-DTPA의 누수 때문에 감소된다. 신경아교종 등급 결정*grading*을 위해서는 rCBV가 일반적으로 사용되어 rCBV가 클수록 높은 등급의 종양이 된다. 하지만 희소돌기아교세포종*oligodendroglioma*은 등급에 관계없이 혈관분포정도*vascularity*가 증가해서 rCBV를 이용할 수 없다. 따라서 rCBV를 이용해 등급을 결정할 때에는 실모양별아교세포종*fibrillary astrocytoma*만을 이용하는 것이 좋다. 등급 결정을 위한 또 하나의 방법으로 K_{trans}도 이용되고 있다.

관심영역 내의 혈류는 실제로 많고 작은 혈관들의 평균 혈류에 해당된다. 따라서 혈류가 하나의 혈관에 관하여 관심영역 내에 공급되는 것이 아니라 여러 작은 혈관에 의하여 분포한 형태를 갖게 된다. 이것을 관류 비균질성*heterogeneity*이라고 부른다. 저탄산증*hypocapnia*이나 관류 압력의 강도에 따른 혈류값 때문에 관류 비균질성은 감소하고 혈류는 관심영역 내에서 균일한 형태를 갖는다. 관류 비균질성을 측정하는 것은 여러 질환에서 다르기 때문에 많은 관심을 갖게 된다. 관류 비균질성의 감소는 산소 및 포도당전이*glucose transfer*의 효과를 높이고, 자동조절기전*autoregulartory mechanism*을 향상시킬 수 있다. 따라서 관류 비균질성의 감소는 자동조절을 반영함을 의미한다. 관류 비균질성을 갖고 혈류가 많이 감소할 경우에는 자동조절이 불가능한 상태로 추정할 수 있어 세포가 심하게 손상되었거나 회복 불가능한 상태임을 짐작할 수 있다. 결과적으로 관류 비균질성의 증가는 혈관의 조직 불균형이 증가됨을 나타내기 때문에 혈관형성을 반영한다고 할 수 있다. 이 경우에는 정확한 뇌혈류량이나 뇌관류를 구하기가 더욱 어렵다. 그림15-6은 역동적 자화율대조-관류자기공명영상 데이터를 이용하여 얻은 몇 개의 인자들이다. K2는 투과성을 의미한다.

2. 내인성 관류자기공명영상

관류는 항정상태*steady-state*에서 세포 모세혈관계로 혈액을 전달하는 현상을 말한다. 동맥스핀표지*arterial spin labeling; ASL* 방법에 따른 관류의 측정방법은 인체 내에 존재한 혈액에 있는 수분 양성자를 자기화하여 얻는 것이다. 외부에서 조영제를 주입하지 않기 때문에 현재 FDA에서 신장에 문제가 있는 환자에게는 조영제 사용을 제한하라고 권고하는 시점이라 이들 환자나 소아 환자 그리고 병의 진행을(추적연구*longitudinal study*) 알아내는 데 매우 유용하게 사용할 수 있다. 얼마 전까지지도 기술적인 문제점과 신호가 매우 낮은 상태이기 때문에 실제 임상에 사용하는 데 주저하였으나 최근 고자기장의(3T) 자기공명영상 기술이 향상되면서 ASL 관류는 임상에 사용하기에 매우 근접한 상태가 되었다.

관류를 측정하기 위해서는 혈류가 특정 장기에 어떻게 전달되는지를 알아야 하는데 게티-슈미트*kety-schmidt*의 자유확산추적*free diffusible tracer*법에 의해 관류 현상을 이해하기 시작하였다. 따라서 관류와 혈류량 및 추적자*tracer*가 이용하는 MTT의 관계를 유도하게 되었고 이를 중앙 혈류량 이론이라 한다. 표지*label*된 특정 혈류가 동맥을 지나 정맥으로 흘러나가게 되어 시간의 변화에 따라 평형 상태로 변화하게 되는데 이때에 적용되는 것이 픽*Fick's* 원리이다. 이는 농도의 시간에 따른 변화가 혈류량과 주입되어 빠져나가는 양에 따라 변화한다는 것이다. 이 원리가 ASL 기술의 원리가 된 것이다. 따라서 초기의 ASL 실험에서는 게티-슈미트 원리를 이용하게 되었고 후에 블로흐*Bloch* 식에 따른 정량적인 관류를 기술하게 되었다. 동맥에서 주입되는 농도와 정맥을 빠져나가는 양과 T1 이완에 따라 표지된 혈액의 자기화*magnetization*가 변하는 원리를 이용하는데 이때 정맥 혈류로 빠져나가는 것은 시간에 따른 자기화의 변화와 혈액-뇌 분할 계수*blood-brain partition coefficient*와의 분류로 나타낸다. 처음 혈액이 표지된 경우에는 T1 혈액으로 이완되다가 세포로 전달된 경우에는 T1 세포 이완에 따라 이완된다. 따라서 실제 영상을 얻는 화소*pixel*에서의 T1 이완은 2개가 혼합된 형태로 나타나는데 이를 외견상*apparent*의 T1($T1_{app}$)이라고 하고 $R1_{app} = R1_{tissue} + f/\lambda$로 표시한다.

그림 15-6
역동적 자화율대조-관류자기공명영상 데이터를 이용하여 얻은 여러 인자

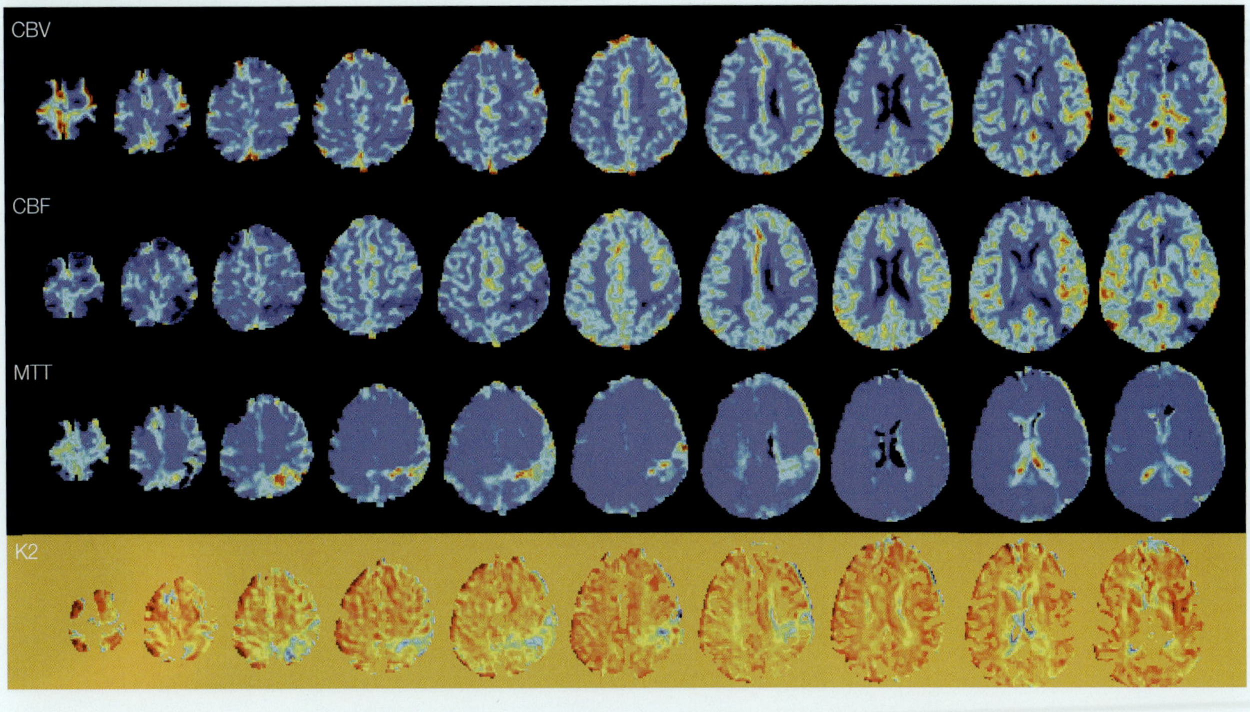

(1) ASL을 이용한 방법

현재는 시간적인 문제로 인하여 일반적으로 ASL 데이터에서 얻는 지도는 CBF 뿐이다. ASL 관류영상법은 고주파*radio frequency; RF* 펄스를 이용하여 동맥 혈액의 세로*longitudinal* 자화를 변화시켜 얻는 방법으로 혈액의 T1 이완시간이 영상의 질을 좌우한다. 첫 번째 영상의 혈액은 자화 없이 영상을 얻고(control or reference) 두 번째 영상은 혈액을 자화시킨 후에 영상을 얻어(labeled or tagged) 두 영상의 차가 혈류에 비례해서 나타나게 된다. 최근까지 여러 ASL 방법이 개발되고 있는데 그 주된 이유는 정지세포*static tissue*의 기여도를 최소한도로 줄이고 혈액 표지 효과를 최대한도로 높이기 위해서이다. 정지세포의 기여로 혈류량 계산에 오차가 발생하는데 그 주된 이유 중의 하나는 자화전달*magnetic transfer; MT* 효과 때문이다. ASL 방법에는 순간적으로 표지하는 고주파를 주는 순간 펄스 ASL*pulsed ASL; PASL*과 연속적으로 표지하는 고주파를 주는 연속 ASL*continuous ASL; CASL* 및 속도 선택 ASL*velocity selective ASL; VSASL* 방법이 있다. ASL 영상법을 이용하는 경우는 관류 지도를 얻는 것 외에 또 하나의 이익이 있는데 그것은 산소대사*oxygen metabolism*(CMRO2)를 얻을 수 있다는 것이다. 2개의 에코영상(1st echo = ASL, 2nd echo=BOLD)이나 하나의 에코영상(addition = BOLD, subtraction = CBF) 방법을 이용하여 동시에 관류와 BOLD 영상을 얻고 이를 바탕으로 CMRO2를 구할 수 있다.

그림 15-7에는 ASL을 이용한 2가지 영상법이 대략적으로 도식화되었다. PASL 방법과 CASL 방법의 차이점을 한 눈으로 쉽게 이해할 수 있다. PASL 방법은 짧은 시간 동안 혈액을 표지하는 방법으로 기존에 사용되고 있는 일반 자기공명영상 장비로 사용이 가능하며 간편한 것이 특징이다. 여기에 속한 방법으로는 FAIR, PICORE, EPISTAR, UNFAIR, EST, TITL, DIPLOMA, IDOL 등이 있다. 반면에 CASL 방법은 긴 시간 동안 관류유도단열*driven adiabatic* 역전으로써 혈액을 표지하는 방법으로 특별한 하드웨어의 지원이 필요하고 PASL 방법에 비하여 어려움이 있지만 신호대잡음비가 높은 것이 장점이다. 또한 최근에 pseudo-CASL도 개발되고 있는데 이 방법에서는 기존의 CASL에서 사용되는

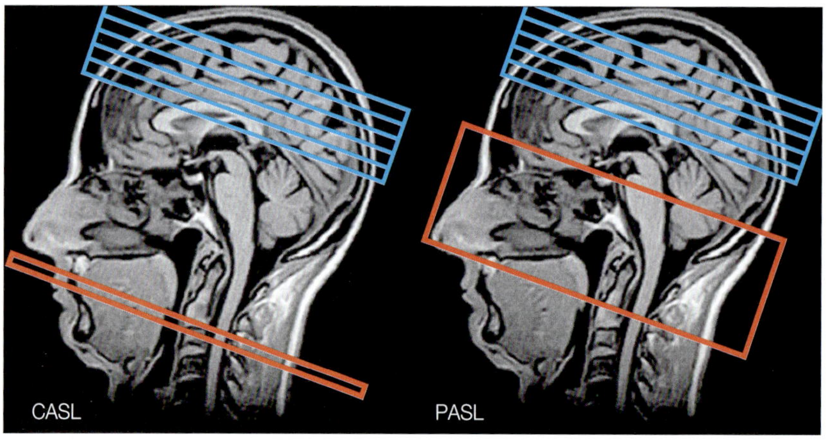

그림 15-7
CASL과 PASL

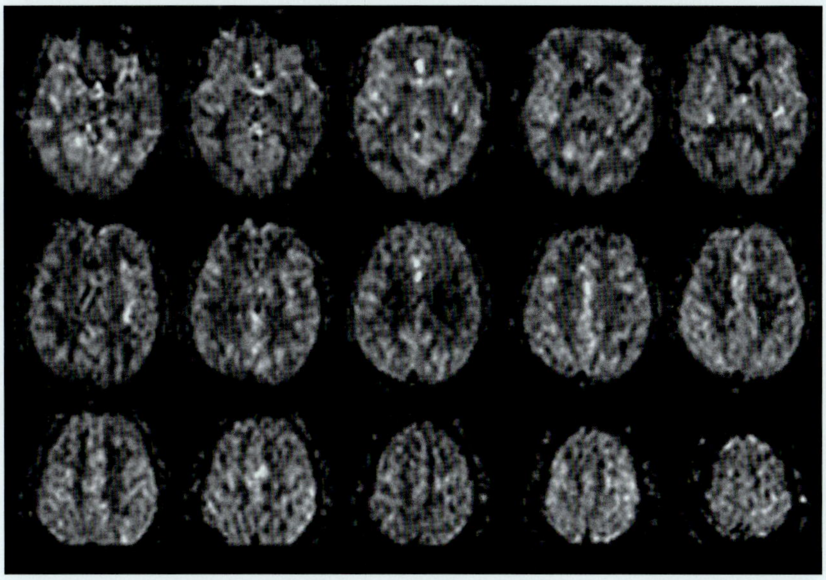

그림 15-8
정상인의 뇌에서 PASL을 이용하여 얻은 관류

연속적인 고주파 조사*irradiation* 부분을 연속적인 별개*discrete*의 고주파 펄스로 대체하였다. 또한 기존 CASL에서 사용되는 연속적인 경사*discrete* 부분을 연속적인 별개의 경사펄스로 대체하였다. 이로 인해 고주파 펄스의 공명영역이 증가하여 자화전달 효과를 약 20% 줄었으며 신호대잡음비를 높이고 특별 하드웨어 없이 일반 장비에서도 사용이 가능해졌다. 하지만 아직도 임상 연구에 사용하는 데는 한계가 있다. 그림 15-8은 PASL로 얻은 정상인 뇌에서의 관류이다. 이 영상은 in-plane 해상도가 2.4mm×2.4mm이며 절편 두께는 3mm이다. 관류의 값이 회색질에서는 높고 백색질에서는 낮은 상태임을 알 수 있다.

뇌졸중 환자와 같은 뇌혈관 질환*cerebrovascular disease* 환자는 표지된 혈액이 영상영역으로 흐르는 시간이 각각 다르며 혈액 T1값보다 시간이 길 수 있다. 이런 경우에 VSASL 방법을 사용하게 되는데 그 원리는 혈액의 최저속도*cutoff velocity; Vc*를 기준으로, 그 이상의 혈류에 대해서만 표지하는 방법이다. 이 경우 공간적인 선택은 없으며 일정한 역전시간*inversion time; TI* 후에 혈액의 속도가 Vc 이하인 것만*decelerated blood only* 영상을 얻는 방법이다. 이 방법을 이용하면 정맥혈의 가속효과 때문에 정맥혈의 기여도를 줄일 수 있다.

최근에 ASL 방법을 이용한 혈관지역*vascular territory*을 얻는 방법이 개발되고 있는데 이 방법은 뇌혈관 질환 환자에서 협착 혈관들이 여러 개 있을 경우 목동맥내막절제술*carotid endarterectomy*, 스텐트 삽입술*stent insertion*, 혹은 두름수술*bypass* 등의 중재*intervention* 시술을 수행할 경우에 유용하게 사용할 수 있다. 혈관지역영상법*vascular territory imaging; VTI*은 PASL 방법을 이용하여 일부 영양동맥*feeding artery*만을 표지하는 방법이다.

Ⅱ 임상적용

현재 임상적으로 주로 활용되는 관류영상 기법은 조영제를 사용하는 역동적 자화율대조 기법이지만, 조영제를 사용하지 않는 ASL 관류영상 기법이 다양한 뇌 질환에 적용되고 있다. 관류자기공명 기법은 주로 뇌 질환 중 급성 뇌졸중, 만성 뇌혈관 질환, 뇌종양에 사용되고 있으며 최근에는 심장 및 폐 관류영상 등 다른 부위로도 점차 적용범위가 넓어지고 있고 여러 가지 잠재적인 임상적 유용성들이 제시되고 있다.

1. 뇌 관류자기공명영상의 임상적용 시 고려사항

(1) 역동적 자화율대조 관류영상 기법

1) 영상기법 적용

역동적 자화율대조 기법은 외부에서 주입된 조영제가 미세혈관을 통과하며 초래하는 T2 혹은 T2* 감소 정도에 기초하기 때문에 고속영상 기법이 요구되어 에코평면영상, 경사에코, 스핀에코연쇄가 사용된다. 임상적으로 흔히 사용되는 역동적 자화율대조 관류영상은 일반적으로 스핀에코보다 경사에코를 주로 사용하는데, 이는 경사에코영상이 스핀에코영상보다 높은 신호대잡음비를 갖기 때문이며 통상적 조영제 양(0.1mmoL/kg)을 사용할 수 있기 때문이다. 단, 경사에코영상은 스핀에코영상과 비교하여 작은 혈관보다 큰 혈관에 더욱 예민하게 영향을 받고 자화율 인공물*artifact*이 크게 발생하는 단점을 갖고 있다. 스핀에코영상은 큰 혈관에 영향을 덜 받기 때문에 상대적으로 정확한 관류영상을 얻을 수 있지만, 1.5T 자기공명영상에서 적절한 신호대잡음비를 얻기 위해서는 2배의 조영제(0.2mmoL/kg)를 사용해야 하는 단점이 있다.

관류영상 기법에서 표본추출률*sampling rate*(반복시간)은 관류영상 구성을 위한 적정 디콘볼루션을 위해서 1.5초 이하로 권장하고 있으며 일반적으로 2초 이하여야 하며, 에코시간이 긴 경우 신호감소를 초래하기 때문에 일반적으로 30~60msec이 사용된다. 전체 약 40~50번의 자료획득과 잡음 감소를 위해 조영제 주입 전 기준영상은 5~10회 정도를 얻는 것이 영상처리에 유리하다. 조영제는 1.5T인 경우 경사에코 0.1 mmoL/kg, 스핀에코 0.2mmoL/kg을 사용하며, 3T 자기공명영상에서는 경사에코, 스핀에코 모두 0.1mmoL/kg을 사용한다. 주입률은 5mL/sec가 표준적이며 3cc/sec 이하에서는 관류가 과소추정되고, 10mL/sec로 높여도 추가적 이득은 크지 않은 것으로 알려져 있다. 초당 3mL 이상의 조영제 주입을 위하여는 주사 바늘이 18게이지인 카테터를 사용해야 하고 조영제 주입 후 식염수 20~30mL로 씻어내는 것이 적당하다.

역동적 자화율대조 관류영상 기법은 지시약 희석 이론*indicator dilution theory*에 기초하기 때문에 혈뇌장벽에 의해 조영제가 혈관 밖으로 유출되지 않는 것을 전제로 한다. 따라서 뇌종양의 경우 역동적 자화율대조 관류영상 기법의 영상인자는 일반적으로 동일하지만, 종양 내로 조영제의 누수 요인을 고려해야 한다. 조영제가 누수되면 그 조직에서는 T1 단축효과*T1 shortening effect*가 발생하여 그 부위에 관류영상의 신호가 증가하여 뇌혈류량의 과소추정 혹은 음이완성*negative relaxivity*이 초래될 수 있다. 또한 90° 숙임각을 사용하는 경우 T1 효과로 인한 overshooting이 발생할 수 있기 때문에 이를 최소화하기 위해 숙임각을 35° 정도로 낮추는 것이 바람직하다. 조영제의 혈뇌장벽 누출을 최소화하는 방법으로는 곡선맞춤*curve fitting* 적용, first-pass 곡선 자료만을 사용하는 방법, 소량의 조영제를 미리 주입하여 T1 증강*enhancement*의 사전포화*presaturation* 유도, 수학적 보정*mathematical correction*이 있다. 역동적 자화율대조 관류영상 기법은 영상 획득시간이 1~2분, 영상 후 처리시간은 약 5분 정도 소요된다. 역동적 자화율대조 관류영상의 공간해상도는 2mm 정도이며, 뇌 전체를 포함하는 영상범위를 갖고, 2개의 연속적인 적정관류영상을 얻기 위해서는 약 25분의 검사 간격이면 충분하다.

2) 관류영상 해석

관류영상에서 뇌혈류량, 뇌혈류, 평균이동시간, 최대도달시간, Tmax, 투과성 지도가 가능하지만 임상적으로는 흔히 정성적 관류영상을 활용한다(그림 15-9).

절대적 정량적 관류값을 얻기 위해서는 적정 AIF 정보가 필수적이고, 역동적 자화율대조 관류영상기법의 정량적 뇌혈류량, 뇌혈류값이 PET XeCT와 좋은 상관관계를 갖는다는 연구결과가 있으나 자기공명 조영제 농도와 신호강도가 정확히 비례하지 않기 때문에 역동적 자화율대조 관류영상기법은 정확한 정량적 관류값을 제공하는 데에는 제한점이 있다. 뇌관류가 낮은 8mL/min/100g 이하의 부위에서는 신호대잡음비가 매우 낮기 때문에 정확한 관류값을 얻을 수 없으며, 역동적 자화율대조 기법에 따른 뇌혈류값의 재현성*reproducibility*은 약 10~

그림 15-9
급성 허혈성 뇌졸중 환자에서 얻은 각종 지도
비교를 위하여 확산강조영상*DWI*을 삽입했다.

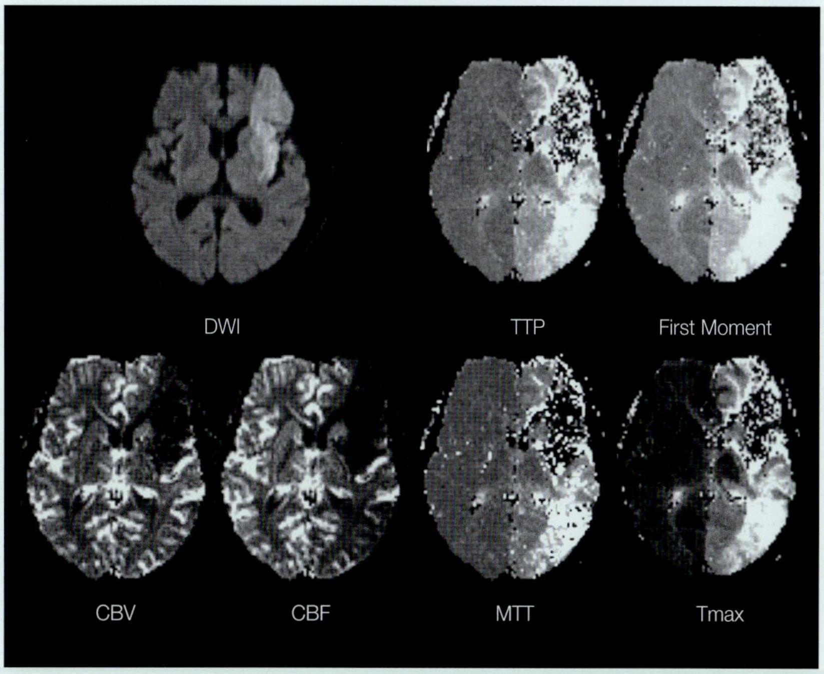

15%이다. 상용화되어 제공되는 관류영상 프로그램들은 일반적으로 뇌혈류량, 뇌혈류, 평균이동시간, 최대도달시간 지도를 제공하고 있는데 뇌혈류량의 경우 곡선맞춤 방법이 아닌 수동자료 지정으로 재현성 효과를 제거하는 방법이 주로 사용되고, AIF를 사용한 디콘볼루션 방법을 쓰지 않기 때문에 평균이동시간은 실제 평균이동시간이 아닌 일차 모멘트 파라미터를 사용하여 구하게 된다. 뇌혈류도 실제 뇌혈류가 아닌 일차 모멘트 파라미터(CBF index = CBV/MTT)를 이용하기 때문에 정량적 값을 제공할 수 없는 제한점이 있으나, 임상적으로는 정성적 혈류 상태 평가만으로도 치료 결정에 유용하게 활용되고 있다.

관류영상을 해석할 때 추가적으로 고려할 사항은 첫째, 경사에코 기법을 사용하는 경우 정량적 측정 시 측정 관심영역 내에 큰 혈관들이 포함되면 뇌혈류량의 과다추정의 원인이 되기 때문에 정량적 평가 시 혈관을 제외해야 한다. 둘째, 심장기능 저하 혹은 작은 카테터를 사용하여 조영제의 농도가 불충분하게 도달되면 뇌조직으로 조영제의 도달이 지연되기 때문에 실제보다 관류 상태가 과소추정될 수 있고, 자료 획득이 적은 경우 병변 부위에 정확한 지도화가 안 될 수 있다. 셋째, 환자가 움직일 경우에는 인공적인 지도 신호가 나타날 수 있는데, 이런 경우는 움직임 보정을 한 후 지도화해야 정확한 영상해석이 가능하다.

그림 15-9는 좌측 내경동맥폐색에 의해 전실어증*global aphasia*, 우측운동 마비가 갑자기 발생한 후 3시간 뒤에 검사한 확산강조영상*DWI* 및 관류영상이다. 확산강조영상에서 좌측 전두엽에 허혈성 부종에 의한 고신호 강도가 있고 그 부위에 뇌혈류량과 뇌혈류의 심한 감소가 있으며 평균이동시간과 최대도달시간의 심한 혈류 지연이 보인다. 일차 모멘트 영상 및 디콘볼루션 후 얻은 Tmax 영상에서도 비슷한 혈류 지연 소견이 보이며, 좌측 측두엽에는 확산강조영상에서 뇌조직의 허혈성 부종은 보이지 않으면서 뇌혈류량 감소 없이 뇌혈류 감소 및 평균이동시간과 최대도달시간 지연이 있는 부위가 있는데, 이러한 영상 소견을 불일치영역*diffusion-perfusion mismatch*이라고 하고 허혈성 음영*ischemic penumbra*을 의미한다. 평균이동시간과 최대도달시간 영상에서 좌측 전두엽 병변 부위에는 측방 혈류가 매우 심하게 감소되어 조영제가 거의 도달하지 못하기 때문에 몇몇 화소에서 계산이 되지 않아 실패로 인한 검은 반점들이 형성되어 있다.

(2) ASL 관류영상 기법

1) 영상기법 적용

ASL 기법은 역동적 자화율대조 기법과는 달리 주입된 조영제에 의존하지 않고 자화된 양성자 표지에 기초하여 뇌혈류 영상을 얻기 때문에 조영제 주입에 의한 제한점을 갖지 않는 장점이 있다. 그러나 역동적 자화율대조 기법과 비교하여 ASL 기법은 기본적으로 혈액자화*blood magnetization*된 표지영상과 비표지영상의 감산*subtraction*으로써 관류강조영상을 구하고 이를 기초로 관류영상을 얻는 기법이기 때문에 환자의 움직임에 매우 예민하다는 단점이 있으며, 스핀표지에 따른 뇌조직 신호강도의 표지 효과가 매우 낮아(약 1% 차이) 상대적으로 신호대잡음비가 낮은 단점이 있다.

ASL 영상기법은 영상획득시간이 5~10분, 영상 후 처리는 5분 정도 소요된다. 영상공간해상도는 2mm 정도이고, 뇌 전체가 영상범위이고, 조영제를 사용하지 않기 때문에 시간 간격 없이 연속적인 관류영상을 얻을 수 있다.

2) 관류영상 해석

ASL 기법은 정량적 관류영상이 가능하다. 그러나 현재의 ASL 기법으로는 몇 가지 제한점이 있는데, 첫째, 정량적 혈류값의 정확도가 낮을 수 있다. 상대적으로 낮은 신호대잡음비 때문에 회색질의 뇌혈류값은 정확하지만, 백색질은 다소 부정확하여 뇌혈류를 과소추정해야 한다. 또한 뇌혈류가 10mL/100g/min 이하로 낮은 관류부위에서는 정확한 뇌혈류를 얻을 수 없으며, 뇌혈류가 증가하는 경우(>100 mL/100g/min)에는 뇌혈류가 과소추정될 수 있다. 둘째, 표지영상과 비표지영상의 감산 후 혈관 내에 남아 있는 표지 신호가 혈류를 과대추정하게 하는 결과를 초래할 수 있는데, 혈관 신호를 소멸하기 위해 crusher 경사를 가해 이를 극복할 수 있다. 따라서 ASL 기법에서는 큰 혈관의 신호강도가 억제되기 때문에 주로 뇌조직 주변의 작은 혈관이 신호강도를 구성한다. 셋째, 뇌혈관 질환에서 근위부 동맥폐색에 따른 측방부 혈류 때문에 뇌혈류가 매우 늦게 뇌조직에 도달하는 경우 관류가 과소추정될 수 있다.

2. 뇌 질환의 임상적용

(1) 뇌혈관 질환

1) 급성 허혈성 뇌졸중

급성 뇌경색 환자에게 활용되고 있는 역동적 자화율대조 관류자기공명영상은 점차 임상적 활용이 증가하고 있다. 혈전용해술 치료대상 환자에게 사용되고 있는 자기공명영상 프로토콜은 확산강조영상, 관류영상, 자기공명 혈관조영술, T2* 경사에코영상, FLAIR 또는 T2 강조영상으로 구성되며, 이는 뇌조직의 허혈 상태(확산영상)와 관류 상태(관류영상), 혈관 폐색 유무를 규명하는 것이 주요 목적이다. 실제 임상에서 흔히 활용되는 것은 평균이동시간영상 혹은 최대도달시간영상과 뇌혈류량영상인데, 평균이동시간영상과 최대도달시간영상이 관류이상 유무의 진단에 가장 예민도가 높은 영상이며, 뇌혈류량영상, 뇌혈류영상은 상대적으로 정확한 관류영상이지만 백색질의 관류 이상을 육안으로 평가하기에는 다소 제한점이 있다. 일반적으로 막힌 혈관의 재개통이 이루어지지 않는 경우 최종 뇌경색 크기와 비교하면 뇌혈류량 감소 부위는 최종 뇌경색 부위보다 작은 크기를 나타내고 뇌혈류와 평균이동시간, 최대도달시간은 최종 뇌경색보다 상대적으로 큰 혈류 이상 부위를 나타내는 경향이 있다. 이는 뇌혈류량영상의 경우 허혈성 음영 부위가 뇌혈류량 정상 또는 증가 소견을 보일 수 있기 때문이며 정성적 평가에서 보이는 뇌혈류, 뇌혈류량, 평균이동시간 이상 부위는 일부에서 혈액결핍증*oligemia*을 포함하고 있기 때문이다. 임상적으로 허혈성 음영에 해당하는 가역가능한 허혈성 조직*reversible ischemic tissue*의 영상화는 치료 결정을 위한 핵심이라고 할 수 있지만, 관류영상에서 정량적으로 비가역성의 조직*irreversible tissue*(허혈성 코어*ischemic core*)과 핍혈성 조직*oligemic tissue*(혈액결핍증)을 정확히 구분하는 것은 어려우며 이를 구분할 수 있는 정량적인 관류 수치의 역치는 합의되어 있지 않다. 관류자기공명영상은 정확한 정량적 영상을 얻기 어렵기 때문에 반대편 뇌실질과의 상대값으로 관류 상태를 평가하는 것이 임상적으로 활용될 수 있으며, 대개 뇌혈류량이 심하게 감소되어 있지 않고 최대도달시간 또는 평균이동시간이 2~4초 이상 지연되어 있는 부위는 허혈성 음영의 가능성이 높다고 판단한다. 재관류 요법*reperfusion therapy*에 의한 치료 효과가 없는 비가역적 조직에 대한 판단은 관류영상보다는 확산강조영상에서 나타나는 분명한 고신호강도 부위로 결정하는 것이 일반적이다. 따라서 확산강조영상의 허혈성 병변보다 관류영상에서 보이는 관류 이상 부위가 크게 나타나는 불일치 영역이 존재할 때 혈전용해술의 치료 효과가 높을 것으로 판단된다(그림 15-9). ASL 관류영상 기법은 영상획득시간이 상대적으로 길고 환자의 움직임이 없어야 하는 기술적 제한이 있어 혈전용해술 치료 전 영상방법으로는 활용되고 있지 않다.

2) 만성 폐색성 뇌혈관 질환

역동적 자화율대조 관류자기공명영상은 뇌관류 상태를 영상화할 수 있다는 점에서 급성 뇌경색 질환뿐 아니라 다른 여러 뇌혈관 질환에도 활용되고 있는데, 심한 내경동맥의 협착 또는 폐색 환자의 뇌허혈 상태 평가, diamox를 이용한 뇌혈관 예비량*reserve* 평가, 모야모야 병*moyamoya disease*에서 뇌조직의 혈류 상태와 허혈 상태 평가, 경동맥내막절제술*carotid endarterectomy* 또는 스텐트 삽입*stenting* 후 관류 상태 평가에 활용될 수 있다. ASL 관류영상 기법도 관류영상을 구성하여 만성 뇌혈관 질환 평가에 활용될 수 있다. ASL 기법은 역동적 자화율대조영상과 달리 반복적인 영상획득이 쉽기 때문에 뇌혈관 확장제*cerebrovascular dialator* 주입 전후, 경동맥내막절제술 또는 스텐트 삽입 후 등 중재적 시술 후 관류 평가 및 뇌기능 평가에 활용될 가능성이 있다.

(2) 뇌종양

역동적 자화율대조 관류자기공명영상은 종양의 혈관분포와 혈류 특성을 영상화할 수 있으며 종양의 뇌혈류량값은 종양의 유사분열 활성도*mitotic activity*와 혈관분포 상태*vascularity*와 관련되어 있는 것으로 알려져 있다. 관류자기공명영상은 뇌종양에서 몇 가지 임상적 유용성이 알려져 있다. 첫째, 교종*glioma*의 등급을 평가할 수 있다. 고등급 교종은 저등급 교종보다 높은 뇌혈류량값을 갖는다. 뇌교종 중 별아모세포종*astrocytoma*은 저등급인 경우 정상 백색질과 비슷한 낮은 뇌혈류량을 갖지만, 역형성 별세포종*anaplastic astrocytoma*과 아교모세포종*glioblastoma*은 높은 뇌혈류량값을 갖는다(그림 15-10). 저등급 희소돌기아교세포종*oligodendroglioma*은 저등급 별아모세포종보다 상대적으로 높은 뇌혈류량을 보이고, 희소돌기아교세포종 내에서 고등급 종양이 저등급 종양보다 뇌혈류량이 높은 것으로 알려져 있다. 저등급 희소돌기아교세포종은 별아모세포종과 달리 상대적으로 뇌혈류량이 높은 수 있다는 점을 종양의 등급 평가에서 고려해야 한다. 둘째, 뇌의 원발성 림프종은 상대적으로 악성 교종보다 혈관분포 상태가 낮고 낮은 뇌혈류량을 보여 악성 교종과 구분하는 데 도움이 될 수 있다(그림 15-

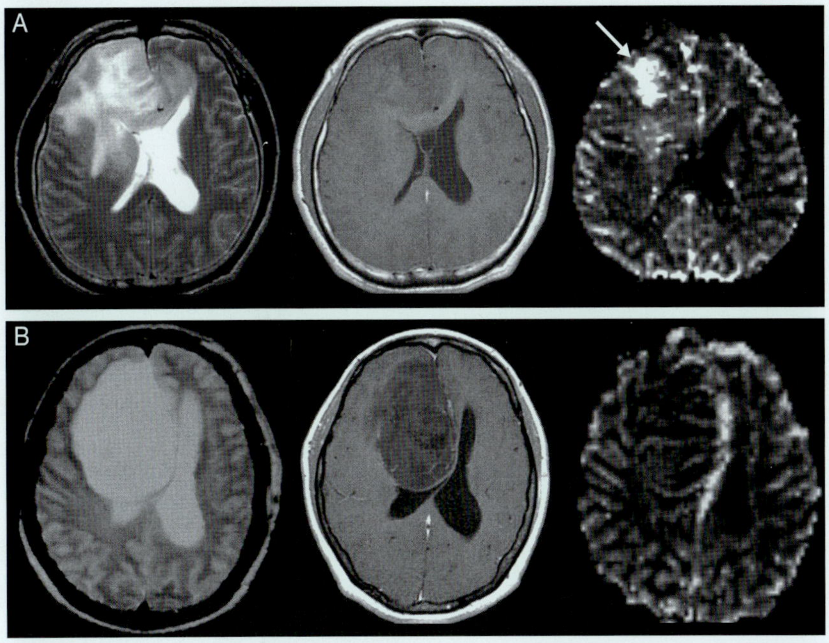

그림 15-10
저등급 및 고등급 뇌교종

A: 고등급 별아모세포종은 조영증강 T1 강조영상(중앙 영상)에서 조영증강되는 부위가 보이지 않지만, 관류자기공명 뇌혈류량영상(오른쪽 영상)에서는 우측 전두엽의 침윤성 종양 내부에 국소적으로 뇌혈류량 증가를 보인다(화살표). B: 저등급 별아모세포종에서는 조영증강과 뇌혈류량 증가 소견이 없음을 알 수 있다.

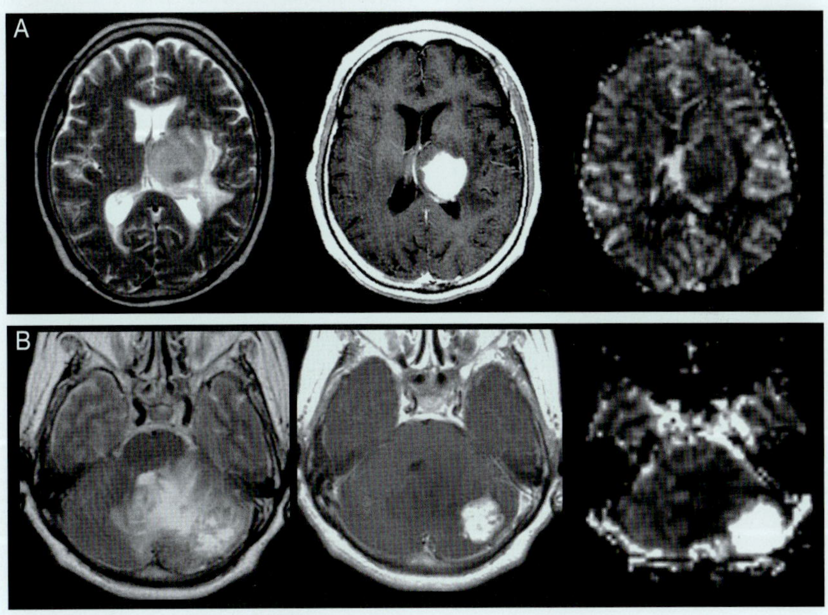

그림 15-11
림프종과 혈관모세포종

A: 림프종은 일반적으로 매우 강한 균일한 조영증강을 나타내지만, 관류영상에서 뇌혈류량의 증가가 미미하다. 따라서 조영증강이 잘 되는 고등급 교종 혹은 전이암과 구분하는 데 관류영상이 도움이 될 수 있다. B: 혈관모세포종은 가장 높은 뇌혈류량을 보이는 과혈관 종양으로 뇌혈류량영상(오른쪽 영상)에서 뇌혈류량이 매우 높게 증가되어 있음을 알 수 있다. 과혈관 전이암과는 구분하기 어려우나 일반적으로 고등급 교종과 전이암보다 높은 뇌혈류량 증가를 보인다.

11). 셋째, 전이암은 다양한 뇌혈류량값을 보이는데 과혈관 전이암과 악성 교종을 뇌혈류량값으로 구분하기는 어렵지만, 종괴 주위조직의 뇌혈류량값은 악성 교종은 흔히 종양 침윤이 존재하여 뇌혈류량값이 상대적으로 높은 차이를 보일 수 있다. 넷째, 악성 교종의 방사선 치료 후 재발암과 방사선 치료 후 발생하는 방사선 괴사*radiation necrosis*를 구분하는 데 도움을 줄 수 있는데, 재발암은 뇌혈류량 증가를 보이고 방사선 괴사는 낮은 뇌혈류량값을 갖는다. 다섯째, 종괴형성 말이집탈락 병변*tumefactive demyelinationg lesion* 또는 뇌농양의 비종양성 종괴는 매우 낮은 뇌혈류량을 보이기 때문에 높은 뇌혈류량을 보이는 고등급 교종 혹은 전이암과 구분하는 데 도움이 될 수 있다. ASL 관류영상 기법에 의한 관류

영상도 종양의 등급 구분에 역동적 자화율대조 관류영상과 비슷한 유용성을 갖는 것으로 보고되어 있다.

(3) 기타 뇌 질환

알츠하이머 등의 치매*dementia*, 정신분열증*schizophrenia*, 편두통*migraine*, 외상*trauma*, 간질*epilepsy* 등 여러 질환에서도 관류자기공명영상을 활용하여 뇌혈류의 변화 상태를 연구하려는 시도가 이루어지고 있다.

3. 심장 질환에서 관류영상의 임상적용

심장 질환에서 관류영상은 관상동맥 병변을 찾기 위하여 또는 심근의 관류 상태를 평가하기 위하여 많이 사용되어왔다. 심근관류의 평가에는 SPECT, PET와 같은 방사성 핵종을 이용하는 검사가 많이 사용되어 왔으나 자기공명을 이용한 심근관류영상은 높은 해상도로 심근관류의 새로운 이해를 가능하게 하고 있다. 최근에는 다중검출기 CT(MDCT)를 이용한 CT 관류영상도 시도되고 있다. 다른 방법과는 달리 자기공명영상은 이온화 방사선을 전혀 사용하지 않으며 다른 검사보다 높은 공간해상도를 보이므로 심내막 부분과 심외막 부분을 구분하여 관류 정도를 평가할 수 있는 장점이 있다. 최근의 급속영상 기법을 이용하면 높은 시간해상도를 보이며 부하관류영상과 휴식관류영상을 얻을 수 있고 심근의 두께 및 심실벽 운동 등 심실기능 평가 그리고 지연영상을 이용한 생존심근 평가 등이 관류 평가와 동시에 이루어질 수 있는 것도 자기공명을 이용한 심근관류영상의 장점이다.

(1) 부하 심근관류의 기본원리

심근관류는 관상동맥에 의하여 이루어진다. 관상동맥은 심근 산소 요구량이 늘어나면 확장되어 더 많은 혈액을 공급해줄 수 있는 기능이 있다. 이를 관상동맥 혈류 여유분*coronary flow reserve*이라 한다. 관상동맥에 협착이 있다면 다른 부위의 심근은 이러한 여유분이 필요하지 않은 휴식기에도 협착이 있는 관상동맥 영역의 심근은 이 여유분을 상당부분 사용한다. 따라서 휴식기의 관류는 큰 차이를 보이지 않으나 부하가 가해지면 심근 산소 요구량이 전체적으로 늘어나고 정상 심근의 혈류량이 증가한다. 협착이 있는 부위는 부하가 없는 휴식기에 이미 상당부분의 혈류 여유분을 사용하고 있었기 때문에 이러한 부하 상태에서 더 이상 혈류가 증가될 여지가 없다. 따라서 부하가 걸리면 휴식기에 별 차이를 보이지 않던 협착 부위의 심근관류는 정상 부위의 관류가 많이 늘어나는 것에 비하여 상대적으로 거의 늘어나지 않아 차이가 커진다. 이러한 부하 심근관류영상을 이용하여 관상동맥의 협착을 찾아낼 수 있고 미세순화의 이상을 발견할 수도 있다. 부하 심근관류영상에 사용되는 부하를 위한 약제로는 혈관확장제인 adenosine이나 dipridamol이 있으며 교감신경항진제인 dobutamine이 있다. 혈관확장제는 관상동맥 혈류 여유분을 이용하여 관류가 감소한 부분을 찾기 위하여 사용되며 dobutamine은 생존심근을 찾기 위하여 사용된다. Adenosine은 주입을 멈추면 즉시 효과가 사라지므로 비교적 안전하게 부하 자기공명 관류영상 검사에 사용할 수 있다.

(2) 심근관류영상의 실제

심근관류영상은 조영제를 사용하여 일차 통과 관류를 보는 것이 일반적이다. 이를 위하여 가돌리늄계 조영제를 초당 5mL 전후의 빠른 속도로 주입하고 조영제 주입 후 조영제의 심근에 대한 일차 통과 관류를 영상화한다. 조영제를 빠르게 주입하기 위하여 자동주입기*auto injector*를 사용하여야 한다. 주입되는 조영제의 양은 한번에 0.5mmoL/kg 정도를 사용한다. 하나의 단면영상을 300msec 이내에 얻어야 하므로 영상을 빨리 얻을 수 있는 자기공명 펄스열을 사용하여야 하며 주로 사용되는 영상기법은 고속경사에코 기법이나 항정상태 자유세차 기법 또는 에코평면영상이다. 영상의 해상도를 적당히 조절하여 영상획득시간과 해상도를 서로 조화롭게 맞추어야 한다.

하나의 R-R 간격에서 얻을 수 영상의 수는 R-R 간격의 길이로 결정된다. 또한 한 번의 R-R 간격에서 3단면의 영상을 얻을 수 있다면 R-R 간격마다 3단면의 영상을 얻을 수도 있고 2개의 R-R 간격마다 6단면의 영상을 얻을 수도 있으므로 관류영상을 얻고자 하는 영상을 얻게 되는 빈도와 영상을 얻을 단면의 수를 결정하여야 한다. 일반적으로 심기저부, 중앙부, 심첨부의 3개 심단축면영상이 기본적인 영상단면이다. 또한 심박수는 부하가 주어지면 빨라지므로 R-R 간격이 줄어들 것에 고려하여 영상의 수를 정하여야 한다.

부하를 가하는 동안 환자의 심박 수, 혈압, 산소포화도 등을 추적관찰하여야 하며 자기공명영상실의 자기장 내에서 사용가능한 감시장비가 상용화되어 있다. 부하에 사용할 약물을 주입하기 위한 주입펌프*infusion pump* 또는 주사펌프*syringe pump* 또한 자기공명 자기장 내에서 사용할 수 있는 장비를 사용하여야 한다.

(3) 심근관류영상의 임상적용

심근관류영상의 적응증으로는 허혈성 심질환에서 심근관류의 평가, 심근경색 환자에서 생존심근의 확인, 관상동맥조영술에서는 정상 소견을 보이나 심내막 관류 결손을 보이는 syndrome X의 진단 등이 있다. 기존의 방사성 동위원소를 사용하는 검사와 달리 자기공명 심근관류영상은 높은 공간해상도를 가지고 있어 심내막 부위와 심외막 부위를 구분하여 관류 상태를 평가할 수 있으므로 초기의 관류 결손을 발견할 수 있는 장점이 있다. 관상동맥 협착의 진단에서 관류 자기공명영상의 민감도와 특이도는 44～93%, 60～100%로 보고되고 있다. 관상동맥을 직접 영상화할 수 있는 관상동맥조영술이 자기공명영상 혈관조영술로 가능하며 CT 혈관조영술이 널리 사용되고 있지만 관상동맥영상은 혈관의 협착을 보여줄 뿐이다. 실제 측부혈관이나 미세혈관의 상태에 따라 달라지는 심근관류는 자기공명 심근관류영상을 통하여 평가할 수 있다.

4. ASL 관류영상의 임상적용

(1) 뇌동맥혈관*cerebravascular* 질환의 적용

대부분의 임상에서는 급성 뇌졸중 환자에서의 관류를 얻기 위해서 역동적 자화율대조 자기공명영상을 사용하고 있다. 관류는 확산과 함께 이때 매우 중요한 인자가 되는데 이는 확산-관류 불일치에 따른 환자의 임상결과가 어떻게 변화하는지를 이해하기 위해서이다. 급성 환자에 ASL 자기공명영상을 사용하는 것은 아직 보편화되어 있지 않으며 관류 외에 다른 인자(TO, TTP, MTT, CBV)를 얻는 데 매우 긴 시간이 필요하기 때문이다. 하지만 소아 뇌졸중 환자는 상대적으로 높은 관류를 보여주기 때문에 민감도를 높일 수 있어 ASL 자기공명영상을 사용하는 것이 시도되고 있다.

만성 뇌졸중 환자에서는 ASL 자기공명영상이 급성 뇌졸중 환자에서보다 더 많이 적용되고 있다. 정량적인 혈류량을 구할 수 있고 Acetazolamide(ACZ)나 ACZ 변화에 따른 혈류의 변화를 정량적으로 확인할 수 있어 선호되고 있다.

(2) 신경변성*neurodegenerative* 질환의 적용

ASL 자기공명영상을 이용한 관류의 변화를 알츠하이머 병*Alzheimer's disease; AD*, 이마관자엽치매*frontotemporal dementia; FTD*, 겉질밑허혈성 혈관치매*subcortical ischemic vascular dementia; SIVD*, 파킨슨 병*parkinson's disease; PD*, 근육위축가쪽 경화증*amyotrophic lateral sclerosis; ALS* 등의 환자에 적용하여 뇌구조영상과 함께 병행하여 환자의 진단 등에 사용하려고 시도하고 있다. 현재는 이들 환자에 대한 관류 측정을 하기 위하여 PET나 SPECT를 사용하고 있는데 ASL 자기공명영상 기술과 고자기장 자기공명영상의 개발에 따라 자기공명영상 역할이 증대되리라고 본다. 알츠하이머 병 환자와 인지장애*mild cognitive impairments; MCI* 환자에 대한 자기공명영상 사용은 뇌의 위축증*atrophy* 상태를 보는 데 추가되었으나 ASL을 이용하면 뇌기능의 변화를 알 수 있고 자기공명영상에서 얻는 구조영상과 함께 회색질 및 백색질 각각에 대한 관류의 변화를 관찰할 수 있다. 그림 15-12는 알츠하이머 병 환자와 인지장애 환자 및 정상인*cognitive normal; CN*에서 PASL를 이용하여 얻어 뇌혈류를 비교한 결과를 보여준다. 알츠하이머 병 환자는 마루엽*parietal lobe*, posterior cingulate gyri, precentral-corties에서 관류 감소를 보이며 인지장애 환자도 알츠하이머 병 군에서 나타나는 관류 환원과 비슷하나 그 영역이 감소됨을 보여준다. 또한 뇌혈류의 감소와 위축증 공통으로 나타나는 부위와 비공통으로 일어나는 부위를 알아낼 수 있다. 이마관자엽치매 환자는 알츠하이머 병 환자의 경우와 달리 오른쪽 이마 영역에서 뇌혈류 감소가 관찰된다. 겉질밑허혈성 혈관치매 환자는 이마 및 마루엽 영역에서 혈액질의(겉질*cortical*) 위축증과 별도로 뇌혈류 감소가 되는 것으로 보고되고 있다. 파킨스 병 환자는 이마 혈액질*cortex*에서 뇌혈류 감소가 관찰되며 보조운동구역*supple-mentary motor* 혈액질에서 뇌혈류 감소가 관찰된다. 근육위축가쪽 경화증 환자는 또한 전두엽에서 뇌혈류가 감소된다. 또한 환자의 중증도*severity*는 회색질 뇌혈류와 반비례하여 다리 영역과 이마, 마루엽에서 관찰된다.

그림 15-12
알츠하이머 병*AD* 환자와 인지장애*MCI* 환자 및 정상인*CN*에서 PASL를 이용하여 얻은 뇌 관류를 비교한 결과

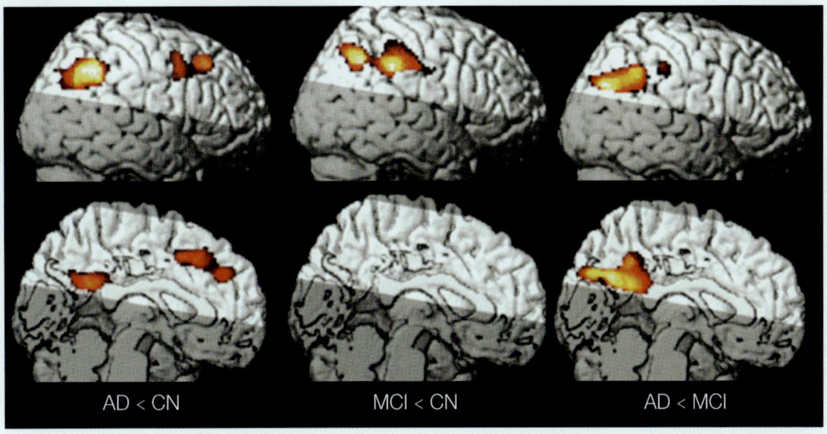

참고문헌

Albers GW. Expanding the window for thrombolytic therapy in acute stroke. The potential role of acute MRI for patients selection. Stroke 1999;30:2230-2237.

Alsop DC, Detre JA. Multisection cerebral blood flow MR imaging with continuous arterial spin labeling. Radiology 1998;208(2):410-416.

Alsop DC, Detre JA. Reduced transit-time sensitivity in noninvasive magnetic resonance imaging of human cerebral blood flow. J Cereb Blood Flow Metab 1996;16(6): 1236-1249.

Alsop DC, Wedmid A, Schlaug G. Defining a local input function for perfusion quantification with bolus contrast MRI. Honolulu, Hawaii.: ISMRM, 2002;659.

Ances BM, McGarvey ML, Abrahams JM, et al. Continuous arterial spin labeled perfusion magnetic resonance imaging in patients before and after carotid endarterectomy. J Neuroimaging 2004;14:133-138.

Aronen HJ, Gazit IE, Louis DN, et al. Cerebral blood volume maps of gliomas: comparison with tumor grade and histologic findings. Radiology 1994;191:41-51.

Barbier EL, Silva AC, Kim SG, et al. Perfusion imaging using dynamic arterial spin labeling (DASL). Magn Reson Med 2001;45:1021-1029.

Boxerman JL, Hamberg LM, Rosen BR, et al. MR contrast due to intravascular magnetic susceptibility perturbations. Magn Reson Med 1995;34:555-566.

Bozzao A, Floris R, Baviera ME, et al. Diffusion and perfusion MR imaging in cases of Alzheimer's disease: correlations with cortical atrophy and lesion load. AJNR Am J Neuroradiol 200122:1030-1036.

Bremerich J, Buser P, Bongartz G, et al. Noninvasive stress testing of myocardial ischemia: comparison of GRE-MRI perfusion and wall motion analysis to 99 mTc-MIBI-SPECT, relation to coronary angiography. Eur Radiol 1997;7:990-995.

Butcher KS, Parsons M, MacGregor L, et al. EPITHET Investigators. Refining the perfusion-diffusion mismatch hypothesis. Stroke 2005;36:1153-1159.

Calamante F, Morup M, Hansen LK. Defining a local arterial input function for perfusion MRI using independent component analysis. Magn Reson Med 2004;52(4): 789-797.

Cha S. Perfusion MR imaging of brain tumors. Top Magn Reson Imaging 2004;15:279-289.

Cha S, Pierce S, Knopp EA, et al. Dynamic contrast-enhanced T2*-weighted MR imaging of tumefactive demyelinating lesions. AJNR Am J Neuroradiol 2001; 22:1109-1116.

Cha S, Tihan T, Crawford F, et al. Differentiation of low-grade oligodendrogliomas from low-grade astrocytomas by using quantitative blood-volume measurements derived from dynamic susceptibility contrast-enhanced MR imaging. AJNR Am J Neuroradiol 2005;26(2):266-273.

Chen JJ, Smith MR, Frayne R. Advantages of frequency-domain modeling in dynamic-susceptibility contrast magnetic resonance cerebral blood flow quantification. Magn Reson Med 2005;53(3):700-707.

Cho SK, Na DG, Ryoo JW, et al. Perfusion MR imaging: clinical utility for the differential diagnosis of various brain tumors. Korean J Radiol 2002:3(3):171-179.

Choyke PL, Dwyer AJ, Knopp MV. Functional tumor imaging with dynamic contrast-enhanced magnetic resonance imaging. J Magn Reson Imaging 2003;17(5):509-520.

Cullen JH, Horsfield MA, Reek CR, et al. A myocardial perfusion reserve index in humans using first-pass contrast-enhanced magnetic resonance imaging. J Am Coll Cardiol 1999;33:1386-1394.

Davies NP, Jezzard P. Selective arterial spin labeling (SASL): perfusion territory mapping of selected feeding arteries tagged using two-dimensional radiofrequency pulses. Magn Reson Med 2003;49(6):1133-1142.

Detre JA, Alsop DC, Vives LR, et al. Noninvasive MRI evaluation of cerebral blood flow in cerebrovascular disease. Neurology 1998;50:633-664.

Detre JA, Samuels OB, Alsop DC, et al. Noninvasive magnetic resonance imaging evaluation of cerebral blood flow with acetazolamide challenge in patients with cerebrovascular stenosis. J Magn Reson Imaging 1999;10:870-875.

Detre JA, Zhang W, Roberts DA, et al. Tissue specific perfusion imaging using arterial spin labeling. NMR Biomed 1994;7(1-2):75-82.

Du AT, Jahng GH, Hayasaka S, et al. Hypoperfusion in frontotemporal dementia and Alzheimer disease by arterial spin labeling MRI. Neurology 2006;67:1215-1220.

Duhamel G, de Bazelaire C, Alsop DC. Evaluation of systematic quantification errors in velocity-selective arterial spin labeling of the brain. Magn Reson Med 2003; 50(1):145-153.

Duyn JH, van Gelderen P, Talagala L, et al. Technological advance in MRI measurement of brain perfusion. JMRI 2005;22:751-753.

Edelman RR, Chen Q. EPISTAR MRI: multislice mapping of cerebral blood flow. Magn Reson Med 1998;40(6):800-805.

Erdogan C, Hakyemez B, Yildirim N, et al. Brain abscess and cystic brain tumor: discrimination with dynamic susceptibility contrast perfusion-weighted MRI. J Comput Assist Tomogr 2005;29:663-667.

Fukuda T, Ogasawara K, Kobayashi M, et al. Prediction of cerebral hyperperfusion after carotid endarterectomy using cerebral blood volume measured by perfusion-weighted MR imaging compared with single-photon emission CT. AJNR Am J Neuroradiol 2007;28(4):737-742.

Garcia DM, de Bazelaire C, Alsop DC. Pseudo-continuous flow driven adiabatic inversion for arterial spin labeling. Miami Beach, Florida: ISMRM, 2005;37.

Golay X, Hendrikse J, Lim TC. Perfusion imaging using arterial spin labeling. Top Magn Reson Imaging 2004 Feb;15(1):10-27.

Golay X, Stuber M, Pruessmann KP, et al. Transfer insensitive labeling technique(TILT): application to multislice functional perfusion imaging. J Magn Reson Imaging 1999; 9(3):454-461.

Grandin CB, Bol A, Smith AM, et al. Absolute CBF and CBV measurements by MRI bolus tracking before and after acetazolamide challenge: repeatability and comparison with PET in humans. Neuroimage 2005;26:525-535.

Guckel FJ, Brix G, Schmiedek P, et al. Cerebrovascular reserve capacity in patients with occlusive cerebrovascular disease: assessment with dynamic susceptibility contrast-enhanced MR imaging and the acetazolamide stimulation test. Radiology 1996; 201:405-412.

Hagen T, Bartylla K, Piepgras U. Correlation of regional cerebral blood flow measured by stable xenon CT and perfusion MRI. J Comput Assist Tomogr 1999;23:257-264.

Harrer JU, Parker GJ, Haroon HA, et al. Comparative study of methods for determining vascular permeability and blood volumein human gliomas. J Magn Reson Imaging 2004;20(5):748-757.

Harris GJ, Lewis RF, Satlin A, et al. Dynamic susceptibility contrast MR imaging of regional cerebral blood volume in Alzheimer disease: a promising alternative to nuclear medicine. AJNR Am J Neuroradiol 1998;19:1727-1732.

Harris GJ, Lewis RF, Satlin A, et al. Dynamic susceptibility contrast MRI of regional cerebral blood volume in Alzheimers disease. Am J Psychiatry 1996153:721-724.

Hendrikse J, van der Grond J, Lu H, et al. Flow territory mapping of the cerebral arteries with regional perfusion MRI. Stroke 2004;35(4):882-887.

Hoge RD, Atkinson J, Gill B, et al. Investigation of BOLD signal dependence on cerebral blood flow and oxygen consumption: the deoxyhemoglobin dilution model. Magn Reson Med 1999;42(5):849-863.

Jahng GH, Matson GB, Weiner MW, et al. Improvements to control scan ofASL-perfusion MRI by improving null pulse for use with the repeated shallow flip angle excitations. Seattle, Washington, USA: ISMRM 2006;3433.

Johnson G, Wetzel SG, Cha S, et al. Measuring blood volume and vascular transfer constant from dynamic, T(2)*-weighted contrast-enhanced MRI. Magn Reson Med 2004; 51(5):961-968.

Keijer JT, Bax JJ, van Rossum AC, et al. Myocardial perfusion imaging: clinical experience and recent progress in radionuclide scintigraphy and magnetic resonance imaging. Int J Card Imaging 1997;13:415-431.

Kim SG, Tsekos NV. Perfusion imaging by a flow-sensitive alternating inversion recovery (FAIR) technique: application to functional brain imaging. Magn Reson Med 1997;37(3):425-435.

Kiselev VG. On the theoretical basis of perfusion measurements by dynamic susceptibility contrast MRI. Magn Reson Med 2001;46:1113-1122.

Knopp EA, Cha S, Johnson G, et al. Glial neoplasms: dynamic contrastenhanced T2*-weighted MR imaging. Radiology 1999;211:791-798.

Kucinski T, Naumann D, Knab R, et al. Tissue at risk is overestimated in perfusion-weighted imaging: MR imaging in acute stroke patients without vessel recanalization. AJNR Am J Neuroradiol 2005 Apr;26(4):815-819. Erratum in: AJNR Am J Neuroradiol 2005 Sep;26(8):2165.

Kwong KK, Chesler DA, Weisskoff RM, et al. MR perfusion studies with T1-weighted echo planar imaging. Magn Reson Med 1995;34(6):878-887.

Law M, Cha S, Knopp EA, et al. High-grade gliomas and solitary metastases: differentiation by using perfusion and proton spectroscopic MR imaging. Radiology 2002;222:715-721.

Law M, Yang S, Babb JS, et al. Comparisonof cerebral blood volume and vascular permeability from dynamic susceptibility contrast-enhanced perfusion MR imaging with glioma grade. AJNR Am J Neuroradiol 2004;25(5):746-755.

Lev MH, Ozsunar Y, Henson JW, et al. Glial tumor grading and outcome prediction using dynamic spin-echo MR susceptibility mapping compared with conventional contrast-enhanced MR: confounding effect of elevated rCBVof oligodendroglimoas. AJNR Am J Neuroradiol 2004;25:214-221.

Levin JM, Kaufman MJ, Ross MH, et al. Sequential dynamic susceptibility contrast MR experiments in human brain: residual contrast agent effect, steady state, and hemodynamic perturbation. Magn Reson Med 1995;34:655-663.

Liu TT, Wong EC. A signal processing model for arterial spin labeling functional MRI. Neuroimage 2005;24(1):207-215.

Muzik O, Duvernoy C, Beanlands RS, et al. Assessment of diagnostic performance of quantitative flow measurements in normal subjects and patients with angiographically documented coronary artery disease by means of nitrogen-13 ammonia and positron emission tomography. J Am Coll Cardiol 1998;31:534-540.

Parkes LM, Rashid W, Chard DT, et al. Normal cerebral perfusion measurements using arterial spin labeling: reproducibility, stability, and age and gender effects. Magn Reson Med 2004;51:736-743.

Patankar TF, Haroon HA, Mills SJ, et al. Is volume transfer coefficient (K(trans)) related to histologic grade in human gliomas? AJNR Am J Neuroradiol 2005;26(10):2455-2465.

Sakoh M, Rohl L, Gyldensted C, et al. Cerebral blood flow and blood volume measured by magnetic resonance imaging bolus tracking after acute stroke in pigs: comparison with [15O]-H2O positron emission tomography. Stroke 2000;31:1958-1964.

Schellinger PD, Fiebach JB, Hacke W. Imaging-based decision making in thrombolytic therapy for ischemic stroke: present status. Stroke 2003;34:575-583.

Schepers J, Veldhuis WB, Pauw RJ, et al. Comparison of FAIR perfusion kinetics with DSC-MRI and functional histology in a model of transient ischemia. Magn Reson Med 2004;51:312-320.

Schreiber WG, Gükel F, Stritzke P, et al. Cerebral blood flow and cerebrovascular reserve capacity: estimation by dynamic magnetic resonanace imaging. J Cereb Blood Flow Metab 1998;18:1143-1156.

Sensky PR, Jivan A, Hudson NM, et al. Coronary artery disease: combined stress MR imaging protocol-one-stop evaluation of myocardial perfusion and function. Radiology 2000;215:608-614.

Silva AC, Kim SG. Perfusion-based functional magnetic resonance imaging. Concepts in Magn Reson Part A 2003;16A:16-27.

Smith MR, Lu H, Trochet S, et al. Removing the effect of SVD algorithmic artifacts present in quantitative MR perfusion studies. Magn Reson Med 2004;51(3):631-634.

Spampinato MV, Smith JK, Kwock L, et al. Cerebral blood volume measurements and proton MR spectroscopy in grading of oligodendroglial tumors. AJR Am J Roentgenol 2007;188(1):204-212.

Tofts PS, Berkowitz B, Schnall MD. Quantitative analysis of dynamic Gd-DTPA enhancement in breast tumors using a permeability model. Magn Reson Med 1995;33(4):564-568.

Tofts PS, Brix G, Buckley DL, et al. Estimating kinetic parameters from dynamic contrast-enhanced T(1)-weighted MRI of a diffusable tracer: standardized quantities and symbols. J Magn Reson Imaging 1999;10(3):223-232.

Tofts PS, Kermode AG. Measurement of the blood-brain barrier permeability and leakage space using dynamic MR imaging. 1. Fundamental concepts. Magn Reson Med 1991;17(2):357-367.

van Osch MJ, van der Grond J, Bakker CJ. Partial volume effects on arterial input functions: shape and amplitude distortions and their correction. J Magn Reson Imaging 2005;22(6):704-709.

van Osch MJ, Vonken EJ, Bakker CJ, et al. Correcting partial volume artifacts of the arterial input function in quantitative cerebral perfusion MRI. Magn Reson Med 2001;45(3):477-485.

van Osch MJ, Vonken EJ, Viergever MA, et al. Measuring the arterial input function with gradient echo sequences. Magn Reson Med 2003;49(6):1067-1076.

van Osch MJ, Vonken EJ, Wu O, et al. Model of the human vasculature for studying the influence of contrast injection speed on cerebral perfusion MRI. Magn Reson Med 2003;50:614-622.

Vonken EP, Beekman FJ, Bakker CJ, et al. Maximum likelihood estimation of cerebral blood flow in dynamic susceptibility contrast MRI. Magn Reson Med 1999;41(2):343-350.

Warmuth C, Gunther M, Zimmer C. Quantification of blood flow in brain tumors: comparison of arterial spin labeling and dynamic susceptibility-weighted contrast-enhanced MR imaging. Radiology 2003;228:523-532.

Weinand ME, Carter LP, el-Saadany WF, et al. Cerebral blood flow and temporal lobe epileptogenicity. J Neurosurg 1997;86:226-232.

Wilke N, Jerosch-Herold M, Wang Y, et al. Myocardial perfusion reserve: assessment with multisection, quantitative, first-pass MR imaging. Radiology 1997;204:373-384.

Wintermark M, Sesay M, Barbier E, et al. Comparative overview of brain perfusion imaging techniques. Stroke 2005;36(9):e83-99.

Wolf RL, Alsop DC, McGarvey ML, et al. Susceptibility contrast and arterial spin label perfusion MRI in cerebrovascular disease. J Neuroimaging 2003;13:17-27.

Wong EC, Buxton RB, Frank LR. A theoretical and experimental comparison of continuous and pulsed arterial spin labeling techniques for quantitative perfusion imaging. Magn Reson Med 1998;40(3):348-355.

Wong EC, Buxton RB, Frank LR. Implementation of quantitative perfusion imaging techniques for functional brain mapping using pulsed arterial spin labeling. NMR Biomed 1997;10(4-5):237-249.

Wong EC, Buxton RB, Frank LR. Quantitative imaging of perfusion using a single subtraction (QUIPSS and QUIPSS II). Magn Reson Med 1998;39(5):702-708.

Wong EC, Cronin M, Wu WC, et al. Velocity-selective arterial spin labeling. Magn Reson Med 2006;55(6):1334-1341.

Wu O, Østergaard L, Sorenson AG. Technical aspects of perfusion-weighted imaging. Neuroimg Clin N Am 2005;15:623-637.

Wu O, Østergaard L, Weisskoff RM, Benner T, Rosen BR, Sorensen AG. Tracer arrival timing-insensitive technique for estimating flow in MR perfusion-weighted imaging using singular value decomposition with a block-circulant deconvolution matrix. Magn Reson Med 2003;50(1):164-174.

Yamada I, Himeno Y, Nagaoka T, et al. Moyamoya disease: evaluation with diffusion-weighted and perfusion echo-planar MR imaging. Radiology 1999;212:340-347.

Ye FQ, Berman KF, Ellmore T, et al. H(2)(15)O PET validation of steady-state arterial spin tagging cerebral blood flow measurements in humans. Magn Reson Med 2000;44:450-456.

Ye FQ, Mattay VS, Jezzard P, et al. Correction for vascular artifacts in cerebral blood flow values measured by using arterial spin tagging techniques. Magn Reson Med 1997;37:226-235.

Zaharchuk G, Ledden PJ, Kwong KK, et al. Multislice perfusion and perfusion territory imaging in humans with separate label and image coils. Magn Reson Med 1999;41(6):1093-1098.

Zierler, KL. Theoretical basis of indicator-dilution methods for measuring flow and volume. Circ Res 1962;10:396-407.

Østergaard L, Johannsen P, Høst-Poulsen P, et al. Cerebral blood flow measurements by magnetic resonance imaging bolus tracking: comparison with [15O]H2O positron emission tomography in humans. J Cereb Blood Flow Metab 1998;18:935-940.

제16장

자기공명분광법

최보영, 최충곤, 이정희

자기공명분광법*magnetic resonance spectroscopy; MRS*은 대부분의 장비제조사에 의해 패키지로 제공되고, 최근 임상분야의 신경정신 질환뿐 아니라 근육, 복부 장기, 심장에 거쳐 다양한 질환에 사용되고 있다. 자기공명분광법은 ^{31}P, ^{13}C, ^{23}Na 등 여러 가지 다핵종을 사용할 수 있지만, 현재 임상에서는 양성자(^{1}H) 핵종이 자기공명영상에 이용되면서 가장 저비용으로 효율적으로 제공할 수 있는 하드웨어/소프트웨어 체계를 갖추고 있다. 비양성자 핵종인 경우에는 고주파 코일 자체가 라모주파수*Larmor frequency*에 공조*tuning* 되도록 제공되어야 할 뿐만 아니라, 사전증폭기*preamplifier*, 하이브리드*hybrids*, 광폭주파수 파워 증폭기 *broadband power amplifier* 등 하드웨어 역시 해당 다핵종에 맞게 제작되고 제공되어야 한다. 최근 자기공명분광법은 대사물질 정량분석을 위하여 데이터를 자동 획득하고, 후처리과정*post-processing*하도록 개발되었다. 그러나 효과적인 대사물질 정량분석법과 정확한 체적 선택을 위하여 매우 고도의 자기공명분광 전문기술을 요구하고 있고, 따라서 자기공명 물리학자들은 종종 정량분석 자기공명분광법의 문제점들이 장비의 오작동에서인지, 소프트웨어 문제인지 혹은 작동자*operator*의 실수인지를 조사하도록 요청받곤 한다. 이 장에서는 임상 양성자 자기공명분광법을 위한 간단한 개요와 문제점들을 지적하고 해결책을 제시하고자 한다.

I 기본 원리

1. 라모 방정식

자기공명 원리에 따라 핵자는 라모 방정식*Larmor equation*에 의해 주어진 주파수(f)에서 공명한다.

$$f = \gamma B_0 \quad \cdots\cdots (1)$$

표 16-1
핵자들의 스핀번호, 자기회전 비율, 공명주파수

동위원소	스핀 수 (Spin Number, I)	회전자기 비율 (γ) (×10^7 Hz/T)	MDM x Nuclear Magneton	1T에서의 라모 주파수(MHz/T)
^1H	1/2	26.8	2.79	42.58
^2H	1	4.1	0.85	6.53
^{13}C	1/2	6.7	0.70	10.70
^{14}N	1	1.9	0.40	3.08
^{19}F	1/2	25.3	2.63	40.05
^{23}Na	3/2	7.1	2.21	11.26
^{27}Al	5/2	7.0	3.64	11.09
^{31}P	1/2	10.8	1.13	17.24

여기서 B_0는 외부 자기장의 세기, γ는 핵자 고유의 회전자기 비율*gyromagnetic ratio*이다. 양성자인 경우라면 γ는 42.5MHz/T이다.

만일 혼합 분자물들 속의 양성자 핵자들이 모두 같은 라모주파수를 갖는다면 자기공명 스펙트럼은 단 하나의 피크*peak*를 가질 것이다. 그러나 각각의 핵자는 핵자 주변을 포위한 전자 운*electron cloud*에 의해 차폐 효과*shielding effect*를 갖는다. 그러므로 다른 화학구조물을 가진 핵자들은 약간의 다른 공명주파수를 갖게 된다(〈표 16-1〉).

2. 자기공명 신호

자기공명분광법에서 자기공명 신호*magnetic resonance signal*의 세기는 해당 주파수에 공명하는 양성자의 수에 비례한다. 스펙트럼은 시간 영역에서 표시되는 반면, 데이터는 보통 주파수 영역에서 표시된다. 주파수 영역에서 표시된 특정한 피크의 면적은 해당 주파수에서 회전하는 양성자의 수에 비례한다. 역사적으로 볼 때 주파수 축선 자체는 과거에 반대로 표시되었다.

1965년 고속 푸리에 변환*fast Fourier transform; FFT*이 소개되기 전에 거의 모든 스펙트럼 시스템은 응용자기장*applied magnetic field* 또는 전송주파수*transmitter frequency*를 조사*sweep*하는 지속 파형 방사선*continuous wave irradiation* 방법을 사용하였다.

스펙트럼을 위한 횡축은 낮은 자기장에서 높은 자기장으로 표시하여 가장 높은 주파수에서 공명하는 양성자가 우선 먼저 왼쪽에 표시되는 것을 의미한다. 현재 거의 모든 분광계가 고속 푸리에 변환을 사용하나 스펙트럼은 감소하는 주파수를 좌에서 우로 표시하는 횡축 표기방법은 아직도 사용한다.

3. 화학적 이동

그림 16-1에서 보듯이 자기공명분광에서는 화학적 이동*chemical shift*, 짝지음 상수*coupling constant*, 선폭*line width*이 가장 중요한 3개 파라미터*parameter*이다. 외부 주자기장의 세기가 같을지라도 각각의 양성자 공명주파수에 서로 약간씩 차이가 있고, 이러한 공명주파수 사이의 미세한 차이로 말미암아 분석 화학적으로

그림 16-1
에틸알코올(HO-CH_2-CH_3)에서 얻은 양성자 스펙트럼에서 나타나는 중요한 파라미터
화학적 이동, 짝지음 상수, 선폭

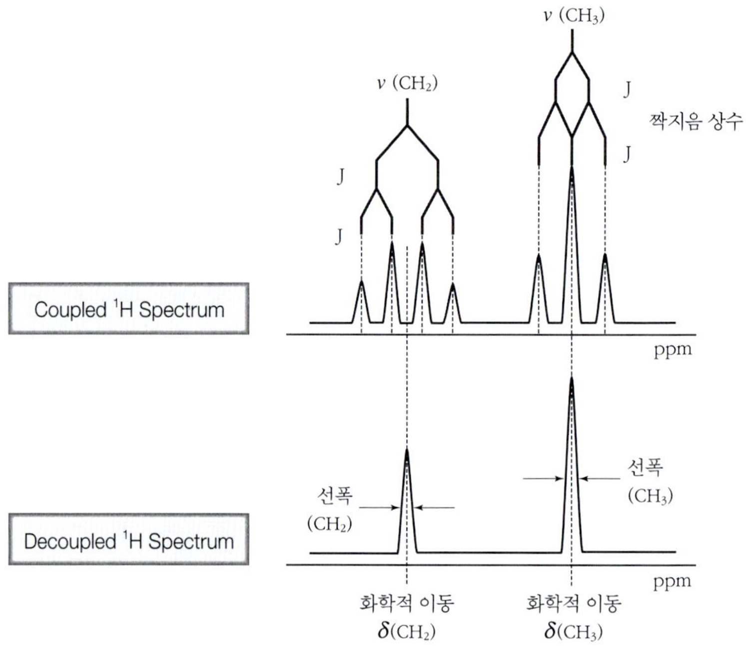

각각의 원소성분을 구별할 수 있고 분자구조를 결정할 수 있다. 더욱이 진단의학 분야에서 자기공명주파수와 자기이완시간의 차이로 조직세포 사이의 음영 차이를 영상화하여 인체내부를 영상화할 수 있게 되었다.

인체에 존재하는 무수히 많은 양성자들은 미세한 차이로 각기 다른 고유의 자기장을 가지고 있다. 양성자가 갖는 고유의 자기장을 미시적*microscopic* 관점에서 국소*local* 자기장이라 부르며 B_{loc}이라 표기한다. 양성자들의 B_{loc}은 주위의 전자밀도*electron density* 크기에 영향을 받는다. 더 자세히 말하면 전자가 갖는 쌍극자가 양성자의 자기장에 영향을 미친다. 각각의 양성자들의 B_{loc}가 조금씩 다른 것은 각각의 양성자 주위를 회전하는 전자들의 차폐상수*shielding constant*, *screen constant* 모두에 조금씩 차이가 있기 때문이다. 그러므로 어느 특정한 양성자의 B_{loc}은 외부 자기장 B_0에 대하여 다음과 같이 표시할 수 있다.

$$B_{loc} = B_0(1-\sigma) \quad \cdots\cdots (2)$$

여기서 σ는 차폐상수이고, $|\sigma_{cs}| \ll 1$ 단위가 없는 차폐상수 σ는 주위 전자의 쌍극자에 따라 반자성*diamagnetic*과 상자성*paramagnetic* 성질을 띠는데 반자성은 양수, 상자성은 음수로서 서로 반대부호를 갖으며, 그 결과로 회전 방향도 서로 반대이다. 양수값을 갖는 반자성은 외부 주자기장과 반대 방향으로 놓이게 되어 차폐효과를 증가시켜 자기이완 효과가 천천히 일어나도록 유도하고, 반면에 음수값을 갖는 상자성은 외부 주자기장과 같은 방향으로 놓이게 되어 차폐효과를 상쇄시키므로 반차폐 효과*deshielding effect*를 증가시켜 자기이완 효과가 빨리 일어나도록 유도한다. 물질에는 상자성과 반자성 외에 강자성*ferromagnetic*을 띠는 것들이 있다. 상자성 물질들은 외부 주자기장에 대하여 약하게 끌리는 반면 강

자성 물질들은 강하게 끌리는 특징을 가지고 있다. 또 자기장을 적용한 후 다시 자기장을 없애면 강자성 물질들은 자기화되는 반면 상자성 물질들은 자기화를 잃고 만다. 상자성 물질들은 짝 없는 전자*unpaired electron*를 소유하는 특징적인 화학구조를 가지고 있다. 반자성 물질들은 외부 주자기장에 대하여 약하게 반발하며 실질적으로는 비자성 물질이다. 철(Fe), 니켈(Ni), 코발트(Co) 같은 강자성 물질의 개념은 거대분자*macromolecular* 결정구조물을 포함하고 있다.

$$f = \gamma B_{loc} = \gamma B_0 (1 - \sigma) \quad \cdots\cdots (3)$$

따라서 공명주파수의 미세한 변화는 자기공명분광을 위한 기초이다. 분자 내의 전반적인 분자구조와 양성자들은 차폐상수와 공명주파수를 결정한다.

자기공명분광 데이터는 기준점의 주파수를 제공하는 기준 화학물*reference compound*을 사용하여 여러 가지 신호강도를 표시하는 스펙트럼으로 표출하며 각각의 피크 위치는 주파수의 함수, 즉 Hz로 표시된다. 각각 다른 조직을 구성하는 양성자들은 같은 양성자일지라도 주변의 환경 때문에 화학적 자기적 성질의 미세한 차이, 즉 국소 자기장 차이가 있다. 이로 인하여 공명주파수 또한 미세한 차이를 보이므로 스펙트럼에서 쉽게 구별할 수 있다. 이러한 미세한 공명주파수의 차이를 화학적 이동이라 부른다.

그림 16-2에서와 같이 화학구조가 단순한 에틸알코올*ethyl alcohol*($HO-CH_2-CH_3$)의 양성자 자기공명 스펙트럼을 예로 들어 화학적 이동을 더욱 상세히 설명하여 보자. 단결합*single bond*으로 연결된 탄소와 수소는 공간상에서 sp^3 혼성*hybrid* 궤도를 가지며 4면체*tetrahedral* 구조(밑면이 삼각형인 피라미드 모양으로 탄소원자는 피라미드 중심에 위치하고, 수소원자는 피라미드 각 꼭짓점에 위치한다)를 가지며 탄소와 수소의 거리는 1.1Å, 수소-탄소-수소의 각도는 109.5°이다. 탄소와 수소원자 주위에는 전자들이 회전하며 결합을 이루고 있다. 화학구조식에서도 추측할 수 있듯이 에틸알코올에는 3가지 종류의 수소가 있다. 즉 methyl 그

그림 16-2
에틸알코올($HO-CH_2-CH_3$)에서 얻은 양성자 스펙트럼에서 나타나는 화학적 이동의 도식화

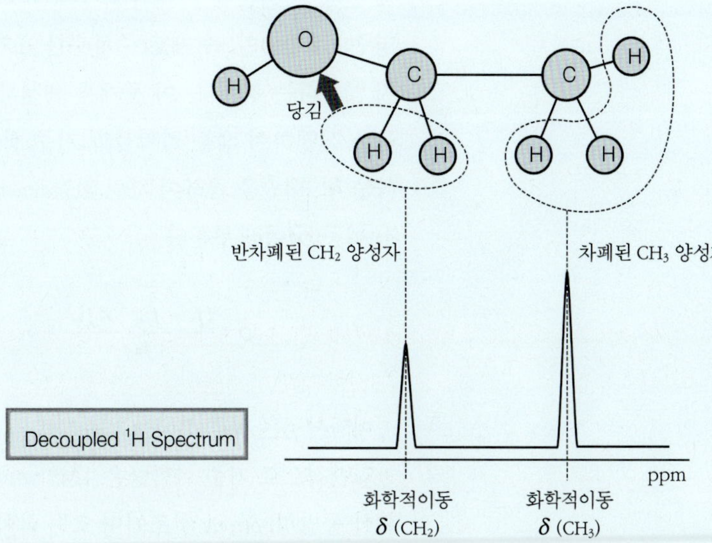

룹($-CH_3$)과 methylene 그룹($-CH_2$) 그리고 hydroxyl 그룹(-OH)이다. 그러므로 양성자 자기공명 스펙트럼에서 3가지 종류의 화학적 이동을 추측할 수 있다. 이 중에 특히 그림 16-2에서와 같이 methyl 그룹($-CH_3$)과 methylene 그룹($-CH_2$)만을 생각하고 짝지음 현상을 무시한다면 2개의 분리된 피크를 스펙트럼 상에서 얻을 수 있다. 각각 피크의 면적을 적분하면 methylene 그룹($-CH_2$)에서 수소가 2개이고 methyl 그룹($-CH_3$)에서 수소가 3개이므로 면적비는 2 : 3이 됨을 알 수 있다. 특히 methylene 그룹($-CH_2$)은 methyl 그룹($-CH_3$)보다 화학구조상 산소와 인접해 있다. 따라서 산소의 전기음성도*electronegativity*가 크기 때문에 산소원자는 methylene 그룹의 수소 전자들을 끌어당기므로 자연히 methylene 그룹의 수소원자는 전자의 밀도가 작아지면서 상대적으로 반차폐 효과가 나타난다. 그 결과 methylene 그룹의 수소는 공명주파수 또한 변하게 되며 스펙트럼 선상에서 왼쪽으로 이동하게 된다. 스펙트럼 선상에서 핵자는 차폐가 많이 되면 될수록 오른쪽으로 이동하고, 반차폐가 많이 되면 될수록 왼쪽으로 이동한다. 이렇게 주변의 화학적 자기적 영향을 받아 공명주파수가 변하는 현상이 바로 화학적 이동이다.

Ⅱ 분광정보의 분석

분광정보는 피크 위치*location*, 크기*intensity*, 선폭*line width*, 선면적*area under the peak*, 짝지음 상수*coupling constant*를 분석함으로써 해당 피크가 나타내는 대사물질의 종류와 정량을 표시한다.

1. 피크 위치표기를 위한 백만분율*parts per million scale; PPM scale*

스펙트럼을 표시하기 위하여 주파수 축선을 이용할 때, 두 가지 문제점을 만나게 된다. 첫째는 축 자체가 측정에 사용되는 B_0에 비례한다는 점이고, 둘째는 공명주파수가 0인, 즉 제로 주파수를 표기할 수 있는 화합물이 자연계에는 존재하지 않는다는 점이다. 이 문제를 해결하기 위해서 과학자들은 참고로 기준 화학물을 선정하여 샘플 화학물과 기준 화학물 간의 주파수 차이를 기준 화학물로 나눈 뒤, 백만을 곱하여 차원 없는*dimensionless* 값을 사용하게 되었고, 이를 화학적 이동(δ)이라 부른다.

$$\delta = \frac{(f_s - f_{ref}) \times 10^6}{f_{ref}} \quad \cdots\cdots (4)$$

여기서 f_s는 샘플 화학물의 주파수, f_{ref}는 기준 화학물의 주파수이다.

일반적으로 기준 화학물은 TMS{tetramethyl-silane[$(CH_3)_4Si$]}를 사용하는데 정확한 등방형*isotropy* 구조이며 모든 화학물 가운데 가장 완벽한 차폐 성질을 가지고 있다.

측정 화학물의 화학적 이동(δ)은 기준 화학물(TMS)이 제공하는 기준점에서 얼마만큼 떨어져 있는지 그 사이 간격으로 정의한다. 샘플 화학물과 기준 화학물을 나타내는 2개 피크의 간격은 Hz로 표시될 수 있지만 외부 주자기장의 세기에 따라 주파수의 Hz값은 상대적으로 변한다. 따라서 화학적 이동은 어떤 일정한 화학물의 위치를 항상 외부 주자기장의 크기에 관계없이 표시하기 위하여 일반적으로 PPM(parts per million)을 도입하게 되었다. 화학적 이동에 영향을 주는 요인으로는 위에서 언급한 전기음성도 외에도 결합거리*bond distance*, 산성도(pH), 비등방성 효과*anisotropic effect* 및 온도가 있다.

2. 짝지음 상수

스펙트럼의 특징 중 피크가 여러 개로 나뉘는 다수 피크 현상은 J 짝지음 때문에 발생한다. 더 민감하고 미세한 주파수 변화는 결합*bond*으로 연결된 바로 인접한 핵자들 간의 스핀 상호작용*interaction*에 의해서 일어난다. 따라서 이러한 결합적 상호작용*through bond interaction*을 스칼라*scalar* 짝지음이라고 부른다.

핵자기 모멘트가 주자기장과 평행 방향 혹은 비평행 방향으로 나뉘면서, 핵자기 에너지 레벨은 공유결합 전자들에 의한 양자 상호작용 때문에 짝지음 현상이 발생한다. J 짝지음 현상은 동종핵(예 : ^{1}H–^{1}H)과 혹은 비동종핵(예 : ^{1}H–^{13}C) 간에도 나타난다. 짝을 이룬 탄소와 수소의 경우에는 수소가 갖고 있는 2개(1/2–1/2)의 에너지 상태 때문에 탄소 자기공명주파수의 미세한 차이가 유발된다. 따라서 ^{13}C 피크 자체가 2개로 분리되어 2개의 피크 doublet으로 나타난다. 만일 ^{13}C 핵자가 여러 개의 양성자와 상호작용을 일으킬 경우 ^{13}C 핵자는 여러 개로 분리되어 다수의 피크로 나타난다. 스펙트럼에서 다수의 피크를 하나하나 확인*identification*하는 일은 무척 많은 시간이 필요하고 성가신 작업이므로 ^{1}H–^{13}C 짝지음 주파수에 고주파 펄스를 가하는 짝풀림*decoupling*이라는 과정을 통하여 복잡한 스펙트럼을 단순화하는 방법이 자주 사용된다.

수많은 핵자들은 각각 세차운동을 함으로써 작은 막대자석 같은 자기장들을 만들며, 이 자기장들은 결국 순자기화*net magnetization*를 만든다. 바로 이러한 순자기화는 자기공명 현상을 일으키고 자기공명 신호를 발생시키는 주체가 된다. 일반적으로 액체 상태에서 분자들은 불규칙하게 빠른 운동을 하기 때문에 스핀 간의 공간적 상호작용*through space interaction*의 평균치는 0이다. 따라서 원자 간의 화학결합을 통해서 전달되는 결합적 상호작용이 주로 순자기화에 영향을 미치게 된다. 이러한 결합적 상호작용, 즉 짝지음 현상은 결합수*bond number*가 많을수록 작아진다.

실제 예로서 그림 16-3에서와 같이 짝지음을 가진 가장 간단한 2개의 양성자를 살펴보자. 양성자 A의 스핀과 양성자 X의 스핀이 짝 지어진 경우를 AX 스핀 시스템이라 부른다. A 스핀과 X 스핀이 짝을 이루면 A 스핀은 X 스핀에, 또한 X 스핀은 A 스핀에 영향을 미쳐 각자의 스핀이 $\alpha(\frac{1}{2})$와 $\beta(-\frac{1}{2})$의 상태로 분리하며 짝을 이룬다. 여기서 B*를 결합으로써 생긴 국소 자기장이라고 할 때 스핀 방

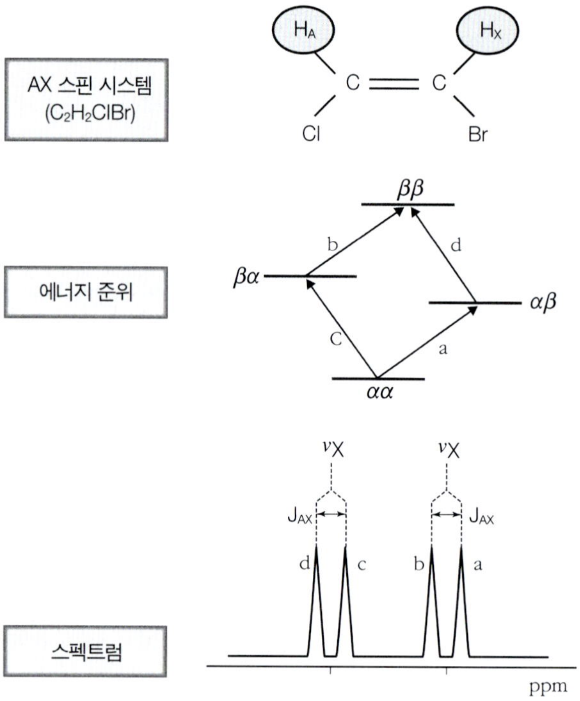

그림 16-3
AX 스핀 시스템의 예를 보여주는 간단한 화학물 C_2H_2ClBr과 그 화학물의 에너지 준위와 양성자 자기공명 스펙트럼

스핀 A는 $\alpha(\frac{1}{2})$와 $\beta(-\frac{1}{2})$의 에너지 상태를 갖고, 스핀 B 또한 역시 $\alpha(\frac{1}{2})$와 $\beta(-\frac{1}{2})$의 에너지 상태를 갖는다. 따라서 AX 스핀 시스템은 $\alpha\alpha$, $\alpha\beta$, $\beta\alpha$, $\beta\beta$의 4가지 에너지 준위를 갖는다. 각각의 에너지 준위에서 변환, 즉 a, b, c, d는 스펙트럼 피크를 만들며 각 피크들 간의 간격 즉, a와 b, c와 d는 짝지음 상수(J) 만큼 분리된다.

향이 서로 반대이기 때문에 A 스핀과 X 스핀이 겪는 순자기화는 $B_0 + B^*$이거나 $B_0 - B^*$이다. A 스핀과 X 스핀은 화학적 이동 차이에 따라 2개의 피크로 분리된 후 다시 각각의 피크는 결합에 의하여 스핀 상호작용 때문에 다시 2개로 분리되어 최종적으로 2개의 doublet이 된다. Doublet 사이의 간격은 Hz로 표시하여 스핀 스핀 짝지음 상수(J coupling constant)라고 한다.

H-C-C-H와 같은 3개의 결합을 통한 H-H 짝지음인 경우에는 짝지음 효과가 작아서 짝지음 상수가 2~3Hz로 작지만, C-H와 같은 1개의 결합으로 이루어진 탄소-양성자인 경우에는 짝지음 효과가 무척 커서 짝지음 상수가 수백 Hz가 된다. 짝지음 상수는 Hz로 표기되지만 용어 그대로 언제나 일정한 상수이며 외부 주자기장의 세기와 무관하다. 화학적 이동은 Hz로 표기하면 외부 주자기장의 세기에 따라 변하는 반면, 짝지음 상수는 Hz로 표기하더라도 외부 주자기장의 세기에 따라 변하지 않는 점에 주의해야 한다. 참고로 외부 주자기장의 세기가 작으면 AX 스핀 시스템은 AB 스핀 시스템으로 변하게 된다. 그러므로 스핀 시스템은 외부 주자기장의 세기에 따라 변하는 것 또한 주의하여야 한다.

3. 선폭과 피크 면적

스펙트럼상 피크의 형태를 관찰하면 어떤 피크는 넓게 퍼져 있고, 어떤 피크는 아주 날카롭게 뾰족한 모양을 하는 등 매우 다양한 형태를 띠고 있다. 각각의 피크 면적을 적분하여 얻은 선면적에서 그 화학물의 농도를 정량분석할 수 있으며 피크의 선폭, 즉 두께를 측정하여 그 화학물의 T2*를 측정할 수 있다.

$$Line\ width\ (Hz) = \frac{1}{\pi T2^*} \quad \cdots\cdots (5)$$

선폭은 반폭치*full width half maximum; FWHM*로 정의하며 단위는 Hz를 주로 사용한다. 가장 큰 T2*를 얻기 위하여 관심영역*region of interest; ROI* 내에 자기장을 균질화하는 보정*shimming* 작업을 수행한다. 보정 작업은 스펙트럼의 질을 결정하는 데 매우 중요한 역할을 하므로 많은 반복 과정을 거쳐 최적 보정값을 찾아야 한다. 생체 자기공명분광 연구에서는 보통 0.1ppm보다 작은 선폭인 1.5T에서 5Hz 이내의 선폭을 획득하여야 가치 있는 스펙트럼을 얻을 수 있다.

4. 자기장 균질성

스펙트럼 해상도*resolution*는 주로 3개의 요인으로 결정된다. 첫째, 대사물질의 횡축 자기이완 시간(T2)은 이상적인 선폭에 반비례한다. 둘째, Hz로 표기된 피크들 사이의 B_0 분리 간격은 자기장의 세기에 정비례한다. 셋째, 국소 자기장 불균질성*magnetic field inhomogeneity*은 이상적인 Lorentzian 형태의 스펙트럼 패턴을 왜곡한다. 가장 최대의 균질한 자기장은 경사자기장 코일의 직류전류*direct current; DC*를 조정하고, 보정 코일을 정밀 조정함으로써 확보할 수 있다.

Ⅲ 체적선택 기술

1. STEAM(Stimulated-Echo Acquisition Method)

STEAM 펄스열은 3개의 연속적인 절편*slice* 선택 90° 고주파 펄스를 적용하여 3차원 공간상에서 절편을 선택한다. 즉 STEAM 펄스열은 [90° − t_1 − 90° − (t_2 + t_3) − 90° − t_4 − SE]와 같이 구성되고, t_1 = t_4 , t_1 + t_4를 에코시간*time of echo; TE*이라 부르고, (t_2 + t_3)를 혼합시간*time of mixing; TM*이라 부른다. STEAM 방식의 가장 중

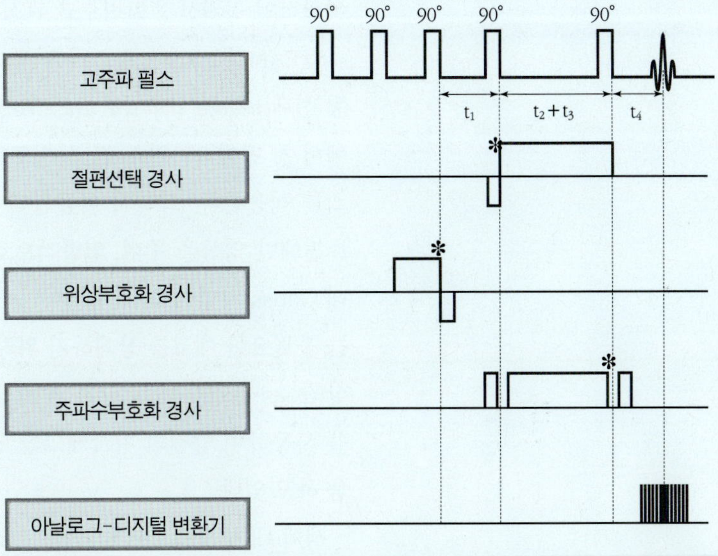

그림 16-4
수분억제 화학적 이동선택을 포함한 STEAM 펄스열을 보여주는 도식도

90° 펄스가 적용되는 ∗ 표시 지점들에서 3차원 관심화적소를 한정하는 절편이 선택된다. ∗ 표시 지점 외에서 경사자기장은 스핀들을 더욱 더 흐트러지게*spoiling* 만드는 역할을 하며, 화학적 이동선택과 처음 90° 펄스 사이에서 수분 신호를 흐트러지게 하는 경사자기장이 더욱 추가된다.

요한 특징은 처음 90° 펄스에 의한 횡축자기화 성분의 반만이 두 번째 90° 펄스에 의해 종축자기화 성분으로 변형된다는 것이다. 이 과정에서 신호대잡음비는 2배 감소한다. 세 번째 90° 펄스는 두 번째 펄스에 의해 저장된 종축자기화 성분을 자극에코*stimulated echo*를 형성하기 위하여 횡축 평면에 변형시킨다. 3개의 90° 펄스가 가해지는 시간에 3차원 관심화적소*VOI*를 한정하는 절편이 선택되며, 다른 경사자기장들은 화학적 이동선택 펄스에 의한 스핀들을 탈위상*dephase*시키거나, 잡음 신호들은 억제하는 데 사용된다.

그림 16-4와 같이 STEAM 펄스열은 서로 직교하는 3개의 연속적인 선택적 90° 고주파 펄스를 적용하여 3차원 공간상에서 체적을 한정한다. 3개의 연속적인 고주파 펄스는 3개의 자극에코를 생산한다. 특히 고주파 펄스를 공간상에서 직각면으로 적용하면, 세 직각면의 교차점에 있는 시료 용적에서만 자극에코가 생산되므로 3차원적인 정육면체나 직육면체의 체적을 설정할 수 있게 된다.

첫 번째 90°펄스는 순자기화의 종축성분을 XY 평면으로 90°회전시킨다. 에코시간/2 시간 경과 후 두 번째 90°펄스를 순자기화의 X 성분과 수직인 Y 성분에 가하고 XY 평면 내의 순자기화의 횡축 방향 성분은 Z방향으로 저장되고 자극에코가 생산된다. 두 번째와 세 번째 90°펄스 사이의 시간간격 t_2 동안에 스핀격자이완시간 이완이 일어난다. X, Y, Z 축으로 둘러싸인 체적 내의 순자기화의 종축방향 성분은 다시 횡축 방향 성분으로 회복되며, 세 번째 90°펄스에 의해 저장된 순자기화 성분은 XY 평면으로 다시 회전한다. 세 번째 90°펄스 후, 첫 번째와 두 번째 90°펄스 사이의 시간간격 t_1과 동일한 시간이 경과한 뒤 두 번째 자극에코신호가 나타난다.

두 번째 자극에코신호는 에코시간/2 경과 후 반쪽에코*half echo*로 나타나고, 세 번째 펄스 후 T2 이완이 일어나며 신호를 획득한다. STEAM 펄스열은 자극에코가 자유유도붕괴*FID* 후에 잘 나타나고, 첫째 및 둘째 90°펄스에서 나오는 스핀에코는 쉽게 사라지는 장점을 가지고 있다. 따라서 STEAM 펄스열은 90°펄스에 의해 정해진 3면의 교차점 내에 위치한 조직에 의해 발생한 신호만을 획득하게 된다. 그러므로 STEAM 펄스열을 사용하여 획득한 자기공명 스펙트럼은 비교적 이상적인 정위선정 방법으로 관심영역 내의 대사성분만을 나타내게 된다.

STEAM과 PRESS 펄스열은 생체 내의 수분 신호를 억제하기 위한 화학적 이동 선택*chemical shift selective; CHESS* 펄스를 포함한다. STEAM과 PRESS 펄스열에서 첫 번째 90°펄스 전, 사전포화를 위한 연속적인 2번의 화학적 이동선택 펄스를 적용한다. 화학적 이동선택 펄스는 수분 공명주파수 주위의 좁은 영역의 스핀에만 영향을 주며, 일반적으로 Gauss 파형 혹은 DANTE 파형을 사용하는데 Gauss 파형이 더 효율적이다. STEAM 펄스열은 관심 밖의 영역에서 발생하는 불필요한 에코를 상쇄하기 위하여 자기장 경사펄스를 사용하거나, 또는 재위상*rephasing* 경사펄스, 탈위상, 상쇄경사펄스, t_2 시간대에 혼합시간－crusher 등을 사용하여 양질의 자극에코를 얻어 궁극적으로 신호대잡음비를 높이는 노력을 하고 있다.

생체 내 분광법에서 STEAM 펄스열의 장점은 스펙트럼의 어떠한 삭감*subtrac-*

tion도 요구하지 않기 때문에 정확한 3차원 정위선정 자료를 제공하고, 임의의 수분억제 방식과 쉽게 혼용되어 사용할 수 있다는 점이다. 그러나 단점은 총 스핀 중 절반 이상이 자극된 에코신호 생산에 참여하기 때문에 비교적 신호대잡음비가 낮고, 짧은 T2 이완값을 갖는 대사물질들의 자기공명 신호를 포착하기 어렵다는 점이다. 그럼에도 현재까지 STEAM 펄스열은 ^{1}H 자기공명분광에서 가장 유용한 방법으로 평가받고 있다.

2. PRESS(Point Resolved Spectroscopy)

PRESS 펄스열은 3개의 연속적인 절편선택 고주파 펄스를 적용하여 3차원 공간에서 절편을 선택한다. 1개의 90° 펄스와 2개의 180° 펄스가 연속적으로 이루어져 PRESS 다이어그램을 형성한다. 즉 PRESS 펄스열은 [90° $-t_1-$ 180° $-(t_2+t_3)$ $-$ 180° $-t_4-$ SE]와 같이 구성되고, $t_1=t_2$, $t_3=t_4$의 조건을 갖추며, 또한 스핀에코시간은 $t_1+t_2+t_3+t_4$ 와도 같다. 90°, 180°, 180° 펄스가 가해지는 시간에 3차원 관심화적소를 한정하는 절편이 선택된다. 다른 경사자기장들은 화학적 이동선택 펄스에 의한 스핀들을 감쇠시키거나, 잡음 신호들을 억제하는 데 사용된다.

실질적으로 STEAM과 PRESS 펄스열은 에코신호에서 잡음 신호를 상쇄하기 위하여 각각의 고주파 펄스 후에 5~6개의 상쇄*spoiled* 경사자기장을 사용한다.

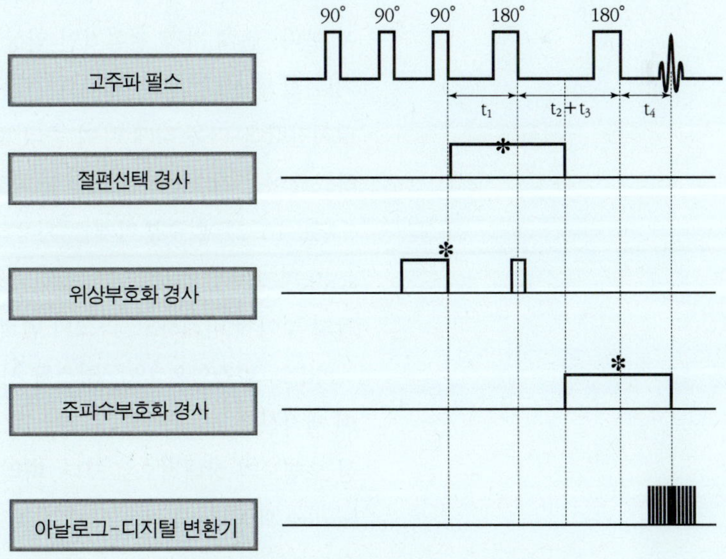

그림 16-5
수분억제 화학적 이동선택를 포함한 PRESS 펄스열을 보여주는 도식도

90° 및 180° 펄스를 적용하는 시점의 ∗표시 지점들에서 3차원 관심화적소를 한정하는 절편이 선택된다. ∗표시 지점 외에서 경사자기장은 스핀들을 더욱 더 흐트러지게*spoiling* 만드는 역할을 하며, 화학적 이동선택과 처음 90° 펄스 사이에서 수분 신호를 흐트러지게 하는 경사자기장이 더욱 추가된다.

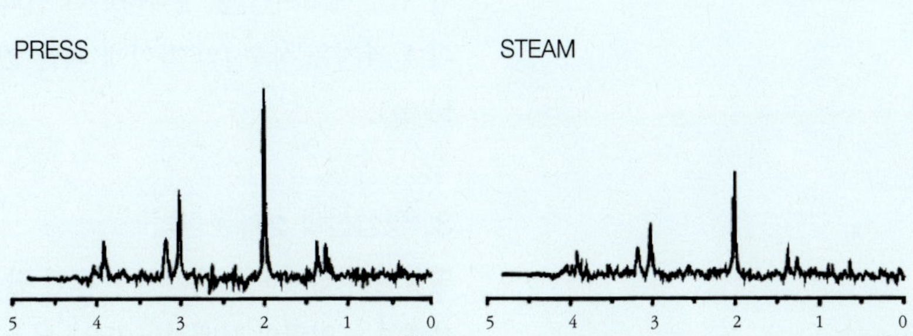

그림 16-6
샘플 팬텀과 PRESS/STEAM 펄스열을 이용하여 얻은 스펙트럼 비교

1.5T, 8mL 관심화적소, 에코시간=288msec, 반복시간=1.5sec, 32averaging, 같은 수신영역을 사용했다. 이론대로 PRESS는 STEAM 방식에 비하여 2배의 신호대잡음비를 가지고 있다. 또한 2.5ppm과 4ppm 지점에서 PRESS와 STEAM 방식 사이에 J 짝지음 상수 차이에 따른 분리 패턴이 다름을 확인할 수 있다.

표 16-2
STEAM과 PRESS 펄스열을 사용하여 얻은 수분 신호와 NAA 신호의 비교

	FWHM	신호대잡음비
PRESS 수분 피크	1.45	154,000
STEAM 수분 피크	2.01	66,700
PRESS NAA 피크	1.49	69.0
STEAM NAA 피크	1.55	38.8

표 16-3
STEAM과 PRESS 펄스열의 일반적 특징 비교

비교	PRESS	STEAM
기법	single shot 기법	single shot 기법
편리성	사용하기 쉬움	사용하기 쉬움
펄스 종류	절편선택 재초점 펄스	절편선택 90° 펄스
T1 이완 소실	T1 이완 소실 없음	T1 이완 소실 매우 적음
신호 오염 정도	신호 오염 매우 적음	신호 오염 없음 (완벽한 관심영역 정의)
신호대잡음비	STEAM 2배	PRESS의 1/2배
전자파 인체흡수율	STEAM 2배	PRESS의 1/2배
		PRESS에 에코시간 짧음
		half J modulation

상쇄 경사자기장을 많이 사용할수록 잡음은 사라지게 할 수 있으나, 와전류*eddy current* 인공물의 발생 가능성이 커지므로 최적화된 상쇄 경사자기장을 사용해야 한다. 현재 가장 전형적인 임상 자기공명분광법의 반복시간은 1.5초보다 크거나 같게 선택하며, 에코시간값은 20~30msec 혹은 135msec을 사용하나, 에코시간값을 더욱 적게 하여 좀더 많은 대사물질을 측정하기 위하여 펄스열이나 하드웨어를 개발하려는 노력을 하고 있다(그림 16-5, 16-6).

〈표 16-2〉에 수분억제를 사용하지 않은 수분 피크와 NAA(N-Acetylaspatic acid) 피크의 반폭치 신호대잡음비를 나타냈다. 이 표에서 보듯이 신호강도는 피크의 높이에 비례하고, 피크의 면적은 (피크 높이×반폭치)에 비례한다.

PRESS 펄스열은 180° 펄스를 사용함으로써 상대적으로 STEAM 방식에 비하여 체적선택을 위한 관심화적소 프로파일*profile*이 정확하지 않아 주변 신호에 대한 오염도가 상대적으로 크다. 따라서 생체실험 시 지방 신호뿐만 아니라 기준선*baseline* 왜곡*distortion* 현상이 종종 발생한다. PRESS 펄스열의 전자파 인체흡수율*specific absorption rate; SAR*은 STEAM 펄스열의 SAR에 비하여 약 2배 크다. 혼합시간, 에코시간 등의 파라미터 변화를 주지 않아도 PRESS와 STEAM 방식 사이에 짝지음 상수 J의 차이에 의한 분리*splitting* 패턴이 다른 점이 나타난다(〈표 16-3〉).

3. 영상선택 생체분광법*image-selected in vivo spectroscopy; ISIS*

영상선택 생체분광 펄스열은 스핀 반전*inversion*의 유무에 관계없이 스펙트럼을 분해하는 일련의 선택적인 180° 펄스로 구성된다. 영상선택 생체분광법 펄스열

을 사용하여 자료획득을 완전히 종료한 후 선택적으로 자료를 분해하여 관심영역의 스펙트럼을 분석할 수 있다. 예를 들어, 하나의 평면을 따라 스핀을 분해하기 위해서 2가지 측정이 이루어진다. 즉, 획득펄스를 적용하기에 앞서 반전된 평면 내의 스핀과 반전되지 않은 평면 내의 스핀을 측정한다. 그리고 자료는 삭감하여 오로지 평면 내의 스핀만 나타난다. 영상선택 생체분광법 펄스열을 사용하여 정위선정*localization*하기 위하여 하나의 평면을 한정하는 데 2번의 획득, 하나의 종축자료를 한정하는 데 4번의 획득, 육면체를 한정하는 데 8번의 획득이 필요하다. 영상선택 생체분광법 펄스열은 용매억제*solvent suppression*, 역전회복*inversion recovery*, 스핀에코 같은 다양한 통상적인 자기분광 펄스열과 같이 사용될 수 있다.

영상선택 생체분광법 펄스열은 자료획득 전 최소한의 지연시간을 요구하므로 짧은 T2 이완을 갖는 자기공명 신호를 측정할 수 있기 때문에 ^{31}P 자기공명분광에 적용할 수 있는 장점이 있다. 영상선택 생체분광법 펄스열은 3차원적인 정위선정한 관심영역의 체적에 ^{31}P 자기공명분광을 적용하고 10~20msec의 짧은 T2 이완을 갖는 ATP 같은 ^{31}P 대사물질들을 정량분석하기에 가장 이상적인 방법으로 알려져 있다.

그림 16-7에서와 같이 영상선택 생체분광법 펄스열은 3개의 선택적 180° 펄스와 각 180° 펄스가 적용되는 동안 자기장 경사도 함께 적용되어 정위선정을 하게 된다. 그 후 자료획득 전 지연시간이 경과한 후 90° 펄스에 의하여 자료를 획득하게 된다. 영상선택 생체분광법 펄스열의 특징은 선택적 180° 펄스와 자기장 경사를 8단계로 분리하여 적용하여 선택된 평면을 8개로 분리 조합하는 것이다. 그림 16-8에서와 같이 8단계의 각 단계마다 목적하는 정위선정을 위한 평면의 신호는 가산되고 주위조직에서의 신호는 상쇄된다. 즉, 각 단계마다 관심영역 체적 주변의 방향과 관심영역 체적 방향을 구분하여 반대로 펄스를 적용하면, 결국 공간상에서 관심영역 체적만을 선택할 수 있다.

그러나 영상선택 생체분광법 펄스열이 제대로 작동하기 위해서는 180° 펄스를 가하기 전에 순자기화는 자기이완이 완전히 회복되어야 하므로 충분한 반복시간값을 지정해야 한다. 따라서 다른 펄스열에 비하여 시간 소요가 더 많고, 고에너지를 가진 여러 개의 180° 펄스를 사용하므로 열발생률도 높으며, 또한

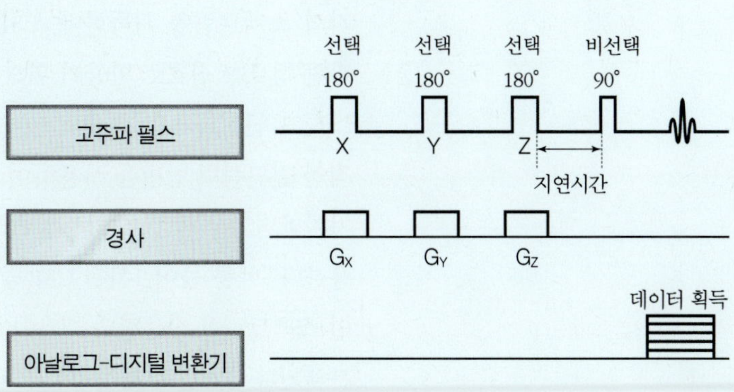

그림 16-7
영상선택 생체분광법 펄스열을 나타낸 도식도
정위선정한 자료와 정위선정하지 않은 자료 간의 신호 차이를 측정함으로써 국소 부위의 체적이 한정된다.

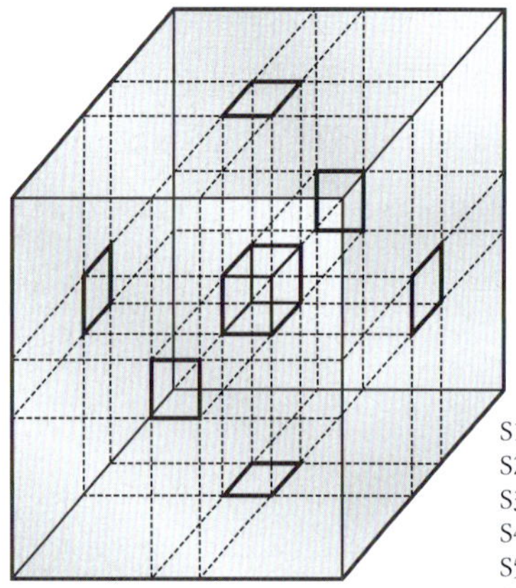

S1 = V
S2 = V − 2Sx
S3 = V − 2Sy
S4 = V − 2Sz
S5 = V − 2Sx − 2Sy + 4Lxy
S6 = V − 2Sx − 2Sz + 4Lxz
S7 = V − 2Sy − 2Sz + 4Lyz
S8 = V − 2Sx − 2Sy − 2Sz + 4Lxy + 4Lxz + 4Lyz + 8Cxyz

Sfinal = S1 − S2 − S3 − S4 + S5 + S6 + S7 − S8
= 8Cxyz

그림 16-8
영상선택 생체분광법 펄스열을 이용하여 정위 선정하는 순서
3개의 평면을 한정하고 하나의 국소부위 정육면체의 체적을 한정하기 위해서는 8번의 신호 획득 과정이 필요하다.

180° 펄스 자체가 정확한 직각 프로파일을 제공하지 못하므로 정확한 직육면체나 정육면체의 체적을 한정하지 못한다. 또 펄스열을 여러 번 반복해서 시행하여야 하는데 환자의 동요에 아주 민감하므로 운동인공물이 나타나기 쉽다. 그리고 적당한 체적선택을 선택하기 위해서 여러 번 자료획득을 하여야 하기 때문에 보정 과정으로 사용할 수 없다. 그러므로 관심영역 체적 내의 보정 과정은 자극에코 획득방식 같은 다른 펄스열을 사용하여야 한다.

영상선택 생체분광법 펄스열을 사용하는 경우 역동범위가 문제를 발생시킨다. 영상선택 생체분광법 펄스열에서 모든 조직이 각각의 펄스로 수집되므로 매우 강한 신호를 나타내는데 이러한 강한 신호는 수집된 데이터가 위치하는 전기소자의 디지털 분해능을 초과하여 수집된 데이터를 소실시킨다(그림 16-8).

4. 화학적 이동영상

화학적 이동영상법*chemical shift imaging; CSI*은 STEAM과 PRESS 펄스열을 이용하여 단일화적소*single voxel*와 다중화적소*multi voxel*에서 데이터를 얻을 수 있으며, 관심영역의 신호강도를 종합적으로 평균하여 산출하지 않고 각 부위 절편의 신호를 동시에 분리하여 산출할 수 있다.

CSI 펄스열은 자유유도붕괴 혹은 에코를 위상부호화하여 하나의 축을 따라 각각의 스펙트럼을 획득한다. CSI 펄스열은 위상부호화를 사용하여 공간위치에 관한 정보를 신호로 만들기 위하여 X, Y, Z의 3개 축에 자기장 경사를 사용한다. 그리고 신호획득은 자기장 경사가 없는 상태에서 시행한다. CSI 펄스열은 일반적인 절편선택 방법을 사용하여 하나의 절편에서 2차원적인 자료를 얻는다. 즉, 자기공명영상에서 쓰이는 일련의 위상부호화를 1차원, 2차원, 3차원적으로 사용한다. 예를 들어 1차원 CSI 펄스열은 조직의 연속적인 절편 체적에서 연속적인 스펙트럼을 산출한다. 2차원적 평면영상은 위상부호화를 통하여 공간적으로 분해된다. 3차원적 체적영상은 세 방향 모두에서 위상부호화하여 분해된다.

CSI 펄스열의 장점은 판독경사*readout gradient*가 작기 때문에 스펙트럼의 뒤틀림 현상이 거의 없다는 점이다. 또 공간분해능은 위상부호화 수로써 결정되기 때문에 많은 수의 위상부호화를 선택하여 더 면밀히 조직을 분해할 수 있다. 각각의 모든 화적소에서 획득한 신호들은 각각 푸리에 변화에 의해 여러 개의 스펙트럼으로 산출되므로 효율이 매우 좋다. 또한 주어진 관심영역의 체적과 자료획득에 대해서 신호대잡음비는 신호측정 수(즉, 위상부호화 개수)의 함수이므로 CSI 펄스열은 영상선택 생체분광법이나 자극에코 획득방식 같은 선이나 점을 주사하는 방법보다 본질적으로 더 많은 신호를 획득할 수 있다. 고자기장의 자석을 사용하여 화학적 이동의 차이를 극대화할수록 더욱 효율적인 자료를 획득할 수 있다.

CSI 펄스열은 전체 대상 시료조직을 격자로 구분하여 바둑판 형태로 나누고, 나누어진 격자는 화소*pixel*로 구분된다. 예를 들어 시료조직을 X, Y, Z 축으로 각각 8개의 3차원적 위상부호화를 적용하면 8×8×8로서 총 512개의 화소가 만들어진다. 그 후 3차원적 푸리에 변환으로 각 화소에 대한 스펙트럼을 산출하게 된다. CSI 펄스열을 사용할 때 보정작업은 전체 대상 시료조직에 대해서 시행하므로 하나의 국소적인 작은 시료에 비하여 더욱 어렵고, 좋은 보정값을 얻기가 힘들다. 2차원 화학적 이동영상은 2차원의 공간정보와 화학적 이동정보를 혼합한 방법이고 3차원 화학적 이동영상은 3차원의 공간정보와 화학적 이동정보를 혼합한 방법이다.

위상부호화경사*phase encoding gradient*는 영상획득할 때와 유사하게 공간정보를 암호정보화*encoding*하는 데 사용된다. 일반적으로 선택한 CSI 체적은 단일화적소 분광법*single voxel spectroscopy; SVS*을 위한 체적에 비하여 크다. 전형적인 CSI 데이터 획득을 위한 파라미터는 STEAM 혹은 PRESS를 사용하여 10cm×10cm×2cm^3 체적을 선택하고, 16×16cm 영상영역에 16×16 위상부호화를 선택한다. 따라서 이 결과는 1×1×2cm^3 부피를 갖는 아주 작은 100개의 화적소를 산출한다. 그러나 Gibb's ringing 인공물의 원인이 되는 sinc point spead 기능을 최소화하기 위하여 데이터 재구성 전 k-공간*k-space* 필터를 적용하면 화적소의 부피는 1.5×1.5×2cm^{3}로 증가한다.

신호대잡음비를 증가시키기 위하여 데이터를 획득하는 도중에 k-공간 필터를 적용하는 개선된 기술도 보고되었다. 자기공명분광 신호는 단지 STEAM 혹은 PRESS에 의해 선택된 관심화적소에 의해서만 얻을 수 있기 때문에 위상포장*phase wrap* 효과 없이 원하는 화적소 해상도를 얻기 위하여 영상영역이 관심화적소보다 크기만 하면 영상영역과 위상부호화의 어떤 임의의 조합도 가능하다(그림 16-9).

또한 CSI는 STEAM과 PRESS 펄스열을 사용하지 않고, 90°~180°에 의한 스핀에코 혹은 2차원, 3차원 다절편 자극방법으로도 실행될 수 있다.

CSI 기술은 외부 대뇌피질로부터 스펙트럼 데이터를 획득하는 데 유용하며, 비록 신호대잡음비는 떨어지나 총 데이터 획득시간을 줄이기 위하여 반복되는 interleaved readout 경사자기장이 적용되는 기간에 데이터를 획득하는 방법도

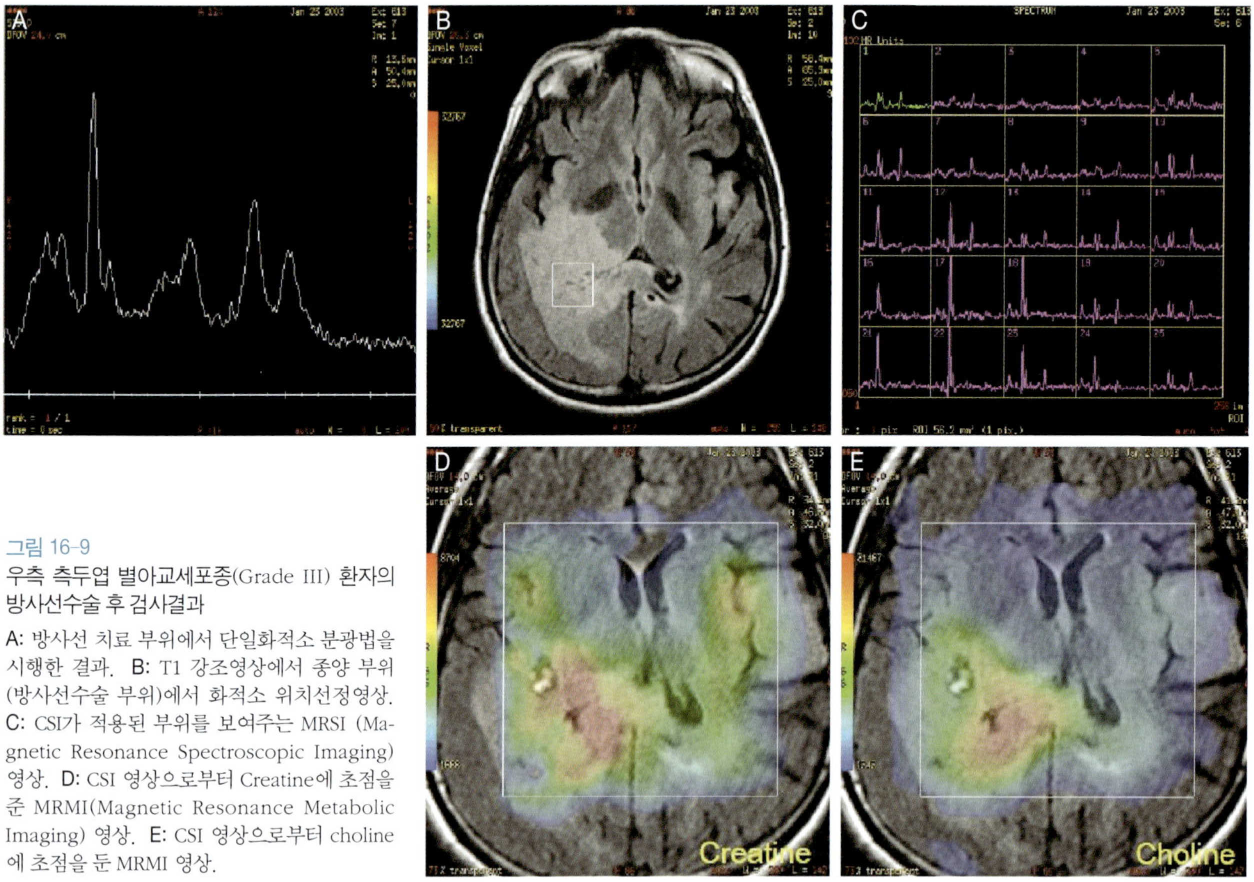

그림 16-9
우측 측두엽 별아교세포종(Grade III) 환자의 방사선수술 후 검사결과

A: 방사선 치료 부위에서 단일화적소 분광법을 시행한 결과. B: T1 강조영상에서 종양 부위(방사선수술 부위)에서 화적소 위치선정영상. C: CSI가 적용된 부위를 보여주는 MRSI (Magnetic Resonance Spectroscopic Imaging) 영상. D: CSI 영상으로부터 Creatine에 초점을 준 MRMI(Magnetic Resonance Metabolic Imaging) 영상. E: CSI 영상으로부터 choline에 초점을 둔 MRMI 영상.

보고되었다.

자기공명영상에서 고속촬영법으로 이용되는 에코평면*echo planar* 기법을 자기공명분광에도 이용하는 방법이 소개되었다. 이 방법은 단 한번의 반복시간 동안에 진동하는 경사자기장 내, k-공간에 스펙트럼 데이터를 한꺼번에 채우는 방법으로 현재 상용화된 3T 기기에서는 2차원 CSI뿐 아니라 3차원 CSI 기술도 가능하다.

Ⅳ 대사물질과 정량분석

일반적인 임상 1.5T 기기에서 뇌 대사물질*metabolites*로 측정할 수 있는 화합물로서 신경세포에 존재하는 N-acetyl aspartate(NAA), 자극적*excitatory* 신경전달 작용에 관여하는 N-acetylaspartyl glutamate(NAAG), adenosine triphosphate(ATP) 생산을 위한 고에너지 인산염을 위한 저장기능으로서 creatine/phosphocreatine(Cr), 아교세포*glial cell*막 보존을 위한 choline/phosphocholine/glycerophosphorylcholine(Cho), 신경전달물질로서 매우 중요한 GABA, glutamate(Glu), glutamine(Gln), 세포성장과 아교세포 표지자로서 myo-

표 16-4
뇌 대사물질들의 종류, 화학적 이동, 농도, 양성자 개수, 피크 형태, J 짝지음 상수, 스핀 격자 이완시간 T2값
s=singlet; *d*=doublet; *dd*=doublet-of-doublets; *t*=triplet; *q*=quartet; *m*=multiplet. 스핀 격자 이완시간, T2값은 1.5T에서 얻은 것이다.

대사물질 (Metabolite)	δ (ppm)	농도 (mM/kg ww)	양성자 개수	피크 형태	J (Hz)	스핀 격자 이완시간 (msec)	T2 (msec)
CH_3 lipid	0.94		3				
CH_3 lactate	1.31	0.4	3	*d*	6.933		
CH_2 lipid	1.33		2				
CH lipid	1.5		1				
CH_3 NAA	2.01	7.9~16.6	3	*s*	None	1,368	376
CH_3 NAAG	2.04	0.6~2.7	3	*s*	None		
CH_2 Glu	2.04	6.0~12.5	2	*m*	4.651		
CH_2 Glu	2.12	6.0~12.5	2	*m*	-14.85		
CH_2 Glu	2.34	6.0~12.5	2	*m*	8.406		
CH_2 Glu	2.35	6.0~12.5	2	*m*	6.875		
CH_2 NAA	2.49	7.9~16.6	2	*dd*	-15.59		
CH_2 NAA	2.67	7.9~16.6	2	*dd*	9.821		
$N(CH_3)$ Cr	3.03	5.1~10.6	3	*s*	None	1,424	217
$N(CH_3)_3$ Cho	3.19	1.5~2.5	9	*s*	None	1,369	346
$(CH)_4$ Ins	3.52	3.8~8.1	4	*dd*	3.006	1,124	162
CH Glu	3.74	6.0~12.5	1	*dd*	7.331		
CH_2 Cr	3.91	5.1~10.6	2	*s*	None		
$(CH_2)_2$ cho	4.05	1.5~2.5	4	*m*	3.14		
CH Ins	4.05	3.8~8.1	1	*t*	9.998		
CH lactate	4.10	0.4	1	*q*	6.933		
H_2 water(37°)	4.70	36M	2	*s*	None	380~1,470	60~130

inositol(Ins), 혐기성 물질대사 산물인 젖산염*lactate*(Lac)이 있다.

NAA는 neuronal marker로 알려져 있으며, 특히 신경세포의 밀도에서 비가역적 변화보다는 신경대사 과정에서 가역적 변화를 반영한다고 알려져 있다. 양성자 자기공명분광법에서 측정 가능한 뇌 대사물질들의 종류, 화학적 이동, 농도*concentration*, 양성자 개수, 피크 형태, J 짝지음 상수, 스핀 격자 이완시간, T2값이 〈표 16-4〉에 정리되어 있다. 이 데이터는 에코시간 = 20msec을 사용한 SVS 방법을 이용하여 얻을 수 있다. 또한 이러한 대사물질 이외에도 물, 지방, 거대분자*macromolecules* 또한 스펙트럼에 포함되어 있다(〈표 16-4〉).

V 자기공명분광 정도관리

과거 1970년대 후반, 자기공명분광법이 in vivo에 사용되기 시작하면서 생체의

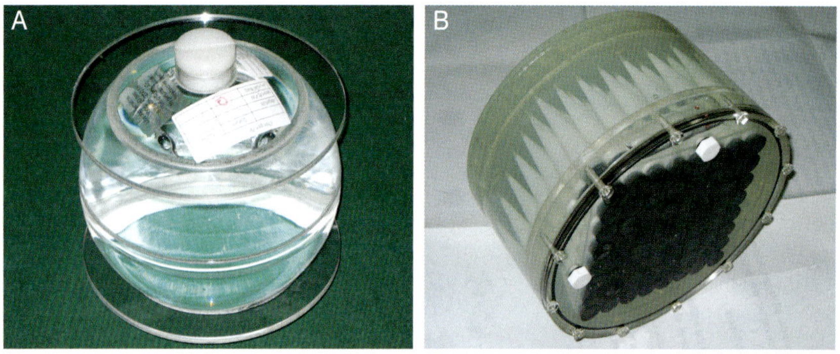

그림 16-10
자기공명분광 정도관리를 위한 팬텀
A: SVS용 팬텀, B: MVS용 팬텀.

대사물질에 대한 정보를 얻을 수 있게 되었다. 그러나 자기공명분광은 그동안 자기공명영상과 달리 품질관리를 위한 노력이 소홀하였다. 그러나 최근 점차 자기공명분광기법을 이용해 대사영상을 볼 수 있게 됨으로써 임상 진단도구로서 관심을 받게 되면서 자기공명분광 정도관리를 통하여 임상 데이터로서 충분한 신뢰성을 얻는 것에 대한 중요성이 부각되고 있다. 따라서 자기공명분광 정도관리의 주요 목적은 자기공명분광 장비를 최상의 상태로 유지하여 장비로부터 얻은 모든 데이터들을 신뢰할 수 있도록하는 것이다. 이 장에서는 자기공명분광 정도관리를 시행하는 데 필요한 요소들과 의미, 측정방법에 대하여 소개하고자 한다.

1. 자기공명분광 팬텀

정도관리를 위한 팬텀*phantom* 개발은 필수적이다. 현재 자기공명분광 팬텀은 각 장비업체에서 제공한 구형 모델로서 가장 간단한 실험, 즉 자기공명분광 스팩트럼이 기본적으로 획득가능한지에 대한 평가 정도만 할 수 있을 정도로 매우 낮은 수준이다. 따라서 더욱 다양하고 정확한 정도관리 측정을 위한 팬텀 개발이 필요하며, 종류도 SVS(Single Voxel Spectroscopy)용과 MVS(Multi-Voxel Spectroscopy)용으로 구분해서 필요하다. 현재 가장 기본적인 1세대부터 2세대를 거쳐 3세대 팬텀까지 개발되었다(그림 16-10).

표 16-5
자기공명분광 팬텀에 사용되는 대사물질들
인체 뇌 회색질의 대사물질 농도에 근접하도록 제작한다.

명칭	약어	CAS 번호	농도
Potassium phosphate monobasic	KH_2PO_4	[7779-77-0]	50.0mM
Sodium hydroxide	NaOH	[1310-73-2]	56.0mM
Sodium azide		[26628-22-8]	0.01%
L-Glutamic acid	Glu	[6106-04-3]	12.5mM
Creatine hydrate	Cr	[6020-87-7]	10.0mM
Choline chloride	Cho	[67-48-1]	3.0mM
N-Acetyl-L-aspartatic acid	NAA	[997-55-7]	12.5mM
Myo-inositol	mI	[87-89-8]	7.5mM
DL-Lactic acid	Lac	[16891-53-5]	5.0mM
Magnevist	Gd-DTPA		1mL

팬텀을 사용하여 자기공명분광 정도관리를 할 때 유의할 점은 어떠한 프로토콜을 사용하여 스펙트럼을 얻고 그 스펙트럼을 분석할 때 어떤 방법으로 후처리 과정을 하는지에 있다. 최초 세팅 시와 근접한 상태를 유지하고 있는지 또는 최상의 상태로 운영되고 있는지를 관리하기 위해서는 정도관리 시에 동일한 프로토콜과 데이터 분석작업을 해야 할 것이다. 일반적으로 자기공명분광 정도관리용 팬텀마다 권장하는 자기공명분광 프로토콜과 데이터 분석과정을 따르는 것이 보편적이다(〈표 16-5〉).

2. 평가항목

다음은 자기공명분광을 정도관리할 때 사용자 혹은 관리자가 필요한 기준지표, 즉 평가항목으로서 몇 가지를 소개하였다. 그중 첫 번째로 자기공명분광용 신호대잡음비, 화학적 이동, 선폭, 수분억제 정도*water suppression percent*, 체적 위치 정확도*VOI localization accuracy*, 체적 정량 정확도*VOI quantification accuracy*, 대칭성/펄스 정확도 등을 평가한다(〈표 16-6〉).

(1) 신호대잡음비

1) 정의

신호대잡음비*signal to noise ratio; SNR or S/N*란 문자 그대로 신호*signal*의 강도*intensity*와 잡음*noise*의 강도 비율이다.

2) 특성과 기준요건

① 자기공명분광 신호재생과 신호전송 품질의 척도이다. 자기장 세기에 정비례하고 미세한 신호 포착에 결정적 역할을 한다.

② 고주파 코일 성능에 매우 민감하다.

③ 신호대잡음비 항목평가에서 주자기장의 균질도가 불량하고, 고주파 코일의 민감도*sensitivity*(Q factor)가 기준 미달이면 이 검사에서 불합격된다.

3) 측정방법(그림 16-11)

① Time Domain: 신호영역의 크기(*S*)/잡음부분의 크기(*N*)

표 16-6
자기공명영상과 자기공명분광 평가항목 비교

자기공명영상 평가항목 (한국의료영상품질관리원 지정)	자기공명분광 평가항목 (잠정 안)
1. 기하학적 정확도*geometric accuracy*	1. 신호대잡음비*signal to noise ratio*
2. 공간분해능*spatial resolution*	2. 화학적 이동*chemical shift*
3. 절편 두께 정확도*slice thickness accuracy*	3. 선폭*line width; FWHM*
4. 절편 위치 정확도*slice position accuracy*	4. 수분억제 정도*water suppresion percent*
5. 영상 강도 균일성*image intensity uniformity*	5. 체적 위치 정확도*VOI localization accuracy*
6. 허상 백분율 신호*percent signal ghosting*	6. 체적 정량 정확도*VOI quantification accuracy*
7. 대조도 분해능*contrast detectability*	7. 대칭성*symmetry*/펄스 정확도*pulse calibration* 등

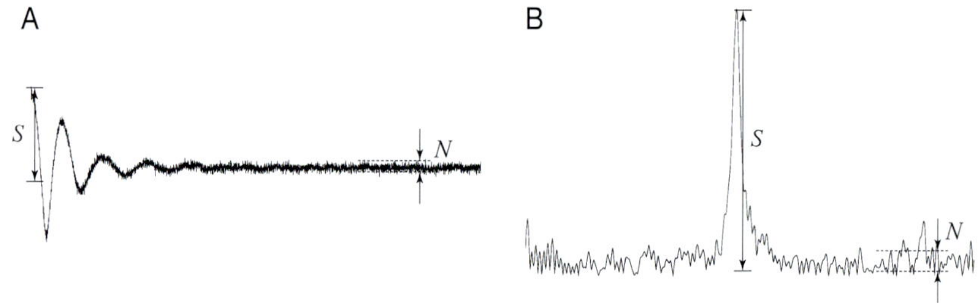

그림 16-11
신호대잡음비의 정의
Time domain(A)과 Frequency domain(B)에서 신호영역과 잡음부분의 크기 측정방법.

② Frequency Domain: 선정된 대사물질의 크기(*S*)/잡음부분의 크기(*N*)

(2) 화학적 이동

1) 정의

각각의 양성자 차폐정도(차폐상수) 차이에 따른 공명주파수 차이를 의미한다.

2) 특성과 기준요건

① 피크의 PPM 위치정보를 제공하고 장비 및 팬텀의 안정성*stability*에 민감하며 주자기장, 경사자기장 및 고주파 코일 자기장의 균질도*homogeneity*에 민감하다. 자기장 변위*field drift* 현상이 없어야 하고 온도에 민감하다.

② 최초 장비설치 시 내부 기준물질인 TMS(tetramethylsilane)를 기준($\delta = 0$ppm)으로 하여 사용된다.

③ 임상용 자기공명분광 장비는 수분 피크($\delta = 4.7$ppm)로 사용이 가능하다.

④ 화학적 이동 항목은 주자기장/경사자기장의 균질도가 불량하고, 주변 환경이 열악한 경우 등 매우 근본적인 문제가 발생했다면 이 검사는 불합격된다.

3) 측정방법

① 수분 피크가 반드시 센터에 위치해야 한다. 센터에 위치한 수분 피크의 화학적 이동값을 4.7ppm으로 기준값을 결정한다(25°C 기준, 예 : NAA = 2.0ppm, Cr = 3ppm, Cho = 3.2ppm 확인).

(3) 선폭*line width*

1) 정의

선폭은 FWHM(full width at half maximum)으로 정의하며 단위는 Hz이다.

2) 특성과 기준요건

① Line width(Hz) = $1/\pi T2^*$, 가장 큰 $T2^*$를 얻기 위하여 관심화적소 내 자기장을 균질화시키는 보정작업을 수행한다.

② 보정작업은 스펙트럼해상도*spectral resolution*를 결정하는 매우 중요한 역할을 하므로 많은 반복 과정을 거쳐 최적 보정값을 찾아야 한다.

③ 임상 자기공명분광에서 보통 0.1ppm보다 작은 선폭, 즉 1.5T에서 5Hz 이내의 선폭을 획득하여야 한다.

④ 선폭 항목은 샘플의 균질성에 매우 민감하고 사용자 보정기술과 경험에 좌우되며 보정 코일 성능에 민감하다.

3) 측정방법

① 수분이나 임상의 경우 NAA와 같은 강한 신호를 가지는 피크에서 측정한다.

② 피크의 최고치*peak line*와 최저치*base line*의 중심 위치에서 피크의 폭을 측정한다.

(4) 수분억제 정도*water suppression percent*

1) 정의

수분억제 연쇄(예 : 화학적 이동선택 등)를 적용하기 전과 적용한 후의 수분 피크 면적을 적분하여 비율을 산정한다.

2) 특성과 기준요건

① 98% 이상 수분 피크가 사라져야 합격이다.

② 98% 이하인 경우, 4.7ppm 주변 대사물질의 정량분석 결과물의 신뢰도가 하락한다.

③ 이 검사에서 불합격은 대사물질 정량분석 결과물의 신뢰도에 문제를 유발한다.

3) 측정방법(그림 16-12)

$$\frac{\text{수분억제 전의 수분신호}(A) - \text{수분억제 후의 수분신호}(B)}{\text{수분억제 전의 수분신호}(A)} \times 100 > 98(\%$$

(5) 체적 위치 정확도*VOI localization accuracy*

1) 정의

3차원적으로 원하는 체적, 관심화적소 내 대사물질들의 정보획득 여부를 나타낸다.

2) 특성과 기준요건

① 3차원 정위선정*localized*된 영상을 사용하여 각 관심화적소의 위치를 결정했을 때 얼마만큼 정확하게 영상을 얻을 수 있는지 평가하고, Scout 영상, ROI 영상을 확인하며 스펙트럼의 표제정보*header information*를 확인한다.

② 이 검사에서 불합격은 검사하고자 하는 관심화적소의 위치와 실제로 얻는 관심화적소의 위치가 다름을 의미한다.

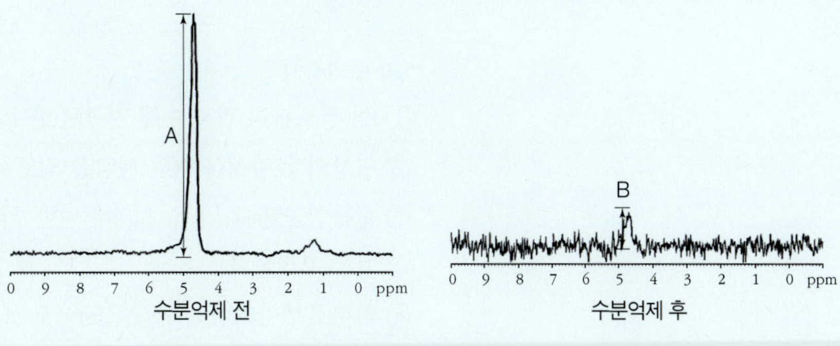

그림 16-12
수분억제 정도를 산출하는 모식도

3) 측정방법

① 팬텀의 중심과 상하좌우의 5곳에서 관심화적소를 선정한다. 각각의 정위선정영상을 획득한다.

② 시상*sagittal*, 축상*axial*, 관상*coronal* 절편 내 정위선정영상과 원래 팬텀 내 위치의 ROI와 비교 확인한다.

③ 팬텀 내 ROI 위치와 정위선정영상의 위치가 모두 정확하다면 각각의 정위선정영상을 일직선에 놓아야 한다.

(6) 체적 정량 정확도*VOI quantification accuracy*

1) 정의

3차원적으로 원하는 체적 크기가 정확히 적용되었나 확인하고 3차원 정위선정된 영상을 사용하여 관심화적소의 크기를 정했을 때 정확한 크기가 적용되었는지 여부를 평가한다.

2) 특성과 기준요건

① 예를 들어 $2\times2\times2cm^3$ 관심화적소를 선정했다면 영상의 실제 사이즈도 $2\times2\times2cm^3$ 이어야 한다.

② 이 검사에서 불합격이란 검사하고자 하는 관심화적소의 부피가 실제로 얻는 관심화적소 부피와 다름을 의미한다.

(7) 스펙트럼 대칭성 정확도*spectral symmetry accuracy*

1) 정의

스펙트럼의 기준선*base line*에 걸친 shoulder 부분의 대칭성 정도이다.

2) 특성과 기준요건

① 와전류 보상*eddy current correction*을 적용해도 비대칭인 경우 불합격된다.

② 첫 번째 위상보정과 두 번째 위상 보정을 해도 비정상적인 비대칭 스펙트럼이 산출되는 경우 불합격된다.

③ 이 검사에서 불합격은 보정 불량, 자기장균질성 불량, 장비 안정성 불량 등에 기인한다.

(8) 펄스 측정*pulse calibration*

1) 정의

90°, 180° 펄스 등 정확한 숙임각이 적용되는지 확인하는 것이다.

(9) 주의사항

① RS 정도관리 검사 수행 전 최소한 1시간 이상 전원이 켜져 있어야 한다.

② 영상의 균일성을 위해 팬텀을 되도록 두부 코일의 중심부에 위치시킨다.

③ 운동인공물*motion artifact*에 의한 허상인공물을 막기 위하여 쿠션 등으로 팬텀을 고정한다.

④ 외부로부터의 고주파 간섭*interference*을 막기 위해 촬영실의 문을 잘 닫아야

한다.

⑤ 팬텀은 모든 방향으로 잘 정렬되고 기울지 않아야 한다.

⑥ 팬텀 내 용액의 온도 변화에 따른 팽창으로 작은 공기방울들이 팬텀 내에 정상적으로 존재할 수 있다.

⑦ 팬텀을 필요 이상으로 흔들 경우 이러한 작은 공기방울들이 더욱 작은 공기방울로 변해 팬텀 내의 구조물에 달라붙어 검사결과에 방해를 줄 수 있으므로 주의한다.

Ⅵ 신경계 질환에서의 양성자 자기공명분광술의 이용

양성자는 인체에서 가장 풍부한 핵종으로 기존의 자기공명영상에서도 양성자를 이용하여 영상화하는 것과 마찬가지로 분광술도 양성자를 이용하는 기법이 임상적으로 가장 널리 이용되고 있다. 현재까지 신경계에서 가장 많이 적용되고 있어 이를 살펴보고자 한다.

1. 정상인의 뇌 양성자 자기공명분광 소견

모든 의학적 검사에서 정상치 또는 정상 소견을 알아야 병적인 변화를 진단할 수 있는 것과 마찬가지로 양성자 자기공명분광술을 이용하여 진단을 내리려면 먼저 정상 소견을 숙지하여야 한다. 인간의 뇌는 출생 전부터 다양한 변화를 거쳐 출생 후 2세까지 비교적 급격한 성숙 과정을 거치고 그 이후로도 천천히 성숙하며 나이가 많아지면 노화로 퇴행성 변화를 나타낸다. 분광술에서도 이러한 변화가 나타나는데 지금까지 알려진 것은 아래와 같다.

(1) 출생 후 2세까지의 뇌 대사물질 변화

신생아는 출생 후 약 2세까지 급격한 백색질의 말이집 형성*myelination*, 신경세포 시냅스의 증가 및 세포자멸*apoptosis*이 진행되면서 점점 정상 성인에 가까운 형태로 발달한다. 이와 동반되는 뇌 대사물질의 변화를 분광술에서도 볼 수 있는

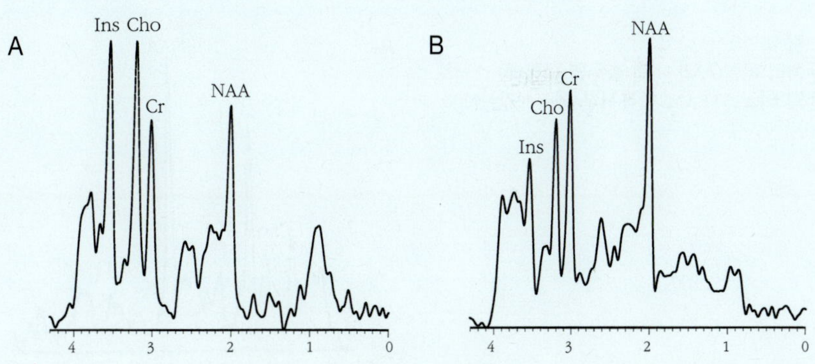

그림 16-13
출생 후 뇌 대사물질의 변화
A: 생후 1개월된 신생아의 후두엽 뇌피질에서 얻은 스펙트럼(STEAM 반복시간/에코시간 = 3000/30)에서 Cho와 Ins이 상대적으로 강한 신호강도를 보인다. B: 연령이 11개월일 때 동일 부위에서 얻은 스펙트럼(STEAM 반복시간/에코시간 = 3000/30)에서는 NAA와 Cr이 상대적으로 강한 신호강도로 보인다.

데 신생아기에는 N-acetylaspartate(NAA) 및 Cr(total creatine)보다 Cho(choline containing compounds) 및 Ins(myo-inositol)의 신호강도가 높게 나타나다가 시간이 지남에 따라 NAA 및 Cr의 신호강도가 상대적으로 증가하여 정상 성인과 비슷한 양상을 보인다(그림 16-13).

(2) 정상 성인의 뇌분광술 소견

사람의 뇌가 어떻게 이루어져 있는가 하는 문제는 지난 100여 년 전부터 신경과학자들의 주요 관심사로 신경세포학적 관점에서는 상당히 치밀하고 집요하게 연구되었으며 브로드만*Brodmann*은 뇌의 각 부분이 서로 다른 신경세포의 구조로 되어 있으며 이는 뇌의 기능이 서로 다르기 때문인 것으로 보았다. 브로드만이 명명한 뇌피질 지도는 아직도 신경과학 분야에서 널리 이용되고 있다. 실제 전두엽과 두정엽에서 얻은 스펙트럼을 비교해보면 아래와 같다(그림 16-14).

양측에서 얻은 분광 데이터를 비교해보면 NAA/Cr값은 양 군에서 유의한 차이가 없고 Cho/Cr과 Ins/Cr은 전두엽에서 유의하게 높게 나타난다. 이는 양쪽 피질이 전두엽형*frontal type*으로 비슷한 신경세포학적 구조를 가지고 있으나 약간의 차이가 있음을 시사한다. 이는 아마도 교세포 구조의 차이이거나 양쪽 뇌피질의 기능적 차이에 기인하는 대사 차이로 추정되나 아직 분명하지 않다.

가장 뚜렷한 차이를 보이는 뇌피질은 측두엽이다. 특히 내측 측두엽은 발생학적으로 가장 오래된 뇌피질이고 세포구조가 독특하다. 두정엽과 측두엽의 해마 부위에서 얻은 스펙트럼을 비교해보면 그림 16-15와 같다.

위의 스펙트럼이 보여주듯이 측두엽 내측 부분은 매우 독특한 양상을 보이며

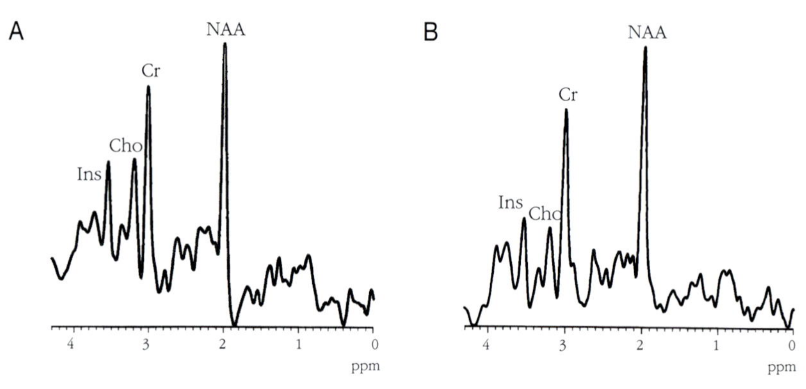

그림 16-14
전두엽과 두정엽의 비교
전두엽(A)과 두정엽(B) 뇌피질 스펙트럼을 비교하면 거의 유사한 패턴을 보이나 전두엽에서 Cho 및 Ins 신호강도가 좀더 강하게 나타난다(STEAM 반복시간/에코시간=3000/30).

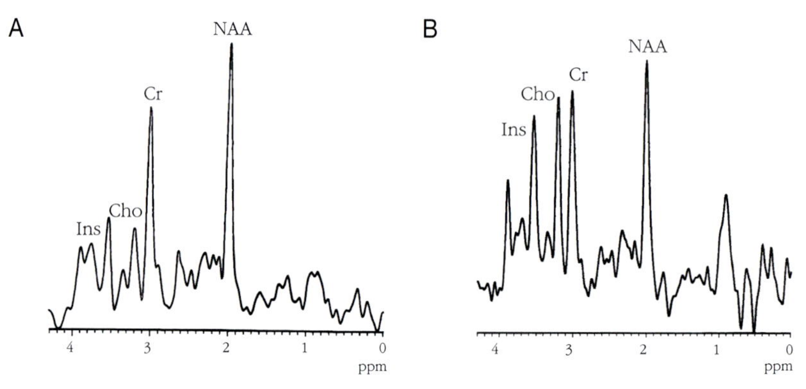

그림 16-15
두정엽 피질(A)과 내측 측두엽 피질(B) 스펙트럼의 비교(STEAM 반복시간/에코시간=3000/30).

기존의 대뇌 신피질*neocortex*과는 판이하다. 즉 NAA/Cr은 신피질에 비해 낮으며 반대로 Cho/Cr 및 Ins/Cr값은 높은 것이다. 이는 이 부분의 신경세포학적 구성이 신피질과는 달리 신경세포 밀도가 낮고 반대로 교세포 밀도는 높기 때문인 것으로 추정된다.

한편 대뇌 회색질과 백색질의 근본적인 차이점은 축삭*axon*을 둘러싸는 수초*myelin*일 것이다. 백색질에는 희소돌기아교세포*oligodendroglia*가 형성하는 다량의 수초가 존재하는데 이는 근본적으로 세포막이 변해서 된 것이므로 백색질은 상대적으로 다량의 세포막을 포함하고 있을 것이다. 전두엽의 백색질과 회색질에서 얻은 스펙트럼을 비교해보면 그림 16-16과 같다.

위의 그림에서 보여주듯 뇌피질과 백색질의 가장 근본적인 차이점은 Cho/Cr 값의 차이로 나타난다. 이는 아마도 희소돌기아교세포의 왕성한 세포막 대사와 관계가 있을 것으로 추정한다.

소뇌는 대뇌와 비교해보면 판이하게 다른 조직학적 기능적 구조를 가지는 뇌조직인데 스펙트럼도 매우 특징적이다. 소뇌와 두정엽 회색질의 스펙트럼을 비교하였을 때 소뇌 스펙트럼의 특징은 Cr 신호강도가 현저하게 크다는 것이다(그림 16-17). 이외에도 Cho 및 Ins 신호강도도 대뇌 피질에 비해 현저하게 크다. 이는 소뇌에서 에너지 대사가 활발하다는 것을 시사하는 소견이며 실제 소뇌의 과립성 신경세포층*granular cell layer*에는 에너지 대사와 관련된 creatine kinase의 농도가 높으며 이는 이 부위에서 활발한 신경아교세포 상호작용*neuro-glial interaction* 또는 시냅스 활성*synaptic activity*이 있을 것으로 추정된다.

결론적으로 정상인 뇌의 각 부위에서 나타나는 다양한 분광양상은 해당 부위

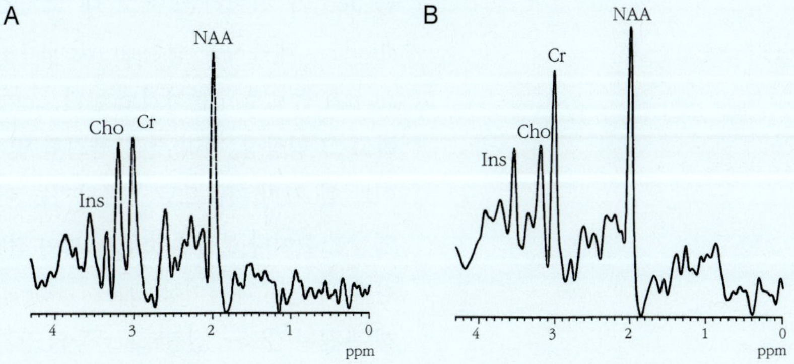

그림 16-16
전두엽 백색질(A)과 전두엽 피질(B)의 비교 (STEAM 반복시간/에코시간 = 3000/30).

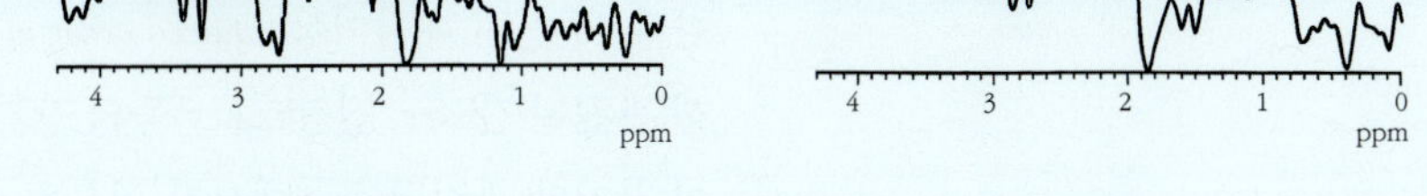

그림 16-17
소뇌 피질(A)과 두정엽 피질(B) 스펙트럼 비교 (STEAM 반복시간/에코시간 = 3000/30).

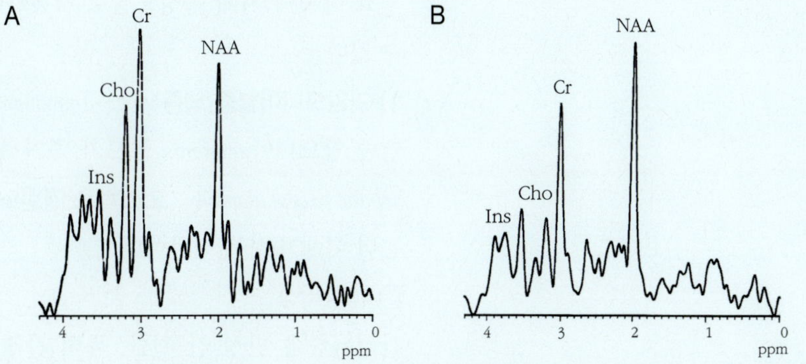

의 기능적 세포구조적 특성을 반영하는 것으로, 뇌의 기능, 구조 및 물질대사가 밀접히 연관되어 있음을 보여준다.

2. 뇌신경계 질환에서 양성자 자기공명분광의 임상이용

(1) 신생아의 저산소성 뇌 손상

신생아가 출산 전후에 호흡 곤란으로 인한 저산소성 뇌 손상을 입는 경우는 비교적 드물지 않다. 기존의 고식적 영상기법으로는 저산소성 뇌 손상 유무를 조기에 발견하기 어려워 양성자 자기공명분광법을 이용하여 조기 진단하고자 하는 시도가 있었고 정상 신생아에 비해서 lactate/NAA값이 증가되어 있으면 저산소성 뇌 손상을 의심할 수 있고 환아의 예후가 나쁘다는 보고가 있다. 그러나 뇌 손상을 입은 신생아는 외부환경 변화에 매우 취약하므로 중환자에 준하는 집중적인 보살핌이 필요한데 자기공명분광 진단목적으로 환아를 장시간 검사하는 것은 해로울 수 있으므로 매우 조심해야 한다.

(2) 소아 및 성인의 대사성 뇌 질환

대사성 뇌 질환이란 선천적으로는 체내 물질대사와 관계되는 특정 효소가 부족하거나 결핍되어 뇌의 기능적/구조적 이상이 생기거나 또는 후천적으로 체내에 대사와 관련된 특정 물질이 과잉으로 축적되거나 부족할 때 생기는 뇌 질환으로 정의할 수 있다. 선천적 대사이상*inborn error of metabolism*은 주로 특정 효소가 부족 또는 결핍되어 주로 소아 연령에 발생하는 경우가 많고 침범 부위에 따라 회색질 질환*gray matter disease*을 초래하는 경우, 백색질 질환*white matter disease*을 초래하는 경우, 또는 양자를 모두 초래하는 경우로 나눌 수도 있고 이상이 있는 효소가 위치하는 세포 내 소기관의 명칭에 따라 리소좀 질환*lysosomal disorder*, 페록시좀 질환*peroxisomal disorder*, 미토콘드리아 질환*mitochondrial disorder* 등으로 구분하기도 한다. 소아의 대사성 뇌 질환의 종류는 대단히 다양하고 그 임상상, 병리 소견, 생화학 및 유전학적 소견이 매우 다양하고 복잡하여 어느 한 가지 기준으로 분류하기는 어렵다. 그러나 일부 질환에서는 특징적인 영상 소견이나 분광법 소견을 보여 진단이나 치료 후 경과관찰에 도움을 주기도 한다. 후천적 대사이상*acquired error of metabolism*은 주로 성인에서 대사와 밀접히 관련된 간*liver*, 신장*kidney* 등의 장기가 어떤 질환 때문에 기능을 하지 못하면 이 장기와 관련된 물질대사가 원활히 이루어지지 못하여 특정 대사물질이 축적되고 이것이 뇌에 독성물질로 작용하여 뇌 기능에 이상을 초래하는 경우로 볼 수 있다.

1) 과암모니아혈증 뇌증*hyper-ammonemic encephalopathy*

혈중 암모니아*ammonia* 농도가 증가하여 생기는 대사성 뇌 질환으로 간성뇌증*hepatic encephalopathy*, 요소회로 결함*urea cycle defect*, 라이 증후군*Reye's syndrome* 등이 이에 속하는 질환이다.

① 간성뇌증

간성뇌증은 만성 간 질환, 특히 간경화증 및 이에 동반된 문맥전신순환단락

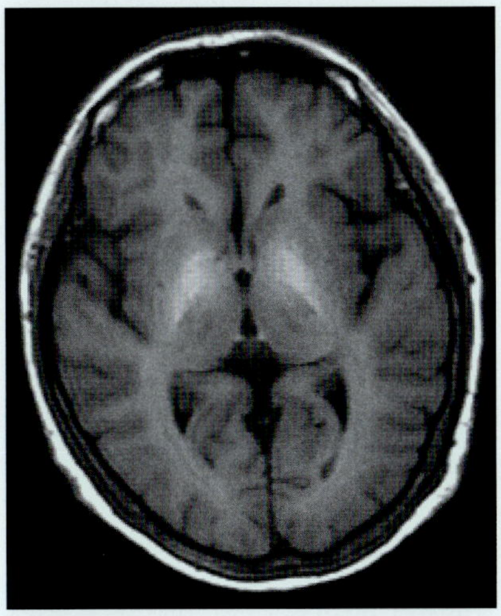

그림 16-18
만성 간 질환 환자의 뇌 자기공명영상
만성 간 질환 환자의 스핀에코 T1 강조영상에서 양측 바닥핵의 담창구핵이 대칭적인 고신호 강도를 보인다.

*portosystemic shunt*이 있는 경우 의식 및 운동, 감각에 이상을 초래하는 뇌 질환으로 심하면 간성혼수*hepatic coma*에 이르고 사망하게 된다. 간 질환이 뇌기능 이상을 일으키는 원인은 아직 완전히 밝혀지지 않았지만 과도한 혈중 암모니아가 가장 큰 원인으로 추정되고 있다. 증가된 암모니아는 쉽게 뇌혈관장벽*blood-brain-barrier*을 통과하여 뇌실질 내로 들어가는데, 이것은 뇌세포에 대단히 유해한 독성물질이다. 정상적으로 뇌세포에서 생성되는 암모니아는 성상세포*astrocyte* 내에서 glutamine synthetase라는 효소에 의해 신경전달물질인 glutamate와 결합하여 glutamine을 형성하고 이 glutamine은 다시 신경세포에 전달되어 glutamate나 GABA와 같은 신경전달물질을 합성하는 데 이용된다고 한다. 이런 대사경로에 과도한 암모니아가 유입되면 성상세포 내에 다량의 glutamine이 생성되는 것으로 알려져 있고 이로 인한 성상세포 및 이와 밀접한 상호작용하에 기능하는 신경세포의 기능이상 및 손상을 초래하는 것으로 보이는데 어떻게 세포에 손상을 주는지는 분명하지 않다. 과암모니아 혈증을 유발한 동물에게 glutamine synthetase 억제제를 투여하면 증상이 완화되는 것으로 보아서 암모니아 자체보다도 glutamine의 과도한 생성이 세포의 기능 및 구조에 손상을 초래할 것이라고 본다.

만성 간질환 환자의 뇌 자기공명영상 소견은 잘 알려진 바와 같이 T1 강조영상에서 양측 바닥핵, 특히 담창구핵*globus pallidus*에 대칭적인 고신호 강도의 병변을 보인다(그림 16-18).

그러나 이 소견이 직접적으로 환자의 뇌기능 이상을 시사하는 것은 아니고 망간*manganese*과 같은 상자성 물질의 침착 때문인 것으로 보인다. 만성 간 질환 또는 간성뇌증 환자의 뇌에서 양성자 자기공명분광술을 시행하면 여러 가지 변화가 나타나는데 병태생리적 측면을 고려하면 가장 중요한 변화는 glutamine의 증가이다. 이 물질은 2.0～2.4ppm에서 glutamate와 섞여 함께 나타나는데 간성혼수가 뚜렷한 환자에서 현저하게 증가하고 치료 후 임상증상이 호전되었을 때 검사하면 정상으로 회복되어 이 물질의 변화가 신경학적 변화와 직접적 관계가 있음을 알 수 있다(그림 16-19).

두 번째로 중요한 변화는 myo-inositol(Ins)의 감소인데 이에 대해서는 여러 가지 해석이 있으나 성상세포 내에 glutamine이 증가하여 생기는 삼투압 증가

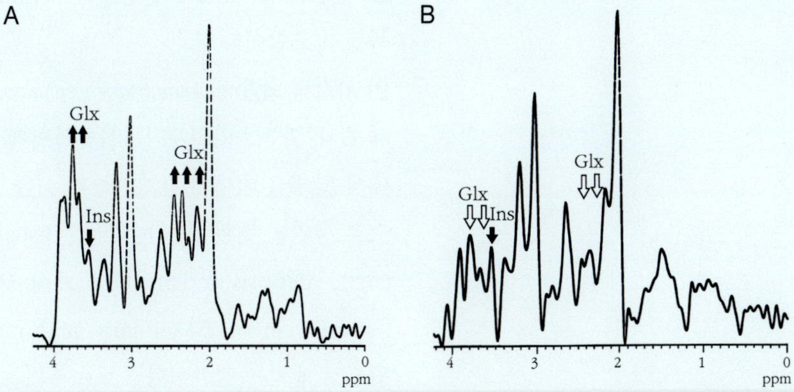

그림 16-19
간성혼수 환자에서 스펙트럼의 변화
A: 만성 간 질환에 의한 간성혼수가 심한 상태에서 얻은 스펙트럼에서 glutamine/glutamate (Glx)의 신호강도가 현저히 증가되어 있다. B: 치료 후 혼수에서 회복되고 나서 얻은 스펙트럼에서는 감소되어 있다(STEAM 반복시간/에코시간 = 3000/30).

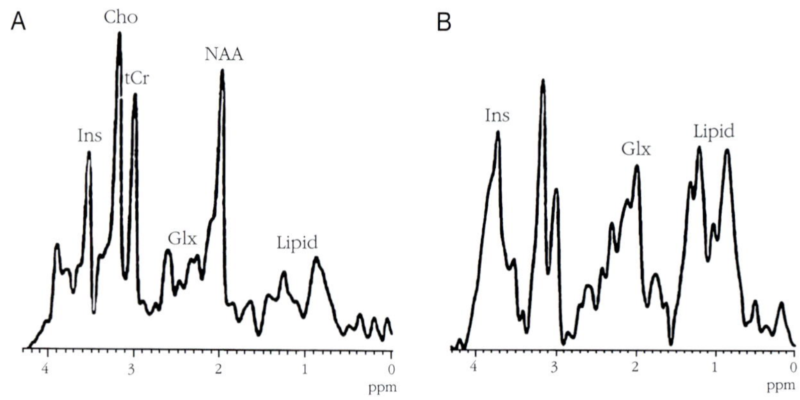

그림 16-20
요소회로 결함의 일종인 시트룰린혈증으로 진단된 환아의 분광 소견
정상 소아에서 얻은 스펙트럼(A)과 환아에서 얻은 스펙트럼(B)을 비교하면 glutamate/ glutamine 및 lipid/lactate는 현저히 증가하였고 Ins은 감소하였다(STEAM 반복시간/에코시간 =3000/30).

*osmotic pressure*에 대한 반응으로 보는 경향이 있다. 따라서 이 Ins의 감소를 기준으로 간성혼수의 정도를 간접적으로 평가하려는 연구가 있었으나 이는 쉽지 않은 것으로 보인다. 이 외에 choline 함유 대사물질은 감소한다고 하며 creatine은 큰 변화가 없는 것으로 알려져 있다.

② 요소회로 결함

요소회로*urea cycle*는 체내에서 아미노산 대사과정 중에 생산되는 암모니아를 요소*urea*로 변환시키는 연쇄적인 대사경로*metabolic pathway*로서 5가지의 효소*enzyme*가 관련된다. 이들 중 마지막 단계에 작용하는 arginase를 제외한 나머지 4가지 효소 중 어느 하나에 결핍이 생기면 요소로 변환되지 못한 암모니아가 혈중에 축적되어 농도가 증가하고 앞서 설명한 병태생리와 같은 기전으로 뇌에 기능적 구조적 손상을 초래한다. 유아에 발병한 ornithine transcarbamylase deficiency와 시트룰린혈증*citrullinemia* 증례에서 보면 자기공명영상에서는 특별한 소견이 없거나 양측 대뇌반구에 부종 소견을 보이고 분광술 소견을 보면 심한 glutamine 증가와 이에 동반된 Ins의 감소가 있었다(그림 16-20).

이는 앞에서 설명한 간성혼수와 같은 소견이고 이외에도 NAA, creatine의 감소가 보이는데 이는 심한 대사장애*metabolic stress*에 의해 신경세포가 손상을 받아 나타나는 소견으로 해석할 수 있다. 또한 0.8~1.5ppm에 걸쳐 지방*lipid*에 의한 신호강도가 현저히 증가하는 소견을 보이기도 하는데 이는 심한 세포막 손상에 의해 유동성 지질*mobile lipid*이 증가해서 나타나는 소견일 가능성이 있다. 이상에서 살펴본 바와 같이 과암모니아성 뇌증은 선천적 또는 후천적 대사 질환으로 발생할 수 있으며 분광술에서 glutamine의 증가와 myo-inositol의 감소가 특징적 조합이다.

2) 사립체 뇌증*mitochondrial encephalopathy*

세포 내 발전소라고도 불리는 사립체*mitochondria* 내에는 많은 효소들이 에너지대사 및 물질대사에 관계하는데 이들 효소 중 에너지대사와 관련된 효소의 결핍으로 생기는 질환 중에는 Leigh disease, Mitochondrial Encephalopathy with Lactic Acidosis and Stroke like episode(MELAS) 등이 대표적이고 Nonketotic hyperglycinemia와 Glutaric aciduria type I는 아미노산대사와 관련된 효소 결핍으로 생기는 질환이다.

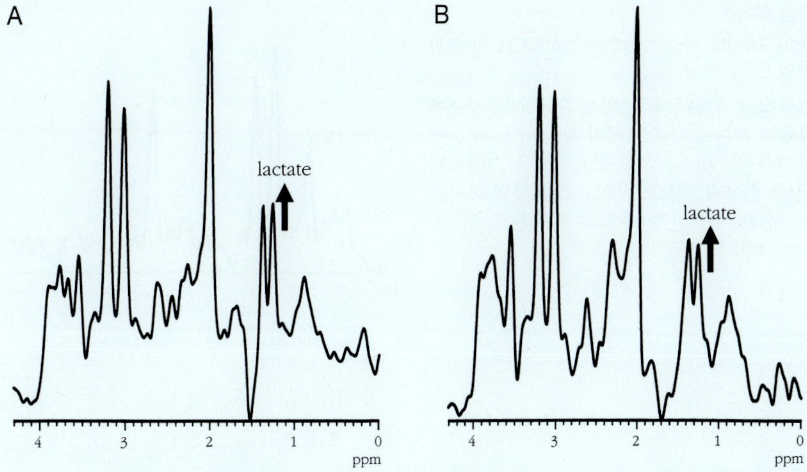

그림 16-21
라이 병의 분광 소견
발달지연을 주소로 내원한 6개월 남아의 T2 강조영상에서 양측 바닥핵과 시상 중앙부에 대칭적인 고신호 강도의 병변이 보였다. 병변이 있는 바닥핵에서 얻은 스펙트럼(A)과 정상 영상 소견을 보이는 두정엽에서 얻은 스펙트럼(B)에서 1.3ppm에서 lactate가 비정상적으로 증가되어 있다.

① 라이 병*Leigh disease*(Subacute Necrotizing Encephalopathy)

이 질환은 에너지대사와 관련된 여러 가지 효소(pyruvate dehydrogenase complex, pyruvate carboxylase, defect in electron transport chain, cytochrome C oxidase)가 결핍되어 나타날 수 있으며 병리 소견상 병변은 주로 뇌간*brain stem*과 심부 회색질*deep gray matter* 바닥핵*basal ganglia*과 시상*thalamus*에 분포하는 것이 특징이다. CT/MRI에서도 이 부위에 다발성 대칭적 병변을 볼 수 있으므로 진단에 도움이 된다. 가끔 백색질을 침범하기도 한다. 분광술에서는 1.3ppm에서 doublet으로 보이는 lactate가 보이고 신경세포나 축삭*axon*의 손상으로 NAA가 감소하는 것이 주 소견이다. 이때 나타나는 lactate는 에너지대사와 관계된 효소 결핍으로 무산소성 해당작용*anaerobic glycolysis*이 일어나기 때문이다. Lactate는 CT/MRI상 병변이 있는 부위에서 가장 크게 보이나 정상처럼 보이는 부위에서도 나타날 수 있고 만성 병변 부위에서는 보이지 않을 수도 있다(그림 16-21).

② MELAS(Mitochondrial Encephalopathy with Lactic Acidosis and Stroke-like episodes)

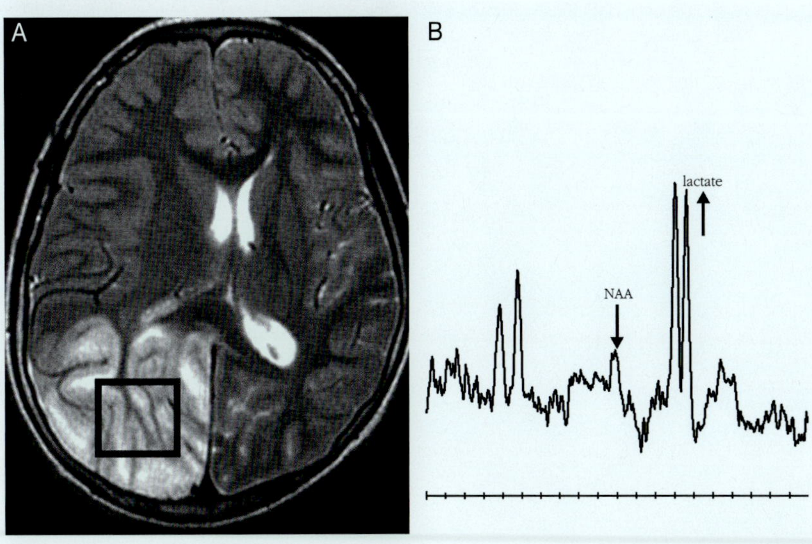

그림 16-22
MELAS 환자의 분광 소견
A: 15세 남자 환아에서 우측 두정엽 피질에 뇌경색과 유사한 병변이 보인다. B: 병변 부위에서 얻은 스펙트럼(STEAM 반복시간/에코시간=3000/30)에서 NAA의 감소와 lactate의 뚜렷한 증가가 보인다.

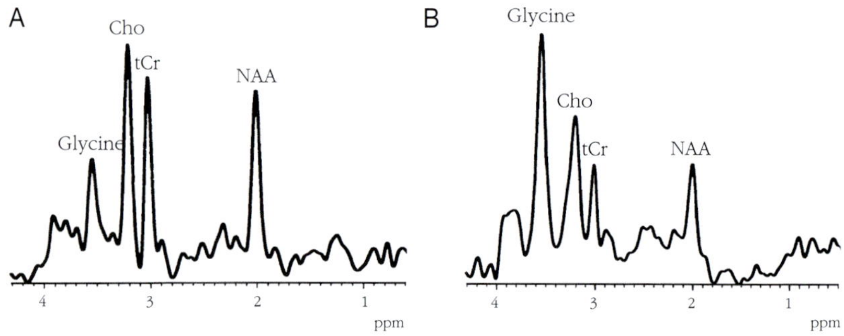

그림 16-23
Non-ketotic Hyperglycinemia(NKH)의 분광 소견
활동성이 저하된 생후 5일된 환아의 T2 강조영상에서 특이 소견은 보이지 않았다. 그러나 에코시간=166msec로 촬영한 정상아 스펙트럼(A)과 환아의 스펙트럼(B)을 비교하면 환아는 3.55ppm에서 비정상적으로 현저하게 증가된 glycine이 보인다.

CT/MRI에서 두정엽 또는 후두엽 피질과 피질하 백색질*subcortical white matter*에 뇌경색과 유사한 소견을 보이나 뇌혈관의 지배영역과는 잘 맞지 않는 양상으로 나타난다. 이런 환자의 뇌혈관을 전자현미경으로 검사해보면 혈관내피세포*endothelium*와 근육*smooth muscle* 내에 비정상적인 사립체*abnormal mitochondria*가 증가되어 있다. 분광법에서는 병변 부위 및 주변의 정상처럼 보이는 부위에서도 lactate가 증가된 것이 주요 소견이고 NAA, glutamate, creatine은 현저히 감소하여 신경세포 및 축삭의 심한 손상을 시사하는 소견을 보이고 Ins은 큰 변화를 보이지 않는다(그림 16-22).

③ Non-Ketotic Hyperglycinemia(NKH)

선천성 아미노산 대사장애의 일종으로 glycine을 분해하는 효소*glycine cleavage system*가 결핍되어 glycine이 뇌, 간, 신장에 축적되면서 발생하는 질환이다. 대부분 신생아에서 발생하는데 영상 소견에서는 특별한 이상 소견이 없고 발병 수주 후에 사망하는 것이 보통이다. 분광검사상 3.55ppm에서 glycine이 증가되는데 짧은 에코시간 기법에서는 3.56ppm에 위치하는 Ins과 구분이 되지 않으므로 긴 에코시간(135~270msec) 기법을 이용하는 것이 좋다. 긴 에코시간 기법에서는 Ins이 현저히 감소하여 잘 보이지 않는 데 반하여 glycine은 계속 신호강도를 유지하므로 비교적 쉽게 확인할 수 있다(그림 16-23).

3) 페록시좀 질환

페록시좀*peroxisome*은 oxidase/catalase 등의 효소를 함유하는 세포 내 소기관으로, 중요한 기능 중 하나는 지방산의 β-oxidation으로 한 번에 2개의 탄소분자를 가진 acetyl-CoA와 짧아진 fatty acyl-C를 만드는 것이다. 이에 속하는 질환으로 Zellweger syndrome, Neonatal adrenoleukodystrohpy, X-linked adrenoleukodystrophy(ALD) 등이 있고 그중 X-linked adrenoleukodystrophy이 대표적인 질환이다. X-linked adrenoleukodystrophy는 acyl-CoA synthetase라는 효소가 결핍되어 초장연쇄지방산*very long chain fatty acids*이 분해되지 못하고 체내에 축적되어 생기는 질환이다. 초기에는 두정엽 및 후두엽 심부 백색질*peritrigonal white matter*, 뇌량의 뒷부분*splenial portion of corpus callosum*에서부터 탈수초화*demyelinating* 병변이 시작되어 점점 앞쪽으로 퍼져나가는 양상을 보이며 피질하 백색질*subcortical white matter*은 초기에는 유지되나 말기에 침범되기도 한다. 자기공명영상 검사에서 정상처럼 보이는 부위를 분광술로 검사해보면 이상 소견이 나타나기도 하는데 특히 Cho와 Ins이 증가해 있으면 이는 탈수초화가 시작되고 있음을 시사하는 소견이라는 보고가 있다. 이미 탈수초화가 진행된 병변 부위에서는 Cho, Ins, glutamine이 증가되어 보이고 축삭 손상으로 인한 NAA의 감소가 보인다. 또한 염증반응이나 탐식세포 침윤으로 인해 lactate가 증가되기도 한다. ALD 환자를 분광술로 추적검사하면 신경학적 증상이 나타나기 전에 탈수초화의 시작을 알리는 대사물질 변화가 먼저 나타나는 것을 알 수 있으므로 이 질환의 진행정도나 치료방침을 결정하는 데 도움을 줄 수 있다.

4) 리조좀 질환

리조좀*lysosome*은 단백질*protein*, 다당류*polysaccharide*, 지방*lipid*, 핵산*nucleic acid* 등의 거대분자를 가수분해하는 여러 가지 효소를 가지고 있는 세포 내 소기관으로 이들 효소가 결핍되면 체내의 거대분자들이 분해되지 못하고 축적되어 sphingolipidosis(metachromatic leukodystrophy, globoid cell leukodystrophy 등), mucopolysaccharidosis 등의 여러 가지 질환을 초래한다. 이중 Metachromatic leukodystrophy가 대표적인 질환이다. 이 질환은 세포막 및 수초의 막지질*membrane lipid*의 일종인 sulfatide를 분해하는 효소인 arylsulfatase A가 결핍되어 이 물질이 축적됨으로써 생기는 탈수초성 질환이다. 영상검사에서 양측 측뇌실 주변 백색질에 대칭적인 탈수초화 병변이 있고 피질하 백색질의 침범은 주로 많이 진행된 경우에 볼 수 있다. 분광술 검사에서 NAA의 감소 및 Ins의 증가가 가장 뚜렷한 변화이고 백색질에서는 Cho 및 creatine의 증가가 보인다고 한다.

5) 기타 대사성 뇌 질환

① 카나반 병*Canavan's disease*

임상적으로 머리가 커지는 거두증*macrocephaly*과 이에 동반되는 경직*spasticity*, 시력 손실*blindness*, 정신운동 지체*motor/mental retardation* 등을 보이는 질환으로 신경세포 내에 존재하는 물질로 알려진 NAA를 분해하는 효소인 aspartoacylase 결핍이 원인으로 알려져 있다. 영상검사에서 다른 백색질 질환과는 다르게 피질하 백색질에서부터 탈수초화가 진행되는 소견을 보이며 분광검사에서 NAA와 INS은 증가하고 creatine은 정상 범위, Cho는 감소한 소견을 보인다(그림 16-24).

그림 16-24
카나반 병의 영상 및 분광 소견
A: 13세 여아의 T2 강조영상에서 피질하 백색질에 광범위한 비정상적 고신호 강도의 병변이 보인다. B: 두정엽 백색질에서 얻은 스펙트럼(STEAM 반복시간/에코시간=6000/20)에서는 다른 물질에 비해 NAA의 신호강도가 비정상적으로 증가되어 있다.

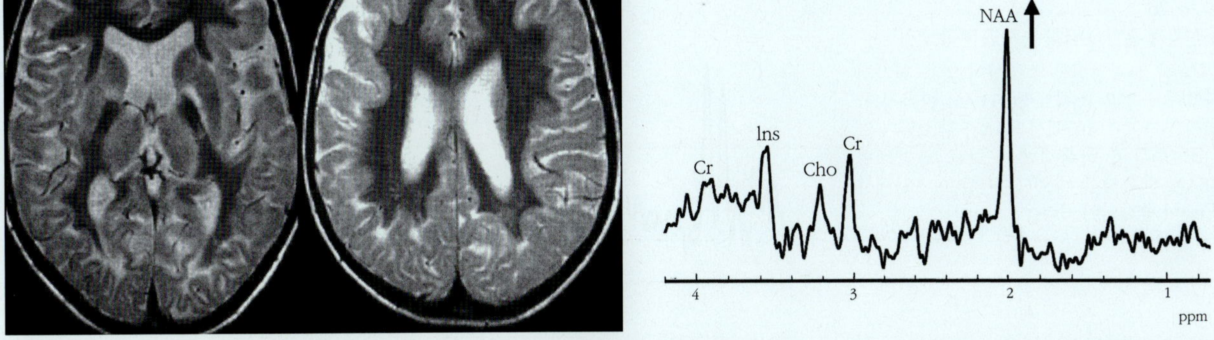

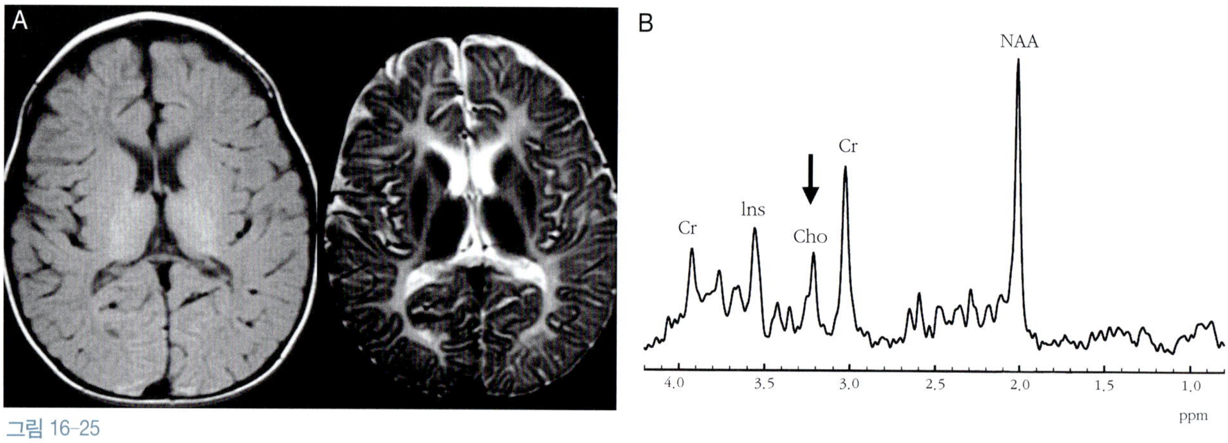

그림 16-25

Pelizaeus-Merzbacher 병의 영상과 분광 소견

A: 6세 남아의 T1 및 T2 강조영상에서 백색질이 전체적으로 수초화되지 않은 양상이다. B: 전두엽 백색질에서 얻은 스펙트럼(STEAM 반복시간/에코시간=6000/20)에서는 다른 물질은 정상적이나 Cho가 감소한 양상을 보인다.

② Pelizaeus-Merzbacher 병

수초를 형성하는 주요 단백질 중 하나인 proteolipid protein의 형성에 관계하는 유전자 결함에 의해 발생하여 뇌 백색질에서 수초 형성이 잘 되지 않는 hypomyelination 또는 amyelination 질환으로 영상 소견에서 수초화가 미미하거나 진행되지 않는 소견을 전체 백색질에서 보이고 분광검사에서 백색질 부위에서 다른 주요 탈수초화 질환과는 다르게 Cho가 약간 감소하고 NAA는 비교적 정상 범위 내에 있으며 Ins와 creatine은 약간 증가한 소견을 보이는데 이는 수초화가 진행되지 않으나 신경세포 발달에는 큰 이상이 없는 병리 소견과 일치하는 결과로 보인다(그림 16-25).

6) 염증 및 감염성 뇌 질환

① 중추신경계 홍반성 낭창*neuropsychiatric lupus erythematosus*

전신성 홍반성 낭창*systemic lupus erythematosus; SLE*은 주로 성인 여자에서 발병하는 자가면역 질환의 일종으로 작은 혈관의 결체조직에 염증을 일으키는 질환이다. 중추신경계의 침범은 이 질환에서 나타나는 가장 중요한 합병증의 하나로 뇌경색, 경련발작, 인지기능 장애, 정신과적 증상을 초래한다. 자기공명영상과 분광검사에서 신경정신과적 증상이 뚜렷한 환자에서는 영상이상 소견의 유무와 관계없이 바닥핵 부위에서 NAA/Cr이 감소하였고 후두부 백색질에서는 Cho/Cr 값이 증가하는 소견을 보였다. 이런 분광 소견의 변화는 임상 증상과 비교적 잘 일치하여 영상검사 소견과 관계없이 뇌 대사물질 변화를 반영하는 것으로 추정

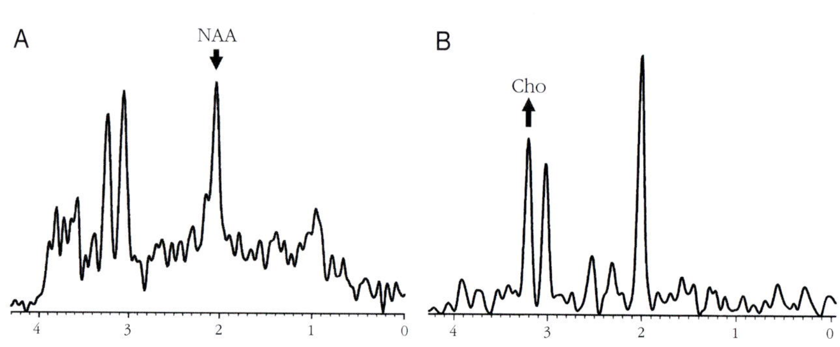

그림 16-26

중추신경계 홍반성 낭창 환자의 분광 소견

A: 주요한 신경정신학적 증상이 있는 환자의 바닥핵에서 얻은 스펙트럼(STEAM 반복시간/에코시간=3000/30)에서 NAA가 감소되어 있다. B: 두정엽 백색질에서 얻은 스펙트럼(STEAM 반복시간/에코시간=3000/30)에서는 Cho이 증가되어 있다.

된다(그림 16-26).

② 뇌 농양*brain abscess*

세균성 감염에 의한 뇌 농양은 고식적 자기공명영상에서 주변부가 조영증강되고 내부는 낭종 또는 조직괴사 소견을 보여 낭종성 또는 괴사성 뇌 종양과 감별하기 어려운 경우가 있다. 이들의 감별진단에 분광법이 도움이 되는데 뇌 농양에서는 valine, alanine, leucine, acetate, succinate와 같은 물질이 보이고 뇌 종양에서는 주로 lactate가 보인다. 최근에는 양자의 감별진단에 확산강조영상을 많이 이용하는 경향이다.

③ 대상포진성 뇌염*herpetic encephalitis*

대상포진성 뇌염은 양측 측두엽과 도피질*insular cortex*, 변연계*limbic system*를 주로 침범하는 바이러스성 뇌염으로 비교적 신속히 진행되면서 괴사, 출혈을 일으키는 염증성 질환으로 조기 진단과 치료가 중요하다. 영상 소견은 비대칭적으로 양측 대뇌반구의 언급된 부위를 침범하는 것이 특징이다. 보고된 분광법 소견은 급성기에 NAA가 감소하고 lactate가 증가하는 것이며 만성기에 myo-inositol이 증가한다고 한다.

7) 탈수초화 뇌 질환

탈수초화*demyelinating* 질환은 중추신경계의 신경섬유를 구성하는 축삭을 둘러싸고 있는 수초*myelin*가 여러 가지 원인 때문에 파괴되는 질환으로 자가면역성 염증반응이 원인으로 생각되는 다발성 경화증*multiple sclerosis; MS*이 가장 대표적인 질환이고 이외에도 HIV 바이러스 감염에 따른 AIDS encephalitis, JC 바이러스 감염에 따른 진행성 다초점성 뇌백색질염*progressive multifocal leukoencephalopathy; PML* 및 기타 전해질 불균형, 약물 및 방사선 치료의 합병증, 일산화탄소 중독증 이후 등에서 탈수초화 병변이 나타날 수 있다.

① 다발성 경화증

병인은 바이러스 감염 후에 발생하는 수초에 대한 자가면역성 염증반응으로 추정하고 있으며 만성적으로 재발하는 임상 경과를 가지는 것이 특징이다. 주로 20대~40대의 젊은 성인을 침범하고 증상은 침범부위에 따라 다양하게 나타난다. 여러 가지 아형이 있는데 neuromyelitis optica(Devic type), concentric sclerosis(Balo's disease), Schilder's diffuse sclerosis 등이 대표적이다. 병리 소견상 축삭은 유지되고 수초의 부분적 또는 전반적인 파괴가 있으며 주로 소정맥

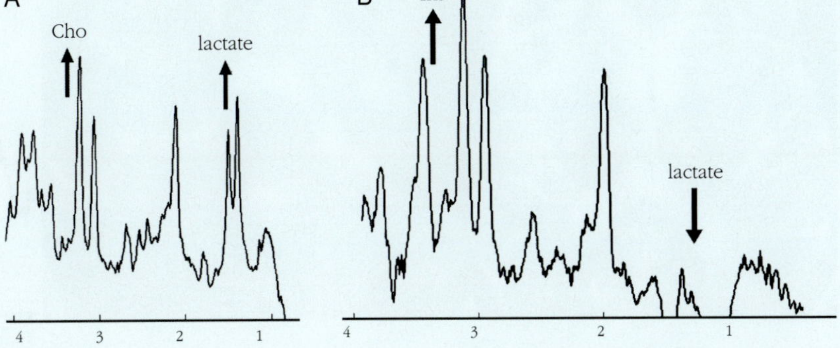

그림 16-27
다발성 경화증의 분광 소견
A: 다발성 경화증의 초기 병변에서 얻은 스펙트럼(STEAM 반복시간/에코시간=3000/30)에서 lactate 및 Cho이 증가되었다. B: 급성 염증 반응기가 지나고 얻은 스펙트럼(STEAM 반복시간/에코시간 = 3000/30)에서는 lactate는 사라지고 Ins이 증가되어 있다(화살표).

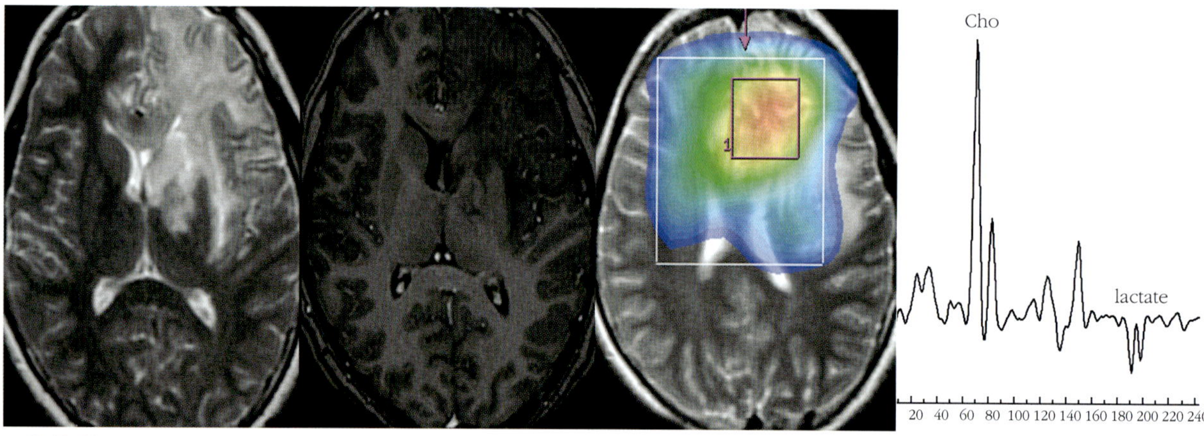

그림 16-28
종양으로 소진된 탈수초화 질환
자기공명영상 소견상 좌측 전두엽에 광범위한 침윤성 병변이 있고 분광 소견상 Cho의 현저한 증가와 lactate가 보인다(PRESS 반복시간/에코시간 = 1500/135). 미만성 교세포종으로 진단 후 수술하였으나 종양이 아니고 탈수초화 질환으로 판명되었다.

주위*perivenular distribution*로 나타난다. 병변의 주위로 단핵구*mononuclear cell*와 림프구*lymphocyte*의 침윤이 있다. 분광법 소견상 급성기 병변은 lipid/lactate complex와 Cho 신호강도가 증가하고 NAA는 약간 감소한다. 이후 급성 염증 반응이 사라지고 만성기가 되면 lipid/lactate complex는 정상화되고 Ins 신호강도가 증가한다. 이는 염증반응이 줄어들고 성상세포에 의한 교세포화가 진행되면서 나타나는 변화로 생각된다(그림 16-27).

다발성 경화증의 병변이 큰 경우 종종 긴 에코시간 분광소견상 Cho/NAA가 현저히 증가되어 종양과 구분하기 어려운 경우도 있다. 이런 경우는 분광 소견뿐만 아니라 영상 소견을 충분히 고려하여 판단하여야 오진을 피할 수 있다. 다발성 경화증의 탈수초화 병변은 종양에 비해 종괴 효과*mass effect*나 주위 부종*surrounding edema*이 적다는 점이 차이점이다(그림 16-28).

② 전해질 불균형에 의한 탈수초화 질환

초기에는 만성 알코올중독자에서 알려졌으나 전해질 불균형*electrolyte disturbance* 특히 저나트륨혈증*hyponatremia*을 빨리 교정한 경우에 교뇌*pons*의 중심부위에서 수초의 파괴가 나타나는 것이 알려졌다. 임상적으로는 spastic quadriparesis, pseudobulbar palsy, acute mental change를 보인다. T2 강조영상에서 횡단교뇌섬유*transverse pontine fiber*가 주로 침범되고 하행피질척수로섬유*descending corticospinal tract fiber*는 비교적 늦게까지 유지되는 것이 특징이다. 교

그림 16-29
전해질 불균형에 의한 탈수초화 질환
저나트륨혈증을 급격히 교정한 33세 여자에서 양측 바닥핵, 시상 및 교뇌에 비정상적 대칭적 고신호강도의 병변이 보였고 교뇌 부위에서 얻은 스펙트럼에서는 0.8~1.4ppm에 걸쳐서 lipid 신호강도가 증가되어 있다.

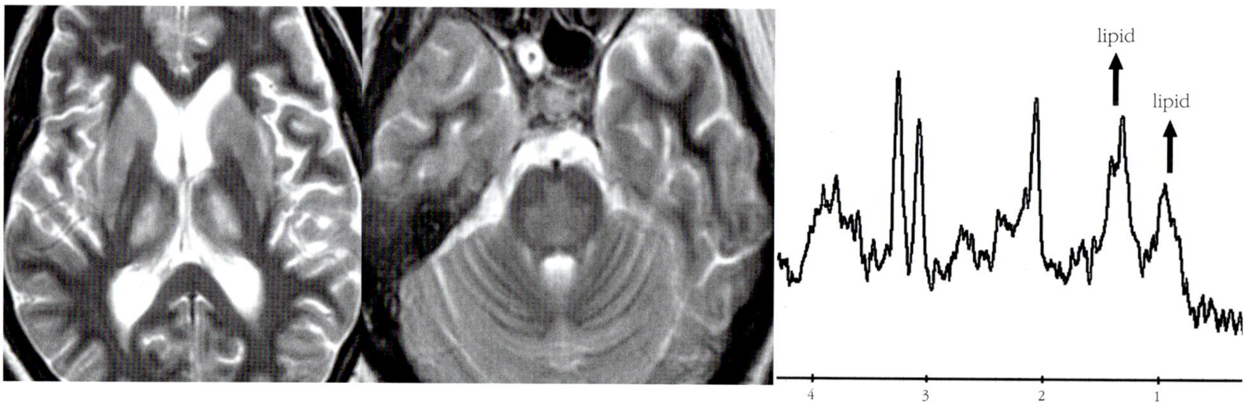

뇌기저부*basis pontis* 이외에도 바닥핵*basal ganglia*, 시상*thalamus*, 피질하 백색질과 같은 부위를 침범하기도 한다*extrapontine myelinolysis*. 분광술상 탈수초화에 의해서 lipid 신호강도가 증가되어 보인다(그림 16-29).

③ 일산화탄소 중독 후 지연성 백색질 뇌증*delayed leukoencephalopathy*

일산화탄소 중독에 의한 뇌 병변을 보면 주로 양측 담창구핵*globus pallidus*에 대칭적인 조직괴사를 초래하고 심부 회색질에서 T2 저신호강도를 보인다. 약 1~2개월 후에 양측 백색질에 광범위한 T2 고신호강도의 병변을 만드는 경우가 있는데 추적검사에서 호전되는 경우가 많아 주로 가역적 탈수초화*reversible demyelination*로 추정된다. 뇌 백색질의 분광검사에서 Cho, lactate/lipid 신호강도가 증가하고 NAA가 감소하는 소견을 보이며 이런 환자의 백혈구에서 arylsulfatase A의 활성도는 정상인의 50% 정도에 불과해 이 효소 활성도 결핍이 있는 환자에서 일산화탄소 중독에 의한 지연성 탈수초화가 잘 생길 것이라는 보고가 있다.

8) 측두엽 간질*temporal lobe epilepsy; TLE*

측두엽 간질은 측두엽의 병변 때문에 생기는 형으로 성인에서 가장 흔한 간질 질환이고 비교적 특징적 임상상을 보인다. 간질 발작 시 운동증상에 선행해서 전조증상*auras*, 의식소실*loss of consciousness*, 자동증*automatism*을 동반하고 발작 후 의식착란*confusion*을 보이는 것이 보통이다. 그러나 이런 증상만으로는 발작을 일으키는 병변이 해마*hippocampus*를 중심으로 하는 내측 측두엽*mesial temporal lobe*에 위치하는지 측두엽의 신피질*neocortex*에 위치하는지 알기 어렵다. 내측 측두엽 병변은 대부분이 해마경화증*hippocampal sclerosis*으로 해마의 위축*atrophy*을 보이고 신경세포의 소실과 아교세포*glial cell*의 증가를 보인다. 그동안 양성자 자기공명분광술*proton MR spectroscopy*을 이용하여 해마경화증을 진단하고자 많은 노력을 해왔고 그 유용성에 대한 보고가 많이 발표되었다. 단일화적소*single-voxel* 또는 다중화적소*multi-voxel* 기법을 이용하고 NAA/Cho 또는 NAA/Cr + Cho값을 양측 해마 부위에서 비교해 그 수치가 많이 감소한 쪽을 구분해내는 것이 보통이다(그림 16-30).

그림 16-30
해마경화증의 분광 소견
우측 해마의 위축이 있는 간질 환자에서 우측 해마 부위에서 얻은 스펙트럼(A)의 NAA가 좌측(B)에 비해 감소되어 영상 소견과 일치하는 결과를 보이고 있다(PRESS 반복시간/에코시간 = 3000/135).

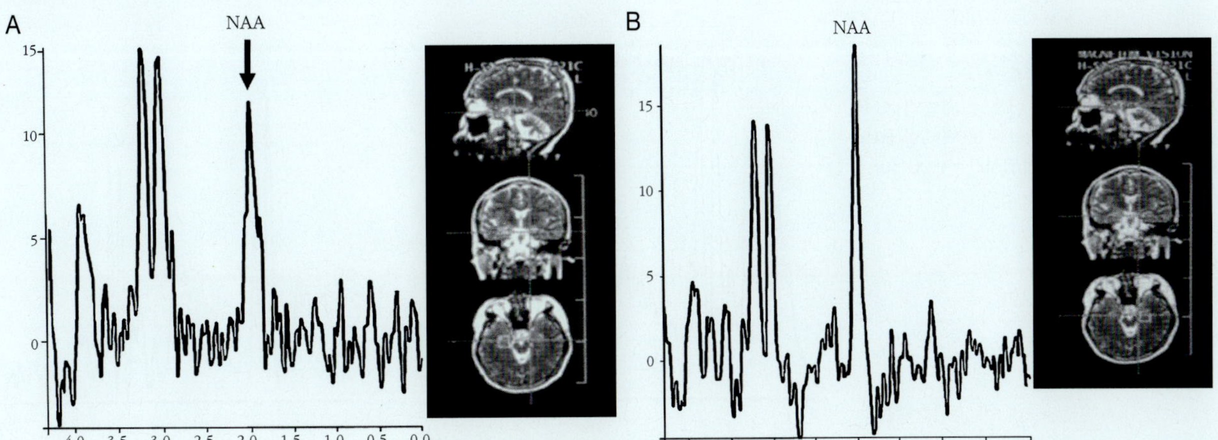

자기공명영상에서 위축이 뚜렷하지 않은 경우 이 기법을 적용하였을 때 도움이 된다는 보고가 있으나 좀더 충분한 연구가 이루어져야 할 것이다. 특히 해마 부위는 크기가 작고 주변의 부비동이나 골조직에 둘러싸여 있어 좋은 분광 데이터를 얻기 어려운 부분 중 하나이다. 따라서 대사물질비율을 해석할 때 많은 주의가 필요하다. 측두엽 간질의 원인 병변을 진단하기 위해서는 임상 소견, 뇌파검사, 영상검사, 핵의학적 검사 소견을 종합하여 판단하는 것이 보통이다.

9) 뇌 종양*brain tumors*

뇌를 구성하는 세포 중 아교세포에서 기원하는 신경아교종*glioma*이 가장 흔하고 그 조직학적 등급에 따라 예후가 다양하다. 자기공명영상과 분광법은 뇌 종양의 수술 전 진단, 교세포종양의 악성도 등급 판정, 방사선 치료 후 재발 종양과 방사선 괴사 감별에 주로 이용된다. 거의 모든 뇌종양에서 Cho 신호강도가 증가하는데 이는 종양에 의한 세포밀도의 증가 및 세포막 형성의 증가와 관련된 것으로 보인다. 따라서 Cho 신호강도가 증가되지 않거나 감소되어 있으면 종양으로 판단하기는 어렵다. NAA 신호강도는 감소하는데 이는 검사 부위에서 정상 뇌조직이 종양조직으로 대체되었기 때문으로 추정된다. 종양 내 조직괴사가 있으면 lipid-lactate complex가 뚜렷하게 보인다. 이는 허혈성 괴사*ischemic necrosis* 및 세포막 파괴가 원인인 것으로 볼 수 있다. Cho 신호강도가 증가하고 NAA 신호강도가 감소하는 것은 비특이적 소견으로 뇌종양뿐 아니라 탈수초화 질환에서도 나타난다. 이때 증가된 Cho은 수초 파괴의 부산물로 보인다. 따라서 두 질환을 분광법 소견만으로 감별하는 것은 위험하며 반드시 임상상, 자기공명영상 소견을 고려하여 판단하여야 한다. 교세포종양의 등급 판정에서 고등급 종양은 저등급 종양에 비해서 Cho/Cr, Cho/NAA 및 lipid-lactate/Cr 수치가 유의하게 높다고 알려져 있다(그림 16-31).

방사선 치료 후 재발 종양은 Cho/Cr이 증가하는 소견을 보이고 방사선에 의해 괴사된 조직은 전반적으로 대사물질의 신호강도가 감소하면서 lipid-lactate가 증가한다. 그러나 재발 종양과 방사선 괴사가 섞여 있는 경우 정확하게 구분하기는 어려울 것으로 보인다.

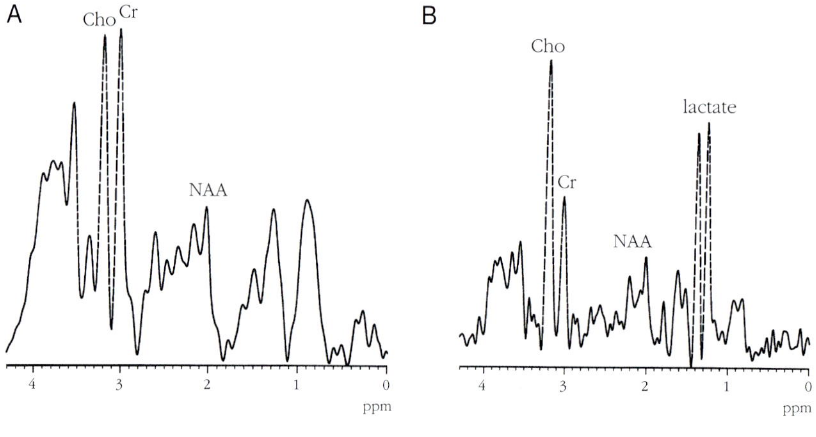

그림 16-31
신경아교세포종양의 분광 소견
저등급 교세포종양에서 얻은 스펙트럼(A)과 고등급 교세포종양에서 얻은 스펙트럼(B)의 비교(STEAM 반복시간/에코시간=3000/30).

10) 허혈성 뇌졸중*ischemic stroke*

가장 먼저 나타나는 변화는 lactate의 증가이다. 동물실험에 따르면 혈류가 20mL/100gram of brain tissue/min 이하로 떨어지면 즉시 증가하기 시작하여 그 후 몇 시간 동안 점진적으로 증가한다고 알려져 있다. 이 lactate의 증가는 뇌 조직이 허혈 상태라는 것을 시사하며 급성 뇌경색 초기에는 T2 강조영상에서 신호강도의 변화가 나타나기 전에 보이고 T2 강조영상에서 신호강도 변화가 보이는 경우도 좀더 넓은 범위에서 보일 수 있다. 이후 아급성기와 만성기를 거치면서 사라지기도 하고 소량이 남기도 한다. 둘째로 나타나는 변화는 NAA의 감소이다. 국소적*focal* 또는 포괄적*global* 허혈성 뇌 손상 2시간 후 약 10%가 감소하고 6시간 후에는 약 50%가 감소하며 24시간 이후에도 천천히 감소하여 평형 상태에 이르게 된다. 이는 손상된 신경세포 내에 존재하는 NAA가 천천히 감소하는 것을 시사하는 연구결과다. NAA는 신경세포에만 존재하는 물질이므로 이 물질의 감소는 신경세포가 손상을 받았음을 시사하는 소견으로 볼 수 있다. 그러나 위에 언급한 대로 초기에는 NAA는 천천히 감소하므로 이때 검사한 결과는 신경세포 손상을 과소평가할 가능성이 있다. 따라서 신경세포 손상에 의한 NAA의 감소가 충분히 일어난 다음(약 2~3일 후)에 검사한 결과가 신경세포 손상의 정도를 비교적 정확하게 반영한다고 볼 수 있다. 셋째로 아급성기와 만성기를 거치면서 총 Cr과 Cho는 감소하는데 이는 이들 물질을 포함하고 있는 신경세포 및 아교세포가 비가역적으로 손실되면서 나타나는 현상이다. 임상적으로 확산강조영상이 급성 뇌경색의 진단에 주로 이용되고 있어 분광법이 급성 허혈성 뇌졸중의 임상진단에 많이 이용되지는 않고 있다.

11) 퇴행성 뇌 질환

① 알츠하이머 병

알츠하이머*Alois Alzheimer*가 1906년에 처음 보고하였고 크레펠린*Emil Kraepelin*이 1910년에 알츠하이머 병*Alzheimer's disease*이라고 명명하였다. 이 병은 가장 흔한 퇴행성 뇌 질환이고 치매의 가장 큰 원인으로서(60~70%) 미국에서는 65세 이상 성인의 7%가 이 질환이다. 나이가 듦에 따라 발생빈도가 증가하고 90% 이상이 산발성이고 5% 내외가 유전성이다. 점진적으로 진행하는 기억력 감퇴가 주요 증상이며 이 외에도 판단력, 추상적 사고 및 인격, 행동 등 다양한 지적기능의 소실이 동반될 수 있다. 영상 소견에서도 육안병리 소견을 반영하여 전반적인 뇌피질의 위축과 뇌실 확장, 특히 측두엽과 해마의 위축을 보이나 뇌백색질의 변화는 정상 노인에 비해 그리 심하지 않은 편이다. 비교적 질환이 많이 진행한 환자에서는 이런 육안영상 소견이 뚜렷하나 초기에는 뚜렷하지 않는 경우가 많다.

분광검사상 초기에는 내측 측두엽에서 NAA가 감소되고 진행되면 띠이랑 뒷부분*posterior cingulate gyrus*, 두정엽 백색질과 피질에서 NAA의 감소 및 Ins의 증가가 주된 소견으로 보고되고 있다. 분광법이 알츠하이머 병의 조기진단과 치료 후 경과관찰에 유용하게 사용될 가능성이 있으나 이를 위해서는 앞으로 많은 연구가 필요하다.

② 파킨슨 병과 유사질환의 감별

파킨슨 병은 1817년 파킨슨*James Parkinson*이 처음으로 기술하였다. 특징적인 임상상(안정떨림*resting tremor*, 경직*rigidity*, 굽은 자세*flexed posture*)을 보이는 비교적 흔한 퇴행성 뇌 질환으로 미국의 통계에 따르면 50세 이상 성인의 약 1%가 이 질환을 가지고 있다고 한다. 특별한 원인이 없이 발생했다면 원발 또는 특발성 파킨슨증*primary or idiopathic Parkinsonism*(또는 파킨슨 병)이라고 하고, 증상을 초래한 원인이 있다면 속발성 파킨슨증*secondary Parkinsonism*이라고 한다. 원인별 빈도를 보면 특발성 파킨슨증이 약 85%, 신경이완제*neuroleptic drug* 유발 7~9%, 기타 퇴행성 질환 관련 4%, 혈관*vascular* 요인 3%이다. 파킨슨 병과 비슷한 운동이상을 보이나 증상에 조금씩 차이가 있으며 도파민 치료에 잘 반응하지 않고 병리학적으로는 조가비핵*putamen*, 흑질*substantia nigra*, 교뇌핵*pontine nuclei*, 소뇌 푸르키니에 세포*cerebellar Purkinje cells*, 아래올리브핵*inferior olivary nuclei of medulla*, intermediolateral column of spinal cord(preganglionic sympathetic nuclei) 같은 다양한 부위를 침범하는 질환군을 Multi-System Atrophy(MSA)라고 부른다. 최근 연구결과에 따르면 MSA에서는 alpha-synuclein이라는 신경세포 단백질이 비정상적으로 아교세포 특히 희소돌기아교세포에 축적되며(glial cytoplasmic inclusions, 1989년에 발견됨) 이로 인해 신경축삭 변성*neuro-axonal degeneration*이 초래된다는 보고가 있어 이 질환군이 독특한 질환임을 시사하고 있다. 초기에 비슷한 증상을 나타내는 MSA와 원발성 파킨슨 병의 감별은 임상적으로 중요한데 분광검사상 MSA C형에서는 뇌교 기저부*pontine basis*에서 NAA/Cr이 감소하고 특히 파킨슨 병과 유사한 MSA p형에서는 조가비핵에서 NAA/Cr이 감소하나 원발성 파킨슨 병에서는 이런 변화가 없어 감별에 도움이 된다는 보고가 있다. 이런 결과는 분광법이 두 질환을 감별하는 데 유용할 가능성을 시사하며 앞으로 고자기장 장비를 이용하여 대사물질을 정량적으로 정확히 측정하는 방향으로 발전할 것으로 기대한다.

참고문헌

이정희, 최충곤, 김상태 등. Localized single voxel 1H MR spectroscopy toward routine clinical use. 대한방사선의학회지 1996;34(2):185-191.

최충곤. 허혈성 뇌졸중의 양성자 자기공명분광법. 대한뇌졸중학회지 2000;2(1):8-13.

최충곤, 이정희, 이호규 등. Special focus on cerebral myo-inositol in patients with hepatic encephalopathy: proton MR spectroscopic evaluation. 대한방사선의학회지 1996;35:159-165.

Ackl N, Ising M, Schreiber YA, et al. Hippocampal metabolic abnormalities in mild cognitive impairment and Alzheimer's disease. Neurosci Lett 2005;384(1-2):23-28.

Allen K, BuszaAL, Crockard HA, et al. Acute cerebral ischemia: concurrent changes in cerebral blood flow, energy metabolites, pH, and lactate measured with hydrogen clearance and 31P and 1H nuclear magnetic resonance spectroscopy: III. Changes following ischemia. J Cereb Blood Flow Metab 1988;8:816-821.

Breiter SN, Arroyo S, Mathew VP, et al. Proton MR spectroscopy in patients with seizure disorders. AJNR Am J Neuroradiol 1994;15;373-384.

Castillo M, Kwock L, Green C. MELAS syndrome: imaging and proton MR spectroscopic findings. Am J neuroradiol 1995;16:233-239.

Chamuleau RAFM, Bosman DK, Bovee WMMJ, et al. What the clinician can learn from MR glutamine/glutamate assays. NMR Biomed 1991;4:103-108.

Chang KH, Han MH, Kim HS, et al. Delayed encephalopathy after carbon monoxide poisoning: MR imaging features and distribution of cerebral white matter lesion. Radiology 1992;184:117-122.

Chang KH, Song IC, Kim SH, et al. In vivo single-voxel proton MR spectroscopy in intracranial cystic masses. Am J Neuroradiol 1998;19(3):401-405.

Chang KH, Kim HD, Park SW, et al. Usefulness of single voxel proton MR spectroscopy in the evaluation of hippocampal sclerosis. Korean J Radiol 2000;1(1):25-32.

Chao LL, Schuff N, Kramer JH, et al. Reduced medial temporal lobe N-acetylaspartate in cognitively impaired but nondemented patients. Neurology 2005;64(2):282-289.

Choi CG, Frahm J. Localized proton MRS of the human hippocampus: metabolite concentrations and relaxation times. Magn Reson Med 1999;41:204-207.

Choi CG, Ko TS, Lee HK, et al. Localized proton MR spectroscopy of the allocortex and isocortex in healthy children. AJNR Am J Neuroradiol 2000;21:1354-1358.

Choi CG, Yoo HW. Localized proton MR spectroscopy in infants with urea cycle defect. AJNR Am J Neuroradiol 2001;22:834-837.

Choi CG, Lee HK, Yoon JH. Localized proton MR spectreoscopic detection of nonketotic hyperglycinemia in an infant. Korean J Radiol 2001;2:239-242.

Clark JM, Marks MP, Adalsteinsson E, et al. MELAS: clinical and pathologic correlation with MRI, xenon/CT, and MR spectroscopy. Neurology 1996;46:223-227.

Conelly A, Cross JH, Gadian G, et al. Magnetic resonance spectroscopy shows increased brain glutamine in ornithine carbamoyl transferase deficiency. Pediatr Res 1993;33:77-81.

Detre JA, Wang Z, Bogdan AR, et al. Regional variation in brain lactate in Leigh syndrome by localized proton magnetic resonance spectroscopy. Ann Neurol 1991;29:218-221.

Doelken MT, Richter G, Stefan H, et al. Multimodal coregistration in patients with temporal lobe epilepsy-results of different imaging modalities in lateralization of the affected hemisphere in MR imaging positive and negative subgroups. Am J Neuroradiol 2007;28(3):449-454.

Gabis L, Parton P, Roche P, et al. In vivo 1H magnetic resonance spectroscopic measurement of brain glycine levels in nonketotic hyperglycinemia. J Neuroimaging 2001;11:209-211.

Gottfried JA, Mayer SA, Shungu DC, et al. Delayed posthypoxic demyelination. Association with arylsulfatase A deficiency and lactic acidosis on proton MR spectroscopy. Neurology 1997;49(5):1400-1404.

Govoni M, Castellino G, Padovan M, et al. Recent advances and future perspective in neuroimaging in neuropsychiatric systemic lupus erythematosus. Lupus 2004;13(3):149-158.

Hanefeld FA, Brockmann K, Pouwels PJ, et al. Quantitative proton MRS of Pelizaeus-Merzbacher disease: evidence of dys-and hypomyelination. Neurology 2005;65(5):701-706.

Hawkins RA, Jessy J, Mans AM, et al. Effect of reducing brain glutamine synthesis on metabolic symptoms of hepatic encephalopathy. J Neurochem 1993;60:1000-1006.

Heindel W, Kugel H, Roth B. Noninvasive detection of increased glycine content by proton MR spectroscopy in the brains of two infants with non-ketotic hyperglycinemia. AJNR Am J Neuroradiol 1993;14:629-635.

Herminghaus S, Froelich L, Gorriz C, et al. Brain metabolism in Alzheimer disease and vascular dementia assessed by in vivo proton magnetic resonance spectroscopy. Psychiatry Res 2003;123(3):183-190.

HollingworthW, Medina LS, Lenkinski RE, et al. A systematic literature review of magnetic resonance spectroscopy for the characterization of brain tumors. AJNR Am

J Neuroradiol 2006;27(7):1404-1411.

Jones RS, Waldman AD. 1H-MRS evaluation of metabolism in Alzheimer's disease and vascular dementia. Neurol Res 2004;26(5):488-495.

Kim JH, Chang KH, Na DG, et al. 3T 1H-MR spectroscopy in grading of cerebral gliomas: comparison of short and intermediate echo time sequences. AJNR Am J Neuroradiol 2006;27(7):1412-1418.

Kim MO, Lee SA, Choi CG, et al. Balo's concentric sclerosis: a clinical case study of brain MRI, biopsy, and proton magnetic resonance spectroscopic findings. J Neurol Neurosurg Psychiatry 1997;62(6):655-658.

Kim SH, Chang KH, Song IC, et al. Brain abscess and brain tumor: discrimination with in vivo H-1 MR spectroscopy. Radiology 1997;204(1):239-245.

Kim TS, Kim IO, Kim WS, et al. MR of childhood metachromatic leukodystrophy. AJNR Am J Neuroradiol 1997;18(4):733-738.

Kraegeloh-Mann I, Grodd W, Schoening M, et al. Proton spectroscopy in five patients with Leigh's disease and mitochondrial enzyme deficiency. Dev Med Child Neurol 1993;35:769-776.

Kreis R, Ross BD, Farrow NA, et al. Metabolic disorders of the brain in chronic hepatic encephalopathy detected with H-1 MR spectroscopy. Radiology 1992;182:19-27.

Kreis R, Ernst T, Ross BD. Develpoment of the human brain: in vivo quantification of metabolite and water content with proton magnetic resonance spectroscopy. Magn Reson Med 1993;30:424-437.

Kruse B, Hanefeld F, Christen HJ, et al. Alterations of brain metabolites in metachromatic leukodystrophy as detected by localized proton magnetic resonance spectroscopy in vivo. J Neurol 1993;24:68-74.

Lai PH, Ho JT, Chen WL, et al. Brain abscess and necrotic brain tumor: discrimination with proton MR spectroscopy and diffusion-weighted imaging. Am J Neuroradiol 2002;23(8):1369-1377.

Leclerc X, Huisman TAGM, Sorensen AG. The potential of proton magnetic resonance spectroscopy (1H-MRS) in the diagnosis and management of patients with brain tumors. Current Opinion in Oncology 2002;14:292-298.

Lim MK, Suh CH, Kim HJ, et al. Systemic lupus erythematosus: brain MR imaging and single-voxel hydrogen 1 MR spectroscopy. Radiology 2000;217(1):43-49.

Monsein LH, Mathews VP, Barker PB, et al. Irreversible regional ischemia: serial MR imaging and proton MR psectroscopy in non-human primate model. AJNR Am J Neuroradiol 1993;14:963-970.

Moseley ME, Cohen Y, Mintorovitch J, et al. Early detection of regional ischemia in cats: comparison of diffusion and T2 weighted MRI and spectroscopy. Magn Reson Med 1990;14:330-346.

Nagamoto Y, Wick M, Prielmeier F, et al. Dynamicmonitoring of cerebral metabolites during and after transient global ischemia in rats by quantitative proton MR spectroscopy in vivo. NMR Biomed 1995;8:265-270.

Ng TC, Comair YG, Xue M, et al. Temporal lobe epilepsy: presurgical localization with proton chemical shift imaging. Radiology 1994;193;465-472.

Oz G, Tkác I, Charnas LR, et al. Assessment of adrenoleukodystrophy lesions by high field MRS in non-sedated pediatric patients. Neurology 2005;64(3):434-441.

Park SW, Chang KH, Kim HD, et al. Lateralizing ability of single-voxel proton mr spectroscopy in hippocampal sclerosis: comparison with mr imaging and positron emission tomography. AJNR Am J Neuroradiol 2001;22(4):625-631.

Penrice J, Cady EB, Lorek A, et al. Proton magnetic resonance spectroscopy of the brain in normal preterm and term infants, and early changes after perinatal hypoxia-ischemia. Pediatr Res 1996 Jul;40(1):6-14.

Pouwels PJ, Frahm J. Regional metabolite concentrations in human brain as determined by quantitative localized proton MRS. Magn Reson Med 1998;39:53-60.

Pouwels PJ, Kruse B, Korenke GC, Mao X, et al. Quantitative proton magnetic resonance spectroscopy of childhood adrenoleukodystrophy. Neuropediatrics 1998;29:254-264.

Rajanayagam V, Grad J, Krivit W, et al. proton MR spectroscopy of childhood adrenoleukodystrophy. AJNR Am J Neuroradiol 1996;17:1013-1024.

Rock JP, Hearshen D, Scarpace L, et al. Correlations between magnetic resonance spectroscopy and image-guided histopathology, with special attention to radiation necrosis. Neurosurgery 2002;51(4):912-919.

Rogotti P, Jonung T, Peters JC, et al. Methionine sulfoximine prevents the accumulation of large neutral amino acids in brain of portocaval-shunted rats. J Neurochem 1985;44:929-933.

Ross BD, Jacobson S, Villamil F, et al. Subclinical hepatic encephalopathy: proton MR spectroscopic abnormalities. Radiology 1994;193:457-463.

Sager TN, Laursen H, Hansen AJ. Changes in N-acetylaspartate content during focal and global brain ischemia of the rat. J Cereb Blood Flow Metab 1995;15:693-646.

Seppi K, Schocke MF, Wenning GK, et al. How to diagnose MSA early: the role of magnetic resonance imaging. J Neural Transm 2005;112(12):1625-1634.

Stadlbauer A, Gruber S, Nimsky C, et al. Preoperative grading of gliomas by using metabolite quantification with high-spatial-resolution proton MR spectroscopic imaging. Radiology 2006;238(3):958-969.

Takahashi S, Oki J, Miyamoto A, et al. proton magnetic resonance spectroscopy to study the metabolic changes in the brain of a patient with Leigh syndrome. Brain Dev 1999;21:200-204.

Takanashi J, Sugita K, Ishii M, et al. Longitudinal MR imaging and proton MR spectroscopy in herpes simplex encephalitis. J Neurol Sci 1997;149(1):99-102.

Tourbah A, Stievenart JL, Iba-Zizen MT, et al. Localized proton magnetic resonance spectroscopy in patients with adult adrenoleukodystrophy. Increase of choline compounds in normal appearing white matter. Arch Neurol 1997;54:586-592.

von Economo CV, Koskinas GN. Übersichtstabellen der wichtigsten areae. In: Die Cytoarchitektonik der Hirnrinde des erwachsenen Menschen. Berlin: Verlag von Julius Springer. 1925;794-801.

Watanabe H, Fukatsu H, Katsuno M, et al. Multiple regional 1H-MR spectroscopy in multiple system atrophy: NAA/Cr reduction in pontine base as a valuable diagnostic marker. J Neurol Neurosurg Psychiatry 2004;75(1):103-109.

Wilichowski E, Pouwels PJ, Frahm J. Quantitative proton magnetic resonance spectroscopy of cerebral metabolic disturbances in patients with MELAS. Neuropediatrics 1999;30:256-263.

Wilken B, Dechent P, Brockmann K, et al. Quantitative proton magnetic resonance spectroscopy of children with adrenoleukodystrophy before and after hematopoietic stem cell transplantation. Neuropediatrics 2003;34(5):237-246.

제17장

자기공명 조영제

장용민, 김명진, 최득린

영상의학과에서 사용하는 X-ray 조영제와 자기공명영상 조영제의 가장 큰 차이점은 X-ray 조영제는 조영제 자체가 영상의 대조도를 변화시키는 데 직접 관여하는 반면 자기공명영상 조영제는 인체 내 물 분자의 자기이완시간을 변화시킴으로써 대조도를 변화시키는 간접적인 역할을 한다는 점이다. 즉, X-ray 조영제는 X-ray 광자를 직접적으로 산란 혹은 흡수함으로써 조영 효과를 가져오는 반면 자기공명영상 조영제는 조직의 국소 자기장을 교란시켜 조직의 T1, T2 이완시간을 변화시키는 방법으로 간접적으로 작용한다는 점에서 차이가 있다. 따라서 자기공명영상 조영제의 물리적 원리를 이해하기 위해서는 자기공명영상 조영제가 어떻게 물 분자의 T1, T2 값을 변화시키는지를 이해하는 것이 중요하다. 현재 자기공명영상 조영제는 크게 상자성*paramagnetic* 조영제와 초상자성*superparamagnetic* 조영제로 나눌 수 있는데 가돌리늄과 같은 상자성 물질을 이용하는 상자성 조영제는 인체 내 물 분자의 T1 조영 효과가 우세하고, 산화철 나노입자를 이용하는 초상자성 조영제는 인체 내 물 분자의 T2 조영 효과가 우세하여, T2 조영제로 많이 사용되고 있다. 이 장에서는 자기공명영상 조영제의 물리적 기본원리, 임상응용 그리고 최근의 개발 동향에 대해 살펴보고자 한다.

I 자기공명영상 조영제의 기본원리

조직 내 물 분자의 T1 또는 T2를 변화시킬 수 있는 물질로는 가돌리늄(Gd^{3+}), 망간(Mn^{2+}) 같은 상자성 물질과 작은 마그네타이트*magnetite*(Fe_3O_4) 입자와 같은 초상자성 물질이 있다. 상자성 물질은 주로 T1 조영제로, 작은 초상자성 물질은 T2 조영제로 사용되며 그 작용기전에는 아래와 같은 차이가 있다.

1. 상자성 조영제의 기전

상자성 조영제는 인체 내 물 분자의 T1과 T2를 모두 짧게 하는 성질이 있는데 상자성 조영제에 의한 T1과 T2의 감소는 흔히 이완율*relaxation rate*로 표시하며 T1, T2 이완율은 아래와 같이 표시한다.

$$1/T1(\text{observed}) = 1/T1(\text{intrinsic}) + 1/T1(\text{paramagnetic})$$
$$1/T2(\text{observed}) = 1/T2(\text{intrinsic}) + 1/T2(\text{paramagnetic})$$

여기서 T1(intrinsic)은 조영제를 사용하기 전 조직의 고유한 T1이고 T1(paramagnetic)은 상자성 조영제에 의한 T1 기여도이며, T1(observed)은 실제로 얻게 되는 T1값이다. 상자성 조영제에 의한 T2의 변화도 이와 유사하게 표현된다. 이상의 결과에서 알 수 있는 사실은 상자성 조영제는 T1 그리고 T2 조영제로 모두 사용이 가능하다는 점이다. 그러나 자기공명 관류영상과 같은 특수한 경우를 제외하고는 일반 검사에서 상자성 조영제는 주로 T1 조영제로 사용된다.

상자성 조영제의 T1 조영제로서의 역할을 평가할 때 고려해야 할 주요사항으로는 T1(paramagnetic)은 다시 내구*inner sphere* 기여도와 외구*out sphere* 기여도로 나눌 수 있다는 점이다(그림 17-1).

$$1/T1(\text{paramagnetic}) = 1/T1(\text{inner sphere}) + 1/T1(\text{out sphere})$$

현재 시판되는 상자성 조영제들에서는 모두 내구 기여도가 전체 조영증강의 70% 이상을 차지하고 있는데 이는 어떻게 상자성 조영제가 조직의 T1을 짧게 만드는지를 이해하는 데 가장 중요한 기전이다. 상자성 조영제의 내구 기여도는 다음과 같은 기전으로 발생한다. 가돌리늄(Gd)은 8개(또는 9개)의 결합장소*binding site*를 가지는데 가돌리늄이 DTPA(diethylenetriamine-pentaacetic acid)와 착화*chelation*하는 경우 1개의 결합장소만이 남게 되고 여기에 물 분자가 결합하게 되는데 이렇게 물 분자와 결합할 수 있는 장소를 수화*hydration* 장소라 한다(그림 17-2). 내구 기여도는 이 수화장소에 결합된 bound water와 bulk water 사이의 화학적 교환*chemical exchange*에 의해 효과적으로 자기이완증강*relaxation enhancement*을 일으키게 된다. 즉, bound water는 매우 짧은 T1값을 가지고 bulk water는 매우 긴 T1값을 가지지만 둘 사이에 초당 백만 번 정도 화학적 교환이 일어나므로 자기공명 측정 동안에는 둘 사이의 평균적인 T1값을 측정하게 되어 결과적으로 bulk water의 T1보다 짧은 T1값을 나타내는 자기이완증강이 일어나게 된다. 효율적인 T1 조영제가 되기 위해서는 이 외에도 다른 물리적인 파라미터*parameter*들이 관여하게 되는데 중요 파라미터들로는 상자성 조영제의 유체 내에서의 회전속도*rotation correlation time*, 가돌리늄의 짝 짓지 못한 전자의 T1 이완시간*electronic T1 relaxation time* 등이다. 상자성 조영제의 회전속도는 bulk water가 수화장소에 얼마나 효과적으로 도달할 수 있는지 여부에 영향을 미치고 전자의 T1 이완시간은 bound water의 T1에 영향을 미치므로 결과적으로 전체 자기이완증강에 영향을 미친다. 한편 외구 기여도는 화학적 교환이 아니라 물 분자가 확산에 의해 상자성 조영제 근처를 지나갈 때 상자성 조영제의 7

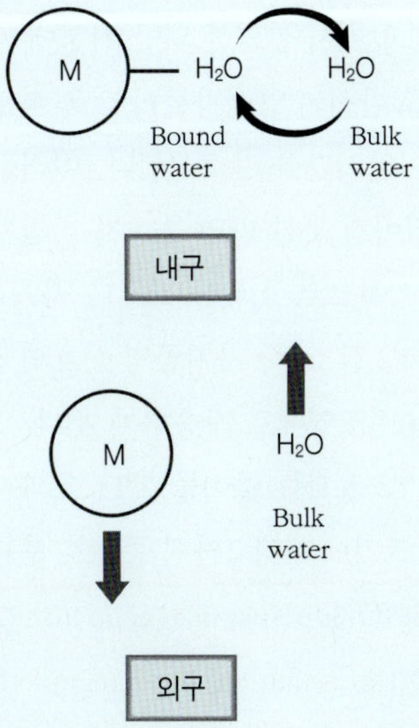

그림 17-1
상자성 조영제의 작용기전

그림 17-2
Gd-HP-DO3A의 화학구조 및 물 분자의 결합 위치

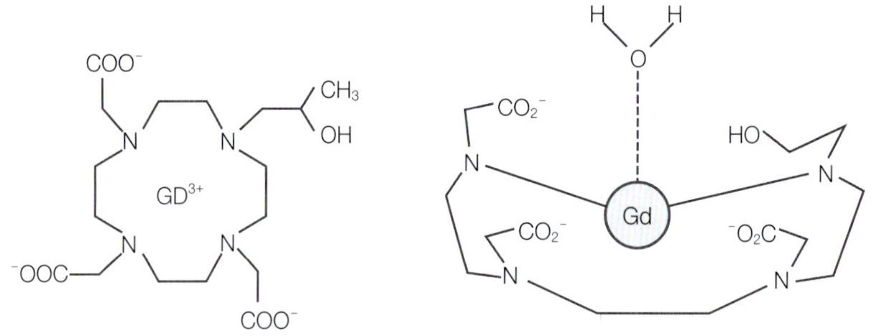

개의 짝 짓지 못한 전자가 만들어내는 강력한 자기장(전자의 자기모멘트는 양성자의 700배)에 영향을 받아 자기이완증강이 발생하는 경우로, 내구 기여도에 비해서는 그렇게 효과적이지 못하지만 물 분자와 결합할 수 있는 수화장소가 없는 금속 결합물*metal chelate*은 전적으로 외구 기여도에 의존한다. 상자성 조영제의 기전에 대한 좀더 상세한 수학적 모델은 뒤에서 설명하기로 한다.

2. 초상자성 조영제

초상자성 물질은 자기적인 성질이 강자성*ferromagnetic*과 상자성*paramagnetic*의 중간적인 성질을 띠는 물질로 상자성 물질에 비해 매우 강력한 자기장을 형성(약 100~700배)하지만 강자성 물질과는 달리 자기 기억*magnetic memory*은 갖지 않는 물질을 일컫는다. 대부분 자연 상태에서 초상자성 상태를 유지하는 물질은 존재하지 않으며 강자성 물질을 나노 스케일의 아주 미세한 입자 형태로 만든 경우 각각의 입자들은 더 이상 강자성이 아닌 초상자성의 성질을 나타내게 된다. 대표적인 예로 마그네타이트(Fe_3O_4)나 페라이트*ferrite*($Fe_2M_xO_4$: M은 금속 양이온)는 덩어리로 존재하는 경우 강자성 물질이지만 입자 크기를 200nm(머리카락 굵기의 1/1000 정도) 정도로 작게 하면 이러한 입자들은 초상자성 물질이 된다. 이러한 초상자성 물질들은 강한 자기성을 띰으로써 T1보다는 T2를 짧게 하는 데 더욱 효과적이다. 즉, 초상자성 입자들은 앞에서 설명한 외구 기전에 따라 물 분자 내 양성자 위치에서의 국소 자기장을 교란시켜 양성자들이 더욱 빠르게 탈위상*dephasing*하게 만들어 결과적으로 T2 이완시간을 감소시킨다. 이러한 외구 기전이 상자성 조영제에서는 그다지 효과적이지 못한 반면 초상자성 입자는 상자성 물질에 비해 훨씬 강력한 자기장을 형성하므로 효과적으로 T2 자기이완증강을 야기한다. 여기서 T2 자기이완증강은 T2 감소, 즉 자기공명 신호의 감소를 의미하므로 모든 T2 조영제는 '음성*negative*' 조영제로 작용하게 된다. 그러나 나노입자의 크기가 50nm 이하로 작아지면 T2 효과는 줄어들고 T1 효과가 증가하게 된다. 따라서 초상자성 조영제는 입자 크기에 따라 2가지 종류로 분류할 수 있는데 입자 크기가 50nm 이상인 경우를 SPIO(Superparamagnetic Iron Oxide), 입자 크기가 50nm 이하인 경우를 USPIO(Ultrasmall Superparamagnetic Iron Oxide)라 부른다. 초상자성 나노입자 조영제를 임상적으로 사용하기 위해서는 초상자성 나노입자를 생체적합성 고분자로 표면코팅을 해주는데 이는 자성입자

간의 엉킴*aggrelation*을 피하면서 높은 분산력을 갖는 콜로이드를 유지하기 위해서이다. 또한 초상자성 나노입자만을 사용하는 경우에는 초상자성 나노입자 표면의 기들과 단백질 등 생체 내 물질 간의 대사반응*metabolic reaction*을 통해 인체 내 대사에 영향을 미칠 수 있기 때문에 이를 최소화하기 위해서도 고분자 물질을 이용한 표면처리가 필요하다. 현재 많이 사용되는 생체고분자 물질로는 덱스트란*dextran* 및 덱스트란 유도체가 있다.

Ⅱ 자기공명 조영제의 종류

자기공명 조영제는 먼저 조영 효과에 따라 '양성 조영제*positive contrast*' 인 T1 조영제와 '음성 조영제*negative contrast*' 인 T2 조영제로 구분할 수 있으며 각각은 다시 물리적, 화학적, 약물동태학적 성질에 따라 좀더 세분된다. 자기공명 조영제의 분류에 앞서서 모든 조영제가 공통적으로 만족해야 하는 성질을 살펴보면 첫째 독성 여부를 꼽을 수 있다. 예를 들어 가돌리늄 원소 자체는 인체 내에서 매우 유독한 독성 물질이므로 이러한 독성을 상쇄하기 위해 DTPA와 같은 리간드*ligand*를 사용하여 착화시킨다. 즉, 가돌리늄 원소의 독성이 이 원소가 생체 내에서 생체분자들과 반응할 수 있는 많은 결합 위치를 가지고 있음에 기인하므로 리간드를 사용하여 반응할 수 있는 결합 위치들을 봉쇄하여 독성을 줄이는 것이다. 둘째로 이렇게 착화된 금속 착화물*metal chelate*은 인체 내에서 화학적 안정성을 유지해야 한다. 여기서 화학적 안정성이란 금속 착화물이 얼마나 오랫동안 분리되지 않고 그 상태를 유지하느냐 여부이다. 즉, 만약 Gd-DTPA가 인체 밖으로 배설되기 전 가돌리늄과 DTPA로 분리된다면 이는 치명적인 결과를 유발할 것이다. 이러한 화학적 안정성 여부는 흔히 열역학적인 개념인 안정 상수*stability constant*로 표현된다. 마지막으로 금속 착화물의 제거율*clearance*과 인체 외로 배출되는 배출률*excretion*을 들 수 있다. 현재 시판되는 상자성 T1 조영제들은 혈관 내*intravascular* 공간에서 급속히 제거되어(반감기는 약 100분) 신장을 통해 체외로 배출된다. 이러한 제거율의 속도에 영향을 미치는 인자로는 조영제의 전하*charge*와 친지질성*lipophilicity* 등이 있다. 자기공명 조영제를 분류해보면 다음과 같다.

1. T1, T2 조영제

일반적으로 상자성 물질은 T1 조영제로, 초상자성 물질은 T2 조영제로 사용된다.

① T1 조영제 : 상자성 물질인 가돌리늄 또는 망간을 사용한 조영제가 시판 중이다〔예 : Gd-DTPA(Magnevist®), Gd-DTPA-BMA(Omniscan®), Gd-DOTA(Dotarem®), Gd-HP-DO3A(ProHance®), Gd-EOB-DTPA(Primovist®), MnDPDP(Teslascan®)〕.

그림 17-3
리간드 구조에 따른 자기공명 조영제의 종류

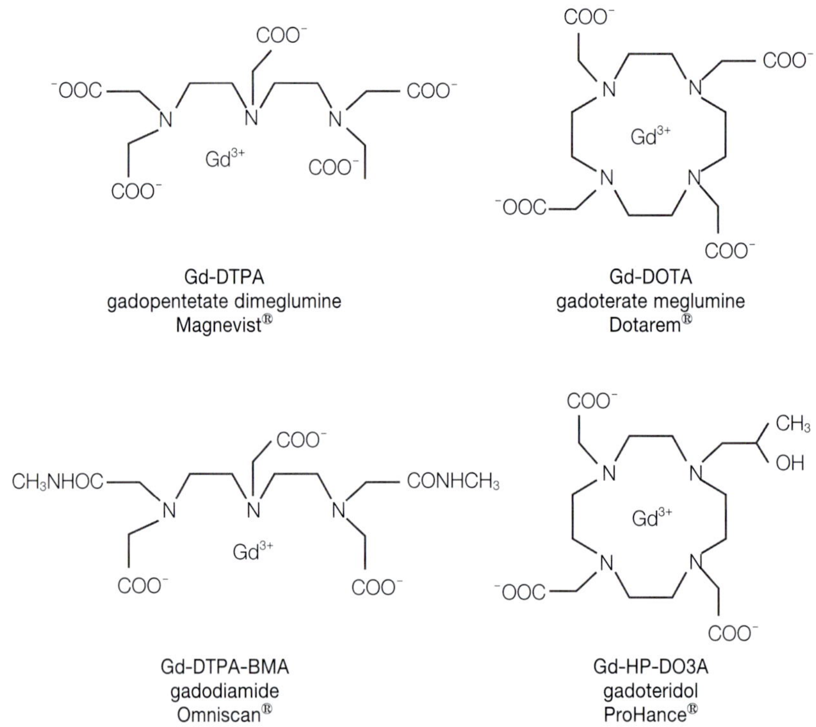

② T2 조영제 : 초상자성 물질인 마그네타이트를 사용한 Feridex®와 Resovist® 라는 상품명의 SPIO 조영제가 시판 중이다. 이 둘의 차이점은 Feridex®는 slow infusion용으로, Resovist®는 bolus injection용으로 사용된다는 점과 화학적으로는 산화철을 싸고 있는 생고분자가 Feridex®는 덱스트란*dextran*, Resovist®는 카복시-덱스트란*carboxy-dextran*으로 서로 다르다는 점이다.

2. 착화물의 화학적 구조에 따른 분류

리간드의 구조는 Gd-DTPA와 같은 선형*linear* 구조와 Gd-DOTA와 같은 환상형*cyclic* 구조로 나눌 수 있다. 일반적으로 환상형 구조물이 화학적으로 더 안정한 것으로 알려져 있으나 임상적으로 사용하는 농도에서는 둘 사이에 큰 차이가 없다(그림 17-3).

① 비환상형*acyclic* 조영제 : Gd-DTPA, Gd-DTPA-BMA

② 환상형*cyclic* 조영제 : Gd-DOTA, Gd-HP-DO3A

3. 착화물의 전기적 성질에 따른 분류

일반적으로 비이온성*non-ionic* 조영제가 전하를 가지고 있지 않기 때문에 삼투압*osmotic pressure*이 낮아 정맥 주사 시 혈장의 삼투성 균형*osmotic balance*에 영향을 적게 주어 유리하다. 일례로 이온성 조영제인 Gd-DTPA의 오스몰 농도*osmolarity*는 약 2000mOsm/kg인 반면 비이온성 조영제인 Gd-DTPA-BMA는 790mOsm/kg이다.

① 이온성*ionic* 조영제 : Gd-DTPA, Gd-DOTA

② 비이온성*non-ionic* 조영제 : Gd-DTPA-BMA, Gd-HP-DO3A

4. 친지질성에 따른 분류

지질성이 높아지면 세포막에 대한 접근성 및 결합력이 증가한다. 따라서 정맥 주사 후 혈액 내 알부민 등과의 결합성을 나타내며 간실질 세포*hepatocyte* 내로 흡수*uptake*되는 성질을 가지고 있어 Primovist®와 MultiHance®는 간 특이성을 나타내게 된다. 그러나 Primovist®와 MultiHance®는 서로 지질성에 차이가 있기 때문에 간 조영증강 시 차이를 나타낸다.

① 비 친지질성 조영제 : Gd-DTPA, Gd-DOTA, Gd-DTPA-BMA, Gd-HP-DO3A

② 친지질성 조영제 : Gd-EOB-DTPA(Primovist®), Gd-BOPTA(MultiHance®)

Ⅲ 자기공명 조영제의 생물학적 요소

1. 약력학적 특성

조영제의 약동, 약력학적 특성은 조영증강 정도 및 역동적*dynamic* 영상촬영 시 효율 등과 밀접한 관계가 있다. 조직 특이성이 없는 일반 상자성 조영제의 약동학적 특성은 약 0.2~0.3L/kg의 체내분포 체적을 가지며 이는 인체의 세포외액 *extracellular fluid; ECF*의 체적과 유사하다. 한편 친지질성 조영제들은 알부민 등과의 결합성 때문에 약력학적 특성이 세포외액 조영제와는 다르다.

2. 청소율과 배출

상자성 조영제는 인체 내에 존재하는 물질이 아니므로 영상촬영 후에는 가급적 체외로 전량 배출시키는 것이 바람직하다. 조영제가 체외로 배출되는 경로는 조직 특이성 및 조영제의 분자량과 밀접한 관계가 있다. 비특이성 세포외액 조영제는 분자량이 작아 대부분 신장을 통해 체외로 배출된다. 간담도계 특이성 상자성 조영제의 일부는 신장을 통해 배출되고 일부는 간담도계를 통해 배출된다. 한편 초상자성 산화철 입자는 신장의 사구체가 필터링할 수 있는 최대 크기가 약 40kDa로 알려져 있어 신장을 통한 체외 배설경로를 따르지 않고 대신 간의

표 17-1
상자성 자기공명 조영제의 약동, 약력학적 특성과 체외 제거율

조영제	체내분포 체적 (L/kg)	분포반감기(t1/2) (min)	제거반감기(t1/2) (min)	신장 제거율 (mL/min/kg)	혈장 제거율 (mL/min/kg)
GdDTPA	0.27	7.2	94.8	1.76	1.94
GdDOTA	0.17	7.2	91.2	-	1.31
GdDTPA-BMA	0.19	3.7	77.8	1.70	1.78
GdHP-DO3A	0.20	12.0	94.2	1.41	1.50

쿠퍼세포*kuffer cell*나 림프절 등 탐식세포에 포획되어 세포 내의 철 대사*iron metabolism* 과정을 거쳐 배출되는 것으로 알려져 있다(〈표 17-1〉).

3. 독성

일반적으로 독성*toxicity*을 일으킬 수 있는 잠재적인 원인은 크게 몇 가지로 나누어 고려할 수 있다.

① 화학 독성*chemotoxicity* : 조영제 자체의 화학적 구조에 의해 인체기능의 이상을 유발할 수 있는 요소를 말한다. 이러한 화학 독성 때문에 혈소판 응집력 저해, 적혈구 붕괴, 효소작용 저해 등이 일어날 수 있다. 상자성 조영제는 중금속인 가돌리늄을 화학적 리간드로 착화시킨 화합물이다. 따라서 상자성 조영제도 화학 독성에 민감할 수 있다. 특히 상자성 조영제는 인체 내에서 가돌리늄과 리간드가 해리*dissociation*되면 자유 가돌리늄은 인체에 매우 유해한 중금속이고 가돌리늄이 떨어져 나간 리간드는 아연(Zn), 철(Fe), 칼슘(Ca) 같은 인체 내 2가 혹은 3가 원소와 결합함으로써 이러한 원소들과 연관된 인체 대사과정에 영향을 미칠 수 있다.

② 오스몰 농도와 점성도*viscosity* : 조영제 정맥주사에 따른 혈장 오스몰 농도(약 290mOsm/kg)의 급격한 변화는 고삼투성 쇼크*hyperosmotic shock*를 일으켜서 결과적으로 고칼륨혈증*hyperkalemia*, 신장기능 상실*kidney failure* 등을 유발할 수 있다. 한편 조영제의 점성도는 주사 시 환자가 느끼는 불편함과 밀접한 관계가 있고 점성도에 따라 조영제 주입률*injection rate*에 차이를 가져온다.

③ 과민알레르기성 반응*anaphylactic reaction* : 발생빈도는 매우 낮지만 조영제와 관련된 과민알레르기성 반응으로는 가벼운 홍조*flushing*, 홍반*erythema*, 두드러기*urticaria* 등이 있다. 조영제와 관련된 또 다른 과민알레르기성 반응으로는 호흡기 또는 심혈관계와 관련된 반응이 있으며 따라서 천식 환자 등에서는 사용 시 주의가 필요하다.

④ 최기성*teratogenicity*과 발암성*carcinogenicity* : 최기성이란 생식능력이나 태아에 미칠 수 있는 독성을 의미하며, 발암성은 암을 유발할 수 있는 가능성을 말한다.

Ⅳ 새로운 개념의 자기공명 조영제

아직까지 임상적으로 이용되고 있지 않지만 향후 임상응용을 위해 많은 연구개발이 이루어지고 있는 새로운 개념의 조영제들은 다음과 같다.

1. 거대분자 상자성 조영제

기존의 상자성 조영제가 분자량 700달톤*dalton* 정도의 작은 분자인 반면 거대분자 조영제*macromolecule contrast*는 분자량 1만 달톤 이상으로 저분자량 조영제와는 생체 내 분포 특성과 자기이완 특성에 차이를 보인다. 저분자량 조영제는 정맥주사 후 혈관을 통과하여 세포외*extracellular* 공간으로 빠져나가는 세포외 조영제이지만 거대분자 조영제는 분자량이 커서 혈관 바깥으로 빠져나가지 못하고 혈관 내에 주로 머물게 된다. 따라서 혈관내*intravascular* 혹은 혈액 풀*blood pool* 조영제로 주로 사용된다. 거대분자 조영제의 또 다른 특징으로는 같은 농도에서 저분자량 조영제에 비해 자기이완율이 매우 높다는 점이다. 앞서 상자성 조영제의 기전에서 설명한 바와 같이 상자성 조영제의 자기이완율은 상자성 조영제의 회전 동력학*rotational dynamics*과 밀접한 관계가 있고 분자량이 큰 조영제일수록 회전속도가 느려서 훨씬 큰 자기이완율을 나타내게 된다. 이러한 거대분자 조영제로는 Gadomer-17(17KDa)과 Vistarem(6.4kDa) 등이 있다.

2. CEST 조영제

화학교환 포화전이*chemical exchange saturation transfer; CEST*란 일종의 자화전이*magnetization transfer; MT* 현상으로, 수소원자핵인 양성자를 예로 들면 서로 다른 화학적 환경에 있는 양성자들(자화전이에서는 단백질과 같은 거대분자에 존재하는 양성자와 자유 물 분자에 있는 양성자) 사이에 화학적인 교환에 의해 결과적으로 자기공명 신호를 만드는 물 분자의 양성자 신호가 변하게 되는 현상이다. 즉, 거대분자에 존재하는 양성자의 자화도*magnetization*를 포화펄스*saturation pulse*를 사용하여 포화시키면 자화도가 소실된 양성자가 화학적 교환에 의해 물 분자의 양성자와 서로 위치를 바꾸게 되고 결과적으로 물 분자의 양성자가 만드는 자기공명 신호가 작아지게 된다. 자화전이영상에서는 인체 내에 존재하는 거대분자와 물 분자 사이의 자화전이를 이용하지만 이러한 자화전이에 의한 자기공명 신호의 소실은 상대적으로 매우 작다. 반면에 CEST 조영제를 물 분자와 화학교환을 하는 물질로 사용하면 매우 큰 자화전이를 일으킬 수 있다. 화학교환 포화전이를 일으키는 조영제를 흔히 PARACEST(Paramagnetic CEST) 조영제라 부르며 란타나이드*lanthanide* 계열의 상자성 원소가 많이 이용된다. PARACEST 조영제와 기존의 가돌리늄 상자성 조영제의 차이점은,

① 가돌리늄 조영제는 양성자의 T1 자기이완시간을 짧게 만들어 자기공명신호가 증가되도록 하는 반면 PARACEST 조영제는 화학교환 포화전이를 통해 자기공명 신호가 감소되도록 만든다.

② PARACEST 조영제 내 양성자는 물 분자 양성자의 공명주파수와 상대적으로 멀리 떨어진 공명주파수를 가져야 하는데 그 이유는 화학교환 포화전이를 일으키기 위해서는 PARACEST 조영제 내 양성자를 포화시킬 필요가 있고 두 양성자의 공명주파수가 가까이 있으면 PARACEST 조영제 내 양성자만을 선택적으로 포화시키기가 어렵기 때문이다. 이러한 조건을 만족하기 위해서는 같은 란타나이드 원소라도 가돌리늄보다는 란타나이드(Ln), 유로피움(Eu) 같은 원소가 더욱 효과적이다.

PARACEST 조영제의 응용 범위로는 먼저 인체 내 pH 센서로 응용할 수 있다.

화학교환 포화전이는 pH에 매우 민감한 것으로 알려져 있고 따라서 pH = 7에서 일어나는 화학교환 포화전이 정도와 pH = 6에서 일어나는 화학교환 포화전이의 정도가 다르기 때문에 결과적으로 PARACEST 조영제를 사용한 화학교환 포화전이영상을 획득함으로써 인체 내 pH를 비침습적으로 알 수 있다. PARACEST 조영제의 또다른 응용으로는 인체 내 국소적인 부위의 온도를 측정할 수 있다는 점이며 최근에는 포도당*glucose*, 젖산염*lactate* 같은 대사물질뿐만 아니라 아연과 같은 원소의 인체 내 분포를 영상화하는 데에도 응용이 가능할 것으로 기대하고 있다.

V 상자성 조영제의 기전

상자성 조영제에 의한 물 분자 자기이완시간의 단축은 아래 식과 같이 표현할 수 있다.

1/T1(paramagnetic) = 1/T1(inner sphere) + 1/T1(out sphere)

여기서 내구 기여도 즉 1/T1(inner sphere)은 다음과 같은 솔로몬-브롬버겐 *Solomon-Bloembergen* 방정식으로 표현할 수 있다.

$$\frac{1}{T_1} = \frac{[M]}{[M_p]} \frac{q}{T_{1M} + \tau_M} \quad \cdots\cdots\cdots\cdots\cdots\cdots \ (1)$$

여기서 $[M]$과 $[M_p]$는 각기 상자성 조영제의 농도와 인체 내 물 분자의 농도를 나타내며 q는 상자성 조영제 표면에 구속된 물 분자의 수 그리고 τ_M은 구속된 물 분자가 평균적으로 머무는 시간(자유 물 분자와의 화학적 교환시간)을 의미한다. 이러한 조영제 표면에 구속된 물 분자의 종축 자기이완시간(T_{1M})은 다시 쌍극자*dipolar* 항과 접촉*contact* 항으로 표현된다(그림 17-4).

$$\frac{1}{T_{1M}}(dipolar) = \frac{2}{15}\left(\frac{\mu_0}{4\pi}\right)^2\left(\frac{\gamma_I g \mu_B}{r^3}\right)^2 S(S+1)\left[\frac{7\tau_C}{1+\omega_S^2\tau_C^2} + \frac{3\tau_C}{1+\omega_I^2\tau_C^2}\right]$$

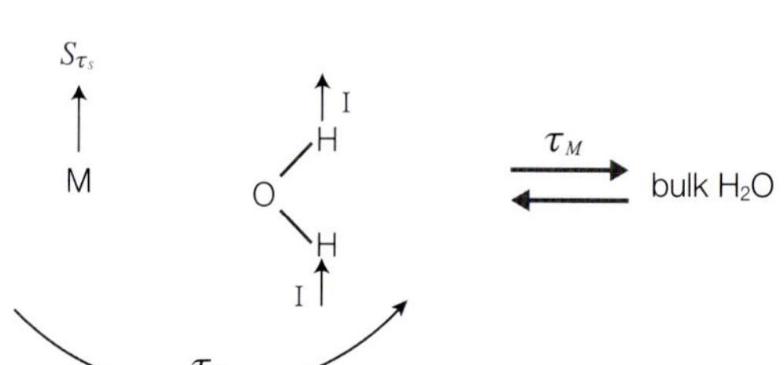

그림 17-4
상자성 금속이온에 의한 물 분자 자기이완 효과

$$\frac{1}{T_{1M}}(contact)=\frac{2}{3}S(S+1)(\frac{A_S}{\hbar})\frac{\tau_e}{1+\omega_S^2\tau_C^2} \quad \cdots\cdots (2)$$

여기서 μ_0는 진공에서의 투자율*permeability*, γ_I는 원자핵의 회전자기비 *gyromagnetic ratio*, g는 전자의 $\overleftrightarrow{g}$−factor값 그리고 μ_B는 보어 마그네톤*bohr magneton*($e\hbar/2m_e=9.2740\times10^{-24}$ J/T)이며 r은 금속이온과 양성자 사이의 거리, S는 금속이온의 전자스핀값이다. ω_S와 ω_I는 각기 전자와 핵의 라모주파수 *Larmor frequency*를 나타내고 A_S는 핵과 전자 간의 초미세 결합*hyperfine coupling* 상수이다. 한편 상관시간*correlation time* τ_C와 τ_e는 아래의 식처럼 주어진다.

$$\frac{1}{\tau_C}=\frac{1}{\tau_R}+\frac{1}{\tau_M}+\frac{1}{\tau_S} \quad \cdots\cdots (3)$$

$$\frac{1}{\tau_e}=\frac{1}{\tau_M}+\frac{1}{\tau_S} \quad \cdots\cdots (4)$$

여기서 τ_R은 상자성 조영제의 회전시간*rotational tumbling time*을, τ_M은 교환시간*exchange time*을, τ_S는 전자 스핀이완시간을 의미한다.

한편 외구 기여도는 상자성 조영제의 회전*rotational*과 병진*translational* 운동을 통한 확산*diffusion*에 의해 발생하게 된다. 회전에 의한 확산은 내구 기여도의 쌍극자 항과 유사하게 주어진다.

$$\frac{1}{T_1}=\frac{2}{15}\gamma_I^2\gamma_S^2\hbar^2\frac{n[S]S(S+1)}{d^6[I]}[3j(\omega_I)+J(\omega_S-\omega_I)+6j(\omega_S+\omega_I)] \quad (5)$$

$$j(\omega)=\frac{\tau_C}{1+\omega^2\tau_C^2} \quad \cdots\cdots (6)$$

$$\frac{1}{\tau_C}+\frac{1}{\tau_R}+\frac{1}{\tau_S} \quad \cdots\cdots (7)$$

여기서 n은 원자핵 스핀 I의 수 그리고 d는 원자핵과 전자 사이의 거리를 나타내며 $[S]$와 $[I]$는 각기 S와 I 스핀의 몰 농도를 의미한다. 외구 기여도의 경우에는 상자성 조영제의 표면에 흡착되는 물 분자가 없고 순수히 상자성체와의 쌍극자–쌍극자 상호작용에 의해 발생하므로 상관시간 τ_C에서 교환시간 τ_M 항은 나타나지 않는다(그림 17-5).

외구 기여도의 또 다른 항인 병진운동 확산에 따른 기여도는 아래와 같이 표현할 수 있다.

$$\frac{1}{T_1}=\frac{32\pi}{450}\gamma_I^2\gamma_S^2\hbar^2\frac{100N_A[M]}{aD}[3j(\omega_I)+7j(\omega_S)]$$

$$j(\omega)=Re\times\frac{1+\frac{1}{4}(i\omega\tau+\frac{\tau}{\tau_S})^{1/2}}{1+(i\omega\tau+\frac{\tau}{\tau_S})^{1/2}+\frac{4}{9}(i\omega\tau+\frac{\tau}{\tau_S})+\frac{1}{9}(i\omega\tau+\frac{\tau}{\tau_S})^{3/2}} \quad \cdots\cdots (8)$$

$$\tau=3\tau_D=\frac{\alpha^2}{D}$$

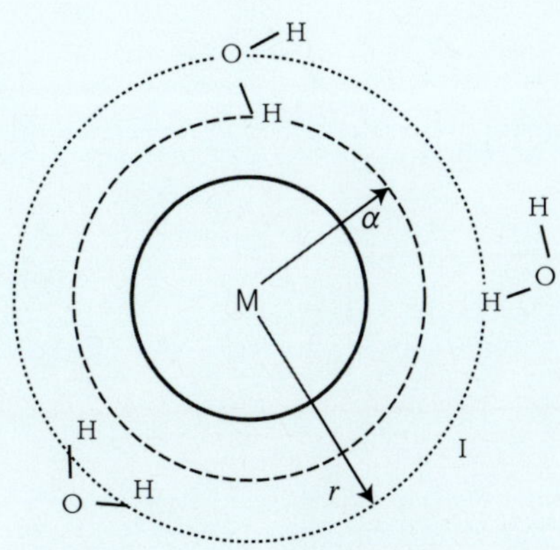

그림 17-5
금속이온(M)의 중심으로부터 물 분자가 가장 근접할 수 있는 거리 α.

여기서 α는 자유 물 분자가 상자성체에 가장 근접할 수 있는 거리를 나타내며 N_A는 아보가드로 수*Avogadro' s number* 그리고 D는 상자성체와 자유 물 분자의 확산계수*diffusion coefficients*의 합이다.

참고문헌

Bloch F, Hansen WW, Packard M. The nuclear induction experiment. Phys Rev 1948;70:474.

Bloembergen N, Purcell EM, Pound RV. Relaxation effects in nuclear magnetic resonance absorption. Phys Rev 1948;73:679.

Bloembergen N. Proton relaxation times in paramagnetic solutions. J Chem Phys 1957;27:572.

Burton DR, Forsen S, Karlstrom G, et al. Proton relaxation enhancement (PRE) in biochemistry: a critical survey. Prog NMR Spectrosc 1979;13:1.

Caravan P, Ellison JJ, McMuryy TJ, et al. Gadolinium(III) chelates as MRI contrast agents: Structure, dynamis, and applications. Chem Rev 1999;99:2293-2352.

Dwek RA. Nuclear Magnetic Resonance (NMR) in Biochemistry. Oxford: Oxford University Press, 1973.

Eisinger J, Shulman RG, Blumberg WE. Relaxation enhancement by paramagnetic iron binding in deoxyribonucleic acid solutions. Nature 1961;192:963.

Kubo R, Tomita K. Paramagnetic relaxation. J Phys Soc Jpn 1954;9:888.

Lauffer RB. Paramagnetic metal complexes as water proton relaxation agents for NMR imaging: Theory and design. Chem Rev 1987;87:901-927.

Solomon I. Relaxation processes in a system of two spins. Phys Rev 1955;99:559.

제18장

병렬영상 기법

안창범, 최우석

1973년 로터버*Paul C. Lauterbur*가 최초로 자기공명영상을 얻은 이래, 자기공명영상 분야는 구조적인 영상에서 생체 내 분광법*in-vivo spectroscopy*, 기능적인 영상에 이르기까지 괄목할 만한 발전을 이루어왔다. 자기공명영상의 발전은 해상도 증가, 신호대잡음비 향상, 측정시간 단축, 구조 및 기능 진단을 위한 다양한 영상 파라미터 개발 등에 연구의 초점이 모아졌다. 병렬영상 기법은 일반적인 자기공명영상에서 경사자기장에 의한 공간부호화 외에 다수의 고주파 어레이 코일*RF array coil*의 공간적 감도*sensitivity*가 서로 다른 점을 부호화에 활용하여 최대 사용된 어레이 코일 개수만큼 영상측정시간을 줄일 수 있는 방법이다. 병렬영상을 위해서는 각각의 어레이 코일에 독립적인 측정채널이 제공되어야 한다. 병렬영상의 신호대잡음비는 대략 단축된 시간비의 제곱근 정도로 줄어드는데 신호대잡음비가 충분히 높은 고자기장에서의 영상이나 고속영상, 심장이나 호흡에 따른 운동인공물이 심각한 영상 등에서 측정시간을 줄이는 목적으로 사용되고 있다.

I k-공간과 샘플링

자기공명영상은 자기장에 놓여 있는 스핀은 기본적으로 스핀이 위치한 곳의 자기장에 비례하는 주파수로 세차운동을 한다는 라모 방정식에 기초를 두고 있다. 크기가 L(영상역역*field-of-view; FOV*)인 물체가 경사자기장의 크기가 G인 자기장에 놓여 있을 때 발생하는 신호의 대역폭은 식 (1)과 같다.

$$F = \frac{\gamma GL}{2\pi} \quad \cdots\cdots (1)$$

여기에서 γ는 회전자화율*gyromagnetic ratio*로, 수소원자는 $\gamma/2\pi$ = 42.576 MHz/T의 값을 갖는다. 이 신호를 손실 없이 디지털 신호로 표본화*sampling*하기

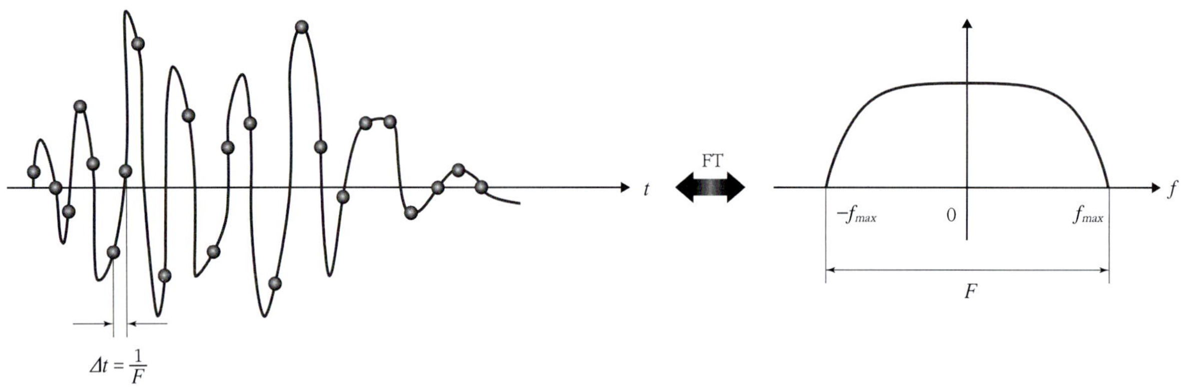

그림 18-1
1차원 신호에서 나이퀴스트 표본화 조건

위한 표본화 간격은 나이퀴스트*Nyquist* 표본화 조건〔신호의 최대주파수(f_{max})의 2배로 표본화 : 그림 18-1 참조〕에 따라 주파수대역의 역수로 주어진다. 즉,

$$\Delta t = \frac{1}{2f_{\max}} = \frac{1}{F} = \frac{2\pi}{\gamma GL} \quad \cdots\cdots (2)$$

또는

$$L = \frac{2\pi}{\gamma G \Delta t} \quad \cdots\cdots (3)$$

표본 개수를 N, 영상에서의 표본 간격(화소 크기, 또는 해상도)을 Δr 이라 하면

$$L = FOV = N \cdot \Delta r \quad \cdots\cdots (4)$$

식 (3)과 식 (4)로부터

$$\Delta r = \frac{L}{N} = \frac{2\pi}{N\gamma G \Delta t} \quad \cdots\cdots (5)$$

시간상에서 신호 크기의 주기적인 변화를 시간주파수라고 하듯이 공간상에서 영상의 그레이 레벨의 변화를 공간주파수(k)라고 정의하면 영상과 공간주파수 간의 나이퀴스트 표본화 조건에 따라

$$\Delta r = \frac{1}{K} = \frac{1}{N\Delta k} \quad \cdots\cdots (6)$$

또는

$$\Delta k = \frac{1}{N\Delta r} = \frac{1}{FOV} \quad \cdots\cdots (7)$$

여기에서 K는 최대공간주파수의 대역폭(=최대공간주파수의 2배), Δk는 k-공간에서의 표본화 간격이다. 식 (5)와 식 (6)에서

그림 18-2
자기공명영상에서 k-공간에서의 표본화 간격과 영상영역, k-공간에서의 측정 대역(K)과 해상도(화소 크기) 간의 관계

A: k-공간에서의 좁은 측정 구간(대역)에 따른 낮은 해상도. B: k-공간에서의 넓은 측정 구간에 따른 높은 해상도.

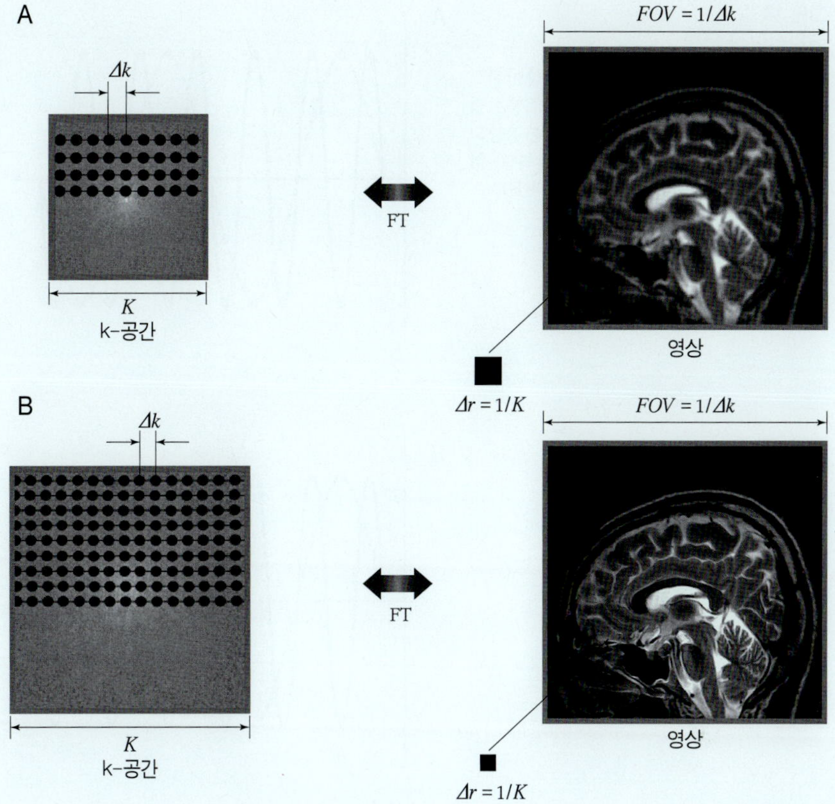

$$\Delta k = \frac{\gamma G \Delta t}{2\pi} \quad \cdots\cdots (8)$$

식 (7)로부터 동일한 영상영역*FOV*을 갖는 영상에서는 해상도와 무관하게 k-공간에서의 표본화 간격 Δk는 동일하여야 함을 알 수 있다. 따라서 동일한 영상영역에서 고해상도 영상을 얻기 위해서는 식 (6)의 Δr이 작아져야 하고, 이를 위해서는 k-공간의 측정 대역 K가 커져야 하며, 동일한 Δk로 K를 크게 하기 위해서는 N이 커져야 한다. 이들 간의 관계를 그림 18-2에 나타내었다.

표본화 간격이 식 (7)을 만족하지 않을 경우, 부등호의 방향에 따라 과표본추출*oversampling* 또는 과소표본추출*undersampling*이 발생한다. 즉,

$$\begin{aligned} \Delta k &< \frac{1}{FOV'} \quad \text{과표본추출} \\ \Delta k &> \frac{1}{FOV'} \quad \text{과소표본추출} \end{aligned} \quad \cdots\cdots (9)$$

이 중 과표본추출은 표본화 개수가 증가하는(측정시간이 증가하는) 것을 제외하면 문제가 되지 않으나, 과소표본추출은 신호의 변하는 정도에 비하여 표본화 간격이 너무 커서 아날로그 신호를 디지털 신호로 적절히 표현하지 못하는 문제점이 발생한다. 이 경우 그림 18-3처럼 고주파 신호를 저주파 신호로 해석하는 오류가 발생한다. 이러한 오류는 아날로그 신호를 표본화하는 과정에서 종종 발생하는 오류로 에일리어싱 오류*aliasing error* 또는 주름겹침 오류*fold over error*라

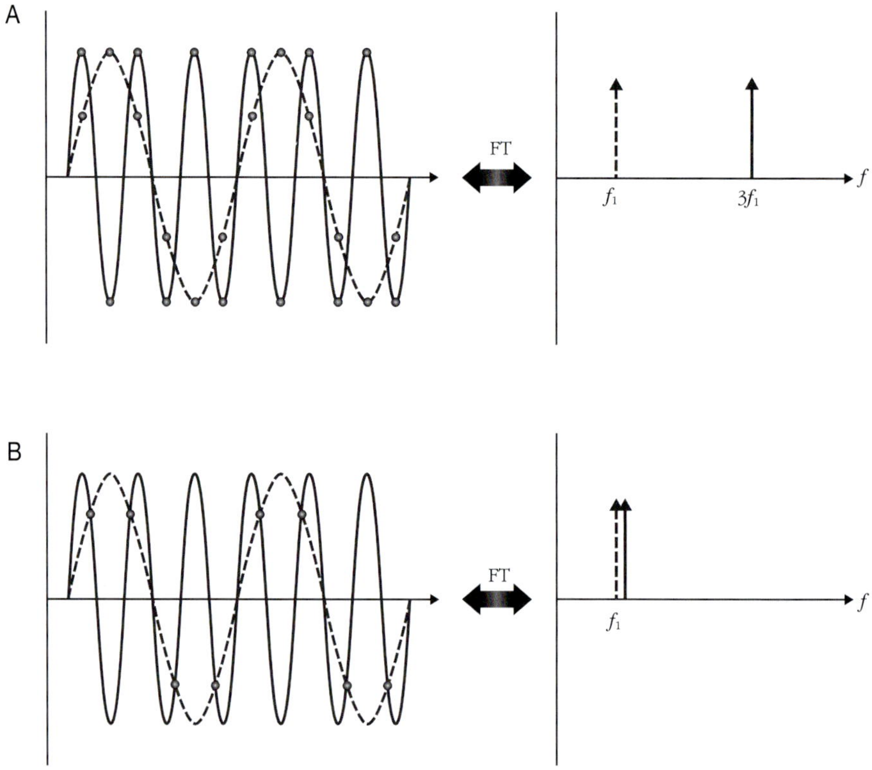

그림 18-3
에일리어싱 오류
f_1과 $3f_1$의 주파수를 가진 신호를 나이퀴스트 표본화 하였을때는 f_1과 $3f_1$의 스펙트럼으로 구분할 수 있으나(A), 과소표본추출되었을 때는 f_1과 $3f_1$의 신호를 구분할 수가 없어 스펙트럼은 모두 f_1으로 나타난다(B).

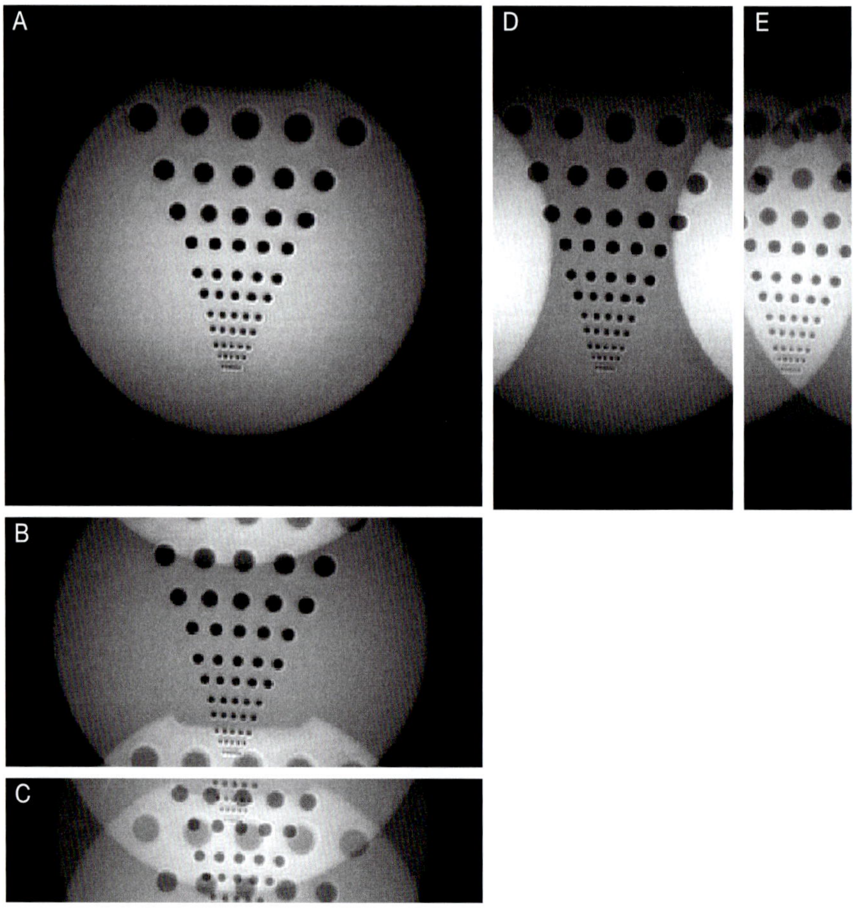

그림 18-4
2차원 영상에서 에일리어싱 오류
A: 원영상. B, C: 데이터 판독 방향의 에일리어싱. 1/2 과소표본추출(B), 1/4 과소표본추출(C). D, E: 위상부호화 방향의 에일리어싱. 1/2 과소표본추출(D), 1/4 과소표본추출(E).

고 부른다.

2차원 영상에서 에일리어싱 오류의 예를 그림 18-4에 나타내었다. 그림 18-4B, C는 데이터 판독*readout* 방향으로, 18-4D, E는 위상부호화*phase encoding* 방향으로의 에일리어싱 오류를 나타낸다. 여기에서 판독 방향 및 위상부호화 방향은 데이터 측정 시 가해지는 경사자기장 방향과 위상을 변화시키기 위하여 데이터 측정 이전에 높이를 변화시키는 경사자기장 방향을 나타낸다. 일부 측정 시스템에서는 하드웨어 저역통과 여과기*low pass filter*의 대역폭이 자동으로 표본구간*sampling interval*의 역수로 적용되어 판독 방향으로는 에일리어싱이 일어나지 않고, 바깥영역의 영상이 차단되는 경우도 있다.

Ⅱ 코일 감도와 직각좌표 표본추출 병렬영상 원리

자기공명영상에서 일반적으로 고주파 코일의 역할은 고주파 에너지를 가하여 스핀을 여기하거나, 여기된 스핀(경사자기장에 의하여 인코딩된 위상을 포함)을 측정하는 일이다. 초기에는 코일 내부에 균일한 고주파 자기장을 만들기 위하여 말 안장*saddle* 모양의 코일이 주로 사용되었으나, 자기장이 높아짐에 따라(파장이 줄어듦에 따라) 새장*bird cage* 모양의 코일이 널리 사용되고 있다. 만들어지는 고주파 자기장의 균일도는 떨어지지만 코일과 인접한 부근에서 감도가 높은 표면코일*surface coil*도 널리 사용되고 있다.

어레이 코일은 여러 개의 표면 코일을 결합한 것으로 각각의 코일은 신호대잡음비가 높으며 또한 개별적인 측정채널을 가지고 있어서 독립적으로 신호 측정이 가능하다. 따라서 M개의 고주파 코일로 구성된 어레이 코일(M-채널 어레이 코일)로 영상을 얻을 경우 일반적인 두부*head*나 동체*body* 코일을 사용하는 경우에 비하여 동일한 측정시간에 M배 많은 데이터를 측정할 수 있다. 이렇게 얻은 데이터는 용도에 따라 다양하게 사용된다. 예를 들면 척추 어레이 코일로 척추처럼 긴 장기의 영상을 얻을 때에는 각 채널별로 얻은 영상(N×N)을 붙여서 N×(N＊M)의 긴 영상을 얻을 수 있고, 두부 어레이 코일에서는 긴 영상을 얻기보다는 이들 영상을 합쳐서 신호대잡음비가 높은 영상(N×N)을 얻을 수 있다. 병렬영상은 측정시간(위상부호화 수)을 최대 M배 줄여서 영상을 재구성하는 방법이다. 이 경우 각 채널에서 얻는 데이터는 M배 줄지만(N×N/M), 이러한 데이터가 M개 있기 때문에 전체적으로는 N×N의 데이터를 얻어서 적절한 재구성 방법을 사용하면 완전한 영상(N×N)을 재구성할 수 있다. 수학적인 관점에서 재구성 방법은 결국 N×N의 데이터에서 N×N의 영상을 얻는 일종의 연립방정식을 푸는 과정으로 이해할 수 있다. 이러한 재구성을 위해서는 각각의 코일에서 얻은 데이터가 서로 독립적이어야 하는데, 이것은 곧 고주파 코일의 감도가 서로 달라야 함을 의미한다. 위치에 따라 각각의 고주파 코일의 감도가 서로 다른 점은 병

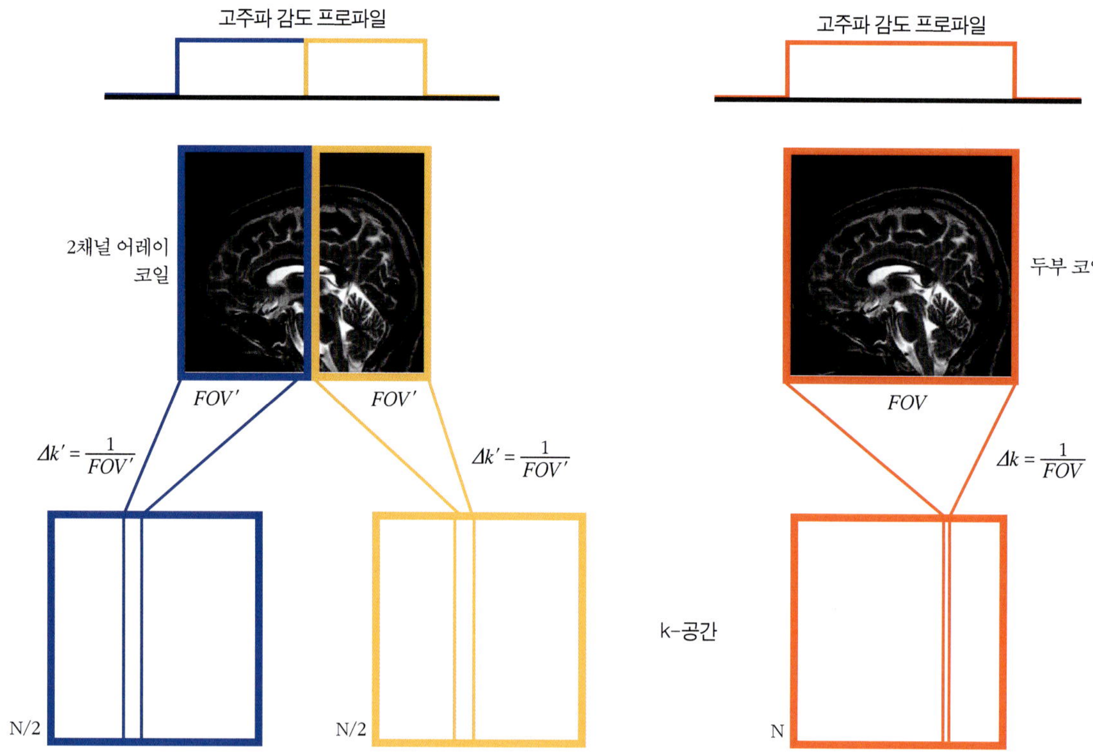

그림 18-5
2채널 어레이 코일(왼쪽)과 가상적인 고주파 감도 프로파일을 사용한 병렬영상 개념도(오른쪽에는 일반적인 두부 코일의 예)

렬영상의 핵심적인 부분이다. 병렬영상을 개념적으로 설명하기 위하여 가상적인 2채널 어레이 코일을 사용하여 그림 18-5에 보였다.

그림 18-5의 왼편 상단에 보인 가상적인 2채널 어레이 코일은 각각 코일영역에 대해서는 일정한 감도를 가지며, 코일영역 밖에서는 신호를 받아들이지 않는다. 이 경우, 각각의 코일 영역에 대한 영상을 얻어 합치면 전체 영상을 얻을 수 있다. 앞 절에서 설명하였듯이 각 코일의 영상영역(FOV′ 으로 표시)은 전체의 영상영역에 비하여 폭이 반으로 줄어들었으므로 식 (7)에 따라 표본화 간격이 2배 커지게 된다. 식 (6)에 따라 동일한 해상도를 얻기 위한 k-공간 측정 구간은 일정한데, 표본화 간격이 2배 커지므로 결국 위상부호화 수가 반으로 줄어들어 측정시간도 반으로 줄어든다. 그림 18-5의 오른쪽은 일반적인 두부 코일을 이용한 영상의 예이다.

현실적인 어레이 코일은 그림 18-5에서 보인 특성을 다소 벗어난다. 어레이 코일 간의 상호 간섭을 최소화하기 위하여 코일 간에 겹침이 있으며, 고주파 코일 감도도 코일영역 밖에서 낮아지기는 하지만 완전히 0은 아니다. 실제 어레이 코일의 특성에 더욱 가까운 예를 그림 18-6에 보였다.

그림 18-6의 실제 어레이 코일의 감도 프로파일의 0이 아닌 부분이 그림 18-5의 가상적인 어레이 코일에 비하여 크기 때문에 실제 어레이 코일의 각 채널에서 측정되는 신호는 그림 18-5의 코일에 비하여 높은 주파수를 포함한다(동일한 경사자기장이 가해졌을 때 측정 신호의 대역폭은 물체의 길이에 비례한다). 만약 그림 18-6의 위상부호화 방향 k-공간 표본화 간격을 그림 18-5와 동일하게 한다면

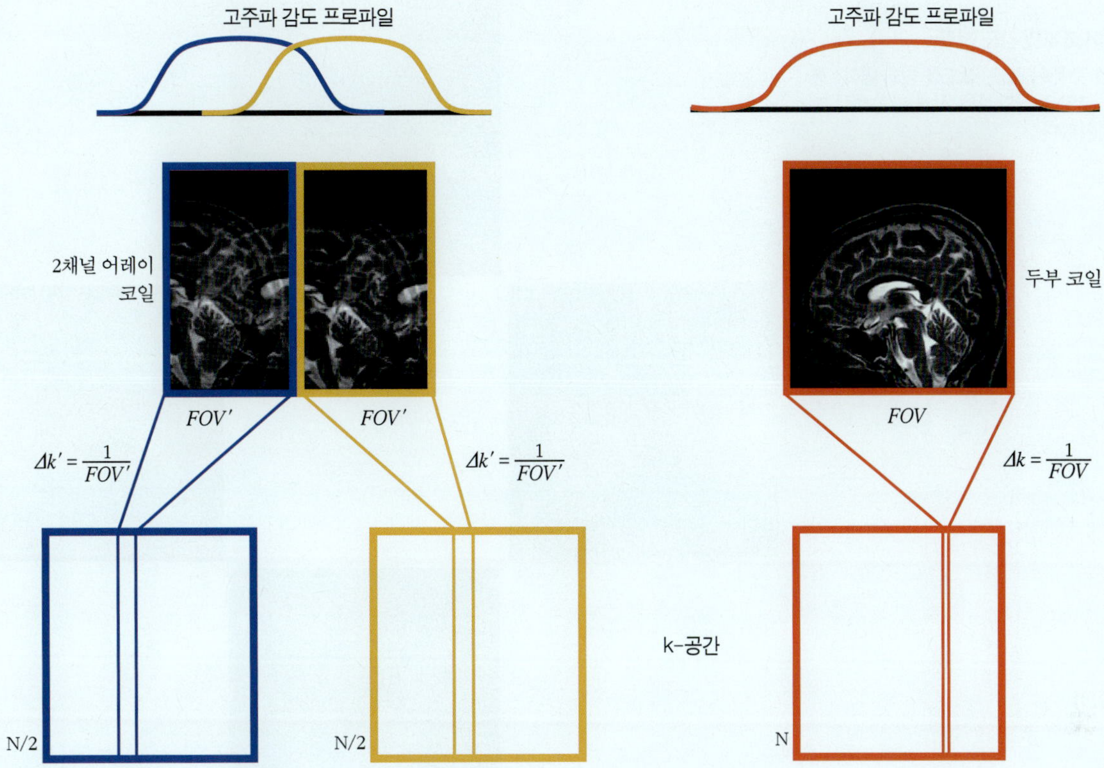

그림 18-6
현실적인 2채널 어레이 코일과 고주파 감도 프로파일을 사용한 병렬영상 개념도
현실적인 2채널 어레이 코일과 고주파 감도 프로파일을 사용할 경우 어레이 코일의 FOV′가 고주파 감도 대역보다 작아서 에일리어싱이 발생한다.

높은 주파수 성분에 대해서는 에일리어싱이 발생한다. 에일리어싱이 발생하여도 발생한 위치를 정확하게 알기 때문에 그 위치에서의 코일 감도를 알면 역으로 에일리어싱을 제거한 원영상을 얻을 수 있다.

일반적으로 에일리어싱이 발생한 영상에서 코일의 감도 지도를 이용하여 에일리어싱을 제거하는 병렬영상의 재구성 방법을 설명하기 위하여 더 일반적인 4채널 어레이 코일을 예로 들었다. 4채널 어레이 코일은 4개의 코일이 위, 오른쪽, 아래, 왼쪽에 위치하고 있으며, 따라서 각 코일의 감도는 코일의 인접한 부근에서 높은 감도를 나타낸다. 4채널 어레이 코일의 감도 지도를 그림 18-7에 나타냈다.

그림 18-7의 감도 지도를 갖는 어레이 코일을 이용하여 나이퀴스트 표본화를 적용하여 각각의 코일에서 얻은 영상을 그림 18-8에 보였다. 비교를 위하여 그림 가운데에는 두부 코일로 얻은 영상을 보였다. 그림 18-8에서 보듯이 각각의 코일에서 얻은 영상은 가운데 두부 코일의 영상에 그림 18-7의 감도 지도(그림 18-7)가 곱해진 형태로 나타난다. 즉, 각각의 코일에서 감도가 상대적으로 높은 곳에 위치한 부위가 더 밝게 나타난다.

그림 18-8에서 보듯이 두부 코일로 얻은 영상은 코일 내부에 놓인 모든 부위가 균일하게 나타나는 반면, 4채널 어레이 코일로 얻은 영상은 코일에 따라 영상이 다르게 나타난다. 이러한 특성은 데이터 측정시간을 줄이기 위하여 위상부호화 경사자기장 방향으로 표본화 간격을 크게 하여 에일리어싱이 발생한 경우에도 동일하게 적용된다. 일례로 위상부호화 경사자기장의 표본화 간격을 4배 크

그림 18-7
4채널 어레이 코일의 감도 지도
밝게 표시된 부분이 높은 감도를 나타낸다. 편의상 4개의 코일을 상단부터 시계 방향으로 T, R, B, L로 정의한다.

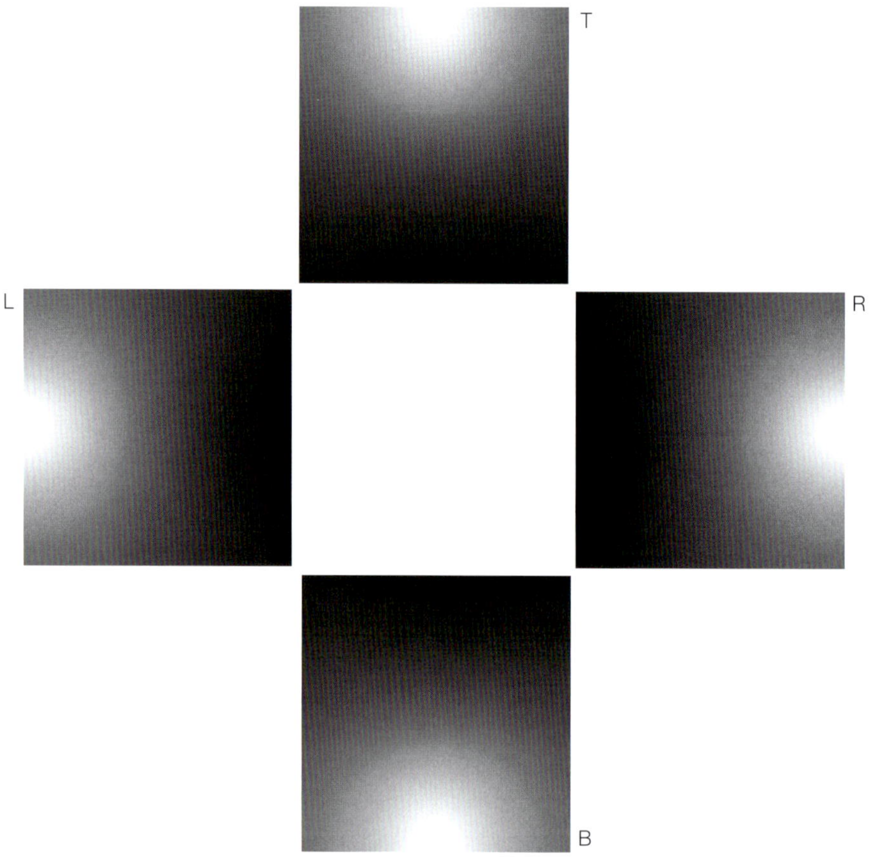

그림 18-8
4채널 어레이 코일로 얻은 영상
T, R, B, L은 위쪽, 오른쪽, 아래, 왼쪽의 코일로 얻은 영상이며, 가운데 영상은 두부 코일로 얻은 영상이다.

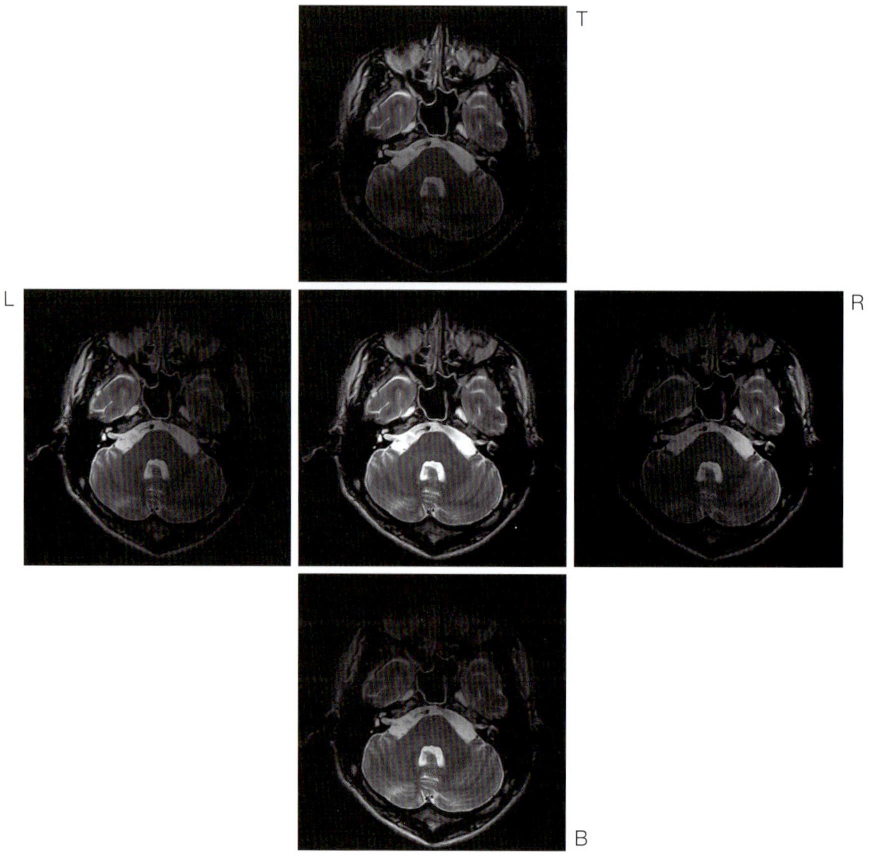

그림 18-9
위상부호화 경사자기장의 표본화 간격을 4배 크게 했을 때 얻은 영상

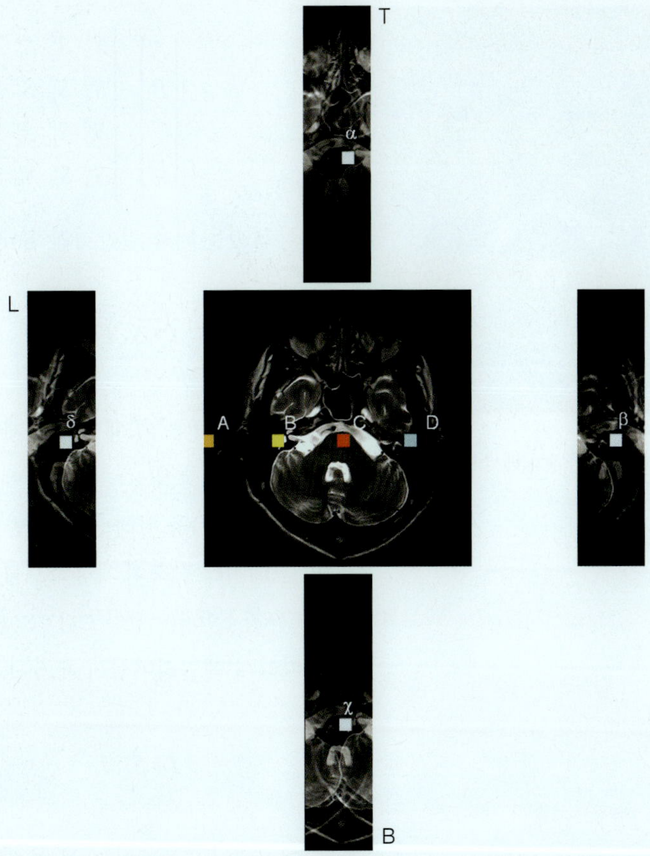

게 하여(측정시간 4배 단축) 얻은 영상을 그림 18-9에 보였다. 표본화 간격이 4배 크기 때문에 에일리어싱이 심하게 발생한 것을 알 수 있다. 예를 들면 그림 18-9의 가운데 그림 A, B, C, D의 4개 화소*pixel*가 합쳐져서 1개의 화소로 나타난다(각각의 코일에서 얻은 영상에 $\alpha, \beta, \chi, \delta$로 표시).

4채널 어레이 코일로부터 재구성한 영상의 화소값을 상단부터 시계 방향으로 $\alpha, \beta, \chi, \delta$라 하면 다음 식 (9)처럼 나타낼 수 있다.

$$\begin{aligned} \alpha &= S_A^T \cdot A + S_B^T \cdot B + S_C^T \cdot C + S_D^T \cdot D \\ \beta &= S_A^R \cdot A + S_B^R \cdot B + S_C^R \cdot C + S_D^R \cdot D \\ \chi &= S_A^B \cdot A + S_B^B \cdot B + S_C^B \cdot C + S_D^B \cdot D \\ \delta &= S_A^L \cdot A + S_B^L \cdot B + S_C^L \cdot C + S_D^L \cdot D \end{aligned} \quad \cdots\cdots (9)$$

여기에서 S_P^C는 C코일의 P위치에서 감도값을 나타낸다. 식 (9)를 행렬식으로 나타내면,

$$\begin{bmatrix} \alpha \\ \beta \\ \chi \\ \delta \end{bmatrix} = \begin{bmatrix} S_A^T & S_B^T & S_C^T & S_D^T \\ S_A^R & S_B^R & S_C^R & S_D^R \\ S_A^B & S_B^B & S_C^B & S_D^B \\ S_A^L & S_B^L & S_C^L & S_D^L \end{bmatrix} \begin{bmatrix} A \\ B \\ C \\ D \end{bmatrix} \quad \cdots\cdots (10)$$

따라서 원영상의 화소값 A, B, C, D는

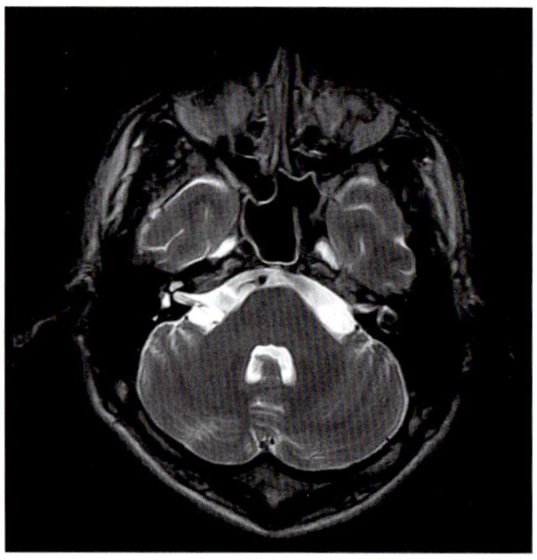

그림 18-10
에일리어싱이 발생한 영상에서 병렬영상 기법으로 재구성한 영상

$$\begin{bmatrix} A \\ B \\ C \\ D \end{bmatrix} = \begin{bmatrix} S_A^T & S_B^T & S_C^T & S_D^T \\ S_A^R & S_B^R & S_C^R & S_D^R \\ S_A^B & S_B^B & S_C^B & S_D^B \\ S_A^L & S_B^L & S_C^L & S_D^L \end{bmatrix}^{-1} \cdot \begin{bmatrix} \alpha \\ \beta \\ \chi \\ \delta \end{bmatrix} \quad \cdots\cdots (11)$$

식 (10)을 더욱 일반적인 형태로 표시하면

$$\tilde{I} = S \cdot I \quad \cdots\cdots (12)$$

여기에서 $\tilde{I}$는 M 채널에서 재구성된 에일리어싱이 발생된 영상의 화소값(M×1), S는 감도행렬(M×R), R은 에일리어싱 인자, I는 에일리어싱이 제거된 영상의 화소값(R×1)을 나타낸다. 일반적으로 에일리어싱 인자는 에일리어싱이 발생한 만큼 데이터 감축이 가능하므로 감소인자*reduction factor*라고도 한다(보통 채널 수(M)는 감소인자(R)보다 크다).

따라서 에일리어싱이 제거된 영상은

$$I = S^{-} \cdot \tilde{I} \quad \cdots\cdots (13)$$

여기에서 S^{-}는 S의 가성 역행렬*pseudo-inverse matrix*로

$$S^{-} = (S^T S)^{-1} S^T \quad \cdots\cdots (14)$$

그림 18-9의 에일리어싱이 일어난 영상에 식 (14)를 적용하여 재구성한 영상이 그림 18-10이다.

Ⅲ 직각좌표 표본추출이 아닌 경우의 병렬영상

앞 절에서 설명한 직각좌표 표본추출에서의 병렬영상은 k-공간의 위상부호화 방향의 과소표본추출로 데이터 측정시간을 줄인 후, 이로 인하여 각각의 코일에서 얻은 재구성 영상에서 발생한 에일리어싱을 고주파 코일의 감도 지도의 역행렬을 곱해줌으로써 에일리어싱이 제거된 재구성영상을 얻을 수 있다. 이러한 병렬영상 방법을 일반화하면, 직각좌표 표본추출이 아닌 일반적인 k-공간 궤적의 표본추출된 데이터에 대해서도 적용이 가능하다. 일반적인 k-공간 궤적에 대한 병렬영상은 직각좌표에 비하여 복잡하며, 역행렬에 의한 직접적인 해는 계산시간이 너무 많이 소요되기 때문에 보통 반복적인 해로 재구성영상을 얻는다. 일례로 켤레경사*conjugate gradient* 방법으로 반복적인 해를 얻는 과정을 그림 18-11에서 보였다.

직각좌표 표본추출이 아닌 예로 나선주사영상*spiral imaging*에서의 병렬영상을 그림 18-12에서 보였다. 나선주사영상은 에코평면영상*echo planar imaging; EPI*과 함께 초고속영상 기법으로 널리 사용되는 영상기법이다. 나선주사영상은 k-공간 궤적이 나선 형태로 지그재그스캔 방식의 에코평면영상에 비하여 경사자기장 파형이 부드럽게 변화하여 slew rate가 상대적으로 낮아도 구현이 가능하며, 와전류*eddy current*가 적게 발생하는 장점이 있다. 또한 혈류에 의한 위상의 변이가 작아 심장영상 등에 널리 많이 사용되고 있다. 실험은 3T 자기공명영상 시스템에서 수행되었으며, 나이퀴스트 표본화 데이터는 12회의 인터리브 *interleaves*와 각 인터리브당 7,523개로 표본화된 데이터로 구성되어 있다. 나선주사 병렬영상의 재구성은 그림 18-11에서 보인 켤레경사 방법에 의한 반복적인 해로 구하였으며, 보통 10~15회의 반복 횟수로 재구성영상을 얻을 수 있었다. 나선주사영상에서 데이터를 줄이는 방법은 보통 인터리브 수를 줄이는 것인데, 이것은 결과적으로 반지름 방향으로 k-공간의 표본화 간격을 넓히는 것이다. 이것은 직각좌표 병렬영상에서 위상부호화 방향으로 표본화 간격을 넓히는 것과 유사하다. 예를 들면 그림 18-12에서 R = 2, 3, 4는 인터리브 수를 6, 4, 3으로 줄여서 측정한 데이터로 재구성한 영상이다. 그림 18-12에서 보듯이 일반적인 나선주사 재구성 영상에서는 감소인자가 증가함에 따라 에일리어싱 때문에 왜곡이 심하게 발생하나(나선주사영상에서 에일리어싱은 직각좌표 표본추출에서와는 다른 형태로 나타난다), 병렬영상 기법으로 재구성한 영상들에서는 왜곡이 사라진 것을 알 수 있으며 나이퀴스트 표본화 데이터로 재구성한 영상과 거의 동일함을 알 수 있다.

그림 18-11
켤레경사 방법으로 반복적인 해를 얻는 과정

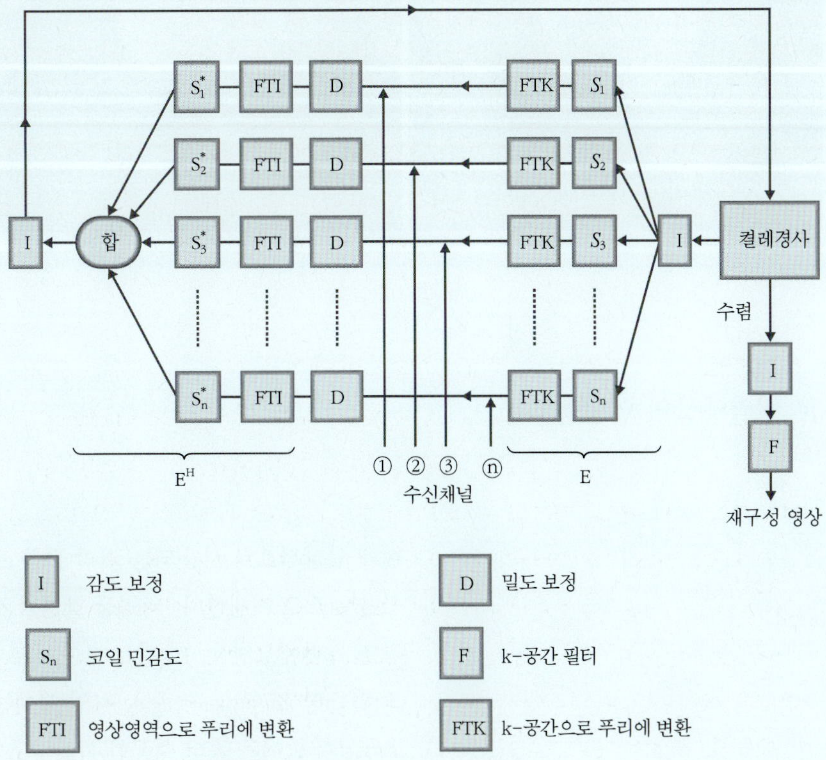

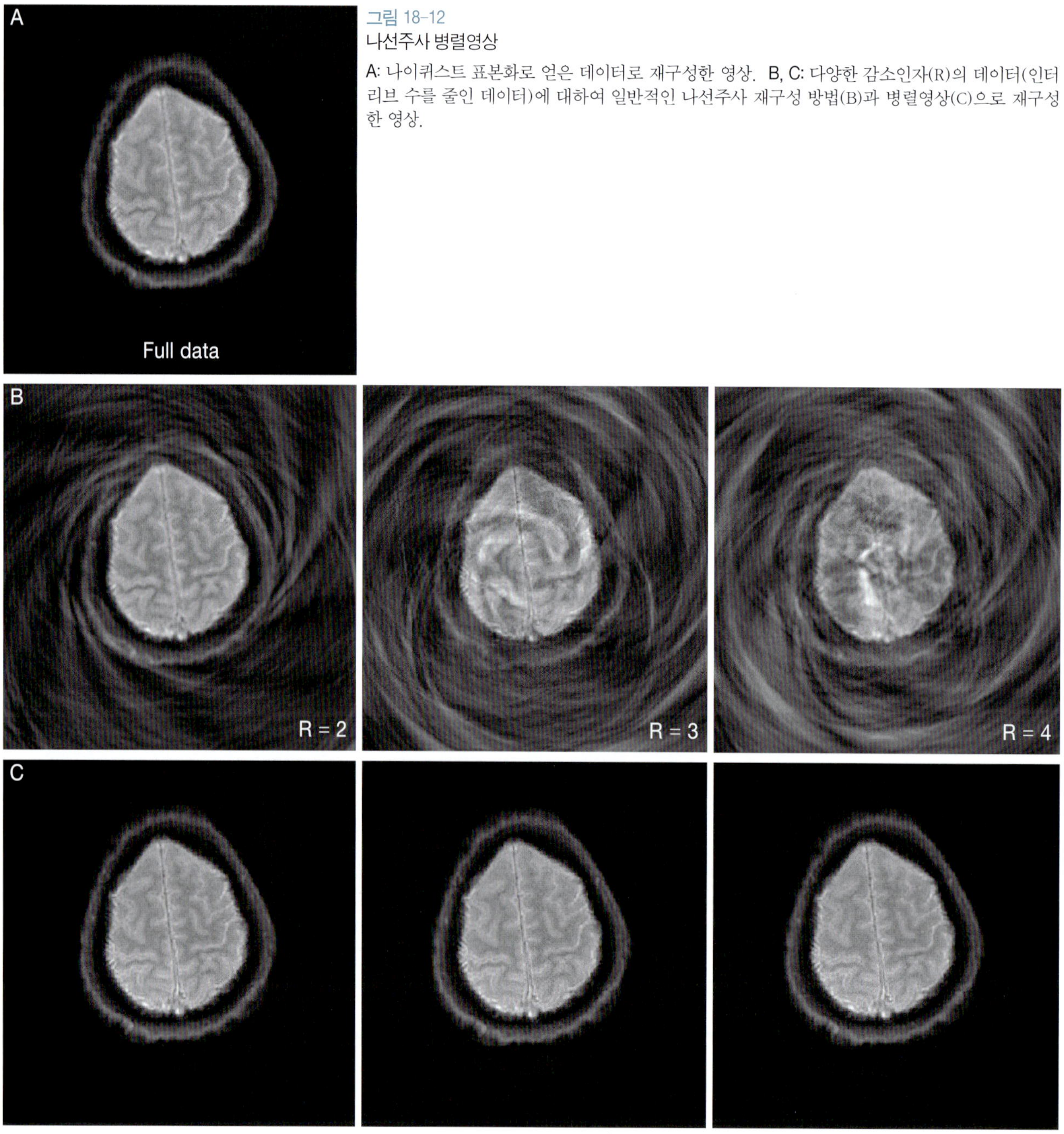

그림 18-12
나선주사 병렬영상
A: 나이퀴스트 표본화로 얻은 데이터로 재구성한 영상. B, C: 다양한 감소인자(R)의 데이터(인터리브 수를 줄인 데이터)에 대하여 일반적인 나선주사 재구성 방법(B)과 병렬영상(C)으로 재구성한 영상.

Ⅳ 병렬영상의 임상응용

현재 임상적으로 사용되는 거의 모든 프로토콜에서 병렬영상 기법이 응용될 수 있을 것으로 기대한다. 뇌영상 촬영의 경우 기본적으로 사용하는 프로토콜인 T1 강조 스핀에코영상, T2 강조 스핀에코 영상획득 시 영상획득시간을 줄일 수 있고 확산영상*diffusion imaging* 촬영 시에는 자기감수성*magnetic susceptibility* 인공물*artifact*이 줄어든 좀더 깨끗한 확산강조영상을 얻을 수 있을 것으로 기대한다. 병렬영상 기법이 자기감수성 인공물을 줄일 수 있다는 장점은 확산영상처럼 에코평면영상을 사용하는 모든 영상에서 유리한데, 이에 따라서 에코평면영상의 또 다른 주요 응용인 뇌기능영상 촬영 시에도 매우 유리하다. 이러한 병렬영상 기법의 장점 때문에 최근에는 자기공명 두부 코일도 기존의 단일채널*single-channel* 코일에서 병렬영상 기법을 사용할 수 있는 다중채널*multi-channel* 두부 코일로 바뀌고 있는 상황이다.

병렬영상 기법의 장점인 영상획득시간의 단축효과를 사용함으로써 많은 개선을 볼 수 있는 또 다른 임상분야는 심장*cardiac* 자기공명영상일 것이다. 현재 국소적인 혹은 전체적인 심방기능*ventricular function*을 보기 위해 체적*volume* 또는 CINE 방법을 시행할 때 FIESTA(혹은 True FISP)와 같은 완전히 재초점화된 경사에코*fully refocused gradient-echo* 계통의 시퀀스를 사용하는데 이때 병렬영상 기법을 병행하여 사용하면 영상획득시간을 단축함으로써 시간해상도*temporal resolution*를 증가시키거나 또는 동일 영상획득시간 내에 공간해상도*spatial resolution*를 증가시킬 수 있다. 이러한 병령영상의 장점 때문에 호흡정지가 필요한 복부영상에서도 동일하게 적용될 것이다. 또한 영상의 번짐*blurring*을 줄일 수 있는 병렬영상의 장점을 이용한다면 향후 관상동맥 혈관조영술*coronary angiography* 등에서도 매우 유용하게 쓰일 수 있을 것으로 기대한다.

참고문헌

Ahn CB. Parallel imaging overview. Proc KSMRM 2006.4;75-80.

Ahn CB, Kim JH, Cho ZH. High-speed spiral-scan echo planar NMR imaging-I. IEEE Trans Med Imag 1986;5:1-6.

Brigham EO. The fast Fourier transform and its applications. Englewood Cliffs: Prentice Hall, 1988.

Bushong SC. Magnetic Resonance Imaging: Physical and biological principles, 2nd ed. New York: Mosby, 1996.

Cho ZH, Jones JP, Singh M. Foundations of medical imaging. New York: John Wiley & Sons, 1993.

Lauterbur PC. Image formation by induced local interactions: Examples employing nuclear magnetic resonance. Nature 1973;242:190-191.

Mansfield P, Morris PG. NMR imaging in biomedicine. New York: Academic Press, 1982.

Meyer CH, Hu BS, Nishimura DG, et al. Fast Spiral coronary artery imaging. Magn Reson Med 1992;28:202-213.

Ogawa S, Lee TM, Kay AR, et al. Brain magnetic resonance imaging with contrast dependent on blood oxygenation. Proc Natl Acad Sci U S A 1990;87:9868-9872.

Pratt WK. Digital image processing, 2nd ed. New York: John Wiley & Sons, 1991.

Pruessmann KP, Weiger M, Scheidegger MB, et al. SENSE: Sensitivity encoding for fast MRI. Magn Reson Med 1999;42:952-962.

Prussmann KP, Weiger M, Bornert P, et al. Advances in sensitivity encoding with arbitrary k-space trajectories. Magn Reson Med 2001;46:638-651.

Ra JB, Rim CT. Fast imaging using subencoding data sets from multiple detectors. Magn Reson Med 1993;30:142-145.

Roemer PB, Edelstein WA, Hayes CE, et al. The NMR phased array. Magn Reson Med

1990;16:192-225.

Schmitt F, Stehling MK, Turner R. Echo-planar imaging: Theory, technique and applica tion. Berlin: Springer-Verlag, 1998.

Schoenberg SO, Dietrich O, Reiser MF, ed. Parallel imaging in clinical MR applications. Berlin: Springer-Verlag, 2007.

Sodickson DK, Mannig WJ. Simultaneous acquisition of spatial harmonics (SMASH): fast imaging with radiofrequency coil arrays. Magn Reson Med 1997;38:591-603.

제19장

고자기장 자기공명영상

김동현, 김대호, 허용민

1980년대부터 1.5T 자기공명영상 장치들이 상용화되면서 임상적으로 널리 쓰이게 되었다. 더불어 1985년에서 1995년 사이에는 더욱 빠른 경사자기장 시스템과 그것을 이용한 새로운 펄스열들이 많이 개발되었다. 이 시기에 더 높은 정자기장을 이용한 장치들도 연구, 개발되었지만, 본격적으로 임상에 이용하기 시작한 것은 2000년대에 들어오면서부터이다. 이런 시기적인 요소들을 감안할 때 고자기장 자기공명영상이라는 용어 자체는 시대에 따라 다른 정자기장을 의미한다. 즉, 1990년대까지는 고자기장 정자기장의 범위가 대략 1.5T 이상 또는 심지어 1T까지를 의미했다면, 2000년대에 들어오면서부터는 3T를 고자기장이라고 많이 지칭했다. 이러한 변화의 추세는 더욱 빨라져 현재는 고자기장 정자기장을 7T 그리고 9.4T까지를 포함시켜서 이야기하는 경우가 많다. 그림 19-1은 현재 미국에서의 자기공명영상 정자기장에 따른 수요와 더불어 향후 시장에서의 점유율에 관한 전망을 보여준다. 이 장에서는 고자기장 자기공명영상을 임상적으로 널리 쓰이는 기준인 3T를 중심으로 설명하면서 경우에 따라 그 이상도 고려하여 설명할 것이다.

그림 19-1
미국의 자기공명영상 장비 시장수요

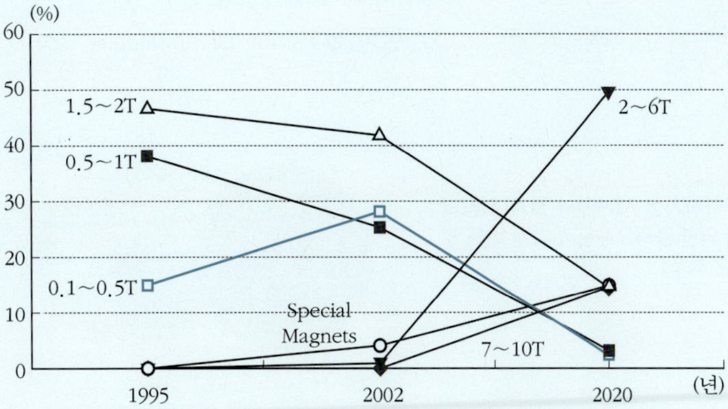

I 고자기장 자기공명영상 물리학

이 장에서는 정자기장의 세기가 높아지면서 나타나는 물리적인 현상들에 대하여 먼저 기술하겠다. 저자기장 자기공명영상에 비하여 고자기장 자기공명영상의 물리적 차이는 반드시 장점으로만 작용하지는 않는다. 어떤 특징들은 단점으로 작용하여 여러 기술적인 난제들을 불러일으키기도 한다. 이러한 물리적인 현상들에 대해 이해를 해야 고자기장 자기공명영상을 이용한 연구 및 임상이용에 대해 올바르게 판단할 수 있다.

1. 신호대잡음비

스핀의 분극은 외부 정자기장의 세기에 선형적으로 비례한다. 예를 들어 100만개의 스핀이 존재한다면 이 중 실제로 자기공명영상 신호로 감지되는 수는 1.5T에서 대략 5개 정도이다. 3T로 올라가면 이 수가 2배, 즉 10개 정도로 증가하며 이것으로 인해 신호의 세기가 그만큼 강해진다. 즉, 고자기장을 이용할수록 신호대잡음비*signal-to-noise ratio; SNR*가 거의 선형적으로 증가한다.

신호대잡음비의 증가는 영상획득과 관련하여 첫째, 해상도를 높이는 데 이용할 수 있다. 해상도를 높이면 신호대잡음비가 그만큼 감소하는데 고자기장에서는 이러한 신호대잡음비의 감소를 보정할 수 있다. 둘째로 고자기장의 증가된 신호 세기를 이용하여 영상획득시간을 줄이는 방식으로 사용할 수 있다. 영상획득시간을 줄이면 신호대잡음비가 감소하지만 고자기장이 제공하는 높은 신호 세기로 이를 보정할 수 있다.

2. 화학적 이동

화학적 이동*chemical shift*이란 원자핵이 주위의 환경이 다르기 때문에 일으키는 공명주파수의 변화를 말한다. 예를 들어 1.5T에서는 물 분자에 있는 수소원자들이 지방에 있는 수소원자들보다 대략 220Hz 정도의 높은 주파수에서 공명한다. 이러한 화학적 이동은 정자기장의 세기에 비례하여 3T에서는 물과 지방의 차이가 대략 440Hz 정도이다. 고자기장에서 화학적 이동의 증가는 장단점 양면을 가지고 있다. 대표적인 단점으로는 화학적 이동인공물이다. 일반 2차원 푸리에 변환*2D Fourier transformation; 2DFT* 영상에서 화학적 이동 때문에 지방이 위치

그림 19-2
1.5T와 3T 경사자기장 세기에서 물과 지방의 화학적 이동에 의한 결과(2차원 푸리에 변환 영상, 판독 방향은 좌우)

를 옮긴 인공물의 형태로 나타난다. 예를 들어 화소당 대역폭을 110Hz 정도를 써서 영상화하는 경우에 1.5T에서는 지방이 물에 비해 2개 화소에 해당하는 이동된 점에서 나타나지만 3T에서는 그 변위가 증가하여 4개 화소가 이동되어서 나타난다(그림 19-2).

그런 반면 화학적 이동이 증가한다는 것은 분광법*spectroscopy*의 차원에서 주파수 성분들을 더욱 잘 구분할 수 있다는 큰 장점이 있다. 또한 주파수를 기반으로 하는 포화 펄스를 적용하는 영상기법을 쓰는 경우에 주파수 성분들이 더욱 멀리 떨어져 있기 때문에 더욱 정확하게 포화시킬 수 있다는 이점이 있다.

3. 이완시간

일반적으로 고자기장으로 갈수록 스핀 격자 이완시간*relaxation times*(T1)은 증가한다. 예를 들어, 최근의 한 보고에 따르면 0.2T부터 7T까지의 여러 정자기장에서 측정한 뇌의 백색질, 회색질, 혈액의 스핀 격자 이완시간값이 각각 백색질의 스핀 격자 이완시간=583$(B_0)^{0.382}$msec, 회색질의 스핀 격자 이완시간 = 857$(B_0)^{0.376}$msec, 혈액의 스핀 격자 이완시간 = 1,350$(B_0)^{0.340}$msec으로 모델링한 수치가 있다(B_0 : 자기장 세기). 뇌척수액은 스핀 격자 이완시간값이 자기장에 따라 변하지 않고 4,300msec을 유지하였다.

스핀 스핀 이완시간(T2)은 대체적으로 자기장의 세기에 무관하다고 알려져 있다. 이완시간의 측정방법에 따라 어떤 논문에서는 5~10% 정도로 증가한다는 보고도 나오지만, 초고자기장(3T 이상)에서는 스핀들의 동적 평균화 이론에 따라 급격하게 스핀 스핀 이완시간이 줄어들 것이라고 예측하기도 한다. 반면 T2*는 자기장의 세기가 증가하면 자화율*susceptibility*의 증가로 말미암아 감소한다. 예를 들어, 회색질에서의 T2*는 1.5T에서 65msec, 3T에서 49msec으로 보고된 바가 있다.

4. B_1 불균일화

고자기장에서 기술적인 문제들 중에 가운데에서 대표적인 것이 B_1 불균일화

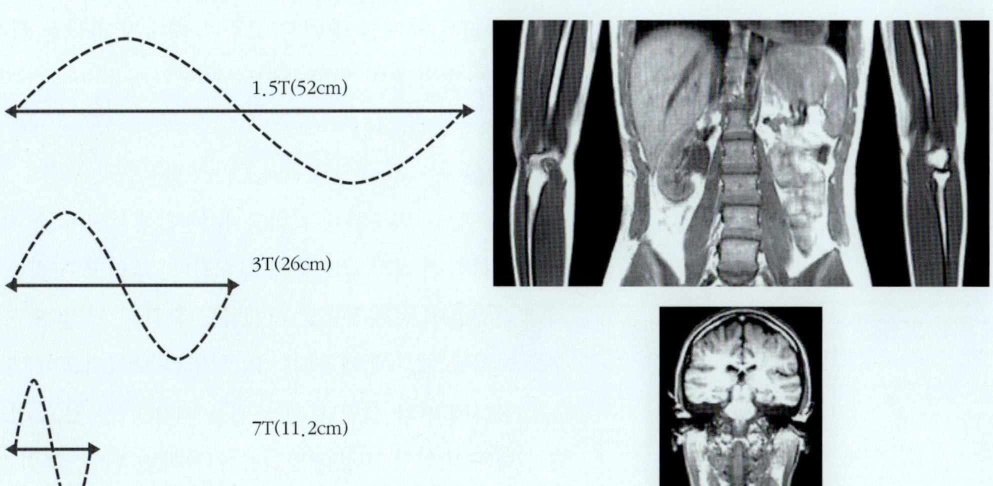

그림 19-3
경사자기장의 세기에 따른 진동주파수의 길이

*inhomogeneity*이다. 이것은 부위에 따라 숙임각*flip angle*이 달라지는 것을 의미한다. 예를 들어 180° 재초점 펄스*refocusing pulse*를 전달하였더라도 모든 부위에서 균일하게 180°를 받는 것이 아니라 부위에 따라서 불균일하게 받는 것이다. 현재 3T 뇌영상은 B_1 불균일화가 큰 문제는 아니지만, 전신을 3T에서 영상화하는 경우에는 부위에 따라서 신호가 완전히 사라지는 경우도 있다.

고자기장에서 B_1 불균일화가 일어나는 대표적인 이유는 고주파 파장의 길이가 짧아지기 때문이다. 즉, 고자기장으로 갈수록 공명주파수가 높아지며 이는 곧 파장이 짧아지는 것과 직결된다. 그림 19-3은 진동주파수와 더불어 인체의 전기적, 자기적 특성을 고려하여 고주파의 파장을 보여준다. 고자기장에서는 파장이 짧아져서 인체 내에서 여러 위상을 가진 고주파가 동시에 존재하게 되는데, 이런 경우 고주파들이 서로 상쇄 작용을 해 궁극적으로 에너지 전달을 막을 수가 있다. 이러한 현상은 7T와 같은 초고자기장에서는 더욱 심각한 문제로 대두되고 있다. 이것을 극복하기 위한 기술적 접근으로 고주파 보정*shimming*, 병렬 전달법*parallel transmission*, 다차원 고주파 펄스*multidimensional RF pulse* 등의 방법들이 현재 계속 연구되고 있다.

5. 고주파 에너지 축적

인체에 고주파 에너지를 전달하는 목적은 스핀들을 활성화시키기 위함이다. 그러나 이 과정에서 에너지의 상당부분은 스핀들에게 전달되지 않고 우리 몸에 그대로 흡수된다. 조직이 에너지를 흡수하면 결과적으로 온도가 상승하게 된다. 이 에너지를 특이흡수율*specific absorption rate; SAR*(RF power deposition)이라고 한다. 고자기장에서 특이흡수율이 문제되는 이유는 자기장의 세기에 따라 고주파 에너지 축적이 많아지기 때문이다. 즉, 같은 90°의 숙임각을 이루기 위해서 전달해야 하는 에너지가 저자기장보다 고자기장에서 더 크다는 것이다. 일반적으로 200MHz의 공명주파수 이하에서 고주파 에너지 축적은 자기장 세기의 제곱에 비례한다. 결과적으로 특이흡수율 한계를 넘지 않는 범위 내에서 영상을 얻어야 하기 때문에 고자기장에서는 이 문제에 대해 각별히 신경을 써야 한다. 예를 들어, 반복시간*repetition time; TR*을 늘려서 시간당 에너지 흡수량을 줄인다든지, 숙임각 자체를 줄여서 고주파 에너지 축적을 감소시키든지, 절편의 숫자를 줄이는 방법 등이 흔히 쓰이고 있다.

6. 자화율

화학적 이동과 비슷하게 자화율에 의해 생성된 국소 자기장의 변화는 기하학적 왜곡과 화적소 내의 탈위상을 일으킨다. 그리고 이것들의 크기는 정자기장의 세기에 자화율이 선형적으로 비례하듯 똑같이 커진다. 그러므로 고자기장으로 갈수록 자화율 때문에 왜곡되는 B_0 균일화 보정기술이 더욱 필요해진다. 요구되는 B_0 균일화에 따라 선형 보정 코일을 이용할 수 있고 더욱 많은 균일화가 요구되면 선형과 비선형 보정 코일들을 이용하면 된다. 그림 19-4는 선형 보정 코일만 사용했을 때와 선형 그리고 비선형 모두 사용할 때 3차원 에코평면영상*echo*

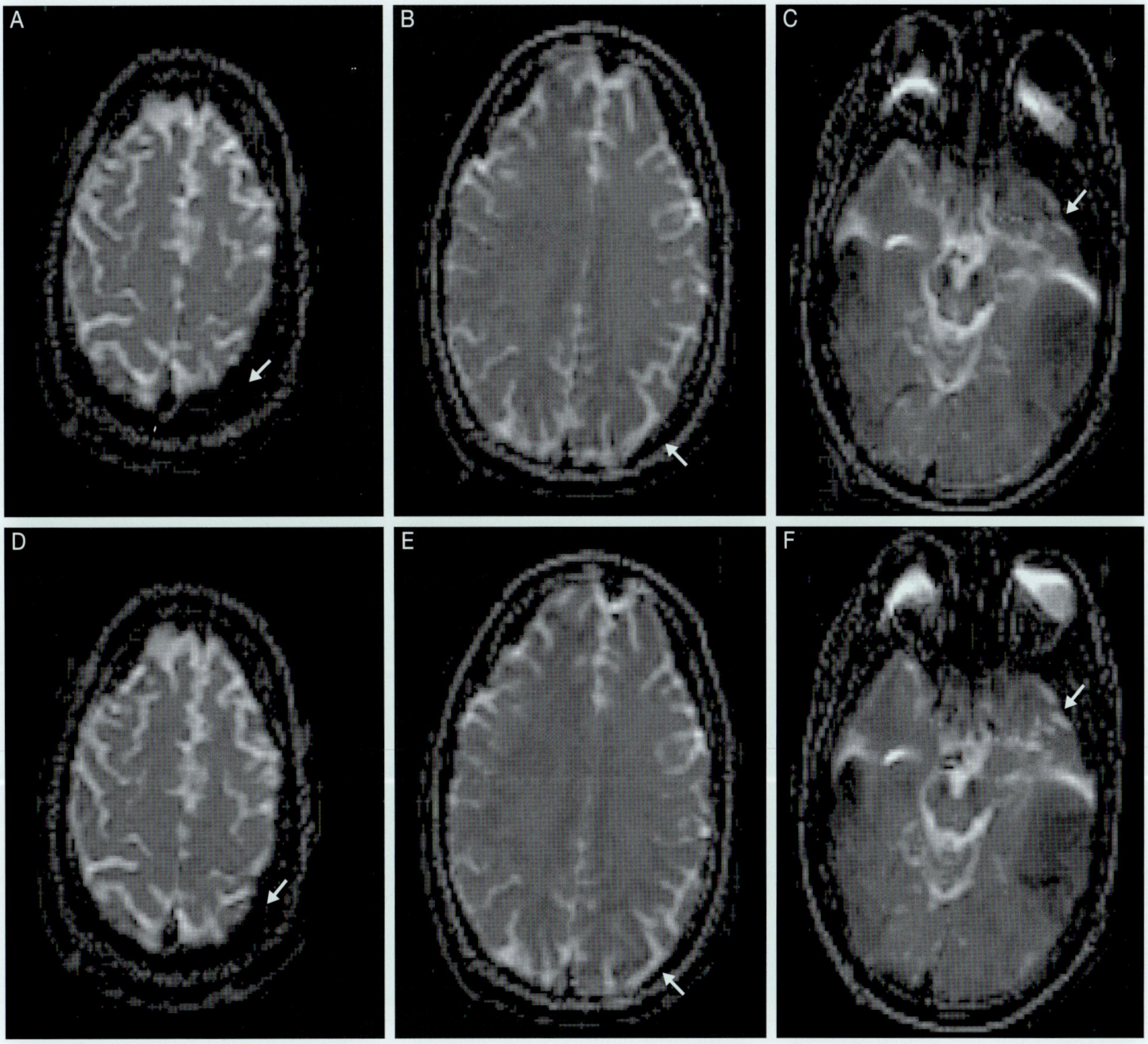

그림 19-4

A~C: 선형 보정, 에코평면영상. D~F: 선형+비선형 보정, 에코평면영상. 화살표로 표시한 부위를 비선형 보정했을 때 차이가 많이 난다.

*planar imaging; EPI*의 질 차이를 보여준다.

역으로, 자화율의 증가를 이용하여 오히려 영상의 대조도를 높일 수도 있다. 예를 들어 자화율의 증가는 결국 T2* 영상에서 대조도를 높이는 단적인 방법이므로 고자기장에서 기능적 자기공명영상에 대한 이용이 늘어나는 것은 자연스런 현상이다. 또한 최근에는 철 성분의 존재로 일어나는 자화율의 증가를 이용하여 체내의 철 성분에 대한 영상에도 관심이 고조되고 있다. 이를 이용하여 철의 변화와 관련이 있을 것으로 예상하는 여러 신경학적 질병들에 대한 연구가 활성화 되고 있다.

7. 병렬영상, 평행전달

병렬영상*parallel imaging* 즉, 여러 개의 코일을 써서 영상을 얻는 방식은 최근 5년간 자기공명영상 기술에서 널리 관심을 끌고 있는 분야이다. 이 책의 18장에서 이것에 대한 기술적인 면과 임상적 응용에 대하여 자세히 다루었다. 병렬영상과 고자기장은 어떤 관계일까? 결론부터 이야기하자면 고자기장으로 갈수록 병렬영상의 혜택들을 더욱 만끽할 수 있다는 것이다. 즉, 병렬영상에 의하여 떨어진 신호대잡음비를 일단 고자기장으로 회복할 수 있다. 그리고 고자기장을 사용하여 영상획득시간을 줄임으로써 특이흡수율에 대한 우려를 줄일 수 있고 영상왜곡 또한 줄일 수 있다.

위에서도 언급하였듯이 초고자기장에서는 몸으로 균일한 B_1을 전달해주는 것이 가장 큰 기술적인 난제 중 하나이다. 이를 위하여 평행전달이라는 방식에 대하여 많은 연구가 진행되고 있다. 이 방식은 병렬영상 기법과 비슷하게 각 고주파 전달 코일들에 대한 민감도 지도를 획득하여 사전에 코일들에 어떠한 파형을 전달해주면 되는지를 계산, 전달해주는 것이다. 이러한 방식을 통하여 균일하게 퍼지는 숙임각을 이루어내는 것이다.

8. 생리적 현상

몇몇 연구진들은 환자들이 고자기장에서 여러 가지 생리적인 현상을 느낀다고 보고했다. 이러한 현상에는 어지러움증, 구역질, 두통, 반짝거림, 금속성 맛 등이 포함된다. 전기적 전도율을 가지고 있는 혈류가 고자기장에서 흐르면 심전도 신호가 변형된다. 특히, 가장 두드러진 특징 중 하나는 T 파형이 더욱 증가하는 것인데 이때 대동맥의 흐름이 가장 왕성하기 때문이다. 다행히 이런 모든 생리적인 현상들은 현재 일시적인 것으로 여겨지고 있으며 세포나 대사작용과 관련된 어떤 영구적 변화가 일어난다는 보고는 없다.

Ⅱ 고자기장 자기공명영상의 영상획득

1. 스핀에코, 고속스핀에코

스핀에코*spin echo; SE* 또는 고속스핀에코*fast spin-echo; FSE or Turbo SE*를 이용하여 1.5T와 동일한 연쇄 파라미터를 가지고 3T에서 영상을 얻으면 다음과 같은 차이들을 볼 수 있다. 첫째로 3T 영상에서 신호대잡음비가 대략 2배 정도 증가한다. 그러나 화학적 이동인공물, 즉 물의 위치에 비해 지방의 위치가 상대적으로 위치 이동을 일으키는 현상 또한 2배로 증가하는 단점이 있다. 이러한 화학적 이동인공물을 줄이기 위해서는 판독*readout* 대역폭을 2배로 늘리면 되는데, 그 결과로서 신호대잡음비가 줄어들게 된다. 물론, 판독 대역폭의 증가는 에코시간들 사이의 간격을 줄일 수 있도록 해주며 결과적으로 에코 간 간격의 감소 또는 주어진 반복시간 동안 더 많은 절편을 얻을 수 있도록 해준다.

두 번째로, 특이흡수율에 의한 고주파 에너지 축적이 증가하게 된다. 이러한 현상은 특히 고속스핀에코 연쇄에서 더욱 증가하는데 그것은 많은 숫자의 180° 펄스를 사용하기 때문이다. 그러므로 고속스핀에코를 이용한 몸의 영상화에서 촬영할 수 있는 절편의 수는 특이흡수율로써 제한되는 경우가 많다. 이러한 경우 좀더 긴 또는 작은 에너지 축적 특성을 가진 고주파 펄스 대열을 디자인하여 사용하거나, 숙임각도를 줄이거나, 절편의 개수를 줄이거나, 반복시간 등을 늘려 특이흡수율 허용치 내에서 영상화를 시도할 수 있다.

마지막으로 대조도 자체가 바뀌는데, 이는 이완시간의 변화 때문에 생긴다. 특히 스핀 격자 이완시간 강조영상의 대조도가 많은 변화를 일으킨다. 그것은 고자기장으로 갈수록 스핀 격자 이완시간값이 증가하기 때문이다. 일반적으로 3T에서의 스핀 격자 이완시간 강조영상은 1.5T에 비하여 대조도가 좋지 않다. 그것은 3T에서 스핀 격자 이완시간값의 증가가 원인이기도 하지만, 고자기장에서 스핀 격자 이완시간값이 전반적으로 비슷하게 되는 현상이 있기 때문이다. 그런 반면 스핀 스핀 이완시간 강조영상의 대조도는 3T나 1.5T가 비슷하다고 보고되어 있다. 더욱이 몸 영상에서는 1.5T에 비해 영상의 질이 오히려 떨어진다고도 보고된 바 있다(그림 19-5).

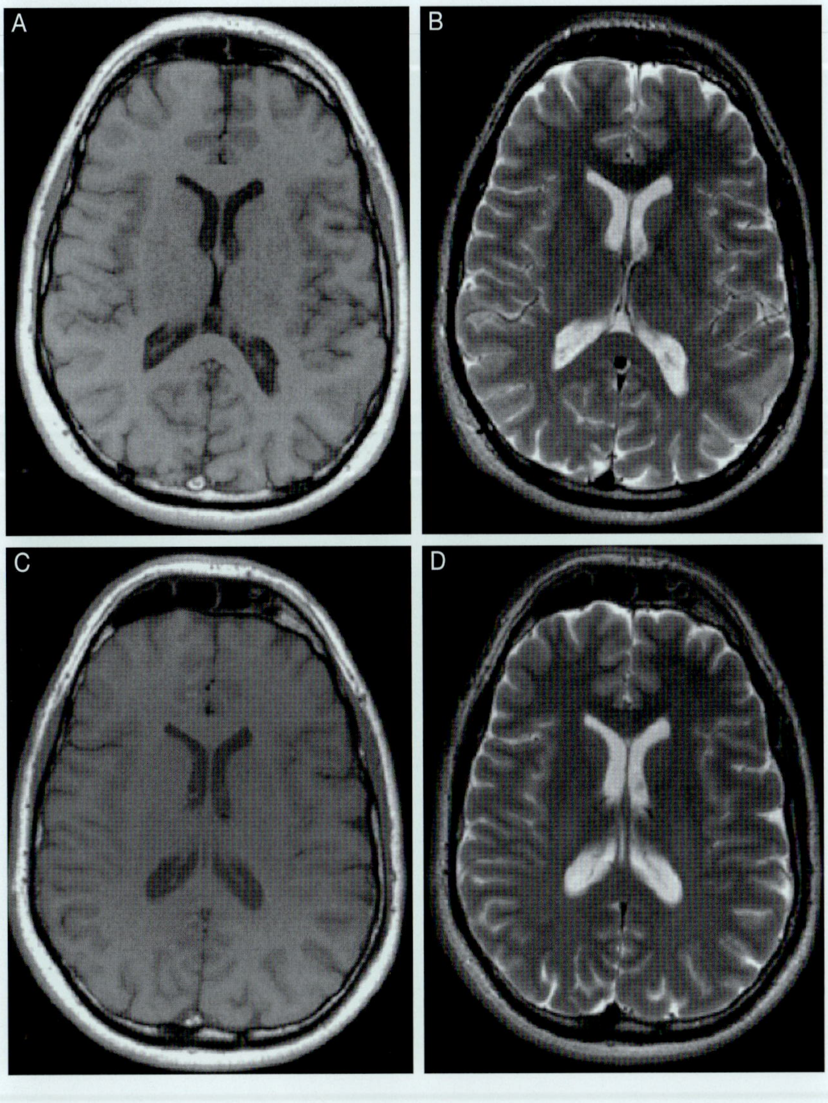

그림 19-5
이완시간 변화에 따른 대조도 변화

A: 스핀 격자 이완시간 강조영상, 1.5T. B: 스핀 스핀 이완시간 강조영상, 1.5T. C: 스핀 격자 이완시간 강조영상, 3T. D: 스핀 스핀 이완시간 강조영상, 3T.

2. 경사에코

경사에코*gradient echo* 연쇄도 스핀에코와 마찬가지로 화학적 이동인공물의 민감성을 가지고 있다. 그러나 경사에코는 특이흡수율에 관해서는 스핀에코만큼 우려스럽지는 않다. 왜냐하면 경사에코 자체가 아주 큰 숙임각을 요구하지 않기 때문이다. 또한 고자기장에서 숙임각이 증가할수록 B_1 불균일화가 증가하므로 작은 각도의 경사에코 연쇄는 고자기장에서 아주 강력한 응용연쇄 중의 하나이다. 그리고 경사에코가 화적소 내 탈위상에 더욱 민감하므로 고자기장에서 T2*에 의한 영상을 얻는 데는 아주 좋은 연쇄이다. 즉, T2* 강조영상의 예인 기능적 영상, 관류영상, 상자성 조영제 영상에서는 자기장의 세기에 비례하여 영상의 민감도를 올릴 수 있다.

3. 분광법

분광법*spectroscopy* 또한 고자기장이 주는 여러 장점을 가지고 있다. 가장 첫 번째 장점은 신호의 세기가 커진다는 것이다. 분광법의 성공 여부는 오로지 신호대잡음비라고 할 정도로 신호의 세기에 민감하게 작용한다. 그러므로 고자기장에 따른 신호 세기의 증가는 분광법 자체를 고자기장에 상당히 의존하게 만든다. 그 다음 장점은 화학적 이동이 고자기장에서 넓어지는 것이다. 즉, 앞서 언급한 바와 같이 고자기장에서 자기장의 증가에 따라 화학적 이동이 선형적으로 증가하기 때문에 결론적으로 분광법에서 얻은 분광학적 데이터의 질이 그만큼 좋아진다고도 말할 수 있다.

그러나 다른 사항들, 예를 들어 B_0 균일화의 정도가 떨어지는 것이나, 고자기장에서의 대사물들의 짝지음*coupling* 현상 등에 대하여서도 조심스럽게 다루어야 한다.

4. 7T 고해상도 영상

최근의 자기공명영상 기술 발달로 인해 현재 7T 또는 9.4T가 활발하게 연구 중

그림 19-6
고해상도 영상의 비교(고속스핀에코)
16채널 코일, 반복시간 = 6sec, 에코시간 = 87 msec, 에코열 길이 = 8, 512×512, 절편 두께 = 1mm(사진출처: Stanford University의 Dr. Chunlei Liu).

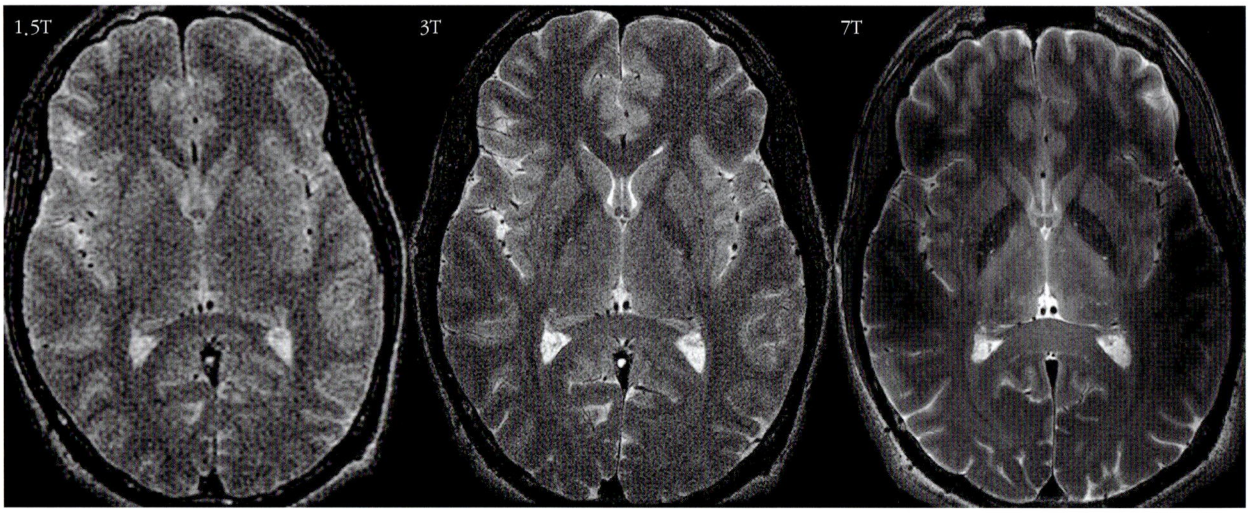

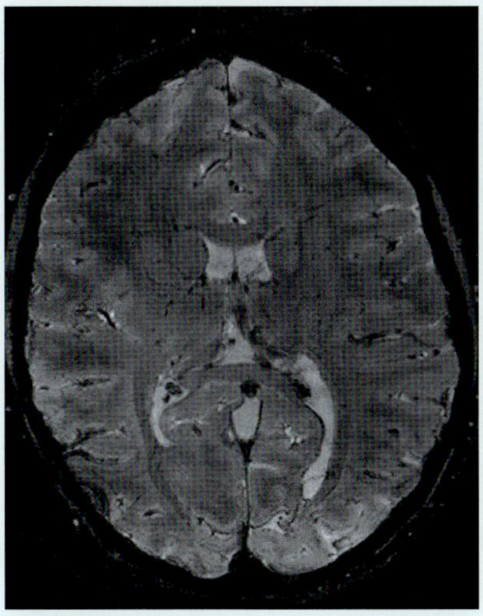

그림 19-7
위상 7T 영상(위상 영상)
16채널 코일, 반복시간 = 500msec, 에코시간 = 28msec, 숙임각 = 30°, 512×512, 절편 두께 = 1mm(사진출처: Stanford University의 Dr. Chunlei Liu).

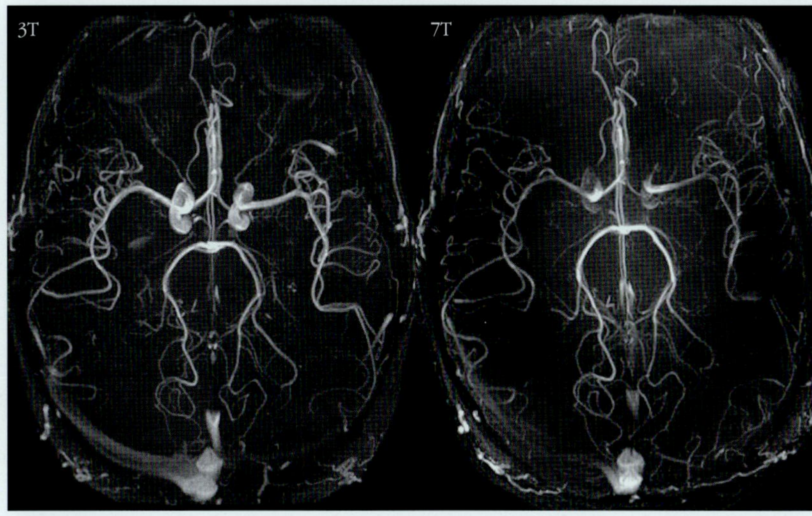

그림 19-8
자기공명 혈관조영술 영상의 비교
TOF 16 채널 코일, 반복시간 = 20msec, 에코시간 = 2.5msec, 숙임각 = 15°, 1024×1024, 절편 두께 = 1mm(사진출처: Stanford University의 Dr. Chunlei Liu).

이다. 이들의 시스템은 3T에 비하여 대략 2~3배의 신호대잡음비 증가를 보여준다. 이와 더불어 다중채널 검출기*multichannel detector*를 사용하면 영역에 따라서 추가적인 2~6배의 신호대잡음비를 생성시킬 수 있다. 이러한 여러 장점들을 결합하여 사용하면 초고자기장에서 해상도를 0.1$\mu\ell$ 이하의 영상을 얻을 수 있는 새로운 세계를 열 수 있다. 그림 19-6~8은 7T에서 얻은 영상들을 보여준다. 기존의 자기장에서 보지 못한 혈관들과 조직들을 7T에서는 확인할 수 있다.

Ⅲ 고자기장 자기공명영상의 임상응용

고자기장은 앞에서 언급한 대로 주로 3T를 의미한다. 그 이유는 현재 임상 허가가 나서 임상에 사용되는 것이 3T까지이기 때문이다. 그러나 최근 분자 및 세포영상을 포함한 다양한 실험적 범위를 고려하면, 그 이상의 다양한 고자기장도 포함하는 것이 옳을 것이다. 하지만 임상응용에서는 주로 3T를 사용하므로 3T의 다양한 역할과 핵심적인 장점과 단점을 이해함으로써 임상응용에 대한 이해를 높일 수 있다. 일반적으로 임상적 효용성을 몇 가지로 요약하면 먼저 해상도, 스캔시간, 대조도 등이 있다. 그리고 고자기장으로 변함에 따라 1.5T 영상과 비교하여 변화하는 인공물의 문제도 임상응용과 관련하여 변화되었다. 끝으로 안정성과 관련하여 특이흡수율 문제를 고려해야 할 것이다. 아래에서는 고자기장의 특성에 따라 구체적으로 임상응용에서 어떻게 선택하는지에 대한 예를 들며 설명할 것이고, 안정성 문제를 끝으로 거론할 것이다.

1. 해부학적 뇌영상과 근골격계영상

3T에서는 고해상도 영상을 얻을 수 있는 장점이 있다. 구체적으로 먼저 간질 진단을 위한 뇌영상에서 해마형성체를 고해상도로 볼 수 있다(그림 19-9). 또한 자기공명 혈관조영술*MR angiography; MRA*에서는 더 작은 동맥까지도 볼 수 있다.

근골격 분야에서는 연골의 세부적 구조를 좀더 자세하게 살필 수 있다(그림 19-10).

1.5T에 비하여 3T는 신호대잡음비가 선형적으로 2배 증가한다. 1.5T에서 신호대잡음비를 2배 증가시키기 위해서는 여기횟수*number of excitation*를 4배로 하여야 한다. 이에 따라 스캔시간도 4배로 증가하게 되어 경제적 효과에도 영향을 미친다. 만약 스캔시간이 동일하다면 2배 증가의 신호대잡음비는 바로 해상도의 증가로 이어질 수 있다. 화소 크기는 신호대잡음비와 선형적으로 비례한다. 화소 크기가 작아지면 신호대잡음비가 작아지고, 해상도는 증가한다. 그러므로 동일한 스캔시간에도 더 좋은 해상도의 영상을 얻을 수 있다. 더욱이 다중채널 코일이 고자기장에도 확산됨에 따라 앞으로는 병렬영상과 더불어 해부학적 영

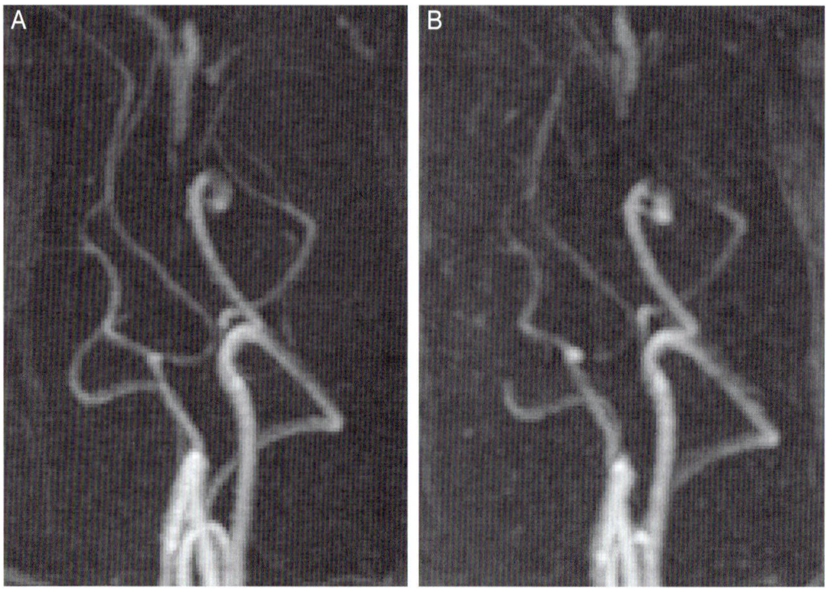

그림 19-9
대뇌동맥에 대한 TOF-MRA 영상
A: 3T. 23cm의 영상영역으로 512×1024의 matrix size로 찍은 것이다. B: 1.5T. 20cm의 영상영역에서 338×906 matrix size로 얻은 영상이다.
1.5T에서 얻은 영상에 비하여 3T에서 얻은 영상에서 작은 동맥이 더 선명하게 관찰된다.

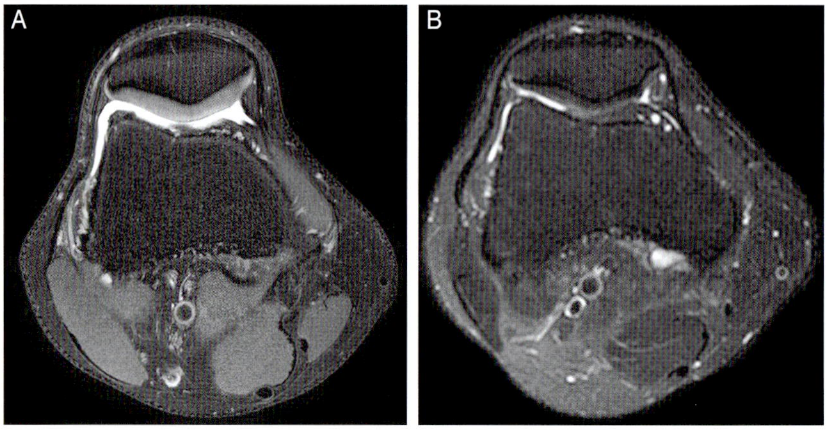

그림 19-10
3T에서의 무릎 부위의 축상면 스핀 스핀 이완시간 강조영상
A: 3T. 512×256의 matrix size로 찍은 것이다. B: 1.5T. 256×256 matrix size로 얻은 영상이다.
해상도가 높은 영상에서 무릎뼈의 연골을 더 선명하게 관찰할 수 있다. 동일한 영상영역을 촬영한 것이다.

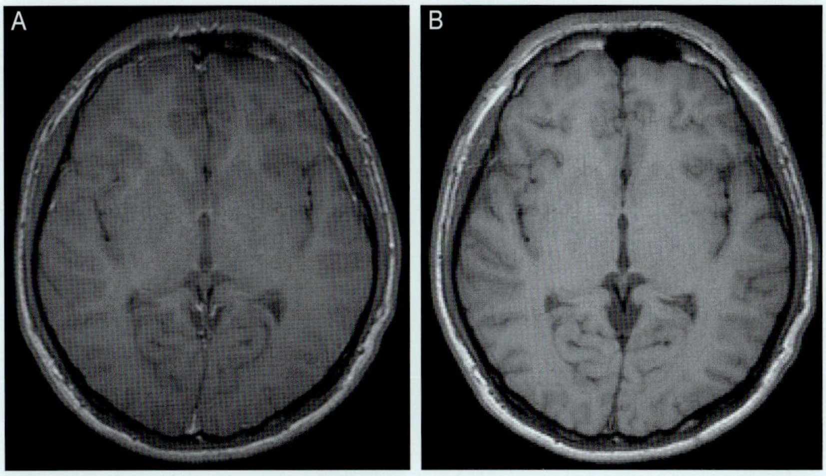

그림 19-11
스핀 격자 이완시간

A: 3T에서 얻은 영상으로서 반복시간/에코시간은 각각 500/10msec이다. B: 1.5T에서 반복시간/에코시간을 각각 481/13msec으로 얻은 영상이다.
강조영상의 대조도가 3T 영상에서 감소되어 1.5T 영상에 비하여 대뇌에서 회색질과 백색질의 구별이 좀더 선명하지 못하다.

상에서의 고자기장 영상이 중요한 역할을 하게 될 것이다.

반면에 대조도에 문제가 있을 수 있다. 3T에서는 대부분의 해부학적 구조물의 스핀 격자 이완시간값이 늘어나는데, 이로 인하여 스핀 격자 이완시간 대조도가 1.5T에 비하여 감소함으로써 뇌의 백색질과 회색질의 구분이 선명하지 못하다 (그림 19-11).

이러한 특성은 스핀 격자 이완시간 강조영상의 효용성을 떨어뜨린다. 이는 3T 영상의 대표적인 단점 중에 하나이다. 즉, 해상도가 그렇게 중요하지 않고, 스핀 격자 이완시간 강조영상에 의한 구별이 진단에 중요한 경우에 3T의 효용성은 1.5T에 비하여 크게 줄어든다. 이러한 이해는 효과적인 자기장 선택에 중요한 기준으로 작용할 수도 있다.

2. 관류 및 확산 영상

관류영상에서 혈액의 스핀 격자 이완시간값의 증가는 동맥스핀표지*arterial spin labeling; ASL* 기법으로 뇌의 관류 현상을 측정하기 더 좋게 되었다. 왕 등의 연구에 따르면 이러한 증가는 4T에 이르기까지 선형적으로 증가하는 양상을 보이나, 그 이상의 고자기장에서는 T2* 감소로 상기의 효과가 축소되었다.

확산텐서영상에서는 3T로의 증가에 따라 해상도가 증가함으로써 생기는 이점이 있다. 문제는 자기장의 증가 때문에 자화율 인공물이 늘어나고 이로 인하여 영상왜곡이 심화되는 문제가 동시에 발생하는 것이다(그림 19-12).

특히 에코평면영상*echo planar imaging; EPI* 펄스열을 사용하면 필연적으로 더욱이 왜곡이 커져서 뇌의 기저부를 영상화하는 데 큰 문제가 된다. 이러한 영상왜곡을 피하면서 해상도의 증가 효과를 충분히 누리기 위한 대안으로서는 자화율 인공물이 적은 펄스열을 택하는 방법이 있는데, 그것은 고속스핀에코 펄스열에 기반한 것을 사용하거나, 선스캔*line scan* 확산강조영상 등을 이용하는 방법이다.

3. 기능적 뇌영상

BOLD(Blood Oxygenation Level Dependent) 효과를 대표로 하는 기능적 영상은

그림 19-12
자기장 증가에 따른 자화율 인공물과 영상왜곡 증가

A: 3T에서 얻은 무릎 부위에서의 고속스핀에코 영상(반복시간 = 3600sec, 에코시간 = 90msec 에코열 길이 = 10)이다. B: 1.5T에서 얻은 영상으로 조건은 3T와 동일하다. C: 3T에서 에코평면영상 펄스열로 얻은 뇌부위 확산영상이다. D: 1.5T에서 에코평면영상 펄스열로 얻은 뇌부위 확산영상이다.
3T에서 1.5T에 비하여 자화율 인공물이 크게 나타난다. 특히 에코평면영상 펄스열에서 자기장에 따른 영상왜곡이 더 크다.

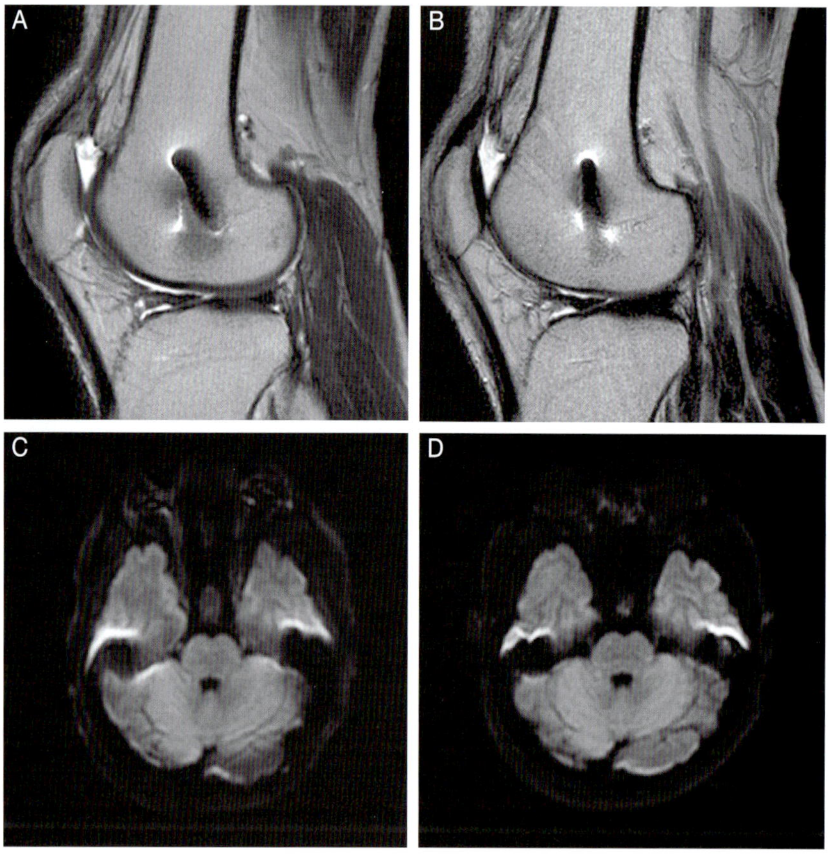

고자기장 영상의 핵심적인 장점 중 하나이다. 이 분야는 대표적으로 고해상도 영상과 더불어 자기장이 증가할수록 항상 유리해지는 영역이다. 3T를 비롯한 4.7T와 7T의 인체에 적용한 기능적 영상에서 자기장이 증가할수록 신호가 증가하여 더욱 효과적인 것으로 나타났다. 그리고 동물실험에 적용한 9.4T 영상에서도 효과가 증가된 것을 확인할 수 있었다.

기능적 뇌영상에서 자기장이 증가할수록 신경세포의 활성 증가에 따른 산소소모량에 의한 BOLD 효과 부분이 더욱 민감하게 검출하여 좀더 분명한 영상을 얻을 수 있게 되었다. 더 나아가 동일한 스캔시간으로 더 좋은 고해상도 영상을 얻게 되었다.

4. 복부 및 비뇨기계 영상

기본적으로 스핀 격자 이완시간의 증가에 따른 대조도의 감소, B_1 비균일성 그리고 특이흡수율의 고려 등으로 인해 뇌영상을 제외한 몸영상은 비교적 고자기장의 장점이 적다. 특히 이 경우에는 코일이 중요한데, 예를 들면 1.5T의 torso 코일과 3T의 body 코일 비교에서 고자기장의 것이 아직 비교우위에 있지 않다. 물론 3T에서 1.5T와 같은 종류의 코일이 모두 개발된 시점에서의 비교는 약간 다른 문제일 수 있다. 전립선 영상에서 3T의 torso 코일과 1.5T의 endorectal 코일이 비교적 비슷한 영상을 얻을 수 있었다는 보고가 있다. 특히 3T의 endorectal 코일을 사용한 경우에는 고해상도의 영상은 짧은 시간에 얻을 수 있는 장점이 있었다. 더 나아가 여성 골반영상에서도 자궁 내부의 해부학적 구조를 좀더 분명히 파악할 수 있다. 간 영상에서는 동일한 해상도의 영상을 더 빠르게 얻을 수 있다는 장점을 이용하여 호흡정지영상*breath hold imaging*에 적용할 수 있을 것이다.

5. 자기공명분광법의 임상응용

고자기장으로 갈수록 분명하게 유리한 점을 꼽으라면, 고해상도, 기능적 영상의 민감도 증가와 분광법에서의 기본 신호강도의 증가 및 화학적 이동*chemical shift* 효과의 증가에 따른 화학적 분해능의 증가를 들 수 있다. 특히 분광법에서는 B_1 비균일성에 따른 문제점을 효과적으로 극복한다면 어떠한 경우에도 불리한 점이 없을 만큼 효과적인 적용점이 될 것이다. 특히 단일 화소의 분광법*single pixel spectroscopy*뿐만 아니라 다화소 영상화에 이르기까지 유리한 점으로 작용할 수 있을 것이다. 특히 수소에 대한 것뿐만 아니라 에너지대사와 관련이 있는 인*phosphorus*의 영상화에 이르기까지 다양한 효과를 볼 수 있다.

6. 안전성

가장 중요하게 고려해야 할 사항 중 하나로서 특이흡수율(에코시간)의 문제가 있다. 자기장의 증가는 특이흡수율의 증가를 동반하므로 안정성 문제를 고려해야 한다. 즉, 펄스열을 최적화하고자 할 때, 특이흡수율이 안정적 범위 내에 있는지를 분명히 확인해야 할 것이다. 8T 이하는 인체에 심각한 영향을 1개월 이상 미치지 않는다고 미국 FDA에서 판단하였다. 하지만 꼭 위험과 효과*risk-benefit*에 대한 검증을 바탕으로 시행하여야 할 것이다. 특히 발열 효과를 포함한 다양한 생리적 활성과 깊은 관련이 있는 고주파의 노출 정도를 고려해야 한다. 이것에 대한 정량적 지표로서 특이흡수율을 사용한다. 특이흡수율은 다양한 인자에 영향을 받는다. 예를 들면 자기공명의 자기장 세기, 사용한 고주파의 펄스 종류(즉, 90°, 180° 등), 반복시간, 사용하는 고주파 코일의 종류, 노출되는 인체의 해부학적 부위, 자기장의 벡터에 대한 인체의 방향 등이 될 것이다. 특히 고자기장 자기공명영상에서는 자기장의 증가에 따른 특이흡수율의 증가가 필연적으로 이루어지기 때문에 다른 요인들을 조절함으로써 최대한 특이흡수율에 따른 부작용을 줄이는 것이 펄스열을 최적화할 때 고려해야 할 점 중에 하나이다.

참고문헌

Alderman DW, Grant DM. Efficient decoupler coil design which reduces heating in conductive samples in superconducting spectrometers. J Magn Reson 1979;36:447-451.

Bydder GM, Steiner RE, Young IR, et al. Clinical NMR imaing of the brain-140 cases. AJR Am J Roentgenol 1982;139:215-236.

Chen CN, Sank VJ, Cohen SM, et al. The field-dependence of NMR imaging. 1. Laboratory assessment of signal-to-noise ratio and power deposition. Magn Reson Med 1986;3:722-729.

Hoult DI. Sensitivity and power deposition in a high-field imaing experiment. J Magn Reson Imaging 2000;12:46-67.

Hoult DI, Chen CN, Sank V. The field-dependence of NMR imaging. 2. Arguments concerning an optimal field-strength. Magn Reson Med 1986;3:730-746.

Hoult DI, Lauterbur PC. Sensitivity of the zeugmatographic experiment involving human samples. J Magn Reson 1979;34:425-433.

Mansfield P, Morris PG. NMR imaging in biomedicine. New York: Academic Press, 1982.

Norris DG. High field human imaging. J Magn Reson Imaging 2003;18:519-529.

Takahashi M, Uematsu H, Hatabu H. MR imaging at high magnetic fields. Eur J Radiol 2003;46:45-52.

Ugurbil K, Adriany G, Andersen P, et al. Ultrahigh field magnetic resonance imaging and spectroscopy. Magn Reson Imaging 2003;21:1263-1281.

제20장

자기공명영상의 안전성과 생물학적 효과

한봉수, 이윤, 이상용

요즘 자기공명영상*magnetic resonance imaging; MRI*은 다양한 병의 진단, 치료과정 관찰, 분자영상의학*molecular imaging* 연구 등에서 널리 쓰이고 있으며 이들 분야에서 꼭 필요한 검사방법으로 자리 잡았다. 그러나 자기공명영상이 이처럼 많이 퍼져 있고 또한 자주 쓰이고 있기는 하지만 자기공명영상 검사를 이용하는 의사나 연구자들은 자기공명영상이 정말 안전한지에 대해 의문을 가져야 하며 또한 안전에 대해 확신을 갖고 있어야 한다.

자기공명영상 검사의 안전과 관련해 관심을 가져야 할 부분은 자기공명영상 기계 자체보다는 주로 검사를 받는 피검자의 몸 안에 설치된 금속물질*biomedical implants*이나 질병의 조절을 위해 설치한 의료장치*medical device*에 대해서다. 왜냐하면 1977년 자기공명영상 검사방법이 처음 도입된 이래 약 30년 동안 1억 5천만 건이 넘는 검사에서 자기공명영상 기계 자체와 관련된 치명적인 사고는 없었기 때문이다. 즉, 자기공명영상 검사 도중 발생하는 자기장이나 전기장 때문에 사망에 이른 사건은 없었다. 그동안 있었던 심각한 사고들은 주로 안전규칙을 지키지 않았거나 인체 내에 들어 있는 금속물질이나 의료장치 때문에 일어났다. 이로 인하여 자기공명영상 분야에서 일하는 사람들은 금속물질이나 의료장치에 대한 안전규칙에 대해 잘 알고 있다.

그러나 그동안 발표된 연구자료나 자기공명영상 검사를 받은 사람들이 말하는 불편사항을 들어 보면 자기공명영상과 관련하여 생기는 문제가 단지 금속물질이나 의료장치 때문만은 아님을 쉽게 알 수 있다. 검사 받는 사람들은 '찌릿찌릿한 신경자극', '뜨거움', '시끄러움' 등을 경험하고, 한편으로 환자를 검사하는 사람들은 열 발생에 따른 불편을 느껴, 이를 낮추기 위해 자기공명영상 기계 자체에서 자기공명 펄스열 구성을 제한하거나 바꾸도록 요구하는 일들이 자주 있다. 또한 자기공명영상 기술도 계속 발전하여 3~8T의 주자기장을 사용하는 자기공명영상 장치가 병원에서 이용되고 있기 때문에 이와 관계된 새로운 촬영기법과 높아진 자기장, 경사자기장, 고주파 펄스의 생물학적 영향이나 안전에 대해서도 새로운 기준을 마련할 필요가 있게 되었다.

이 장에서는 금속물질이나 의료장치에 관련된 안전문제뿐만 아니라 자기공명영상 검사의 안전과 관련하여 생각해야 할 요소를 정자기장*static magnetic field*,

경사자기장*gradient magnetic field*, 고주파 영역*RF field*의 세 부분으로 나누고 이들 각각의 생물학적 효과와 안전성 문제를 다루고자 한다.

I 정자기장 효과

1. 정자기장 자체가 인체에 미치는 효과

환자 검사에 이용되는 자기공명영상 장치가 1977년 처음 소개된 이후 주자기장의 세기가 0.05T에서 계속 증가하여 1998년에는 8.0T까지 증가하였다. 지구 자기장의 세기가 0.5G인 점을 고려할 때 8.0T 자기공명 기계는 지구 자기장의 160,000배나 높은 정자기장을 사용하는 것이다. 이러한 강한 자기장 속에서 인체는 안전한가? 미국 FDA는 정자기장이 8.0T인 기계에서도 "환자에게 심각한 위험은 없다*non significant risk for patients*"라고 밝혔으며, 8.0T 이상의 자기장에서 환자를 대상으로 연구하고자 하는 경우에는 허가를 얻도록 권고하고 있다. 인체의 구성 성분 대부분이 자력에 대해 민감하지 않은 반자성*diamagnetic* 물질이어서 큰 손상을 입지 않음을 짐작할 수는 있지만 강한 자기장이 미칠 수 있는 부정적인 영향의 유무 여부를 확인할 필요는 있다.

그동안 강한 정자기장이 인체조직에 미치는 영향에 대한 다양한 연구들이 있었다. 이들 연구에 따르면 내이*inner ear*의 반고리관*semicircular canals* 속의 내림프*endolymph*에 영향을 미쳐 어지러움증을 유발하는 문제, 세포 성장과 형태의 변화, 세포재생과 기형유발, 유전자 구조에 대한 영향, 출생 전후 아이에 미치는 영향, 뇌 안의 영향, 혈액학적 변화, 체온이나 신체리듬 변화, 면역체계에 대한 변화 등에 대한 다양한 결과들이 보고되었다. 이들 연구의 대부분은 특별한 영향이 없다고 보고하고 있으나 일부에서 문제점을 제기하기도 하였다. 그러나 제기된 문제점들은 재현성*reproducibility*이 없거나, 현재 자기공명영상이 이용되는 조건과 다른 상황에서 도출된 것들이다. 따라서 현재 사용하고 있는 상황에서는 대부분 안전한 것으로 알려져 있다. 다음은 강한 정자기장이 인체에 미치는 영향 중 몇 가지 구체적인 예이다.

① 화학반응에 대한 자기장의 영향 : 옥시헤모글로빈*oxyhemoglobin*은 반자성체이며 디옥시헤모글로빈*deoxyhemoglobin* 상태는 상자성체여서 강자기장 내에서는 산소가 떨어질 것을 예상할 수 있지만 실제는 그 효과가 매우 적다.

② 인체 내 강자성체에 대한 효과 : 인체 내 장자성체로는 철*iron*을 생각할 수 있으나(인체 내에는 3.7g/70kg 있음) 인체 내에서 철은 모여 있지 않기 때문에 자기장의 효과가 거의 없다. 그러나 문신이나 그린 눈썹 등에 포함된 산화철이 자기장 내에서 힘을 받아 움직여 주변조직을 자극하여 부종이 생기거나 영상 왜곡 현상이 발생할 수 있다.

③ 자기수역학력*magnetohydrodynamic forces*과 압력 : 강한 자기장 때문에 인체 내

에 흐르는 혈류나 내이의 내림프에 전류가 발생하여 혈류나 내림프를 밀 수 있다. 혈류 내에서 생긴 힘은 매우 적어서 혈류에 거의 영향을 주지 않으나 내림프에 영향을 미쳐 어지러움을 일으킬 수 있다.

2. 정자기장이 금속물질이나 장치에 미치는 효과

자기공명영상 검사와 관련되어 일어난 치명적인 사건은 대부분 강한 자기장이 자성을 띠는 금속물질을 뒤틀거나 빠르게 움직이게 하여 발생하였다. 예를 들어 뇌 안에 설치한 뇌동맥류 클립이 자기장 안에 놓이면 자기장의 방향과 같은 배열을 하고자 클립이 방향을 틀면서 재출혈이나 주변 뇌조직을 찢어 사고가 발생한다. 심장박동조절기 또한 강한 자기장의 영향으로 작동되어 사고가 발생하기도 하였다. 또한 자기공명 기계 주변에서는 자기장의 변화가 매우 급격하므로(〈표 20-3〉 '공간경사가 있는 정자기장' 설명 참조) 자성을 띠는 물체를 가까이하면 총알처럼 안쪽으로 끌려들어간다. 가위, 산소통, 환자용 침대 등이 정자기장에 의해 가속된 상태에서 환자를 쳐서 사망에 이르는 사고들이 있었다. 이러한 사고들은 환자에게 이용되는 자기공명 기계만의 문제라기보다는 강한 자기장을 형성하는 모든 기계에서 발생할 수 있는 문제이다. 최근에는 클립이나 심장박동조절기 등을 자기공명 기계에서도 사용할 수 있도록 만들고 있어 새로운 많은 경우 실제 이들 장치를 착용한 채로 자기공명영상 촬영이 이루어지고 있지만 아무런 해가 없다고 보고하고 있다.

3.자기공명영상에 관련된 직업에 종사하는 사람들의 문제

지금까지 오랫동안 강한 자기장에 노출되었을 때 생기는 해로운 점은 증명되지 않았다. 그러나 가능하면 강한 자기장에 노출되지 않는 것이 현명하며 노출되었을 때 발생할 수 있는 부작용에 대해서는 계속해서 추적하고 관찰할 필요가 있다.

Ⅱ 경사자기장이나 고주파 펄스에 의한 영향

자기공명영상 촬영 중 사용되는 전자파*electromagnetic wave*도 최근 논의가 활발한 전자파에 의한 인체의 유·무해 논쟁과 맥을 같이한다. 이동전화에서 발생되는 전자파, 컴퓨터 모니터에서 나오는 전자파, 전화기나 전자레인지에서 사용되는 전자파, 고압선 주변 전자파, 전자파를 내보내거나 받는 송·수신소 주변에서 발생하는 전자파 등 사용되는 전자파의 주파수는 다르나 이들 전자파가 인체에 해를 주지는 않는지 현재도 많은 관심과 연구가 진행 중이다. 자기공명영상 검사는 단기간의 노출로 끝난다는 장점이 있으나 자기공명영상에 관련된 종사자나 연구자들은 장기간 노출되기 때문에 장기적인 추적 관찰이 필요하다.

자기공명영상 촬영과정에서 시간에 따른 자기장의 변화는 필수적인 과정이다. 즉, 영상의 위치결정을 위한 경사자기장, 검사하는 조직 내부 핵의 활성화를 위한 고주파 펄스가 여기에 해당된다. 시간에 따라 변하는 자기장은 조직 내에서 전기장을 형성하고 전류가 형성되어 인체에 영향을 미친다. 조직 내 핵의 활성화를 위해 사용하는 고주파 펄스는 라모주파수에 의해 결정되며 MHz 수준의 높은 주파수를 가지기 때문에 주로 열을 발생시키고, 경사자기장의 주파수는 비교적 낮아 수백에서 수천 Hz 정도이기 때문에 주로 신경자극 증상을 발생시킨다. 현재 사용되고 있는 자기공명 기계에서는 자기공명 펄스열의 조건에 따라 인체에 손상을 줄 수 있는 범위를 정하고 자기공명 펄스열에 변화를 시도할 경우 자동으로 제한 범위를 넘지 않도록 규제하고 있다. 아래에서 논의의 편리함을 위하여 경사자기장의 영향과 고주파 펄스에 의한 영향을 나누어 기술하고자 하나, 인체에 미치는 영향의 원인을 뚜렷이 구분할 수 없는 경우도 있다.

1. 경사자기장의 영향

자기공명영상 기계 내부에는 영상의 위치정보를 파악하기 위해 3방향(x, y, z)의 경사자기장 코일이 있으며 자기공명영상 촬영과정에서는 3방향 경사자기장 코일 모두가 매우 빠르게 자기장의 변화를 일으킨다. 즉, 켜기 전 0에서 원하는 수준의 자기장을 유도한 후 일정시간 후 꺼지게 된다(그림 20-1). 자기장이 시간에 따라 변하면 자기장 안에 놓여 있는 전도체에 전기장이 유도되어 전류가 흐르게 된다(그림 20-2). 유도된 전기장의 세기는 그림 20-1에서 알 수 있듯이 경사자기

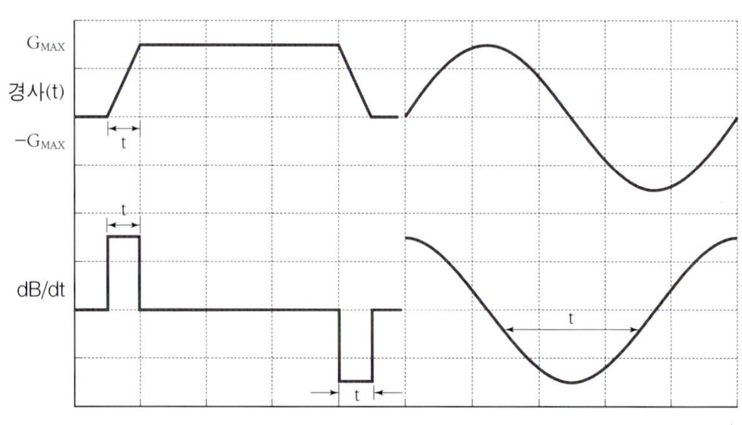

그림 20-1
경사시간(t)의 정의
위쪽 그림은 경사자기장의 파형을 나타내고 아래쪽 그림은 dB/dt의 파형을 나타낸다.

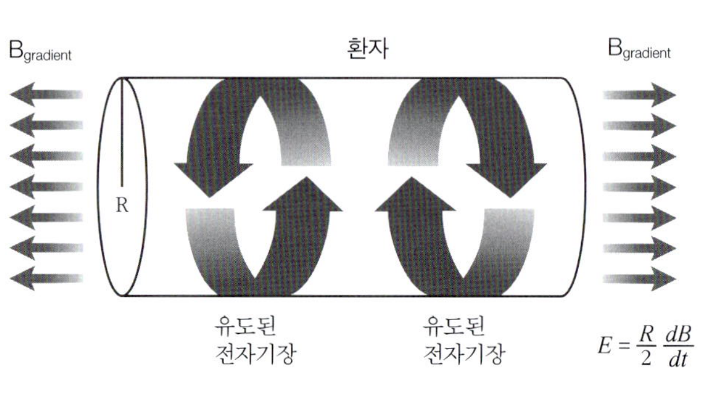

그림 20-2
dB/dt의 역치를 모사하기 위해 Reilly가 사용한 실린더 모양의 인간모형
환자는 정자기장에 나란한 방향으로 위치해 있고 반지름(R)을 0.2m로 가정했다. 전기장은 실린더의 표면에서 최고값을 갖는다.

장의 경사*gradient*가 0에서 일정크기까지 증가하는 데 걸리는 시간인 경사시간 *rise time* (t)에 따른 자기장의 변화(dB/dt)로 결정된다. 예를 들면 반지름이 R인 실린더의 표면에 유도된 전기장의 크기(E)는 다음과 같다.

$$E = \frac{R}{2}\frac{dB}{dt}$$

1.5T 자기공명영상 장치에서 경사자기장의 최대경사 크기는 20～60mT/m이다. 따라서 중심에서 약 1m로 떨어진 지점의 경사자기장 크기는 주자기장의 크기에 비해 1/600～1/200 만큼 작지만 유도되는 전기장은 결코 무시할 만큼 작지 않다. 예를 들어 경사자기장의 경사가 10mT/m까지 되는 데 걸리는 경사시간이 200일 때 40cm 둘레의 복강에 유도되는 전기장의 세기는 약 5V/m이다. 이때 유도된 5V/m의 전기장은 말초신경이나 심장의 전기신호를 자극하게 된다.

말초신경을 자극하는 한계점(전기장의 세기)은 6V/m로 알려져 있다. 말초신경을 자극할 수 있는 한계점과 피검자가 통증을 느끼는 한계점에는 차이가 있는데, 통증의 한계점이 말초신경 자극 한계점보다 약 28% 더 크다고 알려져 있다. 심장의 자극 효과는 이보다 더 높은 수준에서 일어나며 말초신경 자극점보다 약 36%가 높은 점에서 일어난다고 알려져 있다.

자기공명영상 검사를 통해 피검자들이 느끼는 말초신경 자극으로는 저림 *tingling* 또는 두드림*tapping* 현상 등이 있다. 이러한 말초신경 자극의 정도는 x, y, z 방향에 따라 다르나 뼈가 튀어나온 부위에서 더 심하게 느끼는 것으로 피검자들은 보고하고 있다. 그 외에 시간에 따라 변하는 자기장의 효과는 조직 내 온도를 올리거나 화상을 일으킬 수 있으나 이런 영향은 고주파 펄스에 의한 영향의 약 1/8 정도로 작다. 또한 망막의 시신경*retinal cones*에 작용하여 눈속섬광 *magnetophosphenes*이 생기기도 하고, 심장 내에서 흐르는 혈류에 전기장이 발생하여 심전도의 T파를 변화시키기도 하는데 이는 정자기장에 의해서도 일부 발생한다.

자기공명영상 기기가 쓰이기 시작한 초기에는 경사자기장의 시간변화율이 20T/s 이하로 제한되었으나 그 후 계속적인 펄스열의 발전으로 에코평면영상 *echo planar imaging; EPI* 펄스열과 같은 고속으로 변하는 자기장을 사용하는 펄스열이 널리 이용되면서 경사자기장의 시간변화율에 대한 제한점을 조정할 필요성이 제기되었다. 현재 FDA에서는 '말초신경 자극으로 통증을 유발하지 않을 정도' 와 같이 모호한 제한 규정을 두고 있다. 그러나 지나친 규제는 매우 유용한 펄스열 개발을 방해할 수 있기 때문에 제한기준에 대한 계속적인 논의와 객관적인 자료가 필요하다. Vogt 등은 말초신경 자극 수준보다 120% 높은 수준에서 영상을 얻었어도 피검자 중 2.7%만이 불편을 호소한 점을 들어 새로운 자기공명 펄스열이 매우 안전하다고 주장하고 있다. 현재 사용되고 있는 자기공명영상 펄스열은 대부분 이러한 말초신경 자극이나 심장 자극과 같은 일이 생기지 않도록 제한점을 두고 있다. 환자의 자세도 전기장 유도에 영향을 미칠 수 있는데 팔이나 다리를 서로 겹치게 놓아 고리모양*conducting loop*을 만들지 말아야 한다. 둥근 고리모양은 빠른 자기장의 변화에 의하여 고리 내부로 전류가 쉽게 발생하기 때문이다.

2. 경사자기장 코일 때문에 생기는 소음*acoustic noise*

자기공명영상 검사 도중 매우 큰 소리를 들을 수 있다. 이는 경사자기장 코일 때문에 나는 소리이다. 스피커의 원리를 생각하면 쉽게 이해할 수 있다. 스피커 내부는 자석을 가운데 놓고 주변을 코일로 감아 놓은 구조로 이 코일에 전류를 흘려주면 코일 주변으로 자기장을 일으키고, 발생한 자기장은 코일 안쪽 자석의 자기장과 충돌을 일으켜 전류가 흐르고 있는 코일이 떨게 된다. 이 떨림이 스피커의 얇은 막에 전해져 소리가 나게 된다. 마찬가지로 경사자기장 내부에 전류를 흘려주면 경사자기장 주변에 생긴 자기장이 주변 정자기장과 충돌을 일으켜 경사자기장의 코일이 심하게 떨게 되고 떨면서 주변에 부딪혀 소리가 난다. 매우 빠른 경사자기장을 일으키는 자기공명 열에서 더 심한 소음을 들을 수 있다.

FDA는 소음의 크기를 140dB 이하로 줄일 것을 권하고 있으며 99dB 이상이면 귀를 보호해야 한다. 귀마개를 사용하면 10~30dB 정도의 소음을 줄일 수 있지만 가능하면 헤드폰과 같은 보호장구를 사용하는 것이 좋다. 소음에 따른 장해는 소음의 정도도 중요하지만 노출시간이 특히 문제가 된다. 따라서 자기공명영상 관련 직업에 종사하는 사람들은 소음을 줄이는 방법에 주의를 기울일 필요가 있다.

3. 고주파 펄스가 미치는 영향

검사하고자 하는 조직의 원자를 활성화시키고자 원자핵의 공명주파수(라모주파수*Larmor frequency*)에 42~57MHz/T에 해당하는 자기장을 주게 되는데 이때 조직 내로 들어가는 자기장이 내부에서 열을 발생시켜 인체에 해를 줄 수 있다. 공명주파수는 정자기장의 크기에 따라 달라진다. 전자파에 의한 열 발생은 전자레인지를 생각하면 쉽게 이해할 수 있다. 전자레인지에서는 물 분자를 활성화시키기 위해 2,450MHz 정도의 전자파를 내보내며 데우는 조직의 내부에서 매우 뜨거운 열이 발생하여 음식물을 데운다. 이때 필요한 일률은 와트*Watts*(W)라는 단위를 사용하는데 전자레인지는 700~800W의 전력을 사용한다.

자기공명영상에서는 대상이 되는 원자에 따라 공명주파수가 다르며 또한 정자기장의 세기에 따라서도 주파수가 다르다. 조직 내에 도달한 고주파 펄스는 원자핵과 공명을 일으켜 원자핵에 에너지가 전달된다. 실제 전달되는 에너지를 측정하기 위해 특이흡수율*specific absorption rate; SAR*(W/kg)이라는 개념을 사용한다. 예를 들면 동물실험에서 2W/kg으로 60분 정도 노출시키면 조직 내부 온도가 0.76° 정도 상승하는 것으로 알려져 있다. 이때 동반하여 피부 온도도 약간 더 높은 온도로 상승하게 된다. 실제 촬영을 마친 환자가 특정 부위가 매우 뜨거워졌다고 호소하거나 피부가 붉게 변하며 불편을 호소하는 경우가 있다.

고주파 펄스를 많이 사용하는 자기공명 펄스열(예 : 고속스핀에코*fast spin echo*)에서 특이흡수율이 높으며 피검자의 체중도 특이흡수율을 높이는 하나의 요소이다. 고주파 에너지에 의한 불편함을 줄이기 위해서는 검사 시작 전 프로그램에 체중을 정확하게 입력해야 한다. 또한 자기공명영상실 내부 온도나 옷 등도 온도 상승에 영향을 미친다. FDA 권고는 정상인에서는 4W/kg, 환자에 대해서는 1.5W/kg으로 하고 있다. 그러나 위의 권고대로 검사했을 때 30분간의 노출에 내부 온도는 거의 올라가지 않고 피부 온도만 약 4° 상승하였다. 현재 이용되고 있는 자기공명영상 펄스열을 들여다 보면 FDA의 권고사항과 약간씩 차이가 있음을 알 수 있다.

4. 화상

고주파 코일이 내는 자기장 때문에 인체나 고리를 만든 전선이나 부착물(심전도 전극, 도선, 머리뼈, 고관절 의지) 등에 전류가 유도되어 화상*burn*을 일으킬 수 있다. 따라서 피부가 코일의 표면에 닿지 않도록 주의해야 하며 또한 전선 등과 같은 물질은 절연체로 감싸 검사 받는 사람의 몸에 닿지 않게 하고 고리모양을 형성하지 않도록 해야 한다.

III 검사 받는 사람과 관련된 문제와 영상실 안전수칙

피검자가 몸에 이식된 물질이나 부착된 의료보조 기구를 착용한 채로 자기공명영상 검사를 받을 경우 강한 자기장에 의해 부착물이 움직이거나 자기장이나 전자파의 영향으로 의료보조 기구가 오작동하여 건강에 치명적인 손상을 줄 수 있다. 또한 환자가 자기공명영상 검사에 부적합한 건강상태일 경우에는 검사를 피해야 한다. 따라서 검사하는 사람은 자기공명영상 검사 전에 미리 피검자가 어

표 20-1
자기공명영상 검사를 절대로 금해야 할 부착물이나 의료보조 장치

① 전자적, 자기적, 기계적으로 작동하는 삽입물 : 심장박동 조절장치*cardiac pacemakers*, 경동맥동*carotid sinus* 조절장치, 인슐린 펌프와 신경자극기
② 강자성체로 이루어져 있거나 전자적으로 작동하는 등골 삽입물
③ 지혈클립*hemostatic clips*
④ 눈에 들어간 금속 이물질
⑤ 인공귀*cochlear implants*
⑥ 보철심장판막*prosthetic heart valves*

표 20-2
영상실 안전수칙

① 자기공명영상실에 들어가는 사람은 훈련된 종사자와 환자, 종사자가 대동한 방문자에 한한다.
② 자기공명영상실은 잠글 수 있어야 하며 열쇠는 훈련된 종사자만 가지고 있어야 한다.
③ 영상실의 출입관계는 운영자에 의하여 감시되어야 한다.
④ 적절한 경고 안내문이 붙어 있어야 한다.

표 20-3
관련 용어

1. 공간경사가 있는 정자기장
   ① bore 주변에서 일어난 자기장의 변화를 공간경사*spatial gradient*라 한다.
   ② 공간경사 때문에 자화될 수 있는 물질은 magnetic bore에 가까이 가져가면 총알이 발사되듯 당겨지게 된다.
   ③ 당기는 힘이 작용한다.
2. 능동장치*active device*:
   심장박동 조절장치와 같이 전원의 공급을 통해 작동하는 의료장치
3. 수동장치*passive device*:
   동맥류 클립 등과 같이 전원공급 없이 기능하는 의료장치
4. 특이흡수율
   1kg의 조직이 1초 동안 흡수한 에너지(단위: W/kg 또는 J/kg/s)
5. 자기장의 시간변화율: dB/dt

떠한 부착물이나 의료보조 기구를 착용하고 있는지 그리고 이런 것들이 자기공명영상 검사에 적합한지에 대해 충분히 검사하고 그에 관한 사전 지식을 가지고 있어야 한다. 또한 환자가 자기공명영상 검사에 부적합한 건강상태에 있는지 여부에 대해서도 충분히 검사가 이루어져야 한다. 〈표 20-1〉에 자기공명영상 검사에 부적합한 삽입물이나 의료보조 장치를 정리하였다.

또한 임신부, 울혈성 심부전증*congestive heart failure*이나 폐쇄공포증*claustrophobia*이 있는 사람은 자기공명영상검사를 피해야 한다.

자기공명영상 검사에서 발생할 수 있는 문제들을 미리 방지하려면 영상실에 대한 안전수칙을 정하여 영상실에 출입하는 사람을 적절히 통제해야 할 필요가 있다. 〈표 20-2〉는 자기공명영상실과 관련한 기본적인 안전수칙이다.

참고문헌

Budinger TF. MR safety: past, present, and future from a historical perspective. Magn Reson Imaging Clin N Am 1998;6:701-714.

Buecker A. Safety of MRI-guided vascular interventions. Minim Invasive Ther Allied Technol 2006;15:65-70.

Kanal E, Gillen J, Evans JA, et al. Survey of reproductive health among female MR workers. Radiology 1993;187:395-399.

Klucznik RP, Carrier DA, Pyka R, et al. Placement of a ferromagnetic intracerebral aneurysm clip in a magnetic field with a fatal outcome. Radiology 1993;187:855-856.

Lanners DM, Amrami KK, Jonsgaard RS, et al. Safety and MRI artifact evaluation at 1.5 T of metallic mounting sheath of a marking clip inadvertently deployed at stereotactic biopsy. AJR Am J Roentgenol 2004;183:825-829.

Prato FS, Nicholson RL, Smith M, et al. Hazards and associated recommendations for Canadian MR imaging sites. Can Assoc Radiol J 1986;37:233-237.

Rinck P. Safety of Patients and Personnel. in: Magnetic Resonance in Medicine, 4th ed. Berlin Vienna: Blackwell Science, 2001;213-224.

Schaefer DJ. Safety aspects of radiofrequency power deposition in magnetic resonance. Magn Reson Imaging Clin N Am 1998;6:775-789.

Schaefer DJ. Safety aspects of switched gradient fields. Magn Reson Imaging Clin N Am

1998;6:731-748.

Schaefer DJ, Bourland JD, Nyenhuis JA. Review of patient safety in time-varying gradient fields. J Magn Reson Imaging 2000;12:20-29.

Schenck JF. Safety of strong, static magnetic fields. J Magn Reson Imaging 2000;12:2-19.

Shellock FG, Crues JV. MR procedures: biologic effects, safety, and patient care. Radiology 2004;232:635-652.

Shellock FG, Fieno DS, Thomson LJ, et al. Cardiac pacemaker: in vitro assessment at 1.5 T. Am Heart J 2006;151:436-443.

Sommer T, Naehle CP, Yang A, et al. Strategy for safe performance of extrathoracic magnetic resonance imaging at 1.5 tesla in the presence of cardiac pacemakers in non-pacemaker-dependent patients: a prospective study with 115 examinations. Circulation 2006;114:1285-1292.

Vogt FM, Ladd ME, Hunold P, et al. Increased time rate of change of gradient fields: effect on peripheral nerve stimulation at clinical MR imaging. Radiology 2004;233:548-554.

제21장

중재적 자기공명영상

이종민, 정성택

중재적 시술이란 피부를 절개하여 대상 부위를 눈으로 확인하여 수술하지 않고 영상장비 유도하에 기구를 이용하여 대상 부위에서 치료행위를 하는 것이다. 이러한 중재적 시술의 기본 조건 중 하나는 시술 과정을 적절한 영상으로 보여줄 수 있는 영상획득 장치이다. 현재는 중재적 시술 전용으로 제작된 방사선 투시검사장치*fluoroscopy*가 가장 많이 사용되며 전산화단층촬영*computed to mography; CT*과 초음파*ultrasonography*도 활용된다. 최근 기술 발달에 힘입어 자기공명영상*magnetic resonance imaging; MRI*도 중재적 시술의 영상장치로 활용되고 있다.

자기공명영상은 투시검사장치나 CT에 사용되는 전리방사선이 발생하지 않는다는 큰 장점이 있다. 자기공명영상은 기계적 움직임 없이 자기장의 방향을 자유로이 조정할 수 있으므로 영상면*imaging plane*에 제약이 없어 시술 유도에 필요한 다양한 방향의 영상을 쉽게 얻을 수 있다. 또한 연부조직 대조도가 높아 조영제를 이용한 표지*landmark*를 보고 접근하는 투시장치보다 더 안전하게 시술할 수 있다. 이외에도 자기공명영상은 특정 기관*organ*의 기능을 평가할 수 있어 기능을 고려한 영상 유도도 가능하다. 이러한 장점들로 인해 자기공명영상 유도 중재적 시술은 다른 기법에 비해 더 정확하고 덜 침습적이며 합병증 빈도도 낮게 보고되고 있다.

자기공명영상의 단점으로는 장비, 설비 및 검사료가 비싸고, 투시검사장치나 초음파보다는 시간해상도가 낮고, 영상이 왜곡될 가능성이 높다는 것이다. 또한 촬영공간이 격리-차폐되어 있어 전신마취가 필요한 소아나 중환자는 특별한 주의가 필요하다. 중재적 시술을 시행할 경우 자기공명에 적합한 기구 및 장비들을 사용해야 하며 준비 및 시술시간이 기존의 투시검사장치 유도보다 오래 걸린다는 단점도 있다. 자기공명 유도 소작술*MR-guided ablation*은 시행 후 병리조직검사를 위한 검체를 얻을 수 없어 영상으로 병리적 진단을 해야 한다는 부담이 있다.

이와 같이 중재적 자기공명영상*interventional MRI*은 탁월한 장점과 많은 단점을 동시에 가지고 있다. 최근 중재적 자기공명영상은 장점은 부각되고 단점은 점차 극복되고 있는 추세이므로 향후 중재적 시술에서 더 많은 부분을 차지하게 될 것이다.

I 기술적 측면

중재적 자기공명영상은 영상의 품질과 시술 시 공간적 접근성 모두가 우수해야 하나 영상의 품질이 높은 폐쇄형*closed system*은 접근성이 떨어지고 개방형*open system*은 그 반대이다. 따라서 영상의 품질과 접근성은 상반적*reciprocal*이라 할 수 있고 최적*optimal*의 조화가 중요하다.

폐쇄형 자기공명영상은 일반 영상진단용 장비와 동일하며 높은 자기장 균질도와 자기장 강도로 인해 고품질의 영상을 얻을 수 있다. 그러나 영상체적*image volume* 내에서의 시술에 많은 제약이 따른다. 간단한 시술은 자기공명영상 스캐너 내의 환자를 이동시키지 않고 시술이 가능하다는 보고도 있다. 그러나 대상 부위가 스캐너 깊숙이 위치하면 자기공명영상 바로 옆에서 외과적 시술을 수행하다가 필요할 때마다 환자 받침대*table*를 스캐너 내로 이동시켜 영상을 얻는다. 폐쇄형 중재적 자기공명영상은 스캐너 내부도 무균상태를 유지해야 하므로 외과적 수술실 내에 자기공명영상을 설치한 수술중 자기공명영상 특별실*intra-operative MRI suite*을 구성하기도 한다. 초전도 고자기장 폐쇄형 자기공명영상과 자기공명 적합성 C-arm 투시촬영기를 조합한 수술실이 구성되기도 한다. 이 경우 환자 받침대의 이동만으로 두 검사장비에 위치할 수 있고 각 장비의 장점을 살린 검사 및 시술이 가능하다.

수술 시 자기공명영상의 유도를 받으면 수술자는 실시간 영상자료를 확인하여 수술 과정별 효과를 즉각적으로 판정할 수 있다. 대상 부위의 위치를 정확히 확인할 수 있고 수술 시 가장 안전한 접근경로를 결정하는 데 도움을 받을 수 있다. 또한 수술 종료 전에 수술장에서 그 수술의 완성도를 확인할 수 있고 합병증의 발생을 조기발견 또는 최소화할 수 있다. 특히 두뇌수술에서는 영상과 실제 환자의 위치 차이*brain shift*로 인해 흔히 발생하는 등록오류*registration error*를 최소화할 수 있다는 장점이 있다. Maurer 등은 2년간 200건 이상의 뇌수술을 폐쇄형 중재적 자기공명영상 유도하에서 성공적으로 수행하였는데 그 중 생검*biopsy*이 40%, 종양절제술이 30%, 기능적 뇌수술*functional neurosurgery*이 10%를 차지하였다.

개방형 자기공명영상은 중재적 시술 전용 자기공명영상으로 개발되었다. 자기공명영상 스캐너 내에 환자가 위치하여 영상을 얻는 도중 환자를 이동시키지 않고도 수술자 및 기구의 접근이 가능한 틈새*gap*가 있어 시술 접근성을 높인 장비이다. 그러나 상반적으로 영상의 품질은 높지 않다는 단점이 있다. 개방형 자기공명영상은 크게 두 가지 종류의 구조를 가지는데 이중도넛*double doughnut*형과 이중평면*biplanar*형이다. 이중도넛형은 GEMS사의 Signa SP/1 기종으로 출시되었으며 스캐너 중심에 54cm 폭의 틈새가 있어 시술자의 접근을 가능하게 하였다. 또한 중자기장의 초전도자석을 이용하여 영상 품질의 저하도 최소화하였다. 대부분의 개방형 자기공명영상은 이중평면형이며 Siemens, Philips,

Hitachi, Toshiba 등의 제조사에서 다양한 모델이 출시되었다. 주로 저자기장의 영구자석을 이용한 자기공명영상이며 자기장균질도가 높아 운동인공물*motion artifact*이 적게 나타나나 영상 품질이 낮다는 단점이 있다. 또한 육중한 자석이 상하로 위치하여 있으므로 측면 접근만이 가능하여 다양한 시술에는 제한이 따른다.

중재적 자기공명영상을 위한 장비와 기구들은 환자와 시술자에게 안전해야 하며 자성을 가지지 않아야*non-magnetic* 한다. 다양한 재질의 기구들이 소개되고 있는데 비자성형의 스테인리스강*stainless steel*은 강자성은 아니나 영상왜곡은 심하게 나타낸다. 티타늄*titanium*은 강자성이 아니며 영상왜곡도 심하지 않아 기구 주변부에 약간의 왜곡만이 발생한다. 일회용 플라스틱 기구도 사용되고 있는데 자성은 전혀 띠지 않으나 기구의 강도가 떨어지고 자기공명영상에서 확인이 어려우며 소독에도 제한이 있다. 비강자성*non-ferromagentic* 자기공명 적합성 tru-cut biopsy needle과 자기공명 적합성 압전적*piezoelectrical* bone drill 등도 조직검사를 위해 사용된다.

중재적 자기공명영상의 사용 편이성 증대를 위한 많은 연구가 진행되고 있는데 Christoforou 등은 자체 제작한 기계장치와 프로그램을 이용하였다. 1.5T의 고식적 자기공명영상에 조작기*manipulator*를 설치하여 시술기구의 위치와 방향이 자기공명영상 장비로 전송되고 기구의 전장이 보이는 영상면으로 자동 조정된 영상이 실시간으로 보이게 하였다. 이때 목표지점으로의 접근오차는 3.2mm 이었고 자동 조정된 영상면의 오류는 2.5° 였다. 또한 이 장비의 작동으로 인한 화질 저하도 크지 않아 그 유용성을 보고하였다.

중재적 자기공명영상 중 소작치료술*ablative therapy*은 큰 비중을 차지하는데 이는 시술이 용이하고 치료성과가 우수하기 때문이다. 자기공명 유도를 시행할 경우 연부조직 대조도가 높고 공간해상도도 시술에 적절하다. 또한 표적조직의 온도를 측정할 수 있고 출혈, 인접조직의 손상 등의 합병증 발생을 실시간으로 확인할 수 있다는 장점이 있다. 외과적 절제술과 비교할 때 자기공명 유도 소작치료술은 회복시간과 입원기간이 짧고 감염과 다른 합병증의 빈도가 낮으며 경제적이고 미용상의 장점도 있다.

중재적 자기공명영상 소작치료술의 바탕에는 자기공명 검온법*thermometry*이 있다. 인체 내 표적의 온도를 영상적으로 측정하는 기법이며 이때 사용되는 펄스열*pulse sequence*은 T1 강조영상*T1 weighted image*, 양자 공명주파수 변위*proton resonance frequency shift; PRF shift*, 확산강조영상*diffusion weighted image; DWI* 등이다. 온도측정의 해상도는 1°C이며 조직괴사 온도인 60°C도 측정범위에 포함된다. 특정시간 동안 발생한 열의 온도와 시간-온도 관련성을 측정해 조직 내 열의 정도를 판단하기도 한다. 표적조직 내의 지방 성분에 따라 측정 정확도는 감소할 수 있으나 이 오류를 극복하기 위한 방법들도 연구되고 있다.

자기공명 유도 집중초음파수술*MR-guided focused ultrasound surgery; MRgFUS*은 대표적인 자기공명영상 연동 소작치료술이다. 위상배열 초음파 탐촉자*phased array ultrasound transducers*에 환자를 밀착시킨 상태로 자기공명영상 스캐너에 위치시킨 후 고속다면 회손경사회복*fast spoiled gradient echo; FSPGR* 펄스열을 이용하여 관상면*coronal* 영상을 얻어 치료계획을 수립하고 표적지점을 설정한다. 또한 표적병변을 완전 소작하는 데 필요한 초음파조사*sonication*의 종류와 양을 계산한다. 실시간 자기공명 유도하에서 작은 콩 모양으로 집중된 초음파 에너지가 표적에 5~12초간 발사되고 표적조직은 가열되어 열성 응고*thermal coagulation*된다. 치료하는 도중에는 온도 의존성 양자 공명주파수 변위 고속다면 회손경사회복*temperature-dependent PRF shift in FSPGR* 펄스열을 이용하여 표적의 온도를 직접 실시간으로 측정하여 조직괴사 온도를 초과하면 치료를 완료하고 인접한 다음 영역으로 초음파 탐촉자를 이동시켜 치료를 시작한다. 열성 응고가 일어난 조직은 온도측정뿐 아니라 자기공명영상 신호강도의 차이도 나타내므로 정성적으로 즉각 확인할 수도 있다. 간, 비장 등과 같은 유동성 장기는 초음파 에너지의 집적에 문제가 있다. 호흡에 의한 운동성은 전신마취 후 인공호흡기를 이용하여 치료시간 동안 일시적 무호흡 상태를 유지하거나 호흡에 의한 횡격막의 운동을 감지해 일정위치에 올 때만 에너지를 조사하는 방법으로 극복할 수 있다. 또한 초고속 자기공명*ultrafast MR*을 이용하여 유동성인 표적을 추적하여 지속적으로 에너지를 조사하는 방법도 연구되고 있다.

자기공명 유도 간질성 레이저 열치료법*MR-guided interstitial laser-induced thermotherapy; MR-LITT* 또한 중재적 자기공명영상 소작치료술 중 하나이다. 대부분 파장이 1064nm인 Neodymium(Nd)-YAG 레이저를 사용하는데 다른 레이저에 비해 임상적용이 용이하고 응고괴사*coagulation necrosis* 부위와 주변 정상조직의 경계가 선명하다는 장점이 있다. 자기공명영상에서 표적 부위를 확인하고 자기공명영상 유도하에서 침*needle*과 유도관*sheath*을 삽입하고 그 내부로 보호용 카테터*protective catheter*에 싸인 실리카 섬유*silica fiber*를 삽입하고 실리카 섬유를 통해 레이저를 조사한다. 이때 보호용 카테터에는 수냉식 냉각장치가 연결된다. 5~15분간 조사된 레이저에 의해 표적조직은 직접적으로 가열되어 응고괴사된다. 이 시술 역시 자기공명영상을 이용하여 표적조직 내 온도를 측정하고 괴사부위를 실시간으로 확인할 수 있다.

자기공명 유도 한랭소작법*MR-guided cryoablation*은 빙점의 저온을 이용해 표적조직을 괴사시키는 방법이다. 자기공명 유도하에서 탐촉자*probe*를 표적조직 내에 위치시키고 냉각하면 조직 내 물분자가 결정화되어 자기공명 신호를 방출하지 못해 신호소실*signal void*로 관찰된다. 따라서 냉각된 조직인 냉동소작 얼음공*cryosurgical iceball*과 그 경계는 일반 자기공명영상 펄스열에서도 별도처리 없이 잘 관찰된다. 또한 한랭소작 도중 얼음공의 크기가 증가하는 것도 관찰 가능하다. 자기공명영상 검온법을 이용해 표적조직의 온도를 직접 측정하여 실시간으로 color mapping하여 관찰할 수도 있다.

Ⅱ 임상적용

1. 뇌신경계

두개강 내 입체정위 소작술*stereotactic cauterization*과 신경강화술*neuroaugmentation* 시 영상 유도는 기본 조건이다. 이를 위해 다양한 영상기법이 활용되었는데 투시촬영은 두개골의 골격지표*bony landmark*가 확실한 부위의 유도에는 도움이 되나 여타 부위에는 침습적인 조영제 주입과 같은 추가적 작업이 필요하다는 단점이 있다. CT는 기하학적 정확도는 우수하나 두개강 내 뇌 구조물을 보여주지 못한다는 단점이 있다. 이에 반해 자기공명영상은 뇌의 세부구조를 명확히 보여주므로 두개강 내 뇌수술 특히 입체정위 시술 유도에 탁월하다.

자기공명 유도 뇌수술은 환자의 사망률을 낮추고 재원기간 또는 퇴원 후 회복기를 단축시키고 삶의 질을 향상시킨다는 장점이 있다. 자기공명 유도 입체정위 뇌수술은 수술 전 자기공명영상을 분석시스템에서 입체정위공간*stereotactic space*에 접합*matching*시키는데 이때 머리 표면의 표재성 해부학적 지표나 임의로 설치한 참고점*reference point*들을 기준으로 한다. 이 작업을 바탕으로 표적에 접근할 수 있는 입구*entry point*와 접근궤적*trajectory*이 결정되고 'probe's eye view'로 영상을 재구성하여 관찰한다. 수술적 접근의 모의실험*simulation*을 통하여 안전한 입구와 접근궤적을 설정한 후 수술을 시작한다. 수술도중 수시로 환자를 자기공명 스캐너 내로 옮겨 궤적을 확인할 수 있다.

McGirt 등은 43명의 뇌 성상세포종*astrocytoma* 환자에서 자기공명 유도 입체정위생검을 시행하였다. 그 결과 79%에서 생검 결과가 최종 조직결과와 일치하였는데 다형성 아교모세포종*glioblastoma multiforme*의 단계가 낮게 나온 결과가 4예였고 오진은 1예에서 관찰되었다. 따라서 성상세포종의 진단에서 자기공명 유도생검의 유용성이 인정되었다. Scherberger 등은 자기공명 유도 전극삽입술의 임상적 유용성을 제시하였다. 4마리의 마카퀴*macaque* 원숭이의 두정내구*intrapareital sulcus*에 장기적 기록전극*chronic recording electrodes*을 삽입하였는데 모두에서 대뇌피질 활성전기 신호를 포착할 수 있었다. 따라서 자기공명 유도하에서 대뇌피질구*cerebral cortical sulcus*나 피질하 구조물에 전극을 삽입할 수 있다는 결론을 내렸으며 임상적으로 대뇌피질 인공삽입물*prosthesis*이나 다른 삽입물*implant*을 특정 뇌 표면에 위치시키는 데 유용성이 있을 것으로 예견하였다.

난치성의 만성 통증을 조절하는 데에도 자기공명 유도 입체정위 시술이 사용된다. 자기공명 유도하에서 두개강 내 표적 부위에 침*needle*을 위치시키고 약리적 차단술*pharmacological blocks* 또는 소작술을 시행하거나 전극삽입 또는 외과적 수술 등을 시행하여 통증을 조절할 수 있다. 이때 소작술은 비가역적이므로 난치성 통증 치료의 마지막 선택이 되어야 하며 행동*behavioral*이나 인지*cognitive*의 부작용이 나타날 수 있다. 통증 치료를 위하여 띠이랑*cingulate gyrus*을 소작하여 띠이랑제거술*cingulotomy*을 하기도 하는데 투시검사장치 유도 시에는 먼저 뇌실조영술*ventriculography*을 시행하여 표지를 확인하고 침을 접근시킨다. 그러나 자기공명 유도에서는 표적 부위와 궤적을 정확히 확인하여 접근할 수 있다. 상부 경추척수*cervical spinal cord*의 전측면*anterolateral portion*의 소작술 또한 만성 통증의 치료법으로서 심한 종양성 통증으로 다른 치료법이 실패한 경우 주로 시행하는데 고식적으로는 투시검사장치 유도하에 시행한다. CT 유도하에서는 척추 지표와 척수가 더 잘 보인다고 한다. 그러나 자기공명 유도 입체정위 시술에서는 생리적 신호측정법을 겸비한 경우 척수로의 접근이 가장 용이하다. 운동피질자극술*motor cortex stimulation; MCS*은 post-stroke deafferentation pain syndrome에서 통증 조절을 위해 사용하는 방법이다. 운동피질 부위에 경질막*dura mater*을 열지 않은 상태로 경질막외 전극*epidural electrode*을 설치해야 한다. 이때 입체정위 자기공명영상 유도로 수술 전과 수술 중 운동피질을 잘 확인할 수 있고 뇌기능 자기공명영상*fMRI*를 이용하면 운동피질을 정확히 찾을 수 있다. 사지 절단 환자에서도 상상의 사지운동을 통해 뇌기능 자기공명영상에서 자극된 운동피질을 확인할 수 있다. 심부뇌자극술*deep brain stimulation; DBS*은 만성 통증 조절을 위해 시도된 시술이나 그 효과는 미미하였다. 반면 내과적으로 치료되지 않는 파킨슨 병, 본태성진전*essential tremor*, 근긴장이상*dystonia*의 치료에 그 효과는 인정되었다. 입체정위 자기공명영상 유도하에서 대뇌피질하 표적에 전극을 설치하는데, 주로 시상*thalamus*의 감각핵*sensory nucleus*이나 뇌실주변부*periventricular* 또는 수관주변부*periaqueductal* 회색질*gray matter* 영역에 설치한다.

뇌종양의 수술적 제거에도 자기공명 유도가 사용되며 수술 후 환자의 예후는 우수하다. 맨눈의 수술시야에서는 보이지 않는 주변의 중요한 구조물을 잘 발견할 수 있고 따라서 수술 부위와 인접한 정상조직을 최대한 보존할 수 있기 때문이다. 또한 실시간 자기공명 유도가 수술 효율성을 증가시켜 수술시간이 단축되어 환자가 받는 자극*stress*이 줄어든다. 수술 전 자기공명영상을 바탕으로 표적 병변까지의 최단 접근거리와 최소 절제*resection* 범위를 산출할 수 있고 수술 도중에는 병변의 제거 정도를 확인할 수 있다. 이러한 시술은 특히 추체첨부*petrous apex*와 경사대*clivus*의 병변에서 경비강 접근*transnasal approach*을 하는 경우 또는 말안장*sella turcica* 병변에서 경접형골 접근*transsphenoidal approach*을 하는 경우 그 유용성이 크다고 보고되었다. 다방성 뇌내낭종*multiseptated intracerebral cyst*의 신경내시경수술*neuroendocsopic surgery*에서 조영제를 수막강내 주입*intrathecal injection*하여 방*chamber*들의 연결 유무를 확인하고 치료방법을 결정하기도 한다.

뇌종양의 경피적 소작술*percutaneous ablative therapy* 시 자기공명영상 유도가 활발하게 이용되고 있다. MRgFUS를 이용하는 경우 자기공명영상으로 표적 병변의 위치를 정확히 확인하고 치료 중 표적 내 온도를 측정할 수 있어 그 유용성이 입증되어 있다. MR-LITT를 이용하는 경우도 그 유용성이 인정되고 있는데 Schwarzmaier 등은 16명의 재발성 다형성 아교모세포종*glioblastoma multiforme* 환자를 대상으로 근실시간*near real-time* 자기공명영상 유도하에서 MR-LITT를 시술하였다. 이때 펄스열은 고속경사에코 펄스열*fast gradient echo sequence*이었으며 온도 의존성 위상변위*temperature-dependent phase shift* 펄스열을 이용하여 표적의 온도를 측정하였다. 대상군의 평균생존 기간은 11.2개월로 치료하지 않은 군(5개월 이하), 화학요법군(5.4~7.1개월), 레이저조사*laser irradiation*군(6.9개월)과 비교할 때 유의한 결과를 보였다. Sakurai 등은 자기공명 유도하에서 내시경 경비강수술*endoscopic endonasal surgery*을 12명의 환자를 대상으로 시행하였다. 대상 질환은 점액종*mucocele*, 만성 부비동염*chronic sinusitis*, 상악암*maxillary cancer*, 갑상선이상 안와 질환*dysthyroid ophthalmopathy* 등이었다. 실시간 자기공명 유도하에서 수술하였으며 수술의 보조와 주변부 위험구조물*critical structure*의 위치 파악에 유용성이 인정되었다.

Andoh 등은 뇌기능 자기공명영상 유도하에 자기자극*magnetic stimulation*을 시도하였다. 먼저 3차원 뇌기능 자기공명영상에서 언어 중추 중 하나인 베르니케 영역*Wernicke area*을 확인한 후 이 부위에 1Hz의 저주파 반복성 경두개골 자기장 자극*repetitive transcranial magnetic stimulation; rTMS*을 시행하면서 피검자에게는 단어맞추기*language-fragment-detection task*를 수행하게 하였다. 그 결과 작업의 정확도 증가는 미미하였으나 작업반응시간이 유의하게 감소하였다. 따라서 뇌기능 자기공명영상 유도하에서 뇌기능의 인지 및 조작 가능성을 시사하였다. 이러한 결과는 기능적 신경수술*functional neurosurgery*의 가능성도 지지할 것이다.

McDannold 등은 자기공명 유도하에서 MRgFUS를 이용하여 표적혈액뇌장벽파괴*targeted BBB disruption*를 실험적으로 시도하였다. 24마리의 토끼를 대상으로 초음파조영제인 Optison®(GE Healthcare, Milwaukee, WI, USA)을 정맥주사한 후 머리의 특정 부위에 초음파조사를 하였다. 이어서 조영증강 자기공명영상으로 혈액뇌장벽*blood brain barrier; BBB* 파괴를 확인하였으며 일부에서는 조직을 적출한 후 혈액뇌장벽 파괴를 직접 확인하였다. 이러한 혈액뇌장벽 파괴는 일시적이었으며 4주 후 촬영한 자기공명영상에서 이상 소견은 더 이상 보이지 않았다. 따라서 MRgFUS를 이용하여 안전하게 일시적인 혈액뇌장벽 파괴를 수행할 수 있어 향후 표적약물전달*targeted drug delivery*의 가능성을 시사하였다.

2. 소화기계와 비뇨생식계

복부의 장기들 중 간, 비장, 신장 등은 자기공명영상에서 비교적 잘 관찰되고 중재적 시술이 용이한 위치와 크기를 가지고 있어 중재적 자기공명영상 시술에도 대상이 된다. 주로 초음파나 CT 유도하에서 시행되는 간의 중심생검*core cut biopsy*은 자기공명 유도하에서도 가능하다. Langen 등은 1T 자기공명영상을 이용하여 7예에서 간의 중심생검을 시행하였다. 펄스열은 T1 강조 고속스핀에코*T1 weighted fast spin echo; T1W FSE*, 경사에코*gradient echo; GE*, T2 강조 고속스핀에코*T2 weighted fast spin echo; T2W FSE*를 사용하였으며 18G와 14G 자기공명 적합성 tru-cut needle을 사용하였다. 자기공명영상에서 침과 대상 병변은 모든 예에서 확인되었고 조직검사 양성률은 90%였다. 간내출혈을 보인 1예 외에는 합병증이 없었으며 자기공명 유도 간생검의 유용성을 보고하였다. 또한 Buecker 등은 병변이 자기공명영상에서만 관찰되거나 병변이 횡격막하*sub-phrenic* 위치를 보여 축면*axial*에서 접근 각도가 큰 경우는 자기공명 유도 간생검이 다른 유도법에 비해 유리하다고 제안하였다.

간에서 자기공명 유도 소작치료술*MR-guided ablative therapy*이 많이 행해지고 있다. 그중 냉동소작술*cryoablation*은 시술 중 만들어지는 냉동소작 얼음공이 초음파 투과성을 현저히 감소시켜 초음파유도 시 얼음공 이후 부위는 관찰할 수 없다는 단점이 있다. 따라서 자기공명 유도가 더 유용성이 크며 시술 전 치료계획, 시술 전 과정의 유도, 시술 후 추적검사에 걸쳐 광범위하게 사용될 수 있다. 또한 자기공명 검온법을 이용해 표적조직의 냉각 여부와 시술의 완전성을 판정하는 데 도움을 받을 수 있다. Traore 등은 Mn-DPDP(TESLASCAN, Nycomed Amersham Imaging, Wayne, PA)로 조영증강한 자기공명영상 유도하에서 간 냉동소작술을 시행하였는데 간-병변 대조도대잡음비*contrast-to-noise ratio; CNR*의 유의한 증가를 관찰하였으며 시술 시 치료된 병변과 남은 병변을 명확히 구분할 수 있었다. 또한 냉동소작술의 완성도를 객관적으로 확인할 수 있었다. Mn-DPDP는 정맥주사 후 간세포에 수시간 동안 침착되어 있으므로 자기공명 유도 시술의 전 과정 동안 병변 확인에 도움을 줄 수 있다.

Dick 등은 간종양의 MR-LITT를 시행하였다. 35명의 간종양 환자를 대상으로 125회를 시행하였으며 근실시간 T1 강조 색열지도*near real-time T1 weighted colorized thermal map*를 영상에 중첩시켜 표적조직의 소작 정도를 확인하였다. 각 치료에서 평균 50.7%의 종양체적 감소를 관찰하였으며 합병증은 발생하지 않았다. 따라서 MR-LITT가 간종양 환자의 예후를 유의하게 개선할 수 있음을 보고하였다. Morikawa 등은 자기공명 유도 극초단파열소작술*MR-guided microwave thermocoagulation*을 간종양 치료에 이용하였다. 개방형 자기공명영상의 자기공명 투시촬영*MR fluoroscopy* 기법을 이용하였으며 2.54GHz의 극초단파를 주입하여 간종양 치료에 유용한 결과를 얻었다.

투시촬영하에서 시도되던 간의 중재적 시술들이 자기공명 유도하에서 시도되고 있는데 그중 하나는 목정맥경유간속문맥전신순환연결술*transjugular intrahepatic portosystemic shunt; TIPS*이다. Kee 등은 14명을 대상으로 자기공명 유도하에서의 간내문맥천자*intrahepatic portal vein puncture*를 통하여 TIPS를 시행하였다. 이때 방사선/자기공명 융합장비*hybrid radiography/MR unit*를 이용하였는데 이중 도넛형의 개방형 자기공명과 평판투시장치*flat panel fluoroscopy*가 연결된 모델이었다. 니티놀*nitinol* 재질의 스텐트*stent* 또는 스텐트-이식편*stent-graft*을 간 내에 설치하였으며 임상적 성공률은 93%로 기존의 투시검사장치 유도와 같은 고식적 방법과 유사한 결과를 보였다. 평균시술시간은 2.5시간으로 약간 오래 걸렸으나 평균 투시장치 사용시간은 22.3분으로 고식적 방법보다 짧아 방사선 피폭량을 줄일 수 있었다.

신장종양에서도 자기공명 유도 소작치료술이 시행되고 있는데 Tuncali 등은 15명의 환자를 대상으로 냉동소작술을 시행하였다. 이때 신장 주위에 인접한 bowel loop은 실시간 자기공명 유도하에서 외부에서 손으로 압박하여 전위*displace*시켰다. 냉동소작술은 모든 예에서 성공적이었으며 인접 장 손상도 관찰되지 않았다. 이때 신장종양과 인접 장과의 최소거리는 평균 0.8cm였으며 외부

압박 시 평균 2.6cm까지 전위시킬 수 있었다.

Lewin 등은 10명의 난치성 신장종양 환자를 대상으로 자기공명 유도 고주파 열소작술*MR-guided RF interstitial thermal ablation; MR-RF-ITA*을 시행하였다. 이때 초기 종양의 크기는 1~3.6cm였다. 0.2T의 개방형 자기공명의 직접 자기공명 투시촬영*direct MR fluoroscopy* 기법을 이용하였으며 0.4~8MHz의 고주파를 주입하여 표적조직의 저항성 가열*resistive heating*을 동시에 평가하였다. 모든 예에서 고주파 전극의 삽입과 끝단위치 잡기*electrode tip positioning*가 성공적이었으며 기술적 성공률도 100%였다. 급성 및 만성 합병증은 발견되지 않았으며 평균 25개월까지 종양의 재발*recurrence*도 관찰되지 않았다. de Jode MG 등은 3명의 난치성 신장종양 환자를 대상으로 MR-LITT를 시도하였다. Nd-YAG 레이저를 이용하였으며 실시간 자기공명 검온법으로 표적의 가열 정도를 확인하였다. 기술적 성공률은 100%였으며 모든 환자가 시술 다음날 퇴원할 수 있었다.

중재적 자기공명영상은 후복막강 병변에 대해서도 시도되고 있다. Kariniemi 등은 췌장 내 액체집적*fluid collection*의 경피적 배액술*percutaneous drainage*을 자기공명 유도하에서 시행하였다. 췌장가성낭종*pancreatic pseudocyst*, 농양*abscess* 등의 병변을 대상으로 하였으며 0.23T의 개방형 자기공명영상을 사용하였다. 균형적 고속자기장에코*balanced fast field echo; bFFE* 펄스열을 이용하여 근실시간 유도*near real-time monitoring*가 가능하였다. 모든 예에서 배액카테터의 정확한 설치가 가능하였으며 자기공명영상에서 카테터, 침, 확장기*dilator* 등의 확인이 가능하였다. 그러나 유도철사*guide wire*는 자기공명영상에서 관찰되지 않았다. 평균시술시간은 44분이었으며 합병증은 발생하지 않았고 임상적 성공률은 70%로 자기공명 유도 후복막강 중재적 시술의 유용성을 보고하였다. Hol 등은 난치성 만성 통증을 해결하기 위해 자기공명 유도하에서 복강신경총차단술*celiac plexus block*을 안전하게 시행하였으며 그 유용성을 보고하였다.

비뇨생식기계 장기의 중재적 시술도 자기공명 유도하에서 시행되어 보고되었다. 대표적 장기는 전립선*prostate*이며 주로 전립선종양이 의심되는 경우 경직장 자기공명 유도*endorectal MR guided* 하에서 생검을 시행한다. Lichy 등은 콜린양전자방출단층촬영술*choline PET*의 양성 반응과 전립선혈청아밀라제*prostatic serum amylase; PSA*가 증가했는데도 수차례 초음파 유도 생검에서 양성 결과를 얻지 못했던 환자들을 대상으로 자기공명 유도 생검을 시행하였다. 양성자 밀도강조영상*proton density weighted image*에서는 전립선암이 확인되지 않았으나 T2 강조영상이나 확산강조영상*high b-value diffusion weighted image*에서는 전립선암이 확인되었다. 따라서 모든 예에서 생검이 성공적이었으며 경직장 초음파 유도 생검에서 실패한 경우 자기공명 유도 생검이 유용함을 제안하였다.

Barnes 등은 자기공명분광법*MR spectroscopy; MRS*을 이용하여 유도 생검을 하였다. 방사선 치료를 시행한 전립선암은 조직의 섬유화 때문에 자기공명영상에서 재발된 암의 정확한 관찰 및 시술 유도에 제한이 따른다. 따라서 자기공명영상 및 MRS 유도하에서 시술을 하였고 전립선 내 이행성 영역*transitional zone*에 위치한 재발성 암을 확인할 수 있었고 생검도 가능하였다.

자궁근종*uterine myoma*은 MRgFUS의 주된 적응증 중 하나이다. 주로 증상 완화를 목적으로 시행되며 자기공명 유도 기법은 정확도가 높고 표적 종양의 위치가 정확히 인지되며 주변 정상 부위의 손상이 적다는 장점이 있다. Morita 등은 215mL 체적의 자궁근종이 있으며 임신을 원하는 29세의 젊은 여성을 대상으로 MRgFUS를 시행하였다. 시술 직후 촬영한 조영증강 T1 강조영상에서 자궁근종은 비조영증강 부위*non-enhanced area*로 관찰되었으며 그 체적은 51.6%가 감소하였다. 3개월 후의 추적검사에서 자궁근종의 체적은 22.8%로 줄어들었으며 이 무렵 임신이 가능하였다. 임신 중 자궁근종의 크기 변화는 관찰되지 않았고 태아와 자궁의 이상도 발생하지 않았으며 정상적 질분만*vaginal delivery*이 가능하였다. 따라서 MRgFUS를 이용한 자궁근종의 치료는 자궁의 기능을 최대한 보존하는 유용한 치료법임을 주장하였다.

복부에서의 중재적 자기공명영상은 실험단계에서도 많은 진전을 보이고 있는데 Barnett 등은 자기공명 유도하에서 자기주머니*magnetocapsule*를 표적조직인 췌장에 능동적으로 수송*targeted delivery*하였다. 자기주머니는 자기공명영상에서 각기 따로 발견될 만큼 강한 신호를 보이고 주머니 파열 시 신호가 달라지므로 수송 후 내용물의 방출여부도 확인 가능하다. 1형 당뇨 병을 유발한 돼지 모델에서 인슐린 분비기능을 가진 베타도세포*beta islet cell*를 담은 자기주머니가 췌장으로 수송되는 과정을 자기공명영상에서 성공적으로 추적하였으며 이는 향후 임상적용의 가능성도 시사한다.

3. 근골격계

자기공명영상의 출현 이후 근골격계 질환의 영상진단은 비약적 발전을 거듭하여 자기공명영상의 수요 중 근골격계는 뇌신경계 다음으로 많은 부분을 차지한다. 자기공명영상에서 근골격계의 관찰이 용이하므로 중재적 시술 또한 자기공명 유도가 유리한 경우가 많다. 초음파보다는 자기공명영상에서 표적조직 특히 골격 내 조직이 잘 관찰되며 투시촬영에 비해서는 연부조직의 우수한 대조도 이외에 방사선 피폭이 없다는 절대적 장점이 있다. 특히 소아는 방사선 피폭을 피해 자기공명 유도 중재적 시술이 선호되기도 한다. 그러나 자기공명 유도 중재적 시술은 자기공명에 적합한 기구를 사용해야 하는 한계점이 있다. 자기공명 유도 생검*MR-guided biopsy*은 13~20G의 티타늄 침*needle*과 자기공명 적합성 생검총*biopsy gun*을 사용하며 침은 자기공명영상에서 선형인공물*linear artifact*을 만들며 이 인공물을 침을 확인하는 데에 이용할 수도 있다. 그러나 인공물이 너무 심하다면 경사에코보다 스핀에코 펄스열을 사용하여 조절할 수도 있다. Schulz 등은 소아에서 자기공명 유도 근골격계 생검을 시행하여 100%의 성공률을 보고하였는데 이때 준비과정을 포함한 시술시간은 약 45분~2시간 정도 걸려 고식적 방법에 비해 오래 걸린다는 단점도 지적하였다.

근골격계 질환 중 큰 빈도를 차지하는 추간판*intervertebral disk* 질환의 치료에 자기공명 유도 기법이 활용되고 있다. Ishiwata 등은 MR-LITT의 일종인 자기공명 유도 경피레이저추간판감압술*MR-guided percutaneous laser disc decompres* sion; *MR-PLDD*을 시행하였다. 36명의 단일수준*single level* 비파열성 국소 추간판 탈출증*contained focal disc herniation* 환자를 대상으로 하였으며 0.3T의 개방형 자기공명을 이용하였다. T1 강조영상에서 침 끝단의 위치를 파악하고 소작술을 시행하였는데 모든 예에서 침 끝단 위치파악이 가능하였다. 시술 도중 추간판의 온도변화를 자기공명 검온법으로 추적할 수 있었다. MR-PLDD의 총체적 성공률*overall success rate*은 68.8%였으며 MR-PLDD의 유용성을 보고하였다.

근골격계 종양의 열소작 치료법 역시 보고되고 있다. Sequeiros 등은 5명의 유골골증*osteoid osteoma* 환자를 대상으로 MR-LITT를 시행하였다. 0.23T의 저자기장 개방형 자기공명 유도하에서 14G 골생검침을 통해 삽입된 400micrometer의 레이저 섬유를 통하여 ND-YAG 레이저를 조사하였다. 병변의 위치확인, 시술의 유도, 표적의 온도측정을 위해 완전균형 항정상태 펄스열*completely balanced steady-state sequence*을 이용하였다. 모든 예에서 표적의 위치확인과 치료가 가능하여 그 유용성을 보고하였다. Catane 등은 12명의 골격계 전이성 종양을 대상으로 MRgFUS를 시행하였으며 추적 가능했던 10명에서 종양성 통증이 감소하였음을 확인하였고 6개월간 악화를 포함한 합병증은 관찰되지 않았다. 따라서 골전이 치료에서 MRgFUS의 안전성과 유용성을 제안하였다. Zentai 등은 연부조직 전이성 종양에서 자기공명 유도 냉동소작법을 시행하여 좋은 결과를 얻었다. 이외에도 다양한 근골격계 중재적 자기공명영상이 시도되었는데 척추골절의 경피적 고정술에 자기공명 유도가 사용되기도 하였고 천골장골관절 *sacroiliitis*의 자기공명 유도 관절조영술도 시행되었다.

4. 심혈관계

혈관 내 중재적 시술*endovascular intervention*은 전용으로 제작된 투시촬영장치 유도하에서 주로 시행된다. 그러나 방사선 피폭량이 많으며 조영제를 수시로 주입하여 표적 질환을 확인하고 시술 과정을 관찰해야 한다는 단점이 있다. 자기공명 유도하에서 혈관 내 중재적 시술을 시행할 경우 기술적 제한점은 아직 많으나 이러한 단점을 극복할 수 있어 심장 및 뇌혈관계 질환이나 소아 환자에서 자기공명 유도 중재적 시술이 시도되고 있다.

아직은 실험적으로 시행한 자기공명 유도 혈관 내 중재적 시술이 보고되었는데 Omary 등은 신장동맥협착이 있는 6마리의 돼지 모델을 대상으로 신장동맥의 경피적 혈관성형술과 스텐트삽입술을 성공적으로 시행하였다. 이때 고속회손경사회복*fast spoiled gradient recalled echo* 기법을 이용하였으며 신동맥 선택을 위해 4% 가돌리늄*gadolinium*으로 채운 카테터를 사용하였다. 기술적 성공률은 100%였으며 자기공명 유도는 유용하였다. Eggebrecht 등은 흉부대동맥박리가 있는 8마리의 돼지 모델을 대상으로 실시간 자기공명 유도 대동맥 스텐트-이식편 설치술*stent-graft placement*을 시행하였다. 니티놀 재질의 스텐트를 이용하였으며 총 8마리 중 7마리에서 성공적이었다. Shih 등은 실험 모형과 동물을 대상으로 자기공명 유도 하대정맥 필터*inferior vena cava filter; IVC filter*를 설치하였다. 1.5T 고자기장 폐쇄형 자기공명의 실시간 유도하에서 다양한 종류의 필터를 설치하였는데 이때의 화면율*frame rate*은 2장/초였으며 펄스열은 항정상태 자유세차*steady-state free precession; SSFP*와 고속저각영상*fast low angle shot; FLASH* 펄스열이었다. 모든 예에서 하대정맥 필터의 확인 및 위치잡기가 가능하여 자기공명이 투시장치 대체용으로 사용될 수 있음을 제안하였다.

자기공명 유도 혈관 내 중재적시술의 기술적 진보를 위한 실험들도 진행되었는데 Omary 등은 0.030인치의 내부 유도철사 코일*internal guide wire coil*을 이용하여 자기공명영상에서 혈관 내 시술기구의 추적법을 소개하였다. 7마리의 돼지에서 유도철사 코일을 통하여 5-6F의 혈관촬영용 카테터를 삽입한 후 자기공명영상으로 추적하였다. 이때 항정상태 자유세차 고속영상*fast imaging with steady-state precession*과 역전회복 준비 고속저각영상*inversion recovery-prepared fast low-angle shot* 펄스열을 사용하였으며 100%에서 카테터와 유도철사의 추적 및 확인이 가능하였다. 반면 외부코일로는 카테터가 관찰되지 않았다. 따라서 내부 유도 철사코일을 이용할 경우 자기공명 유도 혈관 내 중재적 시술 시 카테터의 위치확인 및 추적에 유용함을 보고하였다.

5. 흉부 및 유방

흉부장기 중 폐는 생검을 시행할 경우 약 20~40% 정도에서 기흉이 발생하는 것으로 보고되고 있다. 그러나 자기공명영상에서는 기흉 발견이 어려워 폐조직 생검에는 자기공명 유도가 바람직하지 못하며 아직은 CT 유도가 표준으로 인정된다. 반면 유방에서는 다양한 시술을 자기공명영상이 유도하는 데 장점을 보여주고 있다.

Viehweg 등은 87예의 국소적 유방 병변을 대상으로 자기공명 유도 생검을 실시하였다. 진단용 표준장치인 1T 자기공명영상을 이용하였으며 환자는 복와위*prone position*로 위치하였으며 조영증강영상에서 병변을 확인하였다. 100%에서 조직학적 진단이 가능하여 자기공명 유도 생검의 유용성은 이론의 여지가 없었다. 유방 내 국소 병변은 자기공명 유도 덩어리절제술*MR-guided lumpectomy*이 시도되었는데 Kacher 등은 20명의 침습성 유방암*invasive breast cancer*을 대상으로 하였다. 모든 예에서 자기공명영상에서 종양의 위치가 확인되었으며 조영증강 자기공명영상을 통하여 수술의 완전성을 파악할 수 있었다. 외과적 덩어리절재술의 경우에도 자기공명 유도가 유용할 것으로 판단하였으나 민감도의 문제를 지적하였다.

유방의 국소 병변에 대한 자기공명 유도 소작치료술은 다양하게 시도되었으며 임상수준에서 적용되고 있다. 이 경우 유도영상장치의 기본 조건은 다른 부위의 소작술과 유사하다. 즉, 표적 병변의 위치 파악, 주변 정상 구조물의 확인, 표적 병변의 체적 측정, 적절한 궤적의 산출, 표적 부위의 가열 정도 측정, 표적 내 축적된 에너지의 양과 소작된 체적 측정 등이다. 자기공명영상을 이용한 유방종양의 위치파악률은 100%에 이른다. 또한 3T 등의 고자기장 자기공명영상과 역동적 조영증강*dynamic contrast enhancement* 기법이 유방 병변의 발견율을 높이고 시술의 정확도를 높이고 있다. 따라서 중재적 자기공명영상의 유방에 대한 적용은 전도유망하다. 그러나 자기공명 유도 소작치료술의 핵심인 자기공명 검온법은 주로 물-양성자 공명주파수 이동*water-proton resonance frequency shift* 또는 위상영상*phase imaging* 기법을 바탕으로 하며 이 경우 지방 성분 때문에 정확도는 감소된다. 유방에는 특히 지방 성분이 풍부하며 침윤성 유방암은 정상적인 지방조직 사이에 존재하므로 온도 측정의 정확도에 문제가 발생할 수 있다. 따라서 유방에서의 중재적 자기공명영상 적용에서 지방 성분의 영향을 최소화한 자기공명 검온법의 중요성이 커지고 있으며 이에 따라 개발이 시도되고 있다. 또한 표적열소작치료술*targeted thermal ablation therapy*에 효과가 적은 유방암도 보고되었는데 이들은 관내상피내암*ductal carcinoma in situ*과 침습성암*invasive carcinoma*이며 시술 전 자기공명영상 검사에서 확인하여 열소작치료술에서는 배제해야 한다는 주장도 있다.

Furusawa 등은 30명의 유방암 환자를 대상으로 MRgFUS를 시행하였다. 조영증강 자기공명영상을 이용하여 시술 전 계획을 하였으며 치료효과도 판정하였다. 자기공명 검온법을 포함한 실시간 자기공명 유도하에서 초음파소작술을 시행한 후 유방절제술을 추가적으로 시행하여 병리조직을 비교하였다. 모든 예에서 국소마취만으로 초음파소작술이 가능하였으며 병리조직검사에서 종양 내 평균 괴사조직 체적은 96.5%에 이르렀다. 또한 53.5%는 완전괴사를 보였다. 따라서 MRgFUS는 외과적 덩어리절제술을 대체할 만큼의 유용성이 있음을 보고하였다. Harms 등은 1.5T 폐쇄형 자기공명 유도하에서 25예의 유방섬유선종*breast fibroadenoma*을 대상으로 MR-LITT를 시행하였다. 5개월째 추적검사에서 종양은 평균 75% 이상의 크기 감소를 보여 유용성을 입증하였다. Morin 등은 25명의 침습성 유방종양*invasive breast carcinoma* 환자에서 경피적 냉동소작술을 시행하여 안전하고 효과적이며 유용하다는 결론을 보고하였다.

Ⅲ 결론

피부암절제술에서도 자기공명 유도가 보고될 정도로 중재적 자기공명영상은 많은 분야에서 시도되고 있다. 이러한 중재적 자기공명영상의 유용성은 많은 보고를 통하여 인정되고 있으나 아직 고려해야 할 사항들은 남아 있다. 즉 가격 대 효과비*cost-effectiveness*가 낮고 시술에 필요한 모든 기구 및 장비는 자기공명에 적합한 것으로 교체되어야 하며 고자기장 내 장시간 노출 시의 장기적 효과가 위험하다고 할 수는 없으나 아직은 명확하지 않은 점 등이다. 그러나 분명한 것은 자기공명 유도 중재적 시술은 해부학적 구조 파악이 잘되며 전리방사선의 피해가 없다는 것이다.

향후 발전방향의 측면에서 중재적 자기공명영상을 위한 이상적 자기공명 시스템은 고해상 영상을 실시간으로 제공할 수 있어야 하며 환자와 시술자의 접근성이 좋아야 한다. 이러한 중재적 자기공명영상 기법들을 기존의 외과적 치료법을 대체하는 것으로만 인식할 것이 아니라 중재적 자기공명영상을 기반으로 새로운 비침습적 또는 최소 침습적 치료법들을 개발하기 위해 노력해야 하겠다.

참고문헌

Adam G, Bücker A, Nolte-Ernsting C, et al. Interventional MR imaging: percutaneous abdominal and skeletal biopsies and drainages of the abdomen. Eur Radiol 1999;9: 1471-1478.

Andoh J, Artiges E, Pallier C, et al. Modulation of language areas with functional MR image-guided magnetic stimulation. NeuroImage 2006;29:619-627.

Balmer B, Bernays RL, Kollias SS, et al. Interventional MRguided neuroendoscopy: a new therapeutic option for children. J Pediatr Surg 2002;37:668-472.

Barnes AS, Haker SJ, Mulkern RV, et al. Magnetic resonance spectroscopy-guided trans perineal prostate biopsy and brachytherapy for recurrent prostate cancer. Urology 2005;66:1319.e13-1319.e15.

Barnett BP, Arepally A, Karmarkar PV. Magnetic resonance-guided, real-time targeted delivery and imaging of magnetocapsules immunoprotecting pancreatic islet cells. Nat Med 2007;13(8):986-991.

Buecker A, Adam G, Neuerburg JM, et al. Interventional magnetic resonance imaging: noninvasive imaging for interventions. Fortschr Roentgenstr 2000;172:105-114.

Catane R, Beck A, Inbar Y, et al. MR-guided focused ultrasound surgery (MRgFUS) for the palliation of pain in patients with bone metastases-preliminary clinical experience. Ann Oncology 2007;18(1):163-167.

Christoforou E, Akbudak E, Ozcan A, et al. Performance of interventions with manipulator-driven real-time MR guidance: implementation and initial in vitro tests. Mag Reson Imaging 2007;25:69-77.

Daniel BL, Butts K, Block WF. Magnetic resonance imaging of frozen tissues: temperature-dependent MR signal characteristics and relevance for MR monitoring of cryosurgery. Magn Reson Med 1999;41:627-630.

de Jode MG, Vale JA, Gedroyc WMW. MR-guided laser thermoablation of inoperable renal tumors in an open-configuration interventional MR scanner: preliminary clinical experience in three cases. J Magn Reson Imaging 1999;10:545-549.

Dick EA, Joarder R, De Jode M, et al. MR-guided laser thermal ablation of primary and secondary liver tumours. Clinical Radiology 2003;58:112-120.

Eggebrecht H, Kuehl H, Kaiser GM, et al. Feasiblity of real-time magnetic resonance-guided stent-graft placement in a swine model of descending aortic dissection. Eur Heart J 2006;27:613-620.

Fahlbusch R, Ganslandt O, Buchfelder M, et al. Intraoperative magnetic resonance imaging during transsphenoidal surgery. J Neurosurg 2001;95:381-390.

Fritzsch D, Scholz R, Werner A, et al. Use of a newly developed piezoelectrically driven drilling machine for MR-guided bone biopsies. Fortschr Geb Röntgenstr 2002;174: 1309-1312.

Furusawa H, Namba K, Thomsen S, et al. Magnetic resonance-guided focused ultrasound surgery of breat cancer: Reliability and effectiveness. J Am Coll Surg 2006; 203:54-63.

Gedroyc WMW. Interventional magnetic resonance imaging. BJU Int 2000;86:174-180.

Gildenberg PL. Percutaneous cervical cordotomy. Appl Neurophysiol 1976; 39:97-113.

Gould SW, Agarwal T, Benoist S, et al. Resection of soft tissue sarcomas with intra-operative magnetic resonance guidance. J Magn Reson Imaging 2002;15:114-119.

Hall WA, Liu H, Martin AJ, et al. The safety, efficacy, and functionality of high-field strength interventional magnetic resonance imaging. Neurosurgery 2000;46:632-642.

Harms S, Mumtaz H, Hronas T, et al. MRI directed interstitial thermal ablation of breast fibroadenomas [abstract 362]. In: Seventh Proceedings of the International Society of Magnetic Resonance Medicine. Hoboken: Wiley & Sons, Inc., 1999.

Hol PK, Kvarstein G, Viken O, et al. MRI-guided celiac plexus block. J Magn Reson Imaging 2000;12:562-564.

Hynynen K, McDannold N, Mulkern RV, et al. Temperature monitoring in fat with MRI. Magn Reson Med 2000;43:901-904.

Ishiwata Y, Takada H, Gondo G, et al. Magnetic resonance-guided percutaneous laser disk decompression for lumbar disk herniation-relationship between clinical results and location of needle tip. Surg Neurology 2007;68:159-163.

Kacher DF, Jolesz FA. MR imaging-guided breast ablative therapy. Radiol Clin N Am 2004;42:947-962.

Kariniemi J, Sequeiros RB, Ojala R, et al. Feasibility of MR imaging-guided percu taneous drainage of pancreatic fluid collections. J Vasc Interv Radiol 2006;17:1321-1326.

Kee ST, Ganguly A, Daniel BL, et al. MR-guided transjugular intrahepatic portosystemic shunt creation with use of a hybrid radiography/MR system. J Vasc Interv Radiol 2005;16:227-234.

Kettenbach J, Hata N, Kuroda K, et al. Laser-induced thermotherapy of cerebral neoplasia under MR tomographic control. Minimally Invasive Therapy and Allied Technology 1998;7:589-598.

Kopelman D, Inbar Y, Hanannel A, et al. Magnetic resonance-guided focused ultrasound surgery (MRgFUS): Ablation of liver tissue in a porcine model. Eur J Radiol 2006;59:157-162.

Kumar K, Toth C, Nath RK. Deep brain stimulation for intractable pain: a 15-year experience. Neurosurgery 1997;40:736-746, discussion 746-747.

Kuroda K, Mulkern RV, Oshio K, et al. Temperature mapping using the water proton chemical shift: self-referenced method with echo-planar spectroscopic imaging. Magn Reson Med 2000;44:167.

Langen HJ, Kugel H, Landwehr P. MR-guided core biopsies using a closed 1.0T imager. First clinical results. Eur J Radiol 2002;41:19-25.

LeBihan D, Delannoy J, Levin RL. Temperature mapping with MR imaging of molecular diffusion: application to hyperthermia. Radiology 1989;171:853-857.

Lenhard T, Brassen S, Tost H, et al. Long-term behavioural changes after unilateral stereotactic cingulotomy in a case of therapy-resistant alcohol dependence. World J Biol Psychiatry 2005;6:264-266.

Lewin JS, Metzger A, Selman WR. Intraoperative magnetic resonance image guidance in neurosurgery. J Magn Reson Imaging 2000;12:512-524.

Lewin JS, Nour SG, Connel CF, et al. Phase II clinical trial of interactive MR imaging-guided interstitial radiofrequency thermal ablation of primary kidney tumors: Initial experience. Radiology 2004;232:835-845.

Lewin JS, Petersilge CA, Hatem SF, et al. Interactive MR imagingguided biopsy and aspiration with a modified clinical C-arm system. AJR Am J Roentgenol 1998;170: 1593-1601.

Lichy MP, Anastasiadis AG, Aschoff P, et al. Morphologic, Functional, and Metabolic Magnetic Resonance Imaging-Guided Prostate Biopsy in a Patient with Prior Nega tive Transrectal Ultrasound-Guided Biopsies and Persistently Elevated Prostate-Spe cific Antigen Levels. Urology 2007;69(6):1208.e5-1208.e8.

Lim KO, Stark DD, Leese PT, et al. Hepatobiliary MR imaging: first human experience with MnDPDP. Radiology 1991;178:79-82.

Littrup PJ, Lee FT, Rajan D, et al. Hepatic cryotherapy: state-of-art techniques and future developments. Ultrasound Quarterly 1998;14:171-188.

Liu H, Hall WA, Martin AJ, et al. MR-guided and MR-monitored neurosurgical procedures at 1.5T. J Comput Assist Tomogr 2000;24(6):909-918.

Machado A, Azmi H, Deogaonkar M, et al. MRI-guided procedures for the manage ment of chronic pain. Techniques in regional anesthesia and pain management 2007;11:113-119.

Mack MG, Eichler K, Straub R, et al. MR-guided laser-induced thermotherapy of head and neck tumors. Med Laser Appl 2004;19:91-97.

Matsumoto R, Mulkern RV, Hushek SG, et al. Tissue temperature monitoring for thermal interventional therapy: comparison of T1-weighted MR sequences. J Magn Reson Imaging 1994;4:65-70.

Maurer CR, Hill DLG, Martin AJ, et al. Investigation of intraoperative brain deformation using 1.5 Tesla interventional MR system: preliminary results. IEEE Med Imag 1998; 17:817-825.

Mazumdar A, Siegel MJ, Narra V, et al. Whole-body fast inversion recovery MR imaging of small cell neoplasm in pediatric patients a pilot study. AJR Am J Roentgenol 2002; 179:1261-1266.

McDannold N, Hynynen K, Jolesz F. MRI monitoring of the thermal ablation of tissue: effects of long exposure times. J Magn Reson Imaging 2001;13:421-427.

McDannold N, Moss M, Killiany R, et al. MRI-guided focused ultrasound surgery in the brain: tests in a primate model. Magn Reson Med 2003;49:1188-1191.

McDannold N, Vykhodtseva N, Raymond S, et al. MRI-guided targeted blood-brain barrier disruption with focused ultrasound: Histological findings in rabbits. Ultrasound in Medicine & Biology 2005;31(11):1527-1537.

McGirt MJ, Villavicencio AT, Bulsara KR, et al. MRI-guided frameless stereotactic percutaneous cordotomy. Stereotact Funct Neurosurg 2002;78:53-63.

McGirt MJ, Villavicencio AT, Bulsara KR, et al. MRI-guided stereotactic biopsy in the diagnosis of glioma: Comparison of biopsy and surgical resection specimen. Surg Neurol 2003;59:277-282.

Moriarty TM, Kikinis R, Jolesz FA, et al. Magnetic resonance imaging therapy. Intraope rative MR imaging. Neurosurg Clin N Am 1996;7:323-331.

Morikawa S, Inubush T, Kurumi Y, et al. Advanced computer assistance for magnetic resonance-guided microwave thermocoagulation of liver tumors. Academic Radiolo gy 2003;10(12):1442-1449.

Morin J, Traoré A, Dionne G, et al. MR-Guided percutaneous cryosurgery of breast carcinoma: technique and early clinical results. Can J Surg 2004;47(5):347-351.

Morita Y, Ito N, Ohashi H. Pregnancy following MR-guided focused ultrasound surgery for a utierine fibroid. Int J Gynecol Obstet 2007;99:56-58.

Mulkern RV, Panych L, McDannold N, et al. Tissue temperature monitoring with multiple gradient-echo imaging sequences. J Magn Reson Imaging 1998;8:493-502.

Neuerburg JM, Adam G, Buecker A, et al. MRI-guided biopsy of bone in a hybrid system. JMRI 1998;8(1):85-90.

Nguyen JP, Keravel Y, Feve A, et al. Treatment of deafferentation pain by chronic stimulation of the motor cortex: report of a series of 20 cases. Acta Neurochir Suppl 1997; 68:54-60.

Ojala R, Klemola R, Karppinen J, et al. Sacroiliac joint arthrography in low back pain: feasibility of MRI guidance. Eur J Radiol 2001;40:236-239.

Omary RA, Frayne R, Unal O, et al. MR-guided angioplasty of renal artery stenosis in a pig model: A feasibility study. J Vasc Interv Radiol 2000;11:373-381.

Omary RA, Green JD, Fang WS, et al. Use of internal coils for independent and direct MR imaging-guided endovascular device tracking. J Vasc Interv Radiol 2003;14:247-254.

Orel SG, Schnall MD. MR imaging of the breast for the detection, diagnosis, and staging of breast cancer. Radiology 2001;220:13-30.

Pirotte B, Voordecker P, Neugroschl C, et al. Combination of functional magnetic reso nance imaging-guided neuronavigation and intraoperative cortical brain mapping improves targeting of motor cortex stimulation in neuropathic pain. Neurosurgery 2005;56:344-359.

Sakurai H, Kitanishi T, Takada T, et al. Interventional magnetic resonance image-guided endoscopic endonasal surgery. Int Congress Series 2003;1240:935-940.

Schenck JF. The role of magnetic susceptibility in magnetic resonance imaging: MRI magnetic compatibility of the first and second kinds. Med Phys 1996;23(5):815-850.

Scherberger H, Fineman I, Musallam S, et al. Magnetic resonance image-guided implantation of chronic recording electrodes in the macaque intraparietal sulcus. J Neurosc Methods 2003;130:1-8.

Schneider JP, Trantakis C, Schulz T, et al. Intraoperative use of an open mid-field MR scanner in the surgical treatment of cerebral gliomas. Z Med Phys 2003;13:214-218.

Schulz T, Troebs RB, Schneider JP, et al. Pediatric MR-guided interventions. Eur J Radiol 2005;53:57-66.

Schwarzmaier HJ, Eickmeyer F, von Tempelhoff W, et al. MR-guided laser-induced interstitial thermotherapy of recurrent glioblastoma multiforme: Preliminary results in 16 patients. Eur J Radiol 2006;59:208-215.

Sequeiros RB, Hyvönen P, Sequeiros AB, et al. MR imaging-guided laser ablation of osteoid osteomas with the use of optical instrument guidance at 0.23 T. Eur Radiol 2003;2309-2314.

Shih MCP, Rogers WJ, Hagspiel KD. Real-time magnetic resonance-guided placement of retrievable inferior vena cava filters: Comparison with fluoroscopic guidance with use of in vitro and animal models. J Vasc Interv Radiol 2006;17:327-333.

Sklair-Levy M, Lebensart PL, Applbaum YH, et al. Percutaneous image-guided needle biopsy in children: summary of our experience with 57 children. Pediatr Radiol 2001;31:732-736.

Spangler WJ, Cosgrove GR, Ballantine HT Jr, et al. Magnetic resonance image-guided stereotactic cingulotomy for intractable psychiatric disease. Neurosurgery 1996; 38:1071-1076, discussion 1076-1078.

Stewart EA, Gedroyc WM, Tempany CM, et al. Focused ultrasound treatment of uterine fibroid tumors: safety and feasibility of a noninvasive thermoablative technique. Am J Obstet Gynecol 2003;189:48-54.

Traore AS, Godbout MJ, Serre D, et al. Improved image contrast with mangafodipir trisodium (MnDPDP) during MR-guided percutaneous cryosurgery of the liver. Magn Reson Imaging 2003;21:609-615.

Tsubokawa T, Katayama Y, Yamamoto T, et al. Treatment of thalamic pain by chronic motor cortex stimulation. Pacing Clin Electrophysiol 1991;14:131-134.

Tummala RP, Chu RM, Liu H, et al. Optimizing brain tumor resection. High-field interventional MR imaging. Neuroimaging Clin N Am 2001;11:673-683.

Tuncali K, Morrison PR, Tatli S, et al. MRI-guided percutaneous cryoablation of renal tumors: Use of external manual displacement of adjacent bowel loops. Eur J Radiol 2006;59:198-202.

Verheyden P, Katscher S, Schulz T, et al. Open MR imaging in spine surgery: experimental investigations and first clinical experiences. Eur Spine J 1999;8:346-353.

Viehweg P, Bernerth T, Kiechle M, et al. MR-guided intervention in women with a family history of breast cancer. Eur J Radiol 2006;57:81-89.

Wong TZ, Silverman SG, Fielding JR, et al. Open configuration MR imaging, interven tion, and surgery of the urinary tract. Urologic Clin N Am 1998;25:113-122.

Yegul I, Erhan E. Bilateral CT-guided percutaneous cordotomy for cancer pain relief. Clin Radiol 2003;58:886-889.

Zentai CP, Worku D, Tuncali K, et al. Validation of 3D assessment of MR imaging-guided percutaneous cryotherapy of a soft-tissue metastasis. Int Congr Series 2004; 1268:313-317.

제22장

분자 및 세포 영상

서진석, 송호택

현대 의료영상은 생체 내에서 분자나 유전자 또는 세포 수준에서부터 조직 및 장기 수준에 이르기까지의 다양한 영역의 생리학적 또는 질병 현상을 의료진이 인지 가능하고 측정 가능한 영상으로 나타내어 질병진단과 치료지침으로 삼을 수 있는 모든 종류의 의료영상 방법 및 그 영상을 통칭한다. 뢴트겐*Wilhelm K. Roentgen*이 1895년에 아내의 손을 X-Ray로 찍은 최초의 의료영상 이후 최근까지 의료영상은 대부분 해부학적 영상을 보여주는 것이 주였다. 그러나 점차 기능적이고 대사적인 정보가 질병진단과 치료에 요구되고 기존의 분자생물학, 유전자학, 단백질체학, 생물정보학 등의 생명공학 수준이 비약적으로 발전하고 나노기술과 접목된 화학 그리고 영상의 처리와 분석을 위한 영상처리 알고리듬*algorithm*의 개발 등과 관련된 정보기술이 상호 상승적으로 융합, 발전함으로써 그 범위가 확대되었다.

분자영상은 생체 내의 분자 또는 세포 수준에서 일어나는 항원항체반응, 면역반응, 유전자형질 발현, 신호전달, 약물작용, 세포작용 등 일련의 생명 및 질병 현상들을 분석하고 검증하는 데 기존의 증상이나 검사실 소견의 호전에 따른 간접적 실험실적 또는 현미경적 수준에 의존하던 방법에서 벗어나 이를 생체 내 실시간 영상수준으로 전환하여 질병과 생명 현상을 좀더 쉽고 직관적이며 분명하게 이해할 수 있는 새로운 혁신적인 도구를 제공할 것으로 기대되고 있다. 또한 사람으로의 이행연구를 위하여 동물 개체를 이용해 확인 증명하고, 그 연구를 바탕으로 사람에게 발생할 수 있는 반응을 예측함으로써 기초 의학적 지식이 임상으로 이행하는 과정에서 반드시 시행하여야 할 연구 중의 핵심에 있다고 할 수 있다.

분자영상을 구현할 수 있는 영상영역은 크게 자기공명영상, 핵의학영상, 광학영상이 있으며 각각 부각되는 장점과 한계점을 가지고 있다. 핵의학영상은 민감도는 매우 우수하나 조직해상도가 매우 낮으며 방사성 동위원소를 사용해야 한다는 단점이 있다. 형광 및 냉광을 이용하는 광학영상은 민감도는 높으나 조직투과력이 매우 낮아 심부조직이나 장기의 영상획득에 한계가 있으며 생체영상의 해상도가 낮다. 자기공명영상의 가장 큰 장점 중 하나는 우수한 조직대조도 및 위치에 관계없는 해부학적 해상력이며 비침습적으로 방사선 노출 없이 인체를 영상화할 수 있는 점도 큰 장점이다. 반면에 생체 내의 분자생화학적 사건들을 영상화하기에는 현재 쓰이고 있는 산화철 계열 탐침*probe*의 민감도가 핵의학 영상과 광학영상보다 다소 낮다.

자기공명영상을 이용한 분자영상의 적용 분야는 크게 분자 표적지향성 탐촉자의 개발을 통한 종양의 진단 및 치료를 위한 표적지향성 생체 자기공명영상과 치료 목적으로 체내에 이식된 세포의 이동, 증식, 분화 및 운명을 추적하는 세포 추적 생체 자기공명영상으로 나뉜다.

I 표적지향성 생체 자기공명영상

1. 표적지향성 자기공명영상 탐침

자기공명영상 장치는 시간과 공간해상도가 매우 월등하고 해부학적 구조를 선명히 보여주는 장점이 있어 병변의 해부학적 구조를 잘 나타낼 수 있으나 표적지향성 생체영상을 얻기 위한 방법으로 분자영상 조영제를 사용하는 경우에 신호를 유발하는 영상 탐침의 발견 민감도가 낮다는 약점이 있다. 따라서 자기공명영상 방법을 분자영상 방법으로 이용하기 위해서는 발견 민감도를 높여야 하고 이러한 민감도를 높이기 위해서는 탐침의 조영 신호를 높이는 방법과 특이도를 높이는 방법을 찾아야 한다(그림 22-1). 자기공명 조영 효과를 나타내는 탐침은 수동형 탐침, 능동형 탐침, 지능활동형 탐침 등으로 나눌 수 있다. 자기공명분자영상에서 또 고려해야 할 사항은 영상 탐침을 생체에 주입한 후에 생체 내의 혈관 내 존속시간과 생체 내의 거식세포의 이물질 제거작용으로 인한 체내 제거 반응을 줄여야 목적하는 표적지향성 영상을 얻을 수 있다는 점이다(그림 22-2). 자기공명분자영상에 대한 연구는 2000년을 전후해 소개되기 시작하였으며 영상조영 효과를 위하여 가돌리늄 제제와 초상자성 산화철 제제를 사용해왔고 초상자성 산화철 나노입자를 이용하여 세포수용체 영상을 시행하여 유전자 발현 여부를 알 수 있는 방법을 제시하거나 가돌리늄 제제의 변형으로 효소반응을 감지할 수 있는 방법들이 보고되었다. 그러나 자성 입자의 불균일성과 결정성이 좋지 않았기 때문에 신호 민감도가 낮아 분자영상의 이용에 많은 진전이 없었다. 최근 괄목할 만한 진전을 보이는 나노기술이란 나노크기 1~1,000nm 물질의 모든 연구와 기술 개발을 의미한다. 나노물질은 동일한 성분이어도 물질의 크기에 따라 물리적, 화학적, 자기적 특성이 다르다는 점이 발견되어 도전할 만한 새로운 연구개발 영역으로 인식되어 미래를 주도할 것으로 전망하고 있다. 나노기술은 공학, 자연과학, 산업 분야에 많은 가능성을 제시하여 왔으며 최근에는 생물학적인 적용(바이오 산업)에 많은 연구자들의 관심이 집중되고 있다.

미국 국립암연구소의 지원 프로그램인 The Centers of Cancer Nanotechnology Excellences(CCNEs)는 나노기술을 임상 및 기초 암 연구에 적용하여 의

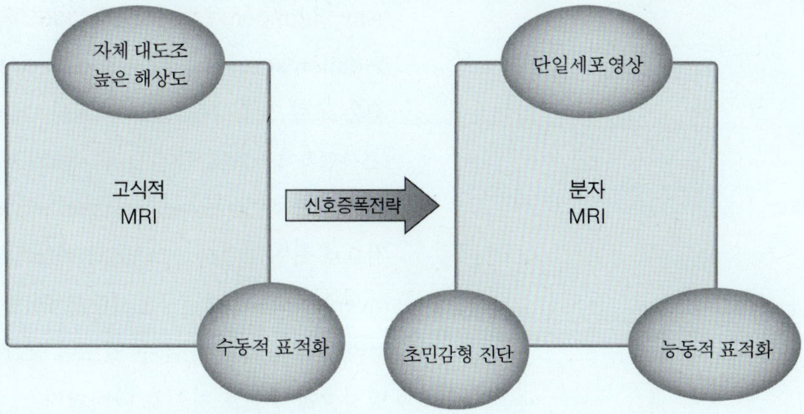

그림 22-1
자기공명분자영상의 개념

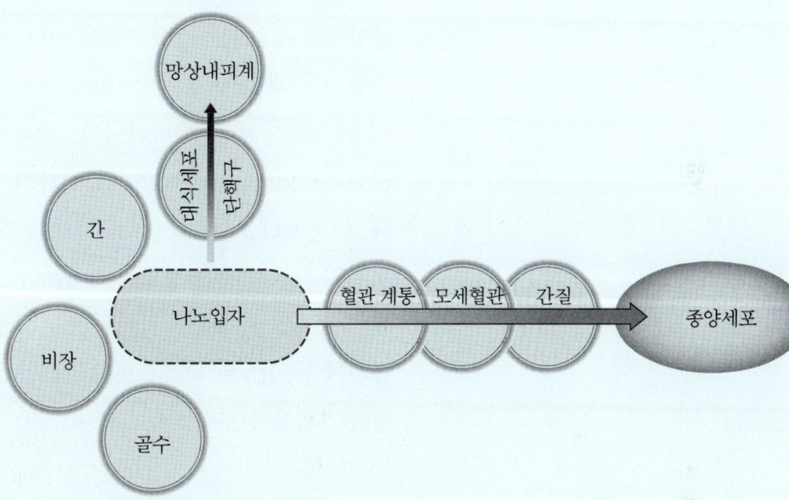

그림 22-2
나노입자의 체내 주입 후 분포

료적 적용을 본격적으로 시작하는 프로그램으로, 다학제적 구조를 가지고 운영되어 학문 분과의 장벽을 넘어 새로운 패러다임으로서의 연구 방향을 제시하고 있다. 국내에서도 10여 년 전부터 지속적인 자기공명영상 조영제로서 자성 나노입자에 관심을 가져왔으며 열분해 제조방법으로 만든 나노입자로 자기공명영상 탐침을 개발하고 분자영상에 적용할 수 있는 방법이 소개되었다. 개발된 자성 나노물질이 단분산성과 결정성이 우수하며 기존에 제조된 물질과는 다르게 같은 농도에서도 나노물질의 크기에 따라 자성의 크기가 다르게 나타나는 것을 자기공명영상 신호를 측정하여 밝혔고, 또한 자성입자-단클론항체결합 탐침을 이용하여 종양의 조기진단을 목적으로 한 종양세포 표적 생체 외 영상 및 생체 내 동물영상을 얻는 데 성공하였다. 이러한 연구들은 초민감형 자기공명분자영상을 위한 민감도가 월등히 개선된 새로운 자성 나노입자의 개발로 이어지고 있다.

2. 초민감성 자기공명영상 나노탐침

자기공명영상에서의 초민감도를 구현하기 위해 기존 초상자성 산화철의 철 분자 하나가 망간(Mn), 코발트(Co), 니켈(Ni)로 대체 조합된 나노입자가 개발되었다. 이는 제조된 초상자성 나노입자의 조성이 기존과 다르기 때문에 magnetism-engineered iron oxide(MEIO)라고 불린다. 수용성 상태로의 상 전환은 2, 3-dimercaptosuccinic acid(DMSA)를 나노입자의 표면에 결합자로 사용하여 좋은 교질 안정성을 얻을 수 있다. 제조된 12nm 크기의 MEIO가 높은 단분산성(표준편차 < ~8%), 단결정성의 물리적 성질을 보였으며 MnMEIO가 자성의 강도가 가장 높은〔mass magnetization value of 110(emu/mass of magnetic atoms)〕 것으로 확인되었다. MnMEIO 나노입자는 금속 페라이트*metal ferrite*의 일종으로 inverse spinel 결정구조이다. 이러한 결정구조에 금속이온이 들어가는 자리에 따라서 자성이 달라질 수 있으며 망간이 들어가면 자성이 가장 높아지고 자기공명영상에서 신호 차이로 나타난다.

3. 생체 외 종양 진단

종양세포에 표적지향형 자기공명영상 탐침인 MnMEIO-Herceptin을 사용하여 반응시킬 때 종양 항원인 HER2/neu의 상대적인 발현 정도에 따라서 자기공명영상 신호가 다르게 나타난다. 국외에서 현재 연구·보고하고 있는 자성입자 cross-linked iron oxide(CLIO)와의 비교에서 현저한 민감도 차이를 볼 수 있다. 특히 CLIO-Herceptin으로는 신호 변화가 거의 감지되지 않은 세포주에서도 HER2/neu 발현 정도에 따라서 신호 변화를 감지할 수 있다(그림 22-3). 영상의 신호 감도를 R2(1/T2)이완도의 퍼센트(%) 차이로 환산하면 CLIO-Herceptin을 이용한 것보다 MnMEIO Herceptin에서 종양세포 반응의 민감도가 10배 이상 증가함을 알 수 있다.

4. 생체 내 종양 진단

생체 자기공명 분자영상을 시행하기 위한 동물 모델로 HER2/neu를 과발현시킨 NIH3T6.7 세포주를 누드마우스의 대퇴부에 이식하여 수일 후 MnMEIO-Herceptin을 정맥으로 주사하여 1, 2, 8시간 후에 자기공명영상을 얻고 비교 검사로 CLIO-Hercptin 정맥주사 후 영상을 얻었다. CLIO-Herceptin 검사에서는 종양에 표적되어 감지되는 신호의 변화(R2 차이)가 5% 미만으로 미미하였고 반면에 MnMEIO-Hercpetin을 정맥주사한 경우에는 25~34%의 변화를 보였으며 생체 외 영상에서도 신호 차이를 다시 확인할 수 있었다. 또한 종양 발견 민감

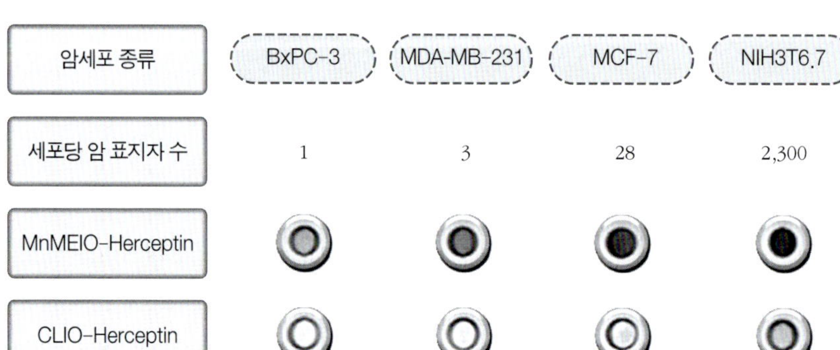

그림 22-3
HER2/Neu 종양 항원의 발현 정도에 따른 MnMEIO-Herceptin과 CLIO-Herceptin의 세포 감지효과 비교
MnMEIO-Herceptin: MRI 신호 증폭, CLIO-Herceptin: MRI 신호 거의 변화 없음.

도가 높기 때문에 약 50mg의 크기의 종양을 발견할 수 있었다. 이러한 민감도의 증가는 자기공명분자영상의 제한점을 극복하는 방법을 제시한 것이고 투여 용량을 감소시킬 수 있는 장점이 있어서 사람에게 적용할 경우 매우 유리한 조건이 된다.

높은 자성을 가지는 이러한 자기공명 조영제는 자기공명분자영상의 민감도를 높여 세포 표면 항원을 생체에서 감지할 수 있게 한다. 이는 특히 다양한 암 표적지향 진단용 탐침으로 사용이 가능하며 이러한 표적지향 물질은 새로운 치료용 약물 전달체로 활용할 수 있을 것이라 기대한다.

Ⅱ 세포추적 생체 자기공명영상

1. 자기공명세포영상

세포추적 생체 자기공명영상이 적용될 수 있는 대표적 분야로는 크게 줄기세포와 면역세포 연구가 있다. 줄기세포 연구에서는 이식된 줄기세포의 생체 내 이동과 분포 및 그 역할과 운명에 대한 추적을 비침습적으로 진행할 수 있다. 또한 면역 치료의 발전으로 종양의 면역치료 기법이 대두되고 있는데 면역세포를 자기적으로 표지하여 종양 면역치료의 효용성을 추적하고 검증할 수 있다.

세포치료 연구에서 줄기세포와 면역세포를 포함한 기능성 세포를 초상자성 산화철로 자기적으로 표지하고 자기공명영상 장치를 이용하여 생체 내 실시간 영상화하는 것은 줄기세포 연구에서 이식된 줄기세포의 운명을 추적하고 관찰하는 데에 매우 결정적인 해석을 가능케 하는 유용한 방법이다. 혈관 내로 주사된 또는 조직에 주입되거나 이식된 줄기세포를 생체 내 영상화하면 기능적인 호전이나 여러 일반적인 생물학적 지표를 통한 간접적인 접근방법과는 다르게 영상을 통하여 세포치료의 경과에 대하여 비침습적으로 직접적인 증거들을 제시할 수 있을 뿐만 아니라 조직검사에서도 철 염색을 통해 이식된 세포를 용이하게 검증할 수 있다.

2. 단일세포 자기공명영상

단일세포 자기공명 추적영상은 Dodd 등이 dextran으로 코팅된 산화철을 T림프구에 표지한 후 시도한 바 있으나 평면해상도가 50×50㎛이었고, Lewin은 조혈모세포에 Tat-CLIO를 표지하여 25×25㎛의 평면해상도의 영상을 구현하였는데 역시 세포 크기보다 훨씬 큰 화소해상도의 영상이었다. 이 경우에는 단일세포에 의해 나타나는 신호강도 감소인지를 구별할 수 없게 된다. 또한 초상자성 산화철의 자기공명영상에서의 감수성은 산화철 자체의 신호강도 감소가 아니라 주변 자기장을 탈위상화시킴으로써 신호강도 감소 및 오류등록 인공물이 주파수부호화 경사자기장 방향으로 화살촉 모양으로 나타나는데, 이러한 현상은 공기에 의해서도 영상에서 유사한 양상이 나타날 수 있으며 이는 산화철 입자의 크기보다 훨씬 넓은 영역에서 나타난다. 그러므로 세포의 크기보다 작은 화소의 해상도를 구현하지 않는다면 세포 내에 존재하는 산화철에 의해 나타나는 신호강도 감소인지 아니면 외부에 존재하는 불순물이나 공기 등에 의한 인공물인지를 명확히 구분하기 어렵다.

단일세포 자기공명영상은 자기공명영상이 세포추적영상에 적용되었을 때의 민감도를 알아보는 데 큰 의미가 있다. 동위원소를 사용한 핵의학영상과 광학영상에서의 최대 감수성은 10^{-12}mol/L이며 초상자성 산화철의 자기공명영상에서의 감수성은 10^{-9}mol/L로 알려져 있으나 흔히 쓰이는 초상자성 산화철 조영제인 ferumoxides의 경우에는 T2 지도의 에코시간값이 100msec에서 10^{-4}mol/L의 농도 이상에서 대조물인 증류수와 비교적 명확한 구별이 가능하다(그림 22-4). 민감도가 높은 경자자기장영상에서는 이보다 더 민감한 검출이 가능하나 실제로 다양한 신호강도가 혼합되어 영상이 이루어지는 생체 조건에서는 이론적

그림 22-4
1.5T 자기공명영상에서 다양한 농도의 ferumoxides 용액의 T2 신호강도 측정(에코시간값 100msec에서의 영상).

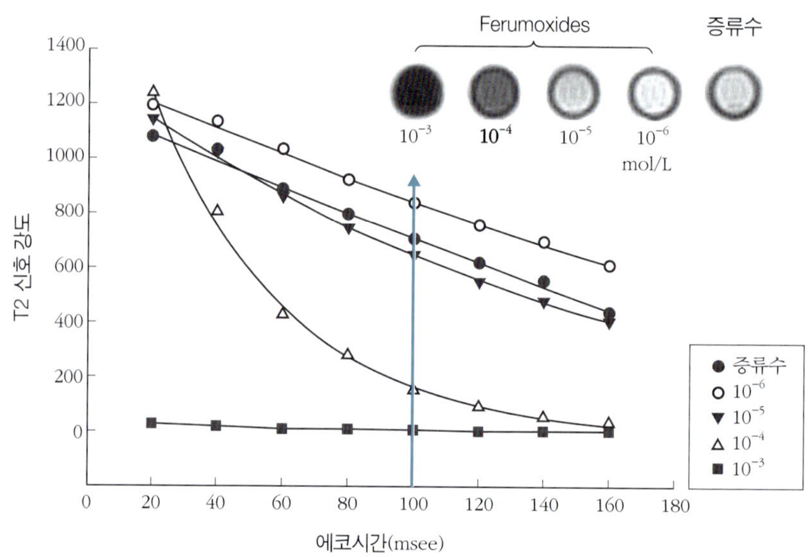

그림 22-5
Ferumoxides 표지된 인간 중간엽줄기세포의 세포농도에 따른 T2값의 변화

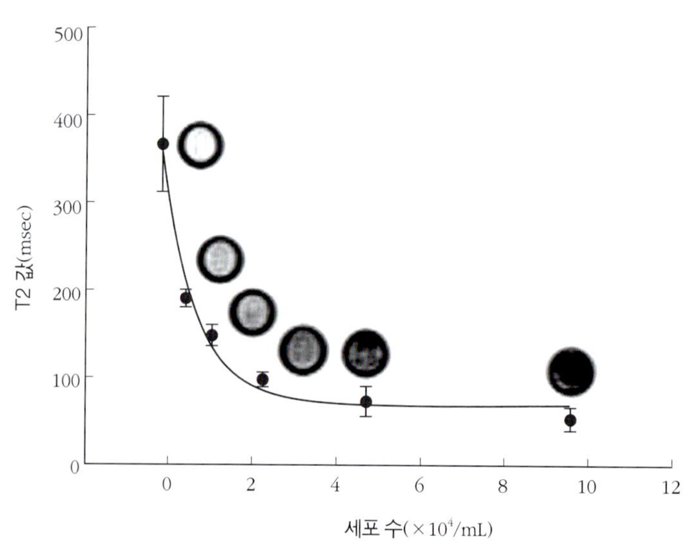

인 10^{-9}mol/L 보다는 높은 농도에서 영상이 가능하다. 또한 표지된 세포 수에 따라(그림 22-5) 자기공명영상에서의 감수성을 대략 예측할 수 있어서 생체 적용 모델을 구상하는 데 중요한 지침이 될 수 있다.

3. 세포추적 자기공명영상의 민감도

세포추적 생체 자기공명영상에서 조영제의 민감도 문제를 극복하기 위한 신호 증폭 전략으로 영상의 해상도를 높이기 위해 세포추적영상에 적용할 수 있는 방법으로는 고자기장과 이에 적합한 코일을 사용하여 영상을 얻는 방법과 자기장에 좀더 감수성이 높은 조영제를 사용하는 방법, 또는 좀더 고효율의 트랜스펙션*transfection*제를 사용하거나 초상자성 산화철 조영제 입자의 표면개질을 통해 표지 효율을 증대시키는 방법이 있다.

같은 농도에서 공침법으로 수용액에서 제조된 ferumoxides와 열분해공법으로 유기용매에서 단일결정으로 성장시켜 얻은 다양한 크기의 산화철 나노결정과 T2값의 회귀곡선을 비교해 ferumoxides보다 12nm 크기의 나노결정이 자기공명영상에서 더욱 효과적인 검출 민감도를 보임을 알 수 있다(그림 22-6).

분자영상 신호증폭 전략 중 산화철 입자의 세포표지율을 증가시키기 위해 사용되는 트랜스펙션제는 세포 내 유전자 전달을 위해 개발되었으며 고효율 트랜스펙션제를 개발하는 것은 유전자치료 분야뿐만 아니고 분자영상 영역에서도 중요하다.

초상자성 산화철의 세포 내 표지를 이용한 추적 자기공명영상법은 표지된 산화철 입자의 양이 감소함에 따라 추적 가능한 시기에 제한이 따른다. 이러한 세포표지된 산화철 양의 감소는 세포 분열로써 반감되거나 물질대사 작용에 소모되기 때문이다. 예를 들면 활발한 세포분열과 증식을 하는 유방암 세포주(MDA-MB-231, 세포 수 배가시간 20~30시간)는 표지 후 생체외 배양상태에서 초기에 약 10pg 내외의 세포 내 철 농도가 일주일 후에는 약 1pg으로 감소한다. 이러한 희석 효과는 세포주마다 다르게 나타나며 배양 조건에 따라서도 달라지고 생체 내

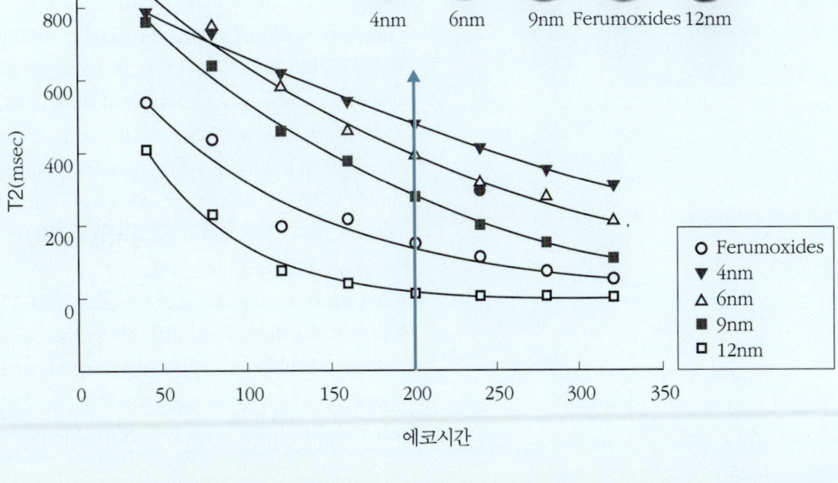

그림 22-6
같은 농도에서 나노결정과 ferumxodes 조영제의 T2값 회귀곡선 비교

모든 용액의 농도는 10^{-6}mol/L이다. 12nm 나노결정에서 가장 민감한 T2값 감소를 보인다(에코시간값 200msec에서의 영상).

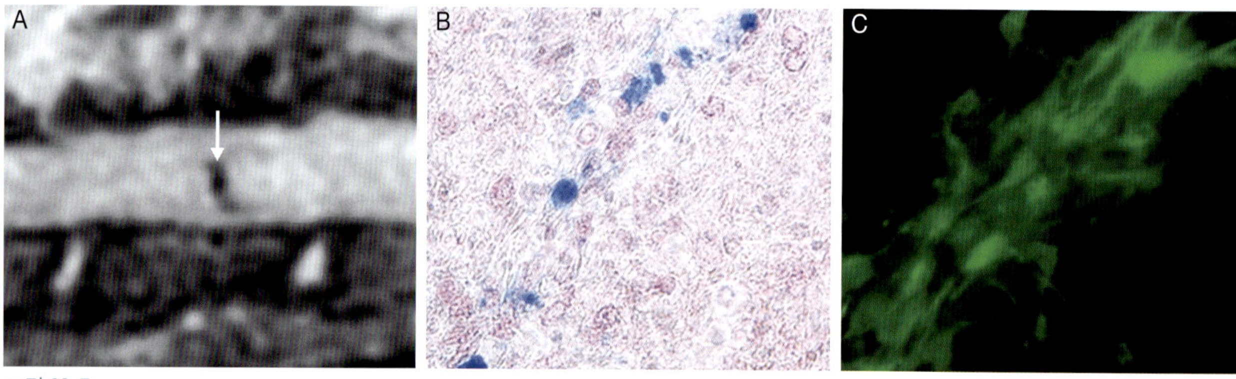

그림 22-7
척수손상 쥐에 이식된 녹색 형광 발현 신경줄기세포의 자기공명영상

A: 척수의 생체 자기공명영상으로, ferumoxides로 표지된 신경줄기세포 이식 부위가 저신강도의 음영으로 관찰된다(화살표). B: 동일 부위 조직의 철 염색 사진이다. C: 동일 부위의 조직의 녹색 형광 현미경 사진이다.

조건에 따라서도 다르게 나타나므로 실험모델에서 세포주의 실험조건 및 영상 시기에 따른 세포 내 철 농도 및 자기공명영상 소견에 대해 예비실험을 통한 기초자료 검사가 필요하다.

4. 복합영상

분자영상에서 흔히 중복표지 기법을 사용하는데 이는 자기공명영상으로 검출될 수 있는 초상자성 산화철과 함께 형광표지를 함께 하거나 형광표지자가 결합된 산화철로 세포를 표지하여 후에 형광현미경으로 검사하거나 분자생화학 기법으로 조직검사에서 확인할 수 있는 방법이다. 그러나 이런 형광중복표지도 세포의 증식과 성장에 따라 결국 소멸된다. 이러한 단점을 보완하고자 리포터 유전자를 세포에 안정적으로 표지하여 녹색 또는 적색 형광 단백질이 세포에서 지속적으로 발현하게 하거나 또는 루시페라아제*luciferase* 유전자를 발현시켜 생체광학영상에 이용함으로써 자기공명영상에 보완적 영상을 얻을 수 있다(그림 22-7).

참고문헌

Allport JR, Weissleder R. In vivo imaging of gene and cell therapies. Exp Hematol 2001;29:1237-1246.

Anderson SA, Shukaliak-Quandt J, Jordan EK, et al. Magnetic resonance imaging of labeled t-cells in a mouse model of multiple sclerosis. Ann Neurol 2004;55:654-659.

Bulte JW, Douglas T, Witwer B, et al. Magnetodendrimers allow endosomal magnetic labeling and in vivo tracking of stem cells. Nat Biotechnol 2001;19:1141-1147.

Dodd SJ, Williams M, Suhan JP, et al. Detection of single mammalian cells by high-resolution magnetic resonance imaging. Biophys J 1999;76:103-109.

Frank JA, Miller BR, Arbab AS, et al. Clinically applicable labeling of mammalian and stem cells by combining superparamagnetic iron oxides and transfection agents. Radiology 2003;228:480-487.

Gillies RJ. In vivo molecular imaging. J Cell Biochem Suppl 2002;39:231-238.

Hoehn M, Kustermann E, Blunk J, et al. Monitoring of implanted stem cell migration in vivo: A highly resolved in vivo magnetic resonance imaging investigation of experimental stroke in rat. Proc Natl Acad Sci USA 2002;99:16267-16272.

Huh YM, Jun YW, Song HT, et al. In vivo magentic resonance detection of cancer by using multifunctional magnetic nanocrystals. J Am Chem Soc 2005;127:12387-12391.

Josephson L, Tung CH, Moore A, et al. High-efficiency intracellular magnetic labeling with novel superparamagnetic-tat peptide conjugates. Bioconjug Chem 1999;10: 186-191.

Jun YW, Huh YM, Choi JS, et al. Nanoscale size effect of magnetic nanocrystals and their utilization for cancer diagnosis via magnetic resonance imaging (MRI). J Am Chem Soc 2005;127(16):5732-5733.

Kalish H, Arbab AS, Miller BR, et al. Combination of transfection agents and magnetic resonance contrast agents for cellular imaging: Relationship between relaxivities, electrostatic forces, and chemical composition. Magn Reson Med 2003;50:275-282.

Kircher MF, Allport JR, Graves EE, et al. In vivo high resolution three-dimensional imaging of antigen-specific cytotoxic t-lymphocyte trafficking totumors. Cancer Res 2003;63:6838-6846.

Lee JH, Huh YM, Jun YW, et al. Artificially engineered magentic nanoparticles for ultra-sensitive molecular imaging. Nature Medicine 2007;13:95-99.

Lewin M, Carlesso N, Tung CH, et al. Tat peptide-derivatized magnetic nanoparticles allow in vivo tracking and recovery of progenitor cells. Nat Biotechnol 2000;18:410-414.

Massoud TF, Gambhir SS. Molecular imaging in living subjects: Seeing fundamental biological processes in a new light. Genes Dev 2003;17:545-580.

Moore A, Sun PZ, Cory D, et al. Mri of insulitis in autoimmune diabetes. Magn Reson Med 2002;47:751-758.

Ntziachristos V, Bremer C, Weissleder R. Fluorescence imaging with near-infrared light: New technological advances that enable in vivo molecular imaging. Eur Radiol 2003;13:195-208.

Pautler RG, Fraser SE. The year(s) of the contrast agent - micro-mri in the new millennium. Curr Opin Immunol 2003;15:385-392.

Song HT, Choi JS, Huh YM, et al. Surface modulation of magnetic nanocrystals in the development of highly efficient magnetic resonance probes for intracellular labeling. J Am Chem Soc 2005;127(28):9992-9993.

Tung CH, Weissleder R. Arginine containing peptides as delivery vectors. Adv Drug Deliv Rev 2003;55:281-294.

Weissleder R, Ntziachristos V. Shedding light onto live molecular targets. Nat Med 2003;9:123-128.

Weissleder R, Mahmood U. Molecular imaging. Radiology 2001;219:316-333.

Weissleder R, Moore A, Mahmood U, et al. In vivo magnetic resonance imaging of transgene expression. Nat Med 2000;6:351-355.

Wu JC, Chen IY, Sundaresan G, et al. Molecular imaging of cardiac cell transplantation in living animals using optical bioluminescence and positron emission tomography. Circulation 2003;108:1302-1305.

국문 찾아보기

영문 찾아보기

T

U

V

Z

자기공명영상학

초판 1쇄 발행 2008년 10월 10일

편저자 | 대한자기공명의과학회
펴낸이 | 김시연

펴낸곳 | (주) 일조각
등록 | 1953년 9월 3일 제300-1953-1호(구 : 제1-298호)
주소 | 110-062 서울시 종로구 신문로 2가 1-335
전화 | 734-3545 / 733-8811(편집부)
733-5430 / 733-5431(영업부)
팩스 | 735-9994(편집부) / 738-5857(영업부)
이메일 | ilchokak@hanmail.net
홈페이지 | www.ilchokak.co.kr

ISBN 978-89-337-0548-3 93510
값 90,000원

* 이 도서의 국립중앙도서관 출판시도서목록(CIP)은 e-CIP 홈페이지
(http://www.nl.go.kr/cip.php)에서 이용하실 수 있습니다.
(CIP제어번호 : 2008002996)